见识城邦

更 新 知 识 地 图 　 拓 展 认 知 边 界

# 细胞传

# THE SONG OF THE CELL

## An Exploration of Medicine and the New Human

[美] 悉达多·穆克吉（Siddhartha Mukherjee） 著

马向涛 译

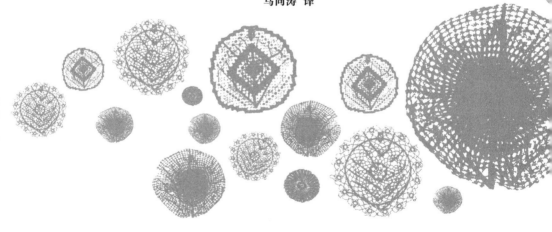

中信出版集团 | 北京

**图书在版编目（CIP）数据**

细胞传 ／（美）悉达多·穆克吉著；马向涛译.
北京 ： 中信出版社，2024.10. -- ISBN 978-7-5217
-6804-6（2025.2重印）

Ⅰ．R329.2

中国国家版本馆CIP数据核字第2024F17J68号

**细胞传**

**著者：**[ 美 ] 悉达多·穆克吉

**译者：**马向涛

**出版发行：**中信出版集团股份有限公司

（北京市朝阳区东三环北路 27 号嘉铭中心　邮编　100020）

**承印者：**　北京通州皇家印刷厂

**开本：**787mm×1092mm 1/16　　**印张：**30.5

**字数：**410 千字　　　　　　　　**插页：**8

**版次：**2024 年 10 月第 1 版　　　**印次：**2025 年 2 月第 2 次印刷

**京权图字：**01-2024-2668　　　　**书号：**ISBN 978-7-5217-6804-6

**定价：**88.00 元

向先行者威廉·凯与埃米莉·怀特黑德致敬

# 目 录

化零为整，化整为零。

世界必须用眼眸衡量。

——华莱士·史蒂文斯 [1]

[生命] 是一种脉搏、步伐，甚至是细胞的持续节律运动。

——弗里德里希·尼采 [2]

序言

# "生物体的基本粒子"

"很简单,"他说道,"这是思辨者能够产生让旁人看似效果显著的案例之一,其原因在于后者忽略了作为推理基础的一处微小细节。"

——夏洛克·福尔摩斯对华生医生说的话,《驼背人》

阿瑟·柯南·道尔爵士 [1]

这次谈话发生在 1837 年 10 月的晚餐时分。[2] 当时黄昏很可能已经降临,城市的煤气灯照亮了柏林的中心街道。如今仅存的是对那个夜晚的零星记忆。没有任何记录,没有科学通信。剩下的只是两位朋友兼实验室伙伴的故事,他们在便餐中讨论实验与交流重要想法。其中一位食客是植物学家马蒂亚斯·施莱登 ¹。他的额头有一道明显的毁容伤疤,这是之前自杀未遂遗留下的瘢痕。另一位是动物学家特奥多

---

1　马蒂亚斯·雅各布·施莱登（Matthias Jakob Schleiden，1804 年 4 月 5 日—1881 年 6 月 23 日），19 世纪的德国植物学家,细胞学说的奠基人之一。他出生于德国汉堡,大学时原本研读法律,但后来转行研究植物学。——译者注。以下如无其他说明,脚注均为译者注

尔·施旺[1]，他的鬓角延伸至其下颌。两人都在柏林大学著名生理学家约翰内斯·米勒[2]的手下工作。

施莱登是一位律师出身的植物学家，他一直在研究植物组织的结构和发育。施莱登始终在从事他称之为"采集干草"的工作，[3]并且从植物王国中获得了数以百计的标本：郁金香、木藜芦、云杉、禾草[3]、兰花、鼠尾草、亚麻花[4]、豌豆与数十种百合花。他的藏品受到植物学家们的交口称赞。[4]

那天晚上，施旺与施莱登正在讨论植物的起源和发育（植物发生论）。施莱登是这样告诉施旺的：在查看其所有的植物标本时，他发现它们的结构与组织具有"统一性"。在叶、根、子叶等植物组织的发育过程中，一种名为细胞核的亚细胞结构变得非常醒目。（施莱登不知道细胞核的功能，但是认识到了其独特的形态。）

但或许更令人惊讶的是，这些组织的构建具有高度的一致性。植物的每个部分都由独立自主的单元（细胞）拼装而成。"每个细胞都过着双重生活。"施莱登在一年后写道，"一种是完全独立的生活，只按照自己的方向发育；一种是如影随形的生活，因它已与植物融为一体。"[5]

一种生命中的生命，一个独立的有机体，一个构成整体部分的单元，一个包含在更大有机体中的活体构件。

施旺竖起耳朵仔细听。他也注意到了细胞核的重要性，但他是在发育中的**动物**，即蝌蚪的细胞里发现的。他还观察到了动物组织微观结构的一致性。施莱登在植物细胞中观察到的"统一性"，或许是贯穿于生命更深层次的统一。

---

1　特奥多尔·施旺（Theodor Schwann），19世纪的德国动物学家与生理学家，他与马蒂亚斯·雅各布·施莱登一起提出了细胞学说。

2　约翰内斯·米勒（Johannes Müller，1801年7月14日—1858年4月28日），又译弥勒、穆勒，19世纪的德国生理学家，被认为是当时德国生物科学领域的主要人物之一。他对生理学、解剖学和神经科学做出了重要贡献，其学说和观点对于细胞学的发展有着深远的影响，并且为施旺与施莱登之后的细胞理论奠定了基础。

3　禾本科植物常泛称为禾草（grasses），是被子植物中次于菊科、兰科、豆科、茜草科的第五大科。

4　车叶麻属（Linanthus）也称掌叶吉利属，为花荵科的一个属。属名来自希腊语的"亚麻花"，该物种在北美西部和智利被发现，在加利福尼亚州的多样性最为丰富。亦译为"沙漠秀丽"。

一个朦胧但前卫的想法开始在施旺脑海中形成，这个理念即将颠覆生物学与医学的历史。或许就在当晚，或许在不久之后，他邀请施莱登（也可能是把他生拉硬拽）到解剖剧场¹的实验室，而那里是施旺保存标本的地方。施莱登透过显微镜进行了仔细观察。施莱登证实，包括明显可见的细胞核在内，这种发育中的动物微观结构，看起来与植物几乎完全相同。[6]

动物与植物似乎是彼此不同的生物体。然而，正如施旺和施莱登均注意到的那样，它们在显微镜下的组织相似性非比寻常。施旺的预感是正确的。他后来回忆说，在柏林的那个晚上，这两位朋友得出了一项普遍且重要的科学真理：动物与植物均有"通过细胞形成的共同方式"。[7]

1838 年，施莱登将其观察结果整理成一篇名为《植物发生论》²的长文。[8] 一年之后，施旺在施莱登的植物研究基础上，出版了一部关于动物细胞的巨著：《动植物结构和生长一致性的显微研究》³。[9] 施旺认为，动物与植物的组织结构十分相似，均为"完全个体化的独立生命集合体"。

在相隔大约十二个月出版的两部开创性的著作中，生命世界汇聚到一个绝无仅有且明确无误的焦点。施莱登与施旺并非第一批看到细胞或意识到细胞是生物体基本单元的人。但他们以敏锐的洞察力提出了以下命题，即组织与功能的高度统一贯穿于生物体。施旺写道，"一种联合纽带"衔接着生命的不同领域。[10]

1838 年年底，施莱登离开柏林前往耶拿大学工作。[11] 1839 年，施旺也离开了柏林，[12] 前往比利时鲁汶天主教大学任职。他们尽管离开了米勒的实验室，但仍保持着频繁的通信与友谊。就细胞理论的基础而言，他们的开创性工作无疑可以追溯到柏林，他们在那里曾是亲密的同事、

---

1  解剖剧场（anatomical theatre）是一种用于早期解剖学教学的专门建筑。其内部通常是围绕着中央解剖台的阶梯结构，以便让更多的观众近距离地观看尸体解剖。
2  全称为《对我们植物发生论知识的贡献》（*Contributions to Our Knowledge of Phytogenesis*），简称为《植物发生论》。
3  《动植物结构和生长一致性的显微研究》（*Microscopical Researches into the Accordance in the Structure and Growth of Animals and Plants*），简称为《显微研究》。

伙伴与挚友。用施旺的话说就是，他们发现了"生物体的基本粒子"。

　　这本书讲述的是细胞的故事。它是一部记载发现这些"基本粒子"过程的编年史，而包括人类在内的全部生物均由其构成。它讲述了组织、器官与器官系统这些自主生命单元，如何齐心协力来实现复杂生理学机能（免疫、繁殖、感觉、认知、修复与再生）的故事。反过来，它也讲述了当细胞功能出现失调时会发生什么情况，这就使我们的身体从细胞生理学的对象变为细胞病理学的对象，也就是说，这本书也讲述了细胞功能障碍导致身体功能障碍的故事。最后，它讲述了我们对细胞生理学与病理学的认知深化，究竟如何引发了生物学与医学领域的一场革命，并促使转化药物诞生以及人类被其改变的故事。

　　2017 年至 2021 年间，我为《纽约客》杂志撰写了三篇文章。[13] 第一篇文章的内容事关细胞医学及其未来，特别是关于重组 T 细胞治疗癌症的发明。第二篇文章讨论以细胞生态学为核心的癌症新视角，也就是不仅要关注孤立的癌细胞，还要更注重了解原位癌[1]的情况，以及为什么身体中的某些特定部位，似乎比其他器官更适合恶性肿瘤生长。第三篇文章完成于新冠病毒感染大流行的早期，主要讨论病毒在我们的细胞与体内的行为方式，以及如何利用它来理解某些病毒对人体造成的生理破坏。

　　我在思索这三篇文章之间的主题联系[2]。它们似乎都围绕着细胞与细胞重构的故事展开，揭示出一场正在酝酿的革命，还有一段未被书写的历史（与未来）：这涉及我们操控细胞的能力，以及医学在这场变革中的转型。

　　这部作品的构思源自这三篇文章，它们此后逐步成长为日臻完善

---

1　原位癌（cancer in situ）中的 in situ 是拉丁语，意为"原位"，指的是一种早期癌症形式，其特征是尚未侵入周围的健康组织。
2　主题联系（thematic links）表示在多篇文章或作品中，出现了相同或相关的主题或主题元素，它们连接起来就形成了一个有机整体。

的内容。这部编年史从 17 世纪 60 年代和 70 年代谈起,当时有一位隐居的荷兰布商与一位非正统的英国博学家,他们在相距 300 多千米远的地方各自开展工作,通过其手工制作的显微镜发现了细胞的首个证据。本书的内容跨越了几个世纪,如今细胞研究进入了新时代,科学家们正在操控人类干细胞,并将其注入患有慢性、潜在危及生命疾病(例如糖尿病和镰状细胞贫血)的患者体内,同时电极也被植入顽固性神经系统疾病患者的脑细胞回路。这把我们带到了一个不确定的未来的边缘,某些"特立独行"的科学家(其中一人被判入狱三年,并被永久取消实验资格)正在设计基因编辑的胚胎,并使用细胞移植来模糊自然与增强之间的边界[1]。

我通过各种渠道来汲取素材,包括采访,与患者沟通,与科学家(和他们的狗)漫步,参观实验室,显微镜观察,访谈护士、患者和医生,查阅历史资料、科学论文及私人信件。我的目的不是写一部全面的医学史或细胞生物学的诞生史。罗伊·波特的《造福人类:人类医学史》[14]、亨利·哈里斯的《细胞的诞生》[15],以及劳拉·奥蒂斯的《米勒的实验室》都是经典之作。更确切地说,这是一个关于细胞的概念和我们对细胞生理学的理解,如何改变医学、科学、生物学、社会结构与文化的故事。本书将在对未来的憧憬中达到高潮,即我们将学会操控这些单元使其具备新形态,甚至创造出合成版本的细胞与部分人体器官。

在这个版本的细胞故事中,不可避免地存在着缺失与遗漏。细胞生物学与遗传学、病理学、流行病学、认识论、分类学和人类学有着千丝万缕的联系。对于医学或细胞生物学中特定领域的爱好者来说,他们理所应当地偏爱某种特定类型的细胞,因此可能会从一种完全不同的视角来看待这段历史;而植物学家、细菌学家与真菌学家无疑会

---

1　指的是,自然界与科技之间的边界变得模糊,人工干预和改变自然的现象越来越多,人类创造的技术和工具不断地改变着我们与世界的关系。

觉得，本书对植物、细菌与真菌的关注不够深入。如果以某种系统的方式进入这些领域，那么就会深陷一个个环环相扣的迷宫。我已将故事的许多方面移至脚注与尾注。[1] 我恳请读者认真阅读它们。

在这段旅程中，我们将会遇到许多患者，包括我自己的一些患者。有些人保留了真名实姓；而其他人则选择了匿名，他们的姓名与识别信息被隐去。我对于这些冒险踏入未知国度的患者心怀无尽的感激，他们将身心交给一个不断进化与变幻莫测的科学领域。当我目睹细胞生物学在新型医学中焕发生机时，我也感到了一种难以言喻的兴奋。

---

[1] 我在书中较少提及，然而我们必须面对成本、公平性与可及性的现实。虽然本书的最后几章部分涉及了其中一些问题，但它们所需的深入讨论已经超出了本书的范围。对于政策、公共卫生、成本、公平性与包容性来说，一部关于细胞历史的著作根本无法作为它们的入门指南。——作者注

# 引言

# "我们终将回到细胞"

无论我们如何努力，我们终将回到细胞。

——鲁道夫·菲尔绍，1858 年 [1]

2017 年 11 月，我目睹自己的朋友山姆·皮逝去，因为他的细胞背叛了其身体。[2]

2016 年春季，山姆被诊断为患有恶性黑色素瘤。肿瘤最早出现在他的脸颊附近，看起来就像一个硬币大小的痣，表面为紫黑色且周围伴有光晕。山姆的母亲克拉拉是一位画家，夏末在布洛克岛度假时首次注意到了它。她曾经劝说、乞求甚至威胁山姆，让他去皮肤科医生那里检查，但山姆是一名忙碌活跃的大报体育记者，没时间去担心他脸颊上这个讨厌的疙瘩。虽然我不是他的肿瘤科医生，但有一位朋友请我帮忙看看。2017 年 3 月，当我看到山姆并为他做检查的时候，肿瘤已经长成一个拇指大小的长椭圆形肿块，并且有迹象表明肿瘤在皮肤内形成了转移灶。当我触摸到肿块时，他疼得皱起了眉头。

面对癌症与见证其移动是两种截然不同的体验。黑色素瘤已经从面部向他的耳部扩散。如果你仔细观察就会发现，它就像在水面行驶的渡船一样，留下一串斑点状的紫色尾迹。

即使是山姆，这位一生都在研究速度、运动能力与敏捷性的体育记者，也对黑色素瘤的发展速度感到十分惊奇。为什么，他不停地问我，为什么，为什么，为什么，难道是一个在他的皮肤中静静沉寂了数十年的细胞，突然获得了能在其面部快速扩散与疯狂分裂的特性？

但癌细胞并没有"发明"任何这些特性。它们不是重新构建，而是在劫持细胞，或者更准确地说，最适合生存、生长与转移的细胞会被自然选择出来。细胞用来合成生长所需构件的基因与蛋白质，源于涉及胚胎发育初期快速增长的基因与细胞。癌细胞在身体中到处随意游走所使用的通路，是从体内本可以自由移动的细胞中强行征用的。使癌细胞能够无节制进行细胞分裂的基因，是正常细胞中允许分裂基因的扭曲突变版本。简而言之，癌症是细胞生物学在病理镜像中的表现。作为一名肿瘤学家，我首先是一名细胞生物学家，只不过我是通过镜中的反射与倒影来感知正常细胞世界的。

2017 年初春，医生给山姆开了一种药，该药可以将其 T 细胞变成一支军队，以对抗正在他体内肆虐的叛军。想象一下这种场景：在数年甚至数十年的时间里，山姆的黑色素瘤与他的 T 细胞共存，基本上互不打扰。他的免疫系统对于其体内的恶性肿瘤置若罔闻。每天都有数以百万计的 T 细胞与黑色素瘤擦肩而过，然后继续前行，这些 T 细胞就像是对一场细胞灾难视而不见的旁观者。

医生给山姆开的药物有望揭开这种肿瘤的隐身衣，并使山姆的 T 细胞将黑色素瘤识别为"外来"入侵者加以排斥，就像 T 细胞排斥被微生物感染的细胞一样。原本被动的旁观者将成为主动的执行者。我们正在改造他体内的细胞，使以前看不见的东西能够显现。

这种创新药物的发现源自 20 世纪 50 年代细胞生物学激进发展的巅峰：人们理解了 T 细胞用来区分自我与非我的机制，识别出这些免疫细胞检测外来入侵者的蛋白质，发现了正常细胞抵抗这种检测系统攻击的途径，以及癌细胞利用上述检测系统使自己隐身的方式，并且发明出一种能够揭开恶性细胞隐身衣的分子。每一种洞见都建立在既往领悟的基础之上，每一次发现都由细胞生物学家们辛勤习得。

几乎是在山姆刚开始治疗时，他的身体中就爆发了一场内战。他的 T 细胞被癌症所唤醒，用来对抗自己的恶性细胞，从而引发了更多报复性循环。某天早上，由于免疫细胞浸润肿瘤并导致炎症反应，他脸颊上的深红色病灶异常发热；然后，恶性细胞收拾行囊离去，只留下即将熄灭的篝火。几周之后我再次见到他的时候，长椭圆形肿块及其后面的斑点均已消失。取而代之的是垂死的肿瘤残余物，看上去就像一颗干瘪的大葡萄干。山姆的病情已经处于缓解状态。

我们共饮咖啡以示庆祝。缓解不仅改善了他的身体状况，还让他在心理上充满了活力。几个星期以来，我第一次看到他脸上忧虑的皱纹舒展开来。他笑了。


但是，后来情况发生了变化：2017 年 4 月是一个残酷的月份。攻击其肿瘤的 T 细胞转向攻击他的肝脏，引发了自身免疫性肝炎，而这种肝炎几乎无法用免疫抑制药物来控制。11 月，我们发现之前还处于缓解期的癌症，已经侵入了山姆的皮肤、肌肉与肺部，在这些新器官中隐藏并寻找栖息地，以逃避他的免疫细胞发起的攻击。

山姆在这些胜利与挫折中保持着钢铁般的尊严。有时，他那讽刺的幽默似乎就是自己反击的武器：他要把癌症彻底击垮。有一天，当我在新闻编辑室的桌前拜访他时，我询问他是否需要一个私密空间，或许是男卫生间，以便向我展示新发肿瘤出现的地方。他轻松地笑着说："等我们到洗手间的时候，它就会转移到新的部位。最好趁它还在这里的时候看看。"

医生减弱了免疫攻击以控制自身免疫性肝炎，但是随后癌症却复发了。于是他们重新开始用免疫疗法来攻击癌症，可又引发了急性重型肝炎。这就像是在观看某种斗兽比赛：如果把免疫细胞用绳索拴住，它们势必挣脱锁链攻击杀戮。如果放开对免疫细胞的束缚，它们就会无差别攻击癌症与肝脏。我首次触摸到其肿瘤几个月后，山姆在一个冬季的清晨去世了。最终，黑色素瘤完胜。

在 2019 年一个狂风大作的午后，我参加了位于费城的宾夕法尼亚大学举办的一次会议。近千名科学家、医生与生物技术研究人员聚集在斯普鲁斯街的一座砖石礼堂中。他们在那里讨论一项大胆的医学前沿进展：将基因改造的细胞移植到人体内治疗疾病。会上讨论了 T 细胞修饰、能够将基因传递到细胞内的新型病毒，以及细胞移植领域的下一个重大进展。台上与台下的语言似乎让人感到，生物学、机器人学、科幻小说与炼金术齐聚在一个狂欢之夜，孕育出一些前沿学科交叉融合的成果，例如"重启免疫系统""治疗性细胞重构""移植细胞的长期存活"。总之，这是一次关于未来的会议。

但是眼前的现实同样重要。坐在我前面几排的是埃米莉·怀特黑德[1]，当时十四岁的她比我的大女儿年长一岁。怀特黑德有一头凌乱的棕色头发，穿着黄黑相间的衬衫与深色裤子，她正处于白血病缓解的第七年。"她很高兴能少上一天课。"怀特黑德的父亲汤姆告诉我。埃米莉在听到这句话时露出了微笑。

埃米莉·怀特黑德是第七号患者，她曾经在费城儿童医院接受治疗。[3] 几乎所有在场的观众都认识或听说过她，因为埃米莉改变了细胞疗法的历史。2010 年 5 月，埃米莉被诊断为急性淋巴细胞白血病（ALL）[2]。这种疾病是进展最快的癌症之一，并且往往发生在幼童身上。

ALL 的治疗方案被认为是最激进的化疗手段之一。七八种不同药物的联合治疗，有些药物会被直接注射到脑脊液中，以杀伤隐藏在大

---

1　埃米莉·怀特黑德（Emily Whitehead）是一位曾患有白血病的美国女孩。2012 年，怀特黑德在经过多次化疗无效后，接受了 CAR-T 细胞疗法，这种疗法通过改造患者自身的免疫细胞来攻击癌细胞。怀特黑德的治疗非常成功，她的白血病得到了长期缓解，她也成为 CAR-T 细胞疗法的象征性人物之一。

2　急性淋巴细胞白血病（acute lymphoblastic leukemia，简称 ALL）是一种白血病的亚型，它起源于淋巴细胞系的恶性克隆细胞。ALL 通常发病于儿童和青少年，但也可发病于成年人。

脑与脊髓里的癌细胞。治疗会对患者的身体造成附带损害，例如手指与脚趾的永久性麻痹、脑损伤、发育迟缓与危及生命的感染等，因此可能会让人望而却步，但是这种治疗方法可以治愈大约 90% 的患儿。不幸的是，埃米莉的癌症就属于剩下的 10%，并且被证实对于标准治疗无效。她在接受治疗 16 个月后白血病复发。埃米莉被列入骨髓移植的名单，而这是唯一能够治愈她的选择，但在等待合适的供体期间，埃米莉的病情出现了恶化。

埃米莉的母亲卡莉告诉我，"医生告诉我不要上网搜索"她的生存率，"然而，我毫不犹豫就这么做了"。

卡莉在网上搜索到的情况令人不寒而栗：早期复发或两次复发的患儿几乎无人幸存。当埃米莉于 2012 年 3 月初抵达费城儿童医院时，她几乎所有的器官都被恶性细胞所占据。埃米莉在此接受了斯蒂芬·格鲁普[1]医生的诊治，他是一位温文尔雅且身材魁梧的儿科肿瘤专家，脸上留着的胡须总是在跟随其丰富的表情颤动。随后埃米莉参加了一项临床试验。

埃米莉参加的试验涉及将她自己的 T 细胞输注到其体内。但这些 T 细胞必须通过基因疗法武装起来，使其能够识别并杀伤她体内的癌细胞。与山姆通过药物来激活体内免疫力不同的是，埃米莉的 T 细胞是提取后在其身体外生长的。这种疗法由纽约斯隆-凯特琳研究所的免疫学家米歇尔·萨德兰[2]，以及宾夕法尼亚大学的卡尔·朱恩教授[3]首创，他们在以色列科学家泽利格·埃沙尔[4]先前的基础上进行了完善。

---

1 斯蒂芬·格鲁普（Stephan Grupp）是一位美国儿科肿瘤学家。他是费城儿童医院癌症免疫治疗项目主任，宾夕法尼亚大学佩雷尔曼医学院儿科学教授。2019 年，格鲁普当选为美国国家医学院院士。
2 米歇尔·萨德兰（Michel Sadelain）是一位美国免疫学家，他在免疫学与细胞治疗领域做出了重要贡献。
3 卡尔·朱恩教授（Carl June，生于 1953 年）是一位美国免疫学与肿瘤学专家，也是宾夕法尼亚大学的一位知名教授。他的研究主要集中在 CAR-T 细胞疗法方面，为癌症患者提供了一种新的治疗选择。
4 泽利格·埃沙尔（Zelig Eshhar）是一位以色列的免疫学家与癌症科学家，以其在免疫细胞治疗方面的贡献而闻名。他的主要成就之一是开发了 CAR-T 细胞疗法，该疗法利用改造的免疫细胞来攻击癌细胞。

我们所坐的地方离细胞治疗单元只有几百英尺（1 英尺 ≈ 0.3 米），这是一个类似于金库的封闭设施，配备有钢门、无菌室与培养箱。这里有几组技术人员正在处理从数十名参与临床研究的患者身上采集的细胞，随后这些细胞将被储存在大桶状的液氮罐中。每个液氮罐都会以动画片《辛普森一家》中的某个角色命名，埃米莉的部分细胞就被冷冻在名为"小丑库斯提"的液氮罐内。她的另一部分 T 细胞在经过人工修饰后，能表达一种识别与杀伤其白血病的基因，这些在实验室培养的细胞以指数级别增长，然后被送回医院并输注到埃米莉的体内。

输注过程持续了三天，基本上没有什么意外。当格鲁普医生将细胞滴入其静脉时，埃米莉正在吸吮着冰棒。晚上，她与父母住在附近的一位阿姨家。在前两个晚上，埃米莉让父亲背着她玩游戏。然而，到了第三天，她的情况急转直下：出现呕吐与高热症状。怀特黑德夫妇急忙把她送回医院。埃米莉的病情迅速恶化。她的肾脏功能已经衰竭。埃米莉的意识状态飘忽不定，濒临多器官系统衰竭的边缘。

"怎么会这样？"埃米莉的父亲汤姆对我说。六岁的女儿埃米莉被转移到重症监护室，夫妇二人与格鲁普在那里整夜守候。

作为治疗埃米莉的内科专家，卡尔·朱恩坦率地告诉我："我们当时认为她的希望非常渺茫。我给大学的教务长写了一封电子邮件，告诉他首批接受治疗的患儿之一危在旦夕。临床试验已经结束。我把邮件保存在发件箱，但是从未点击过发送键。"

宾夕法尼亚大学的实验室技术人员连夜工作以明确发热的原因。他们没有发现感染的证据；相反，他们发现血液中的细胞因子水平升高，而这些分子是活动性炎症释放的信号。特别值得注意的是，一种被称为白介素-6（IL-6）[1]的细胞因子水平几乎是正常值的一千倍。当 T 细胞杀伤癌细胞时，它们会释放出化学信使风暴，这些分子就像骚

---

1　白介素-6 或白细胞介素-6（interleukin 6，IL-6）是一种由免疫系统细胞产生的蛋白质分子，属于细胞因子家族的一员。IL-6 在免疫调节、炎症反应和细胞信号传递等方面发挥重要作用。IL-6 的异常表达与许多疾病的发生和发展密切相关，包括炎症性疾病、自身免疫病和某些肿瘤等。

乱的人群，疯狂地散发着煽动性的传单。

然而，机缘巧合，朱恩自己的女儿患有一种名为青少年关节炎的炎性疾病。他知道 FDA（美国食品药品监督管理局）在四个月前刚刚批准了一种可以阻断 IL-6 的新药。作为最后的努力，格鲁普急忙向医院药房提出申请，请求允许超适应证使用[1]这种新疗法。药事委员会当晚批准了使用 IL-6 阻断药物的申请，格鲁普在重症监护室为埃米莉注射了一剂药物。

两天后，也就是在她七岁生日那天，埃米莉醒了过来。"嘭。"朱恩医生挥舞着双手说道。"嘭，"他重复道，"它就这样消失了。二十三天后，我们做了一次骨髓活检，她的病情已经完全缓解。"

格鲁普告诉我："我从未见过病情如此危重的患者恢复得这么快。"

对埃米莉病情的巧妙处理，以及她惊人的康复能力，拯救了细胞治疗领域。埃米莉·怀特黑德至今仍处于完全缓解状态。她的骨髓与血液中都检测不到癌。她被认为已经痊愈。

朱恩告诉我："如果埃米莉不幸去世，整个试验很可能会被叫停。"而这将使细胞治疗倒退十年甚至更久。

在会议的休息期间，朱恩医生的同事布鲁斯·莱文博士带领埃米莉和我参观了医学园区[2]。他是宾夕法尼亚大学 T 细胞修饰、质控与生产部门的创始主任，也是第一批处理埃米莉细胞的专家之一。这里的技术人员单独或成对工作，他们忙着确认项目清单，优化操作流程，在培养箱之间转移细胞，以及对手部进行消毒。

这里几乎可以被视为埃米莉的小型纪念馆。墙壁上贴满了她的照片。八岁的埃米莉，扎着小辫子；十岁的埃米莉，拿着一块奖牌；十二岁的埃米莉，缺了门牙，微笑着站在贝拉克·奥巴马总统身边。

---

1 超适应证使用（off-label use）是指将药物用于未经美国食品药品监督管理局（FDA）批准的治疗用途。
2 在一些医疗资源较为集中的城市，会将医学院校、医院、研究机构等医疗相关的机构集中在一个园区内。

在参观过程中的某一时刻，我看到埃米莉本人透过窗户望着街对面的医院。她几乎可以看见位于角落的重症监护室，而埃米莉曾经被困在那里将近一个月。

大雨倾盆而下，窗户布满水滴。

当她知道自己在医院里经历过三种状态时，我非常想了解埃米莉会有怎样的感受：今天在宾夕法尼亚大学享受假期的她，照片中在重症监护室里生死未卜的她，以及冷冻在隔壁"小丑库斯提"液氮罐里的她。

"你还记得住院时候的情景吗？"我问道。

"不，"她望着外面的雨说，"我只记得离开。"

当我看到山姆病情的进展与缓解，以及埃米莉·怀特黑德令人惊叹的痊愈时，我知道我也正在见证一种医学的诞生，即细胞被重新用作治疗疾病的工具，而这就是细胞工程。但这也是一个历经数百年故事的重现。我们由细胞单元构成。我们的短板取决于细胞的弱点。尽管细胞工程仍处于萌芽阶段，但我们设计或操控细胞（在山姆与埃米莉的案例中是免疫细胞）的能力，已经成为一种新型医学的基础。如果我们知道如何在不引发自身免疫攻击的情况下，更有效地武装山姆的免疫细胞来对抗其黑色素瘤，他今天会不会还能手拿线圈本为报刊撰写体育报道？

这两位新人类是细胞操控与细胞重构的典范。埃米莉的情况表明，我们对于 T 细胞生物学规律的理解，似乎足以将一种致命疾病遏制十多年，而且，很有希望让她终身获益。山姆的案例反映，对于如何平衡 T 细胞对癌症和自身的攻击，我们似乎仍然缺乏某些至关重要的洞见。

未来会带来什么？请让我澄清一下：我在全书与英文版书名中均使用了"新人类"这个短语。并且我在使用这个短语时对其有非常明确的定义。我指的不是科幻视角下的未来"新人类"：那是一种人工智能增强、机器人技术改良、搭载红外线设备且服用蓝色药丸的生物，他们可以在现实与虚拟世界中幸福地共存，就像身着黑色宽松长袍的基努·里维斯一样。我指的也不是那些"超人类"，他们拥有超越我们当前一切的增强能力与潜能。

我指的是一种通过修饰细胞重新构建的人类，他们的外观与感觉（在大多数情况下）与你我十分相似。一位饱受难治性抑郁症煎熬的女性，她的神经细胞（神经元）正受到电极的刺激。一位小男孩正在接受一项实验性骨髓移植，准备用基因编辑细胞治疗其镰状细胞贫血[1]。一位1型糖尿病患者被注入自己的干细胞，而这些干细胞经过再造后能够产生胰岛素，以维持血糖，也就是其身体燃料的正常水平。一位历经多次心脏病发作的八旬老人，被注射了一种可定位至其肝脏的病毒，其能够永久性降低堵塞动脉的胆固醇，从而降低他再次心脏病发作的风险。我想到自己的父亲，如果他被植入了神经元，或者神经元刺激装置，那么他就能保持步态平稳，并且避免跌倒招致的死亡。

我发现这些"新人类"以及用于创造他们的细胞技术，要比那些纯属虚构的科幻作品角色更加激动人心。通过极限努力与无尽爱心精雕细琢的科学，以及新颖独特到令人难以置信的技术，我们已经改变了这些人，以缓解他们的痛苦：例如将癌细胞与免疫细胞融合，以产生治愈癌症的永生化细胞[2]；或者从一个小女孩的身体中提取T细胞，将其用病毒改造为对抗白血病的武器，然后再把此类T细胞回输到她的身体内。我们将在本书的几乎所有章节中见到这些新人类。随着我们学会用细胞重建身体与器官，我们将在现在和未来与新人类相遇，无论是在咖啡馆、超市、火车站和机场，还是在社区和我们自己的家庭中。我们会在堂表亲、祖父母、父母与兄弟姐妹中找到他们，或许甚至是在我们自己身上发现他们的踪迹。

---

1　镰状细胞贫血（sickle cell anemia）是一种遗传性血液疾病，主要影响红细胞。该病的特征是红细胞形状异常，呈现出弯曲的镰刀形状，而非正常的圆盘状。

2　永生化细胞（immortal cell）通常是指在体外或体内经过基因改造或其他方法获得无限分裂能力的细胞。

19世纪30年代末，科学家马蒂亚斯·施莱登与特奥多尔·施旺提出，所有动植物的组织都是由细胞所构成的，从那时起，一直到埃米莉康复的那个春季，在不到两个世纪的时间里，一种全新的概念席卷了生物学与医学，几乎触及这两门学科的各个方面，并且永远改变了它们。复杂的生物体是由微小、独立、自我调节的单元组成的集合体，如果你愿意的话可以称之为"生命隔间"[1]，或者如荷兰显微镜学家安东尼·范·列文虎克在1676年所说的"生命原子"[4]。人类是由这些生命单元组成的生态系统。我们是像素化的集合体与复合物，我们的存在是合作凝聚的结果。[2]

我们是由各个部分组成的整体。

细胞的发现，以及人体作为细胞生态系统的重构，也宣告了一种基于细胞治疗操控的新型医学的诞生。髋部骨折、心脏停搏、免疫缺陷、阿尔茨海默病、艾滋病、肺炎、肺癌、肾衰竭、关节炎，所有上述问题都可以被重新理解为细胞或者细胞系统功能异常的结果。而所有这些疾病均可以被视为细胞疗法的靶点。

基于我们对细胞生物学的新认知，医学的变革可以被大致分为四类。

第一类是使用药物、化学物质或物理刺激来改变细胞的属性，也就是它们之间的相互作用、相互交流与行为方式。针对细菌的抗生素、癌症的化学疗法与免疫疗法，以及通过电极刺激神经元来调节大脑中的神经细胞回路都属于这第一类。

第二类是细胞在不同机体之间的转移（包括重新回到我们自己的

---

1    生命隔间（living compartments）形象地描述了生物体内的微观结构或单位，每个区域都承担着特定的生物学功能与自我调节能力。
2    此处比喻我们的生命由许多微小的部分组合而成，而合作聚集则强调了各个部分之间的相互作用和依赖。

身体），例如输血、骨髓移植与体外受精。

第三类是利用细胞合成某种物质，例如胰岛素或者抗体，对疾病产生治疗效果。

最近，还出现了第四类变革：对细胞进行基因修饰后再开展移植，以创造具有全新属性的细胞、器官与身体。

其中一些疗法，例如抗生素与输血，已经深深根植于医学实践中，以至于我们很少将它们视为"细胞疗法"。但是它们起源于我们对细胞生物学的理解（正如我们很快就会看到的，细菌理论是细胞理论的延伸）。其他一些疗法，例如癌症的免疫疗法，是 21 世纪的发展成果。此外，还有一些治疗方法非常新颖，例如通过输注修饰干细胞来治疗糖尿病，这样的方法仍然停留在实验阶段。然而，所有这些新旧措施都属于"细胞疗法"，因为它们均在很大程度上依赖于我们对细胞生物学的理解。并且每一次进步都改变了医学的发展方向，也改变了我们对人类存在与生活的认知。

1922 年，通过输注从狗的胰腺细胞中提取的胰岛素，一位患有 1 型糖尿病的 14 岁男孩从昏迷中苏醒过来，可以说仿佛获得了重生。2012 年，当埃米莉·怀特黑德接受 CAR( 嵌合抗原受体 )-T 细胞输注 [5] 时，或者在 10 年后，当首批镰状细胞贫血患者被基因修饰的造血干细胞治愈时，我们正从基因世纪过渡到与之交相辉映的细胞世纪。

细胞是生命的基本单元。但是这引出了一个更深层次的问题。"生命"是什么？这可能是生物学中一个形而上学的难题，我们对于生命的界定与理解仍然存在争议。生命的定义无法通过单一属性来概括。正如乌克兰生物学家谢尔盖·索科洛夫所说："每种理论、假说或观点，都会根据自身的科学兴趣与前提采纳生命的定义。在科学界的讨论中，有数百种常用的传统生命定义，然而却没有一种能够成为共识。"[6]（2009 年，索科洛夫不幸在其学术生涯的黄金时期去世，他对于上述问题应该十分清楚，因为这种现状一直令其困扰。他是一位天体生物学家。他的研究涉及寻找地球以外的生命。但如果科学家们仍在努力定义"生命"这个术语本身,那么他们又如何才能发现生命呢?)

就目前而言,生命的定义就像一份菜单。它不是孤立的概念,而是一系列事物、一整套行为、一连串过程的集合,具有纷繁复杂的属性。为了生存,有机体必须具备繁殖、生长、新陈代谢、适应刺激与维持其内部环境的能力。复杂的多细胞生物还有我所谓的"涌现"性质[1]:[7]来自细胞系统的性质,例如抵御伤害与入侵的机制、具有特殊功能的器官,甚至包括感知与认知的器官间生理通信系统[2]。而所有这些性质最终都寄托在细胞或细胞系统中并非巧合。[8]因此,在某种意义上,我们可以将生命定义为拥有细胞,并且将细胞定义为拥有生命。

这种递归定义并非毫无意义。如果索科洛夫遇到了他寻找的第一个外星生物,例如,一位来自半人马座阿尔法星系的外星人[3],他可能会询问这个生物是否"有生命",以及是否符合生命属性的定义。但是他也可能对这个生物提出这样的疑问:"你有细胞吗?"我们很难想象没有细胞的生命,正如无法想象没有生命的细胞。

或许这个事实彰显了细胞故事的重要性:我们需要通过细胞来了解人体。我们需要通过它们来理解医学。但最重要的是,我们需要细胞的故事来讲述生命与我们自己的故事。


那么,细胞是什么呢?从狭义上讲,细胞是一种充当基因解码机的自主生命单元。基因提供指令,或者说是密码,来构建蛋白质,这些分子在细胞中几乎执行所有工作。蛋白质能够促成生物反应,协调

---

1　涌现性质(emergent properties)指的是在系统中由多个组成部分相互作用而产生的新特性或性质。这些性质在单个组成部分层面上无法解释或预测,只有在整体系统层面上才能显现出来。
2　生理通信系统是指在生物体内部,通过特定的生理机制和信号传递方式,实现不同器官之间的相互沟通和信息交流的系统。
3　外胚质(ectoplasm)是一个传统上与灵魂、灵性或超自然现象有关联的概念,它被认为是一种半固体或黏稠物质,常被描述为无形物质的转化形式。原文用的是外胚质外星人(ectoplasmic alien),可以指那些具有类似外胚质特征的外星生物,它们可能具有不同寻常的外貌、形态或能力,与传统人类所熟悉的生物有所不同。这个词组在科幻文学、电影和游戏中经常用于描述创造性的外星生物形象。

细胞内的信号传递，构建细胞的结构元素，以及通过开启与关闭基因来调控细胞的身份、代谢、生长与死亡。它们既是生物学中的核心执行者，也是让生命成为可能的分子机器。[1]

基因携带着构建蛋白质的遗传密码，其物理定位是在一种叫作脱氧核糖核酸（DNA）的双链螺旋分子上，而它在人类细胞中被进一步包装成名为染色体的线团状结构。据我们所知，DNA 存在于每个活细胞中（除非它已经被从细胞中移除）。科学家一直在寻找使用 DNA 以外的分子来携带其指令的细胞，例如 RNA，但是迄今为止，他们还从未发现过携带 RNA 指令的细胞。

我所说的解码，指的是细胞内分子读取遗传密码中的特定部分，就像管弦乐团中的乐师读取他们各自的乐谱一样，细胞以此方式诠释了它独特的歌曲，从而使基因的指令以实际的蛋白质形态得到呈现。或者，简而言之，基因携带密码，细胞破译密码。细胞因此将信息转化为形态，并将遗传密码转化为蛋白质。脱离细胞存在的基因毫无生命力，只是储存在惰性分子中的说明书，没有音乐家愿意配合演奏的乐谱，无人阅读其中书籍的孤独图书馆。细胞为基因带来物质性与实体性。细胞使基因焕发了生命力。

但细胞不仅仅是一台基因解码机。通过合成其基因中编码的一组特定蛋白质，细胞在解读基因密码后就成为一台整合机。细胞使这组蛋白质（以及由蛋白质合成的生物化学产物）相互协同，然后开始协调其功能与行为（细胞运动、新陈代谢、信号传导、营养输送、环境感知），从而获得生命的基本特征。而这种行为反过来又表现为生物体的行为。生物体的新陈代谢取决于细胞的新陈代谢。生物体的繁殖取决于细胞的繁殖。生物体的修复、生存与死亡取决于细胞的修复、生存和死亡。器官或生物体的行为取决于细胞的行为。生物体的生命取决

---

1　基因提供了构建核糖核酸（RNA）的代码，而这些 RNA 进一步被解读用于构建蛋白质。但是除了携带构建蛋白质的代码之外，某些 RNA 在细胞中还承担着各种不同的任务，其中一些 RNA 的任务尚未被破解。在某些生物反应中，RNA 还能与蛋白质协同调节基因与功能。——作者注

于细胞的生命。

最后，细胞还是一台分裂机。正是蛋白质这种细胞内分子，启动了复制基因组的过程。随后细胞的内部组织结构发生了变化。染色体，即细胞的遗传物质所在地，发生分离。细胞分裂是生命的基本与定义特征之一，它推动着生长、修复、再生与最终的繁殖。

我一生都在与细胞打交道。每当我在显微镜下看到一个细胞时，那种光彩夺目、熠熠生辉、生机勃勃的感觉，都会让我重温初次见到细胞时的兴奋。1993 年秋季的一个周五下午，我作为研究生来到牛津大学阿兰·汤森实验室学习免疫学大约一周后，我将一只小鼠的脾脏磨碎，将带血的混合物加入含有 T 细胞刺激因子的培养皿中。周末过去之后，我在周一早上打开了显微镜。房间里的光线暗淡，甚至无须拉下窗帘，而牛津城总是如此（如果说万里无云的意大利是为望远镜而生的地方，那么阴霾昏暗的英国似乎就是为显微镜而量身定制）。然后，我把培养皿放在显微镜下。在组织培养基下漂浮着大量半透明的肾形 T 细胞，它们散发出一种我只能形容为光泽饱满的感觉，这是细胞健康与活跃的迹象。（当细胞死亡时，光泽逐渐变暗，它们会收缩变成颗粒状，或者用细胞生物学的术语来说，就是固缩[1]。）

"仿佛眼睛在凝视着我一样。"我自言自语道。然后，令我吃惊的是，T 细胞开始移动起来，目的明确地寻找可能需要清除与杀伤的感染细胞。它们彰显出勃勃生机。

多年之后，观察人类中细胞革命的发展不免令人陶醉与痴迷。当我首次在宾夕法尼亚大学礼堂外一处灯火通明的走廊里见到埃米莉·怀特黑德时，仿佛她为我打开了一扇跨越时空的大门。我起初接受的是免疫学培训，然后成了干细胞科学家，接着又从事过癌症生物

---

1    固缩指细胞死亡时细胞核的内含物凝聚成致密状态。

学研究，最后才跻身于医学肿瘤学家之列。[1]埃米莉代表了人们在既往付出的全部心血，这里不仅有我的努力，更重要的是还有成千上万研究人员的辛勤血汗，他们在漫长的日夜里俯视着不计其数的显微镜。她象征着我们想要深入细胞的明亮内核，以及去理解它无穷无尽迷人奥秘的渴望。她承载了我们见证一种新型医学诞生的迫切期望，而这种医学就是基于细胞生物学解析的细胞疗法。

我到山姆的病房去看望这位好友，目睹他的病情周而复始地缓解与复发，这让我感受到一种与振奋截然相反的寒意，以及对还有多少知识尚待学习与了解的忧虑。作为一名肿瘤学家，我关注的是那些横行霸道的细胞，它们闯入了本不应该存在的领域，并且不受控制地分裂。这些细胞扭曲并颠覆了我在本书中描述的行为方式。而我需要努力去理解发生这种情况的原因与机制。你们可以把我视为一个身处颠倒世界的细胞生物学家。因此，细胞的故事已经融入了我的科研工作与个人生活。

当我在 2020 年初至 2022 年期间奋笔疾书时，新冠疫情继续在全球范围内肆虐。我任职的医院、我迁居的纽约市以及我的故乡到处都充斥着患者与逝者。到了 2020 年 2 月，在我所工作的哥伦比亚大学医学中心里，ICU 病床上躺满了被自己分泌物淹没的患者，只能通过机械通气来强迫他们的肺部进行呼吸。2020 年的初春格外凄凉。纽约成了一个风雨飘摇的大都市，人们在空旷的大街小巷中相互躲藏。2021年 4 月和 5 月，几乎是在疫情暴发后一年，印度才遭受了最致命的病例激增。尸体在停车场、背街小巷、贫民窟与儿童游乐场被焚烧。在火葬场，由于熊熊烈火燃烧得太过频繁且十分迅猛，因此支撑尸体的金属格栅都被腐蚀与熔化。

起初，我还坚持在医院出门诊，后来，当就诊的癌症患者寥寥无

---

1 在 1996 年至 1999 年期间，我甚至曾短暂地涉足过神经生物学，当时我与哈佛医学院的康尼·塞普科（康斯坦丝·路易丝·塞普科，Constance Louise Cepko）教授一起工作，研究视网膜的发育。早在神经生物学中流行胶质细胞研究之前，我就已经开始从事这方面的工作了。塞普科是一位发育生物学家与遗传学家，她教给我谱系追踪的科学与艺术，我们将在本书后续章节遇到这种方法。——作者注

几时，我就与自己的家人一起居家隔离。凝视着窗外的地平线，我又一次想起了细胞，还有免疫及其遭遇的困扰。耶鲁大学病毒学家岩崎明子[1]告诉我，新冠病毒引起的核心病理是"免疫失调异常触发"，也就是免疫细胞的调节异常。[9]我以前甚至都没听说过这个术语，但是它的影响力让我十分震撼：从本质上讲，这种大流行病也是一种细胞病。是的，虽然病毒无处不在，但是在没有细胞时，病毒是惰性的，不具备生命力。我们的细胞唤醒了瘟疫并使其恢复了活力。为了掌握大流行病的核心特征，我们不仅需要理解这种病毒的特异性，还需要理解免疫细胞生物学及其面临的困扰。

在那段时间里，似乎我的所有思绪与状态都与细胞这个主题紧密相连，我不确定有多少内容是根据主观意愿创作的，有多少成分是这个领域迫切需要表达的。

在《癌症传》中，我描述过探索治疗或预防癌症的艰辛历程。而《基因传》的写作动力则源自解读与破译生命密码的追求。如今《细胞传》即将带领我们踏上一段非比寻常的旅程，也就是从细胞这个最基本的单元来理解生命。这本书的内容与寻求治愈或破译密码无关。整部作品中不存在特定的对手。其主要人物希望通过了解细胞的解剖、生理、行为，以及它们与周围细胞的相互作用来认识生命。这是一首细胞之歌。[2]他们的医学探索是为了寻觅细胞疗法，利用人体基本构件来重建与修复人体。

因此，我只好选择了一种与众不同的叙事结构，而非像既往那样按照时间顺序逐渐展开。书中的每个部分都是围绕复杂生物的基本属性进行探讨。每个部分都是一段微缩的历史，一个探索发现的演进过程。每个部分都阐明了生命的一个基本属性（繁殖、自主性、新陈代

---

1　岩崎明子（Akiko Iwasaki，生于1970年9月13日）是一位美国免疫学家。耶鲁大学免疫生物学，分子、细胞与发育生物学教授。2018年当选为美国国家科学院院士。
2　这个比喻强调了细胞内部的协调性与复杂性。

谢），且它们都存在于一个特定的细胞系统中。每个部分都包含了新型细胞技术的诞生（例如，骨髓移植、体外受精、基因疗法、脑深部电刺激、免疫疗法），这些技术源自我们对于细胞知识的理解，并挑战了我们对人类构成与功能的概念。这本书由各个部分汇集而成：无论是历史与个人经历，生理学与病理学，过去与未来，还是我作为一名细胞生物学家与医生成长的亲身体验，均融合成了一个密不可分的整体。如果你们愿意接受这样的描述的话，那么可以说其组织架构与细胞相仿。

当我在 2019 年冬季开始撰写这部作品时，我最初选择将其敬献给鲁道夫·菲尔绍。我被这位内向、勤奋与谦和的德国医学家所吸引，[10]菲尔绍一直在抵制自己所处时代的病态社会力量，他倡导思想自由，捍卫公共卫生，鄙视种族主义，创办了自己的期刊，为医学开辟出一条独特且自信的道路，并开启了基于细胞功能障碍研究器官和组织疾病的新领域，而他将其称为"细胞病理学"[11]。

最后，我的故事将重新回到一位朋友，也是正在接受一种新型免疫疗法治疗的癌症患者，以及埃米莉·怀特黑德的身上，这些患者为我们理解细胞与细胞疗法拓展了新思路。他们是最先体验我们早期尝试细胞人体治疗，并且将细胞病理学转化为细胞医学的先行者，虽然取得了一些成功，但也遭遇了一些失败。本书谨向他们及其细胞致以衷心的敬意。

第一部分

# 发现

我们俩，你和我，均源自单个细胞。

虽然彼此差异微不足道，但我们的基因各不相同。我们身体发育的方式也大相径庭。我们的皮肤、头发、骨骼与大脑的构造相去甚远。我们的生活经历天差地别。我的两位叔叔死于精神病。我的父亲因跌倒后的致命并发症去世。我的膝盖受到关节炎的困扰。我的许多朋友死于癌症。

然而，尽管我们的身体与经历之间存在巨大差距，但是你和我有两个共同点。首先，我们都源自一个单细胞胚胎。其次，从这个细胞衍生出多个细胞，正是它们构成了你我的身体。我们由相同的物质单元组成，类似于两个由相同原子构建，但性质截然不同的物质块。

我们由什么构成？有些古人相信，我们由凝结成身体的经血所创造。有些人认为，我们是预先形成的微小生物，随着时间的推移而逐渐扩大，就像为庆典吹制的人形气球。有些人推断，人类是用泥土与河水塑造而成的。有些人猜想，我们在子宫里逐渐从蝌蚪状生物转变为鱼嘴样动物，最终成为人类。

但是如果你用显微镜观察你我的皮肤，或者彼此的肝脏，那么你会发现它们惊人相似。你会意识到，事实上，我们所有人都由生命单元细胞所构成。第一个细胞产生了较多的细胞，然后通过分裂形成更多的细胞，直到我们的肝脏、肠道与大脑，即身体内全部复杂的解剖结构逐渐形成。

我们是何时发现人类实际上是由独立的生命单元所组成的呢？或者说，我们何时发现这些单元是身体实现所有功能的基础，换句话说，我们的生理机能最终依赖于细胞生理学？反过来说，我们是何时认定自己的医学命运和未来与这些生命单元的变化密切相关的呢？我们的疾病是细胞病理学改变的结果吗？

我们首先要讨论的就是这些问题，以及其中蕴含的一项发现的历程，它触及并彻底改变了生物学、医学与我们关于人类的观念。

# 第一章

# 原始的细胞：隐形的世界

> 真正的收获在于意识到自己的无知。
>
> ——鲁道夫·菲尔绍，致父亲的信，大约 19 世纪 30 年代 [1]

首先，让我们感谢鲁道夫·菲尔绍柔和的声音。[2]1821 年 10 月 13 日，菲尔绍出生在普鲁士的波美拉尼亚（现在分属波兰与德国）。他的父亲卡尔是一名农民与市库主管。我们对于其母亲约翰娜·菲尔绍（婚前姓赫瑟）知之甚少。菲尔绍是个勤奋聪明的学生，他性格沉稳、专注且具有语言天赋。他学会了德语、法语、阿拉伯语与拉丁语，并在其学业中取得了优异成绩。

菲尔绍在 18 岁时写下了他的高中毕业论文，名为《充满辛勤劳作的生活不是负担而是祝福》，然后着手为自己的神职人员生涯做准备。他想成为一名牧师并为会众布道。可菲尔绍担心自己的声音不够响亮。众所周知，信仰源于灵感的力量，灵感来自雄辩的加持。但是，如果他站在布道台上尝试发言时没有人能够听到他的声音呢？对于一个内向、勤奋、语气柔和的男孩来说，医学与科学似乎是更具宽容性的职业。菲尔绍在 1839 年毕业后获得了一份军事奖学金 [1]，并且选择在柏林的弗里德里希-威廉研究所 [2] 学习医学。

菲尔绍在 19 世纪中期进入的医学界可以被分为解剖学与病理学两个领域，前者相对完善，后者仍旧杂乱无章。16 世纪，解剖学家描述人体形态与结构的方法日渐精进。其中最著名的解剖学家是弗拉芒科学家安德烈·维萨里 [3]，他是意大利帕多瓦大学的教授。作为一名药剂师的儿子，维萨里于 1533 年到巴黎学习与行医。他发现外科解剖学处于混乱状态。当时几乎没有解剖学教科书，也没有系统的人体解剖图谱。大多数外科师生都懒散地依赖盖仑的解剖学教义，而盖仑是一位生活在公元 129 年至约 200 年间的罗马医生。盖仑十几个世纪以前的人体解剖著作均是基于动物研究，内容已经严重过时，而且坦率地说，经常错误连篇。

巴黎主宫医院的地下室是解剖人体腐尸的场所，那是一个污秽肮脏、密不透风、光线昏暗的地方，在解剖台下游荡的流浪狗舐食着滴落的渗出物，维萨里可能会用"肉市"来描述此类解剖室的情况。他写道，教授们坐在"高高的椅子上［并且］寒鸦般喋喋不休"[4]，而他们的助手则粗暴地对尸体进行劈砍与撕扯，就像从玩具里掏出填充物一样取出器官与组织。

"医生们甚至都没有尝试过切割，"维萨里愤慨地写道，"但那些被委以手术任务的理发师 [3] 才疏学浅，根本无法领会解剖学教授们的著作内容。他们只是按照医生的指示将需要展示的组织切碎，而这些医生从未进行过实践操作，仅仅根据著作中的注释便开始指手画脚，并且这些人在态度上也经常十分傲慢。因此，所有的内容都被错误地教授，

---

1　这是一种通常由军队或军事组织提供给学生的奖学金。
2　弗里德里希-威廉研究所（Friedrich-Wilhelms Institute）是德国柏林一所历史悠久的研究机构。该研究所在不同历史时期承担过多个领域的研究，包括自然科学、医学、人文学科等。它曾吸引许多杰出的学者和科学家，为他们提供了进行前沿研究和学术交流的平台。该研究所对于柏林及整个德国的学术和科研发展有着重要的贡献。
3　在欧洲的中世纪与文艺复兴时期，某些手术与外科操作的任务被委派给了理发师。然而，理发师并未接受过正规的医学教育，因此他们在解剖学知识、疾病治疗和复杂手术方面的了解相对有限。

时光则在愚蠢的争论中流逝。旁观者在这种混乱环境下接触到的事实，远不如屠夫在肉市上可以传授给医生的知识。"他失望地总结道："除了八块血肉模糊且顺序错误的腹肌以外，再也没有人向我展示过肌肉或者骨骼标本，更不用说那些神经、静脉以及动脉的关系了。"

在沮丧与困惑之下，维萨里决定自己绘制人体解剖图谱。他有时一天两次秘密潜入医院附近的停尸房，然后把标本运回自己的解剖室。圣婴公墓[1]的墓穴通常暴露在空气中，尸体往往已经腐烂到只剩下骨头，因此为骨架图提供了保存完好的标本。当维萨里路过巴黎蒙福孔巨大的绞刑台时，他看到了被悬挂在绞刑架上的囚犯尸体。他会偷偷地把刚被处决的囚犯的尸体带走，而他们的肌肉、内脏与神经尚完好无损，维萨里便可以将尸体逐层剥开并绘制器官的位置。

在接下来的十年里，维萨里绘制的精美图谱[5]彻底改变了人类解剖学。有时，他会像切瓜一样从顶部将大脑水平切成薄片，以得到类似现代计算机轴向断层扫描[2]产生的图像。有时，他会将血管放置在肌肉上方，或者将肌肉展开翻转成肌瓣，就像一系列的解剖学窗口，人们可以想象自己穿过其中，观察身体内部的结构与组织，以揭示其下面的结构与层次。

维萨里也会按照自下而上的视角来绘制人体腹部图谱，正如15世纪意大利画家安德烈亚·曼特尼亚[3]在《哀悼基督》中的做法，然后就像磁共振成像（MRI）扫描的方式一样，将画面分割成薄片。维萨里与画家兼版画家扬·范·卡尔卡[4]合作，绘制出当时最详尽、最精致的人体解剖图谱。1543年，他出版了自己的七卷本解剖学著作《人体的构造》。[6]书名中的"构造"一词暗示了其质地与用途：人体被视为物

---

1　圣婴公墓（Cemetery of the Innocents）是位于法国巴黎的一个历史悠久的墓地。这个墓地因规模庞大而闻名，据说曾经容纳了数以万计的尸体。

2　计算机轴向断层扫描（Computerized Axial Tomography，CAT扫描）也被称为计算机断层扫描（Computed Tomography，CT扫描）。这是一种得到广泛应用的医学影像技术，通过计算机处理和重建多个轴向断层图像，以获取人体内部结构的详细信息。

3　安德烈亚·曼特尼亚（Andrea Mantegna），约1431年—1506年9月13日。

4　扬·范·卡尔卡（Jan van Kalkar，生于1450年至1460年间，卒于1519年）是一位荷兰画家，他以其宗教绘画而闻名。

质实体，而不是什么梦幻虚拟；它由物质构成，而非灵魂堆砌。这既是一部有近七百幅插图的医学教科书，又是一部含有解剖图与示意图的科学著作，为后来几个世纪的人体解剖学研究奠定了基础。

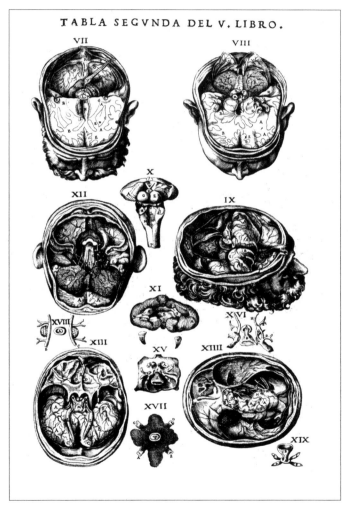

维萨里著作《人体的构造》（1543 年）中的一幅插图，展示了他按照解剖结构逐层进行切割，以突出其上下子结构之间关系的方法，类似于现代 CT 扫描可能达到的效果。由扬·范·卡尔卡绘图的《人体的构造》等著作，彻底改变了人体解剖学研究，即便是在 19 世纪 30 年代，也没有能与之媲美的综合性生理学或病理学教科书。

巧合的是，就在《人体的构造》出版的同一年，波兰天文学家尼古拉·哥白尼发表了他的"天体解剖学"，也就是名为《天体运行论》的不朽著作，它展示了一张日心说太阳系示意图，其中在轨的地球围绕稳居中心的太阳。[7]

维萨里则将人体解剖学置于医学的核心位置。

然而，虽然研究人体结构要素的解剖学取得了重大进展，但是研究人类疾病及其病因的病理学却始终停滞不前。这是一个没有明确框架并且目标分散的领域。没有可以与维萨里作品媲美的病理学专著，也没有解释疾病的共同理论，既没有启示，也没有革命。在16世纪与17世纪，大多数疾病都被归咎于瘴气，即从污水或受污染的空气中散发出来的有毒蒸汽。瘴气携带着被称为瘴气颗粒的腐败物质，它们以某种方式进入身体并迫使其腐败。（例如疟疾这样的疾病仍然承载着此类历史，其英文名称malaria由意大利语中表示"有害"与"气体"的词组成，字面意思是"有害气体"。）

因此，为了预防和治疗疾病，早期的医疗改革者把重点放在卫生改革与公共卫生上。他们修建了污水系统来处理废物，或在家庭和工厂里设立通风管道，以防止传染性的瘴气雾在室内积聚。该理论似乎被某种无可辩驳的逻辑所混淆。许多城市在快速工业化的过程中难以应对工人及其家庭的涌入，成为烟尘弥漫与污水横流的肮脏舞台，并且疾病似乎总是在追踪着气味最难闻与人口最稠密的地区。霍乱与斑疹伤寒死灰复燃，席卷了伦敦及其周边的贫困地区，其中就包括伦敦东区（如今这里到处都是商店与餐馆，它们售卖着高档亚麻围裙与昂贵的单一蒸馏酒厂生产的杜松子酒）。这里梅毒与结核病十分猖獗。分娩也是一件令人恐惧的事情，很有可能不是以婴儿的出生为结束，而是以婴儿、母亲或两者的死亡告终。在城市的富人区，空气清新，污水得到了适当处理，人们的健康状况良好，而生活在充满瘴气地区的穷人则不可避免地患病。如果说清洁是健康的秘诀，那么疾病必是不洁或污染的状态。

尽管蒸汽污染与瘴气概念似乎带有一种模糊的真实性，并且为加强城市中贫富社区的隔离提供了完美的理由，但是人们对于病理学的认知却充满了不解的困惑。例如，为什么在奥地利维也纳一家产科诊所的某个病区里，产妇的产后死亡率几乎是在相邻诊所分娩女性的三倍？[8] 不孕不育的原因是什么？为什么一位非常健康的年轻人会突然患上一种极其痛苦的关节病？

在 18 世纪与 19 世纪，医生和科学家始终在寻找一种解释人类疾病的系统方法。但是，他们所取得的最佳成果只能依赖于大体解剖学，同时这些长篇累牍的解释并不尽如人意：每种疾病都是源自单个器官的功能障碍，例如肝脏、胃、脾脏。是否存在某种更深层次的组织原则，能将这些器官与错综复杂的疾病联系起来？人类病理学能否以系统的方式进行思考？或许答案不在于宏观解剖学，而只能从微观解剖学中找寻。事实上，通过类比，18 世纪的化学家已经开始发现物质的性质，例如氢的可燃性或水的流动性，来自构成它们的肉眼不可见的粒子、分子与原子的涌现属性。或许生物学也能以类似的方式组织起来？

鲁道夫·菲尔绍在年仅 18 岁时就进入柏林的弗里德里希-威廉医学研究所学习。[9] 该研究所旨在为普鲁士军队培养军医，工作纪律恪守军事化原则：学生们每周白天上课六十个小时，而在晚上则需要背诵知识要点。（在位于佩皮尼埃尔医院的外科培训中心，高级军医经常会用"出勤演练"进行突击检查。如果有学生被发现缺席，整个班级都会受到惩罚。[10]）他在致父亲的信中沮丧地写道："除了星期日之外，每天从早上六点到晚上十一点都是这样连轴转。[……]你在这种培训过程中会感到非常疲惫，以至于晚上你会发现自己渴望一张硬床，尽管你可以在上面半梦半醒地睡去，但早上醒来时几乎和之前一样疲惫。"[11] 他们每天有定量的肉食、土豆与稀汤供应，居住在狭小封闭、相对独立的房间里。那里就像牢房一样。

菲尔绍采用了死记硬背的方法来学习知识。解剖学的教学安排比较合理:自维萨里时代以来,通过数代活体解剖者的工作与大量尸体解剖,人体的整体结构图已经逐渐得到完善。但病理学与生理学仍缺乏基本的逻辑。关于器官运行、功能与障碍的机制纯属臆测,仿佛通过强制性手段将假设转化为事实。长期以来,病理学家们一直被分为不同的流派,他们对于疾病的各种起源争论不休。瘴气学派认为,疾病来自被污染的蒸汽;盖仑学派相信,疾病是四种名为体液的流体与半流体的病理失衡;而心理学派则坚称,疾病是一种受挫的心理过程表现。当菲尔绍进入医学界时,这些理论大多已经变得自相矛盾或不合时宜。

1843 年,菲尔绍获得了医学学位,然后加入了柏林夏里特医院,他在那里开始与罗伯特·弗罗雷普 [1] 紧密合作,后者是一位病理学家与显微镜学家,还兼任医院病理标本馆的馆长。菲尔绍从自己之前所在研究所的僵化思维中解放出来,他渴望找到一种理解人类生理学与病理学的系统方法。菲尔绍为此深入研究了病理学的历史。他写道,"我们对于了解[显微病理学]有着迫切与广泛的需求",[12] 但是菲尔绍感到这门学科已经偏离了正轨。可能显微镜专家是对的:或许这个系统性答案无法在肉眼可见的世界中找到。如果衰竭的心脏或硬化的肝脏只是潜在功能障碍的表象,是肉眼无法观察到更深层次问题所产生的涌现特征,会怎样呢?

在深入研究历史的过程中,菲尔绍意识到在他之前已有先行者想象出这个无形的世界。自 17 世纪晚期以来,研究人员发现,植物与动物组织都由被称为细胞的单元生命结构组成。这些细胞可能是生理学与病理学的核心问题所在吗?如果是这样的话,它们从何而来,又有什么功能呢?

---

1    罗伯特·弗罗雷普(Robert Friorep),生于 1804 年 2 月 2 日,卒于 1861 年 6 月 15 日。

　　19 世纪 30 年代，还是医学生的菲尔绍在致父亲的信中写道："真正的收获在于意识到自己的无知，我非常痛苦地感受到自己的知识差距。正是因为如此，我不会在任何学科领域中停滞不前……我面临许多难以预测与悬而未决的问题。"在医学科学领域，菲尔绍终于找到了自己的立足点，仿佛他灵魂中的强烈痛苦已经得到抚慰。1847 年，他满怀信心地写道："我就是自己的导师。"[13] 如果细胞病理学还不存在的话，那么他将创建这个学科。具备了医生的成熟与对医学史的透彻领悟，菲尔绍终于能够停下脚步来填补医学领域的空白。

第二章

# 可见的细胞：
# "关于小动物的虚构故事"

化零为整，化整为零。

世界必须用眼眸衡量。

——华莱士·史蒂文斯[1]

"世界必须用眼眸衡量。"

现代遗传学的发展起源于农业实践：在布尔诺修道院的花园里，摩拉维亚修道士格雷戈尔·孟德尔通过画笔给豌豆异花授粉，发现了基因。[1] 苏联遗传学家尼古拉·瓦维洛夫则受到了作物选育的启发。[2] 甚至英国博物学家查尔斯·达尔文也注意到，选择性育种会造成动物形态发生巨大变化。[3] 细胞生物学同样源自一种默默无闻的实用技术。高雅的科学诞生于朴素的实践。

就细胞生物学而言，它只是感知的艺术：通过眼睛来测量、观察与解剖世界。在 17 世纪早期，一对荷兰配镜师父子汉斯与扎卡里亚斯·扬森，将两片放大镜安装在一根金属管的顶部与底部，然后发现

---

1　华莱士·史蒂文斯（Wallace Stevens，1879 年 10 月 2 日—1955 年 8 月 2 日）是一位美国现代主义诗人和律师。他以其复杂而哲学性的诗歌作品而闻名，被认为是 20 世纪美国诗坛的重要人物之一。

通过它们可以放大一个未见的世界。[4] 1 具有两片透镜的显微镜最终被称为"复式显微镜",而只有一片透镜的显微镜则被称为"单式显微镜";两者都依赖于几个世纪以来玻璃吹制工艺的创新,创新工艺从阿拉伯与希腊世界传到意大利与荷兰的玻璃制造作坊。公元前 2 世纪,作家阿里斯托芬描述了"发光的球体":在市场上作为玩具销售的玻璃球被用于集中和引导光束;如果你们透过发光的球体仔细观察,可能会看到同样被放大的微型宇宙。据说在 12 世纪,通过将发光的球体拉伸成眼睛大小的透镜,意大利的玻璃工匠阿马蒂发明出了眼镜。如果把它安装在一个手柄上,那么你将会得到一个放大镜。

扬森父子引入的关键创新是将玻璃吹制工艺与镜片在固定支架上移动的技术融为一体。通过在金属板或金属管上安装一到两片完全透明的镜片状玻璃,并且配备螺旋与齿轮系统以便于它们滑动,科学家很快就会进入一个未见的微观世界,这是一个以前人类从未知晓的完整宇宙,与通过望远镜观察到的宏观宇宙截然不同。

一位神秘的荷兰商人自学了如何观察这个未见的世界。17 世纪 70 年代,安东尼·范·列文虎克还是一位代尔夫特的布商,他需要一种仪器来检查纱线的质量与完整性。17 世纪的荷兰是一个繁荣的纺织品贸易中心,[6] 丝绸、天鹅绒、羊毛、亚麻与棉花从港口和殖民地蜂拥而至,然后通过荷兰在整个欧洲大陆进行流通。在扬森父子工作的基础上,列文虎克自制了一台单式显微镜,它有一个固定在铜板上的单透镜,以及一个用来放置标本的微小载物台。起初,他使用这台显微镜来评估布料的质量。然而,他对自己手工制作的仪器产生了痴迷:他把镜头对准了任何自己能找到的物体。

1675 年 5 月 26 日,代尔夫特市遭到一场风暴侵袭。当时 42 岁的

---

1　一些历史学家认为,扬森父子的竞争对手,也就是眼镜制造商汉斯·李普希 [5] 与科内利斯·德雷贝尔,独立发明了复式显微镜。关于所有这些发明的确切年代都存在争议,但很可能是在 16 世纪 90 年代与 17 世纪 20 年代之间的某个时间。——作者注

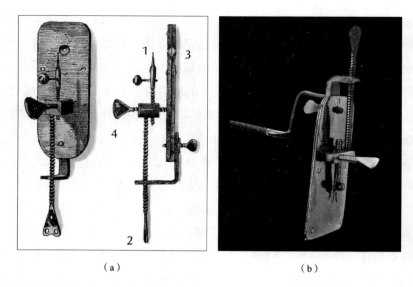

（a）                              （b）

（a）列文虎克早期显微镜构造示意图，其中包括样品针（1）、主螺旋（2）、镜头（3）与调焦旋钮（4）。（b）这台固定在黄铜板上的显微镜曾经被列文虎克实际使用过。

列文虎克从他屋顶的排水系统收集了一些雨水，然后先是让其静置一天，接着将一滴水置于他的显微镜下，将显微镜举起来对着光线进行观察。[7]列文虎克立刻就被吸引住了。他认识的人都没见过类似的情景。水中翻滚着各式各样的微小生物，列文虎克将它们称为"微动物"。天文观察者见过宏观世界的美景，呈现蓝色的月亮、气体缭绕的金星、自带光环的土星、红色斑点的火星，但没人报道过雨滴中生命世界的奇妙宇宙。"对我来说，这是我在自然界中发现的所有奇迹中最为震撼的一个，"他在 1676 年写道，"在我眼中，没有什么能比在一滴水中观察到无数生物的奇观更令我愉悦。"[8]1

他渴望更深入地观察，制造出更精密的仪器，来揭示这个迷人的

---

1    列文虎克早在 1674 年就观察到微小的单细胞生物，但他在 1676 年写给皇家学会的信中，对于静置雨水中的此类生物进行了最生动的描述。——作者注

生物新宇宙。因此，列文虎克购买了品质最佳的威尼斯玻璃珠与玻璃球，然后费力地将它们研磨与抛光成完美的双凸透镜形状（我们现在知道，他的一些透镜是通过明火加热将玻璃棒拉伸成细针，然后折断末端把细针"吹制"为透镜状小球而成）。他将这些透镜安装在由黄铜、白银或黄金制成的金属薄板上，每台显微镜都有一套微型升降与螺旋系统，系统日趋复杂，以使仪器的各个部分能上下移动来实现完美的对焦。他制作了近五百台这样的显微镜，并且每一台都是精雕细刻的奇迹。

那么，这样的生物是否也存在于其他水样中呢？列文虎克恳求一位去海边旅行的人帮忙，给他带回装在一个"干净玻璃瓶"里的海水样本。他再次发现水中存在游动的微小单细胞生物，"其身体呈现类似老鼠的颜色，朝向椭圆点的区域较为清晰[1]"[9]。他最终在 1676 年把自己的发现记录下来，然后将其寄给当时最权威的皇家学会。

"1675 年，"他在给伦敦皇家学会的信中写道，"我在静置于新陶罐的雨水中发现了一些微生物……当这些微生物或生命原子改变位置时，它们会伸出两只触角，持续不断地自发运动……身体的其余部分呈圆形，越是靠近末端越是尖锐，并且那里还有一条尾巴，长度几乎是身体的四倍。"[10]

当我写完上面那段话的时候，我同样被深深地吸引住了。我也渴望亲眼看见。在疫情封控期的日子里，我决定自己组装一台显微镜，或者至少是我能制作的最相似版本。我订购了一块金属板和一个旋钮，在板上钻了一个孔，接着把我能买到的最佳微型透镜嵌入其中。它看起来与现代显微镜的差距甚远，就像牛车与宇宙飞船间的区别一样。我丢弃了几十台显微镜样机，才最终做出一台能用的。在一个阳光明媚的下午，我将一滴取自水坑中的静水滴在固定针上，然后把这台装

---

1 这暗示该区域具有与其他部分不同的光学特性，可能表明更透明的特征。

置举起来朝向光线明亮之处。

什么都没有。朦胧的轮廓，仿佛来自幽灵世界的阴影，在我的视野中飘过。一片模糊景象。失望之余，我像列文虎克那样，轻轻调整调焦旋钮。这种期待让我发自肺腑地感受到螺旋的每次转动，就好像调焦旋钮实际上是在沿着我的脊柱扭动。突然间，我能看到了。水滴清晰地映入眼帘，展现出一个完整的世界。一个变形虫状的物体闪过透镜。还有一些不知名的生物分支。然后是一个螺旋状的生物体。接下来我看到了一个圆形、移动的模糊斑点，它被我见过的最美丽、最温柔的丝状光晕包围。我目不转睛地凝视。这就是细胞。

1677 年，列文虎克在其精液与一位男性淋病患者的精液样本中，观察到了被称为"生殖微动物"的人类精子。[11] 他发现它们"像蛇或鳗鱼一样在水中游动"。[12] 然而，尽管这位布商热情高涨且卓有成效，但他却极不情愿让观察者或科学家检查其仪器。这种猜忌是对等的，因为科学家通常对他同样不屑一顾。亨利·奥尔登堡 1 是英国皇家学会的秘书，他恳请列文虎克，"让我们了解他的观察方法，以便他人可以证实这些观察结果"，并且提供绘制的图表与确认性数据，因为在列文虎克寄给学会的大约两百封信中，只有将近一半提供了证据或使用了符合发表要求的科学方法。[13] 但是列文虎克只愿意提供有关其仪器或方法的模糊细节。正如科学史学家史蒂文·夏平 2 所述，列文虎克"既不是哲学家，也不是医生，更不是绅士。他没有上过大学，不懂拉丁语、法语或英语。他 [ 关于水中存在大量微动物 ] 的主张挑战了既有的合理性模式，但是他的身份无助于确保这些观点的可信度"。[14]

有时，他似乎沉醉于那个沉默寡言、小心翼翼的业余身份，他只是一名恳求朋友给自己带回一瓶海水的布商。要让人们相信这位从布商转行的显微镜学家既颠覆了生物学观念又揭示了全新微生物世界，

---

1    亨利·奥尔登堡（Henry Oldenburg，约 1618 年—1677 年 9 月 5 日）是一位德国神学家、外交官、科学家与自然哲学家。他被誉为现代科学同行评议的创造者之一。
2    史蒂文·夏平（Steven Shapin，生于 1943 年 9 月 11 日）是一位美国历史学家与科学社会学家。

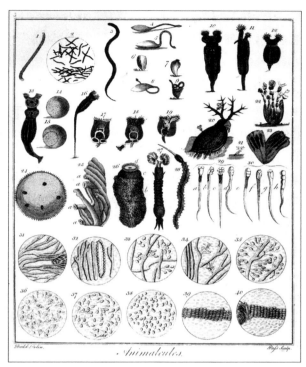

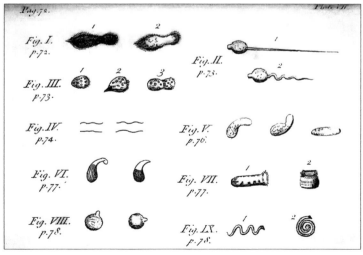

列文虎克通过其单透镜显微镜观察到的一些"微动物"。注意下图中的"Fig. II"可能是人类的精子，也可能是带有鞭毛尾巴的细菌。

唯一的办法，就是接受他所召集的乌合之众的证词。这八名代尔夫特居民发誓通过其仪器确实可以观察到这些"游动的动物"。这种以宣誓证词为依据的科学[1]，最终导致列文虎克的声誉受损。[15]在困惑与烦恼的困扰之下，他退缩到一个似乎只有他自己才能看得见的微观世界深处。1716年，他愤愤不平地写道："我从事这项工作已经很长时间了，我不是为了获得现在享有的赞誉，而主要是出于内心对知识的追求，我意识到自己比大多数人更加渴望知识。"[16]

他仿佛被自己的显微镜吞噬，失去了曾经拥有的社会影响。很快，他淡出了公众视野，变得渺小，被人遗忘。

1665年，大约在列文虎克描述水中微生物的信函发表前十年，英国科学家与博学家罗伯特·胡克[17]也看到了细胞，尽管它们并不是活体细胞，也远非列文虎克的微生物世界那么多样。作为一名科学家，胡克或许与列文虎克截然相反。他曾在牛津大学沃德姆学院接受教育，学识非常渊博，涉及不同的学科领域，一直在前进中不断探索。胡克不仅是一位物理学家，还是一位建筑师、数学家、天文学家、科学插画师与显微镜学家。

胡克出身于一个贫穷的英国家庭，他与当时的大多数绅士科学家不同，那些富裕家庭的子弟可以心无旁骛地探索自然科学，同时完全不需要为自己的生计担忧。作为牛津大学的一名奖学金学生，他靠当著名物理学家罗伯特·波义耳的学徒度日。到了1662年，尽管还是波义耳的下属，但他已经确立了自己强大独立思想者的地位，并在英国皇家学会找到了"实验管理员"的职位。

胡克的智慧就像磷光般熠熠生辉，如同橡皮筋被拉伸时展现出弹性。他愿意涉猎并且探索跨学科领域的研究，然后通过内在光芒为其带来启发与创新。他撰写了大量关于力学、光学与材料学的文章。

---

1　指的是科学观点或发现主要依靠证词或宣誓陈述来支持，而非严格的经验证据或实验数据。

1666 年 9 月，伦敦大火肆虐了五天，摧毁了这座城市的五分之四。在这场浩劫后，胡克协助著名建筑师克里斯托弗·雷恩 [1] 进行建筑勘测与重建。[18] 胡克制造了一台强大的新型望远镜，通过它可以观察到火星表面，此外他还对化石进行了研究和分类。

　　17 世纪 60 年代早期，胡克开始通过显微镜进行一系列研究。与列文虎克的发明不同，胡克用的是复式显微镜。两片经过精细研磨的玻璃透镜被放置在可调节镜筒的两端，然后注水填充以提高清晰度。正如他写的那样："如果……通过它来观察一个非常近的物体，那么复式显微镜不仅能够起到放大作用，而且对于某些物体来说，其清晰度也远超任何优秀的单式显微镜。不过，尽管这些显微镜［非常］容易制造，但由于体积小且距离观察对象近，因此在使用它们的时候非常麻烦；为了避免这两种情况，且只能进行两次折射，我自己选择了黄铜镜筒。"[19]

　　1665 年 1 月，胡克出版了一本名为《显微图谱》[2] 的著作，详细描述了他在显微镜下的实验与观察。这本书在当年取得了意外的成功。日记作家塞缪尔·佩皮斯 [3] 写道："这是我一生中读过的最具创意的作品。"[20] 这些各式各样微观生物的画面，以前从未以如此放大的形式呈现，给读者带来了震撼与着迷的体验。在这些精心绘制的插图中，包括一幅巨大跳蚤的画像；一幅肥硕虱子的图片，其用于寄生的丑陋口器占据了页面的八分之一；还有一张描绘了家蝇的复眼，它仿佛由成百上千个透镜组成，就像一个微型的多面吊灯。[21] 他写道："苍蝇的眼睛……看起来似乎由小格子组成。"[22] 胡克用白兰地把一只蚂蚁灌醉，以便他绘制其触角的详细画像。[23] 但是，在这些寄生虫与害虫的插图中，隐藏着一张相对平淡无奇的画像，而它将悄悄撼动生物学的根基。

---

1　克里斯托弗·雷恩（Christopher Wren，1632 年 10 月 20 日—1723 年 2 月 25 日）是一位英国建筑师、天文学家、数学家与物理学家。
2　全名为《显微图谱：或用放大镜观察和探究微小物体的一些生理描述》（*Micrographia: Or Some Physiological Descriptions of Minute Bodies Made with Magnifying Glasses with Observations and Inquiries Thereupon*），也翻译为《显微术》或《显微制图》等。
3　塞缪尔·佩皮斯（Samuel Pepys，1633 年 2 月 23 日—1703 年 5 月 26 日）是一位英国政治家与日记作家。

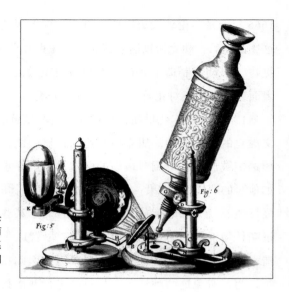

罗伯特·胡克使用的复式双镜头显微镜示意图。请注意黄铜镜筒里面有两个透镜，火焰通过一系列镜子构成持续光源，标本架固定在镜筒底部。

那是一段植物茎的横截面，它来自一片薄薄的软木，胡克将其放在显微镜下观察。

胡克发现软木不光是一种平坦与质地均匀的材料。他在《显微图谱》中解释道："我拿起一片几乎透明的软木，借助一把剃刀般锋利的小刀，将软木片切下一块，从而使其表面极为光滑，然后我用显微镜非常仔细地观察，我觉得似乎存在某些微小孔隙。"[24] 这些孔隙或隔间并不很深，而是由"许多小盒子"[25] 组成。简而言之，这块软木由独立且重复的"单元"组成，它们以规则的多边形结构聚集成整体。它们的结构就像蜂巢，或者是修道士的宿舍。

他努力为上述结构寻找一个名称，最终决定使用 cell（细胞）这个单词，它源自拉丁语中的"cella"，意思是"小房间"。（其实胡克并没有看到"细胞"，那只是植物细胞围绕自身构建的细胞壁轮廓；或许，在它们之中隐藏着真正的活体细胞，但是没有任何插图可以证明这一点。）正如胡克所想象的那样，其间存在着"许多小盒子"。在不知不觉间，他开创了关于生命与人类的新概念。

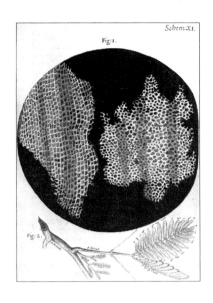

罗伯特·胡克在《显微图谱》(1665年)中绘制的一片软木截面图。这部作品展示的微小动植物放大图像风靡整个英国，引起了出人意料的极大关注。尽管后来胡克或许在水中看到了真实的细胞，但是他在这个样本中观察到的很可能是细胞壁。

胡克继续深入探究那些肉眼无法识别的小型独立生命单元。在1677年11月召开的皇家学会大会上，他描述了自己对雨水进行的显微镜观察。学会则记录了他的观察结果：

> 那里展示的第一项实验是用雨水制成的辣椒水……大约在九天或十天前将辣椒完整地放入雨水中。在整整一周里，胡克先生都发现水中有许多来回游动的微动物。透过放大约十万倍的显微镜观察，它们看起来大小与螨虫相差无几；因此，根据判断，它们的大小是螨虫的十万分之一。其外形就像微小的椭圆形或卵形透明气泡；并且这个卵形气泡的最大一端向前方移动。它们被观察到在水中以各种方式来回运动，而每个看到它们的人都确信这些就是动物，并且它们在外观上没有任何问题。[26]

在接下来的十年里，列文虎克了解到胡克的早期工作，并与他进行了交流，列文虎克意识到自己在显微镜下所见的翻滚微动物，可能类似于胡克在软木中看到的生命单元集合体，也就是细胞，或者是在辣椒水中观察到的那些来回游动的生物。然而这些信件中有一种卑微和失望的语气，例如一封写于 1680 年 11 月的信中提到："因为我经常听说我只是在讲关于小动物的虚构故事……"[27] 但是在一段写于 1712 年的先见之言中，他继续说道："不，我们或许还可能走得更远，并在这个微观世界的最小粒子中，发现一种取之不尽的全新物质资源，而我们可以据此创造出另一个宇宙。"[28]

　　胡克只是偶尔回复，但他确保列文虎克的信件得到翻译并被呈递给皇家学会。然而，尽管胡克很可能在后人那里挽救了列文虎克的声誉，但他本人对细胞生物学思想的影响仍然相当有限。正如细胞生物学历史学家亨利·哈里斯所描述的那样："胡克从未暗示过这些结构是构成所有动植物基本亚单位的残余骨架。即使他考虑过基本亚单位，他也不一定能够想象到，它们会有他所观察到的软木腔的大小与形状。"[29] 胡克已经看到了"软木中活细胞的细胞壁，但他误解了它们的功能，而且他显然没有意识到，在活体状态下，这些细胞壁内的空间被什么占据"。[30]1 这只是一块带有孔隙的干燥软木，从它的显微图像还能看出更多吗？为什么植物茎会以这种方式构建？这些"细胞"是如何产生的？它们的功能是什么？它们对所有生物体都是通用的吗？这些生命隔间与正常身体或疾病有什么关系？

　　胡克在显微镜上的兴趣逐渐消退。他那躁动不安的聪明才智需要广泛涉猎，于是他又回到了光学、力学等物理学领域。事实上，胡克的博学多闻也可能是他的致命弱点。他将皇家学会的座右铭"勿信人

---

1　1671 年，英国皇家学会收到了另外两封信件：一封来自意大利科学家马尔切罗·马尔皮基（Marcello Malpighi），另一封来自该学会的秘书尼赫迈亚·格鲁（Nehemiah Grew）。两者都描述了各种组织，尤其是植物中的细胞形态。然而，尽管列文虎克与胡克都承认他们的工作，马尔皮基与格鲁对细胞解剖学的观察在 17 世纪基本上被忽视了。格鲁关于植物茎中细胞的插图已经成为历史，但马尔皮基继续探索动物组织的微观解剖学，通过许多以其名字命名的细胞结构被人铭记，其中包括皮肤的马尔皮基层与肾脏中的马尔皮基细胞。——作者注

言"[1]当成自己的信条,这句话的大致意思是"不要将他人之言作为证据"。他游走于一个又一个科学领域,提供深刻的见解,不轻信他人之言,他自认为在学科的关键部分占据主导地位,但是又从未主张对任何学科拥有绝对权威。他以亚里士多德的哲学家-科学家模式自居,对于世间万物与各种证据进行探究和裁决,而不像当代科学家那样仅专注于单一领域,结果是他的声誉受到损害。

1687 年,艾萨克·牛顿出版了《自然哲学的数学原理》[2],这部作品在其深度与广度上具有如此广泛的影响力,以至于它不仅颠覆了过去的观念,还为科学的未来塑造了全新的格局。[31]其中之一的启示就是牛顿的万有引力定律。不过,胡克辩称他早就提出了引力定律,而牛顿只是剽窃了他的观察结果。

这是一个荒谬的说法。事实上,胡克与其他几位物理学家曾经提出,太阳通过无形的"力量"来吸引行星体,[32]然而,之前的分析在数学严谨性与科学深度方面,都远远不及牛顿在《原理》中所彰显的实力。胡克与牛顿的争论持续了数十年,尽管对这件事存在不同的观点,但牛顿还是取得了最后的胜利。在一个经常被重复提及,也可能是虚构的故事中,胡克的唯一肖像,在 1710 年牛顿监督皇家学会搬到克兰宫[3]新址时失踪,这发生在罗伯特·胡克去世七年后,而牛顿却忽视了委托制作他的遗像。这位光学研究领域的先驱,这位展现整个宇宙的伟人,我们居然无从知晓他的样貌。时至今日,我们没有任何有关胡克的确切画像或肖像。[33]

---

1 原文是拉丁语 Nullius in verba。
2 《自然哲学的数学原理》,标题原文是 *Philosophiae Naturalis Principia Mathematica*,下文简称《原理》。
3 克兰宫(Crane Court)是位于伦敦市中心的一个地方,也有报道将其翻译为鹤庭,它曾是英国皇家学会的所在地。

第三章

# 万能的细胞：
# "这个小世界中最小的粒子"

> 我可以非常清楚地看到它遍体通透布满孔隙，结构与蜂窝非
> 常相似，但是它的孔隙并不规则……这些孔隙，或者说细胞……
> 确实是我所见过的第一种微观结构。
>
> ——罗伯特·胡克，1665 年 [1]

> 一旦显微镜被应用于研究植物结构，其结构的极简性……势
> 必会引起注意。
>
> ——特奥多尔·施旺，1847 年 [2]

在生物学的历史上，伟大发现的高峰通常会伴随沉默的低谷。格
雷戈尔·孟德尔在 1865 年发现基因之后，紧接着就出现了一位历史学
家所描述的"科学史上最奇特的沉默之一" [3]：基因（或者像孟德尔
笼统称作的"因子"或"元素"）在将近 40 年间从未被提及，直到 20
世纪早期才被重新发现。1720 年，伦敦医生本杰明·马滕 [1] 推断，当时

---

1 本杰明·马滕（Benjamin Marten，大约 1690 年—1752 年）是一位英国医生。1720 年，他在《肺病
  新理论》中推测，结核病可能是由"微小生物"引起的，这些生物可能导致疾病的症状。

被称为肺痨的肺结核可能是一种微生物携带的呼吸系统传染病。他把潜在的病原体称为"奇妙的微小生物"[4] 或"活体传染源"[5]（请注意"活体"一词）。如果马滕能够进一步深化其医学发现，他几乎就可以成为现代微生物学之父，但是经过将近一个世纪之后，微生物学家罗伯特·科赫与路易·巴斯德，[1] 才各自将疾病和腐败与微生物细胞联系起来。

然而，如果你去深入研究这些历史的低谷，那么就会发现它们远非沉默或无为。它们象征着充满想象力的时期，而科学家们则在想方设法去理解某项发现的重要性、普适性与解释力。这项发现是一种适用于生命系统的普遍原则，还是只代表鸡、兰花或青蛙等个别生物的特征？它能解释之前不可思议的观察结果吗？在它之外还存在更深层次的组织吗？

出现沉默之谷现象的部分原因在于，需要时间来开发回答这些问题的工具与模型系统。遗传学只能等待生物学家托马斯·摩根的工作，他在 20 世纪 20 年代研究了果蝇性状的遗传，以证明基因的物理存在，并且，最终，在 20 世纪 50 年代，随着 X 射线晶体衍射学的诞生，该技术被用来破译 DNA 等分子的三维结构，以了解基因的物理形态。原子理论最早由约翰·道尔顿在 19 世纪初提出，但是该理论必须等待1890 年阴极射线管的发明，与 20 世纪初量子物理学建模所需的数学方程，才能阐明原子的结构。而细胞生物学则要等待离心技术、生物化学与电子显微镜的出现。

然而，或许出现沉默之谷现象的另一个原因在于概念性或启发性的变化，要从对显微镜下的细胞、作为遗传单位的基因等实体的描述，转变为对其普遍性、组织、功能与行为的理解，就需要这样的变化。

---

1　罗伯特·科赫（Robert Koch, 1843 年 12 月 11 日—1910 年 5 月 27 日）是一位德国医生与微生物学家，他最著名的成就是对炭疽病和结核病的研究，被后人称为"微生物学与细菌学之父"。
　　路易·巴斯德（Louis Pasteur, 1822 年 12 月 27 日—1895 年 9 月 28 日）是一位法国微生物学家、化学家。他以发明预防接种方法以及巴氏杀菌法而闻名，是第一位制备狂犬病和炭疽病疫苗的科学家。巴斯德与费迪南德·科恩以及罗伯特·科赫一起开创了细菌学。巴斯德被认为是微生物学的奠基者之一，被后人称为"微生物学之父"。

原子论的主张在所有观点中最为大胆：科学家提议将世界从根本上重组为单一的实体，例如原子、基因、细胞。你们必须以一种不同的方式来思考细胞：不要只是将其视为显微镜下观察的对象，而是把它看作所有生化反应的功能性场所，所有组织的组织单元，以及生理学与病理学的重要枢纽。人们必须从一个连续的生物世界组织结构中醒悟过来，转向描述涉及统一整个世界的间断、离散与自主元素。我们可以打个比方说，你必须超越"肉体"（有形、宏观、连贯）去想象"血液"（无形、微观、离散）。

　　1690 年至 1820 年这段时间是细胞生物学发展的低谷。自胡克在一块削薄的软木中发现了细胞，或者确切地说是细胞壁之后，许多动植物学家运用显微镜来观察动植物标本以了解其微观亚结构。直到 1723 年去世，安东尼·范·列文虎克始终在通过其显微镜，记录隐形世界中他称之为"生命原子"的元素。他与这个隐形世界初次邂逅的兴奋从未离去（而且，我觉得自己也永远不会忘记）。

　　在 17 世纪末与 18 世纪初，马尔切罗·马尔皮基与马里-弗朗索瓦-格扎维埃·比沙[1]等显微镜学家意识到，列文虎克所说的"生命原子"不一定或不限于单细胞生物；在更复杂的动物植物中，它们自发地形成了组织。尤其是法国解剖学家比沙，他区分出 21 种（！）构建人体器官的基本组织形态。[6]不幸的是，他 30 岁就死于肺结核。尽管比沙在某些基本组织的结构上偶尔出错，但是他引导了细胞生物学向组织学领域发展，也就是对组织与协同细胞系统的研究。

　　然而，与其他任何一位显微镜学家相比，弗朗索瓦-樊尚·拉斯帕

---

1　马尔切罗·马尔皮基（Marcello Malpighi，1628 年 3 月 10 日—1694 年 11 月 30 日）是一位意大利显微解剖学家，被誉为"显微解剖学、组织学、生理学和胚胎学之父"。他是第一个在动物身上发现毛细血管的人，并且注意到了动脉和静脉之间的联系。
　　马里-弗朗索瓦-格扎维埃·比沙（Marie-François-Xavier Bichat，1771 年 11 月 14 日—1802 年 7 月 22 日）是一位法国解剖学家和病理学家，被誉为现代组织学之父。

伊[1]的贡献最为突出，他尝试从这些早期观察中建立起细胞生理学理论。是的，拉斯帕伊承认细胞在动植物组织里无处不在，但我们必须知晓其功能以理解它们为何存在。

拉斯帕伊相信行动。[7]他是一位自学成才的植物学家、化学家与微生物学家，于1794年出生在法国东南部沃克吕兹省的卡庞特拉。他自认为是开明的自由思想家，拒绝接受天主教誓言，并致力于反对道德、文化、学术与政治权威。他不屑于加入科学社团，认为它们封闭而守旧，也没有选择上医学院。然而，在19世纪30年代的法国革命中，拉斯帕伊毫不犹豫地加入了解放法国的秘密组织，这导致他从1832年到1840年初都被监禁。在被囚禁期间，他给狱友们传授了防腐、卫生与保健方面的知识。1846年，拉斯帕伊再次因企图发动政变以及在囚犯中无证行医而受审。拉斯帕伊被流放到比利时，尽管他的检察官对审判表示了歉意："今天法庭面对的是一位出类拔萃的科学家，如果他肯屈尊加入并且接受医学院的文凭，那么医学界将对他成为其中一员备感荣幸。"[8]不出所料，拉斯帕伊对此表示拒绝。[9]

然而，尽管他深陷所有这些政治旋涡，并且没有受过正规生物学培训，但是从1825年至1860年，拉斯帕伊在众多学术领域发表了50多篇论文，涵盖了植物学、解剖学、法医学、细胞生物学与防腐法。他已然超越了前辈们取得的成就，开始探索细胞的构成、功能与起源。

细胞由什么构成？拉斯帕伊在19世纪30年代末期写道："每个细胞都从周围的环境中选择并获取所需的物质。"而这预示了一个细胞生物化学时代的到来。他进一步指出："细胞具有多种选择的方式，导致水、碳与碱的比例不同，并且影响其细胞壁的组成。很容易想象，某些细胞壁会允许特定分子通过。"[10]此外，他还预见到了细胞膜的选择性与多孔性、细胞的自主性以及细胞作为代谢单元的概念。

---

1　弗朗索瓦-樊尚·拉斯帕伊（François-Vincent Raspail，1794年1月25日—1878年1月7日）是一位法国科学家、医生与政治家。他在化学、药学、植物学等领域做出了重要贡献，并对细胞生物学的发展有着深远影响。拉斯帕伊是早期细胞理论的倡导者之一，提出了一切细胞来源于细胞的观点，为细胞学奠定了基础。

细胞有什么作用？拉斯帕伊认为："每个细胞都是［……］一种实验室。"让我们暂停片刻来思考一下这个想法的广度。拉斯帕伊只是根据关于化学与细胞的基本假设，就推断出细胞通过化学过程使组织与器官发挥功能。换句话说，细胞使生理机能得以实现。拉斯帕伊把细胞想象成维持生命反应发生的场所。但是由于当时的生物化学尚处于起步阶段，因此他看不到发生在细胞"实验室"中的化学反应。他只能将其描述为一种理论，一种假设。

最后，细胞从何而来？在一份 1825 年的手稿中，拉斯帕伊将拉丁语格言 Omnis cellula e cellula（一切细胞来源于细胞）作为引语。[11] 因为他没有工具或实验方法来证明其观点，所以拉斯帕伊没有再进一步研究这个问题，但他已经改变了关于细胞本质与功能的基本概念。

与众不同的灵魂将获得异乎寻常的回报。拉斯帕伊对于社会与社团均嗤之以鼻，他从未得到欧洲学术界权威机构的认可。然而，巴黎最长的林荫大道之一就是以其名字命名的，这条大道从地下墓穴一直延伸到了圣日耳曼区。当你们沿着拉斯帕伊大道行走时，你们会从贾科梅蒂研究所[1] 后面经过，看到孤寂干瘦的雕像站在小岛状的基座上，迷失在永恒的思考中。当我每次沿着拉斯帕伊大道漫步时，我都会想起这位执着倔强的细胞生物学先驱（尽管我在此应该指出，拉斯帕伊并非骨瘦如柴）。细胞作为生物体生理学实验室的概念再次浮现在我的脑海中：在我的培养箱中生长的每个细胞都是实验室中的实验室。我在牛津大学实验室显微镜下看到的 T 细胞是"监视实验室"，它们在培养液里游动，以寻找隐藏在其他细胞中的病毒性病原体。列文虎克在其显微镜下看到的精子细胞是"信息实验室"，它们从男性体内收集遗传性信息并将其包装在 DNA 中，然后借助强大的动力装置把它传递给卵细胞进行繁殖。细胞可以被视为正在进行生理学实验，它们通

---

1　贾科梅蒂研究所（Institut Giacometti）是位于法国巴黎的一个艺术研究机构，致力于研究和推广瑞士雕塑家阿尔贝托·贾科梅蒂（Alberto Giacometti）的作品和艺术遗产。

过分子进出来合成与分解化合物。细胞是实现生命的反应实验室。

在另一个时代，或者或许在另一个地方，发现细胞这种单一自主的生命物质形式，可能不会在生物学领域引起多大的轰动。然而就在细胞生物学诞生的那一刻，它恰好与 17 世纪和 18 世纪欧洲科学界最具争议的两场有关生命的辩论发生了碰撞。尽管这两场辩论如今看起来可能有些匪夷所思，但它们代表了对细胞理论最为严峻的两项挑战。随着这门学科在 19 世纪 30 年代逐渐走出阴霾，细胞生物学家需要直面这两项挑战才能促进其发展。

第一场辩论源于活力论者：这是一个由生物学家、化学家、哲学家与神学家组成的团体，他们坚信生物不可能由自然界中普遍存在的相同化学物质构成。虽然活力论自亚里士多德时代就已经存在，[1] 但当它与 18 世纪末期的浪漫主义相融合，即会产生出一种对于自然欣喜若狂的描述，其间蕴含着一股与众不同的"有机"动力，超越了任何化学或物理层面的物质或力量。18 世纪 90 年代的法国组织学家马里-弗朗索瓦-格扎维埃·比沙，以及 19 世纪早期的德国生理学家尤斯图斯·冯·李比希 [2] 都是有影响力的支持者。1795 年，该运动在塞缪尔·泰勒·柯勒律治 [3] 身上找到了其最富有诗意的声音，他想象着整个"生机盎然的自然界"[12] 在这股活力流经时颤动产生，就像微风可以穿过风弦琴产生共鸣并创造出超越其音符的韵律。正如柯勒律治所写的那样：

---

1 活力论（vitalism）是指关于生命本质的一种唯心主义学说。它认为生命具有一种超越物质与物理过程的特殊力量或能量。活力论的观点曾经在生物学和医学领域中占主导地位，但随着现代科学的发展，越来越多的证据表明生命现象可以被物理与化学过程所解释，活力论逐渐被科学界放弃。
2 尤斯图斯·冯·李比希（Justus Freiherr von Liebig，1803 年 5 月 12 日—1873 年 4 月 18 日）是一位德国化学家。他对农业化学和生物化学做出了重大贡献，被认为是有机化学的主要创始人之一。此外，他发现了氮对于植物营养的重要性，因此也被称为"肥料工业之父"。
3 塞缪尔·泰勒·柯勒律治（Samuel Taylor Coleridge，1772 年 10 月 21 日—1834 年 7 月 25 日）是一位英国诗人、评论家和哲学家。作为英国浪漫主义文学运动的重要代表之一，其批评作品和哲学思想对后世文学与思想产生了深远影响。

> 如果整个生机盎然的自然界
>
> 不过是结构迥异的有机竖琴，
>
> 当灵动广袤的智慧微风拂过，
>
> 它们便会在颤动中引发思考，
>
> 既是个体灵魂，又是众生上帝。[1]

活力论者认为，必定有某种神圣的特征来区分生物的液体与实体。[2] 就像拂过琴弦的微风。人类不单是由"没有生命"的无机化学反应组成的集合体，而即便我们是由细胞构成的，它们本身也必须拥有这些活力液。活力论者对于细胞本身没有异议。在他们看来，一位神圣的造物主在六天内就塑造出全套的生物有机体，他很可能会选择用整齐划一的基础单元来构建它们（用同样的基础单元来构建大象与千足虫是多么容易啊，特别是如果你们只有六天的期限来交付一个紧急订单）。其实他们关注的是细胞的起源。一些活力论者声称，细胞诞生于细胞内部，就像人类孕育在子宫；另一些人推测，细胞从活力液中自发"结晶"形成，正如化学品从无机世界中析出一样，只不过在这种情况下，是有机物创造出生命。活力论的一个必然结果就是自然发生[3]的概念：这种活力液遍布所有的生命系统，是通过自身创造生命的必要与充分条件。其中也包括细胞。

与活力论者意见相反的是一小群饱受争议的科学家，他们认为生命化学物质与天然化学物质完全相同，并且相信生物是通过繁殖与发育而来自其他生物，并不是凭空自然发生的。19 世纪 30 年代末期，德

---

1　出自柯勒律治作品《风弦琴》（"The Eolian Harp"）。风弦琴是一种乐器，也被称为"风之竖琴"。它是一种简单的弦乐器，由一系列平行排列的弦构成，通常是将弦系在窗户或支架上，使其可以受到风的吹拂而发出声音。这种乐器被用来象征自然之音以及与自然和平及宁静相关的主题。在文学与诗歌中，风弦琴常常被用作隐喻，表达人类灵魂与自然界的联系和共鸣。
2　这里指的是将生物体内的液体（例如血液、淋巴液等）与身体组织（例如肌肉、骨骼等）进行区分。
3　自然发生（spontaneous generation）指的是生物从非生物物质中自行生成的学说，后来被现代生物学理论所否定。

国科学家罗伯特·雷马克[1]在柏林于显微镜下观察了青蛙胚胎与鸡血。他希望能够捕捉到细胞的诞生，而这种情况在鸡血中很罕见，因此他耐心等待，静候机会降临。终于，在某天的深夜，他目睹了细胞的诞生：在其显微镜下，他看到一个细胞经过颤动、膨胀、隆起后一分为二，产生出"子"细胞。雷马克的内心一定是大喜过望，因为他发现了无可辩驳的证据，也就是发育中的细胞来自既有细胞的分裂，就像拉斯帕伊的隐晦引语所说，一切细胞来源于细胞。[2]然而，由于雷马克作为犹太人无法担任大学的全职教授，因此他的开创性观察在很大程度上没有受到重视。（一个世纪后，他的孙子，一位杰出的数学家，在奥斯威辛的纳粹集中营遇难。）

　　活力论者继续声称细胞是由活力液凝聚而成的。为了反驳他们，非活力论者必须找到一种解释细胞起源的方式，不过活力论者认为这是个永远无法应对的挑战。

　　在 19 世纪早期酝酿的第二场辩论涉及预成论：人类胎儿在受精后首次出现在子宫内时，尽管是缩微的状态，但是已经完全成形。预成论有着悠久而多彩的历史：它可能起源于民间传说与神话，并且被早期的炼金术士所采用。在 15 世纪中期，瑞士炼金术士兼医生帕拉塞尔苏斯[3]写到，胎儿中已经存在一种类似于人形的"透明"缩微人。有些炼金术士深信所有人类形态均在胚胎中预先存在，他们认为将鸡蛋与精子孵化就能生成完整发育的人类，因为从头开始构建人类的指令已

---

1　罗伯特·雷马克（Robert Remak，1815 年 7 月 26 日—1865 年 8 月 29 日）是一位德国胚胎学家、生理学家与神经学家。雷马克的工作为细胞生物学奠定了基础，对现代生物学的发展有着重要影响。

2　德国植物学家雨果·冯·莫尔（Hugo von Mohl）也观察到了植物分生组织中细胞的诞生。雷马克与菲尔绍都了解冯·莫尔的研究成果，后来特奥多尔·博韦里（Theodor Boveri）与瓦尔特·弗莱明（Walther Flemming）等人进一步拓展了此项工作，他们描述了植物与海胆细胞分裂的各个阶段。——作者注

3　帕拉塞尔苏斯（Paracelsus，1493 年—1541 年 9 月 24 日）全名菲利普斯·奥里欧勒斯·德奥弗拉斯特·博姆巴斯茨·冯·霍恩海姆，是一位文艺复兴时的德裔瑞士医生、炼金术士和占星师。他自认为比古罗马医生塞尔苏斯更加伟大，因而称呼自己为帕拉塞尔苏斯（字面意思为"超越塞尔苏斯"）。帕拉塞尔苏斯反对传承自古罗马盖仑的四体液说，将医学跟炼金术结合而首创化学药理，奠定医疗化学的基础。他是文艺复兴时期"医学革命"的先驱者，强调观察与智慧相结合的价值，被誉为"毒理学之父"。

经存在于精子中。1694 年，荷兰显微镜学家尼古拉斯·哈特苏克 [1] 发布了一些画作，他展示了据悉是在显微镜下观察到的精子中的缩微人，其头部、手部与脚部都被巧妙地折叠塞进精子的头部。[13] 细胞生物学家所面临的难题是：如果受精卵内部没有一个已经预先形成的模板，那么如何证明像人类这样复杂的生物从其生成？

正是由于细胞理论对活力论和预成论的颠覆与取代，才坚定确立了这门新科学并引领了细胞世纪的到来。

19 世纪 30 年代中期，当弗朗索瓦-樊尚·拉斯帕伊在监狱中饱受煎熬，鲁道夫·菲尔绍仍是一名努力奋斗的医学生时，一位叫作马蒂亚斯·施莱登的年轻德国律师正对自己的职业感到失望。他试图开枪打爆自己的头，但是却没能成功击中目标。在自杀未遂的谴责下，施莱登决定放弃法律，去追随他真正的爱好：植物学。

他开始在显微镜下研究植物组织。如今的仪器比胡克或列文虎克时代的要先进得多，配备了可以实现精准对焦的高级透镜与微调旋钮。作为一名植物学家，施莱登对植物组织的结构自然充满好奇，当他在观察植物的茎、叶、根与花瓣时，他看到了与胡克所发现的相同的单元结构。他写道，组织由微小的多边形单元聚集而成，是"完全独立、自主与离散的存在，即细胞本身的集合体"。[14]

施莱登与动物学家特奥多尔·施旺讨论了他的发现，在他看来，施旺是一位忠诚、体贴的搭档，也是一位重要的合作伙伴。施旺也曾观察到，动物组织具有一种只能通过显微镜看到的组织结构，它们就是由细胞逐个构建而成的单元。

"很大一部分动物组织源于细胞或者由细胞构成"[15]，施旺在一篇完成于 1838 年的论文中写道，"[器官与组织]形态上的迥异来自简

---

1　尼古拉斯·哈特苏克（Nicolaas Hartsoeker, 1656 年 3 月 26 日—1725 年 12 月 10 日）是一位荷兰数学家、物理学家与生物学家。他以其对显微镜的研究和对生物学问题的贡献而闻名。哈特苏克在显微镜技术方面做出了重要的贡献，并通过观察和描绘细胞、精子和其他微观结构的图像，为生物学的发展奠定了基础。

单基本结构的不同连接方式，虽然它们呈现的外观各异，但在细胞本质上完全相同"。[16]复杂的动植物组织由这些生命单元构建，就像是用乐高积木逐块搭起的摩天大楼。它们拥有相同的组织结构系统。纤维状的肌细胞可能看起来与血细胞或肝细胞大相径庭，但是正如施旺所写的那样："尽管它们表现出不同的特征，但其实它们在本质上没有区别：都是构建生物体的生命单元。"在施旺仔细研究的每种组织中，都存在着体积更小的生命单元，即胡克所描述的"许多小盒子"。

　　施旺与施莱登既没有发现新事物，也没能揭示出细胞的未知属性。他们的声誉并非来自创新，而是因为其推断极具前瞻性。他们整理了前人的研究成果，其中就包括胡克、列文虎克、拉斯帕伊、比沙以及一位名叫扬·斯瓦默丹 1 的荷兰医学家的工作，并将其汇总成一项大胆的主张。这两位科学家意识到，上述这些研究者所揭示的现象，不是某些组织或动植物的特性或特质，而是生物学中一项普遍存在的原理。2细胞的作用是什么？它们构建生物体。随着他们所主张观点的影响力与普适性逐渐显现，施旺与施莱登提出了细胞理论的两项首要原则：

　　1. 所有生物均由一个或多个细胞组成。

　　2. 细胞是生物结构与组织的基本单元。

　　然而，即使是施旺与施莱登也很难理解细胞的来源。如果动植物由独立自主的生命单元所构成，那么这些单元又是从何而来的呢？毕竟，动物体内的细胞应该来源于第一个受精卵细胞，然后细胞必须扩增数百万或数十亿倍来构建生物体。那么，细胞生成与增殖的过程是

----

1　扬·斯瓦默丹（Jan Swammerdam，1637 年 2 月 12 日—1680 年 2 月 17 日）是一位荷兰医学家、生物学家与显微镜学家。他发现昆虫的卵、幼虫、蛹与成虫是同一动物的不同形态。1658 年，他率先观察并描述了红细胞。

2　随着科学史学家对于细胞生物学发展早期阶段的研究日益深入，施旺与施莱登作为细胞理论首批阐述者的说法变得愈加受人质疑。特别是科学家扬·浦肯野（Jan Purkinye，或者更常被称为普尔基涅）与他的一些学生，包括加布里埃尔·古斯塔夫·瓦伦丁（Gabriel Gustav Valentin）的开创性工作似乎被相对忽视了。其中部分原因可能是科学民族主义的副产品：施旺、施莱登与菲尔绍在德国进行研究，并用高雅的德语作为科学语言撰写著作，而浦肯野及其学生则在布雷斯劳开展工作。虽然这座城市在形式上是普鲁士王国的领土，但它被普遍认为是一个偏远的波兰人聚居地。1834 年，在获得了一台新型显微镜后，浦肯野与瓦伦丁对组织进行了数次观察，接着他们向法兰西学院提交了一篇论文，主张某些动植物由独立的单元所构成。然而，与施旺和施莱登不同的是，他们并未提出一项涵盖所有生物的普遍原理。——作者注

什么呢？

作为学生，施旺与施莱登曾对生理学家约翰内斯·米勒非常崇敬，而米勒则是德国生物科学领域中独一无二的领军人物。正如科学学者劳拉·奥蒂斯向我描述的那样，他既是一位"矛盾、神秘的过渡性人物"[17]，也是一位深陷两难境地的科学家。一方面，他在活力论者有关活质具有特殊属性的信念中徘徊，另一方面，他也在不断寻找能够统一规范生物世界的科学原则。[1] 在米勒寻找统一原则的影响下，施莱登转向研究细胞的起源问题。施莱登希望解释对细胞的显微观察结果，也就是大量有序单元如何在组织内产生，他发现只有一种化学过程可以与其关联，该过程也能从化学物质中产生大量有序单元，那就是结晶过程。米勒认为，细胞必须通过某种在活力液中的结晶过程产生，而施莱登对此则无法反驳。

然而，施旺对组织的显微研究越深入，他就越接近于推翻米勒的理论。这些所谓的活性晶体在哪里？施旺在其著作《显微研究》一书中写道："我们确实将生物体的生长与结晶进行了比较"[18]……"但是 [结晶] 涉及很多模棱两可与自相矛盾的因素。"[19] 不过，即便施旺亲眼见到了各种漏洞，他仍然无法超越活力论的正统观点。他提出："主要结论是发育过程中存在一种共同原理……就像是晶体的形成有相同的规律支配一样。"[21] 无论施旺如何努力，他依然无法理解细胞的生成机制。

1845 年秋季，在柏林，年仅 24 岁的鲁道夫·菲尔绍刚刚从医学院毕业，就被请来为一位伴有顽固性疲劳、腹部肿胀，以及脾脏明显肿大的 50 岁女性患者会诊。他从患者身上取了一滴血，接着用显微镜

---

1  米勒对于活力论的质疑体现在他的许多著作中。例如，在其开创性著作《生理学要素》的序言中，他反思了自己有关生命是起源于活力液还是"普通"无机物的观点的不确定性："无论如何，必须承认，终极元素在有机体内的结合方式，以及实现该结合的能量非常特殊，[而且] 它们不能通过任何化学过程再生。"[20]——作者注

进行了检查。样本显示白细胞水平异常增高。菲尔绍称其为白细胞增多症，然后简称其为白血病，即血液中白细胞过多的疾病。[22]

苏格兰曾报道过类似的病例。1845 年 3 月的一个晚上，一位名叫约翰·贝内特[1] 的苏格兰医生被紧急召唤，去探望一位因不明原因而处于死亡边缘的 28 岁瓦匠。"他的面色晦暗，"贝内特写道，"平时身体健康且生活规律；〔他〕说，20 个月前，他感到运动后出现疲惫乏力，而这种情况一直延续到现在。去年 6 月，他在自己的腹部左侧发现了一个肿物，其大小在进行性增长 4 个月后趋于稳定。"[23]

在接下来的几周里，贝内特患者的肿瘤扩散到了颈部、腋窝与腹股沟。当几周后贝内特对其进行尸检时，他发现瓦匠的血液中充满了白细胞。贝内特认为这位患者最终死于感染。"下面这个病例对我尤为重要，"贝内特写道，"因为它将有助于证明真正的脓液在血管系统中普遍存在。"[24] 他将这个病例归咎为一种自发的"血液化脓"，再次含蓄地回到了活力论者主张的自然发生。然而，任何其他地方均无感染或炎症迹象，这一事实让医生们感到十分困惑。

这个苏格兰病例被视为医学上的奇闻或反常现象，但菲尔绍在亲眼见到类似的现象后很感兴趣。如果施旺、施莱登与米勒有关细胞形成源自活力液结晶的理论正确无误，那么数百万的白细胞为何或如何在血液中突然析出结晶呢？

这些细胞的起源一直在牵动着菲尔绍的心。他无法想象数千万的白细胞会无缘无故出现。菲尔绍开始怀疑，这些数以百万计的异常白细胞是否可能来自其他细胞。这些细胞甚至看起来十分相似，尤其是那些外观单调的癌细胞。他知道雨果·冯·莫尔对于植物细胞的观察，其中显示细胞可以分裂形成两个子细胞。当然，还有一直在显微镜旁耐心等待的雷马克，直到他目睹青蛙与鸡细胞从细胞中生成。而如果

---

1 约翰·休斯·贝内特（John Hughes Bennett，1812 年 8 月 31 日—1875 年 9 月 25 日）是一位苏格兰内科医生、生理学家与病理学家。他对医学的主要贡献是首次将白血病描述为一种血液疾病。

该过程可以在动植物中发生，那为什么不能在人类血液中形成呢？如果他所看到的白血病是由生理过程中的细胞分裂失控引起的呢？如果功能异常的细胞产生了更多功能异常的细胞，而正是这种持续失调的细胞生成导致了白血病呢？

到这时为止，贯穿菲尔绍一生的主旨都未曾改变：一种不断进取与永无止境的探索精神，以及对于公认智慧[1]和传统观念的质疑。1848年，这种躁动不安开始涉及政治领域。[25]同年早些时候，西里西亚暴发了饥荒；随后，致命的斑疹伤寒疫情席卷了该地区。迫于媒体与公众不满的压力，内政部与教育部很晚才成立了一个委员会来调查疫情。作为该委员会的成员之一，菲尔绍受命前往毗邻普鲁士王国波兰边界的西里西亚（现在主要在波兰境内）。在他停留的那几个星期里，他开始意识到国家的病态已经成为其公民的病态。菲尔绍愤怒地撰写了一篇关于本次疫情的文章[26]，并发表在他新近与他人共同创办的医学杂志《病理解剖学、生理学与临床医学档案》（后来改名为《菲尔绍档案》）上。他得出结论，这种疾病的根源不仅在于传染因子，还包括数十年的政治动荡与社会忽视。[27]

菲尔绍的批判性文章引起了轩然大波。他被贴上了自由主义者的标签，而这在当时的德意志是一个危险的贬义称谓，因此他也被置于政府的监视之下。1848年，当一场轰轰烈烈的革命席卷欧洲时，菲尔绍毅然走上街头参加抗议。此外，他还创办了名为《医疗改革》的另一份刊物，并在其中将科学与政治信仰融合成对抗专制的有力武器。

即使他在同辈中确立了自己作为最杰出学者的声誉，这位激进活动家的举止也难以被保王党接受。这场革命在某些地区被残酷高效地镇压，他也被责令辞去其在夏里特医院的职务。菲尔绍被迫签署了一

---

1　公认智慧指的是在某个领域或社会中被广泛接受和认可的智慧、见解或观点，通常由权威人士、专家或传统观念所支持和传播。

份文件，承诺将限制自己的政治写作，然后他被悄悄地调离原岗位，来到维尔茨堡一所悠闲的研究所，他在那里可以远离关注，当然也能够避免麻烦。

菲尔绍从喧嚣繁忙的柏林搬到宁静悠闲的郊区维尔茨堡，我们不禁猜测他脑海中萦绕的纷乱思绪。如果说1848年的革命有什么历史寓意的话，那就是国家与公民之间存在着紧密联系。化整为零、化零为整。某个部位的异常或疏忽可能造成疾病全身蔓延，就像单个癌细胞可以生成数十亿个恶性细胞，并且最终催生出一类复杂的致命性疾病一样。菲尔绍写道："身体是一个由细胞组成的国家，其中每一个细胞都是一位公民，疾病只是由外部力量作用引起的国家公民冲突。"[28]

远离柏林的喧嚣浮躁与政治纷争后，菲尔绍在维尔茨堡开始构思另外两项原则，而这些内容将改变细胞生物学与医学的未来。他接受了施旺与施莱登的观点，即所有动植物的组织都由细胞构成。但他无法相信细胞是从活力液自发产生的。

细胞到底从何而来？就像施旺与施莱登一样，现在是统一原则的时候了，并且菲尔绍已经做好准备。他的前辈们已经列举出所有的证据，他只需要拿起皇冠戴在自己的头上。菲尔绍指出，细胞由细胞产生的这个特征，不是只适用于某些细胞和组织，而是对所有细胞来说均适用。这不是一种反常现象或者特殊情况，而是动植物与人类生命的普遍属性。一个细胞分裂成两个，两个细胞分裂成四个，以此类推。他写道："一切细胞来源于细胞。"拉斯帕伊的这句话已经成为菲尔绍的核心原则。[29]

细胞不会从活力液或单个细胞内的活力液中融合而成，也不会发生所谓的"结晶"现象。这些都是幻想：没有人观察到任何此类现象。到目前为止，已经有三代显微镜学家对细胞进行过观察。科学家们观察到的是细胞从其他细胞中诞生，而且整个过程也都是通过细胞分裂来完成的。因此没有必要诉诸特殊的化学物质或是神秘的过程来解释细胞的起源。新细胞来自之前细胞的分裂；这就是细胞起源的全部奥秘。菲尔绍写道："除非通过直接继承，否则就不会有生命。"[30]

　　细胞来源于细胞。而细胞生理学是正常生理学的基础。如果说菲尔绍的第一条原则事关正常生理学，那么他的第二条原则根本就是站在其对立面，可以说它重新审视了医学对异常状态的理解。他开始思考：如果细胞功能障碍是导致身体机能紊乱的原因呢？如果所有的病理学改变都与细胞病理学有关呢？ 1856 年夏末，随着菲尔绍的学术地位越来越高，其年轻时的政治过错得到了宽恕，他也被要求返回柏林。此后不久，菲尔绍就出版了自己最具影响力的著作《细胞病理学》，它源于 1858 年春季在柏林病理研究所发表的系列演讲。

　　《细胞病理学》在医学界引起了轰动。[31] 一代又一代的解剖病理学家始终坚信，疾病是组织、器官与器官系统的崩溃。菲尔绍则认为他们忽视了疾病的真正根源。菲尔绍推断，既然细胞是维系生命与生理学功能的单元，那么在病变组织与器官中观察到的病理变化，应该可以追溯至受累组织单元中的病理变化，换句话说，就是追溯至细胞。为了理解病理学，医生不仅要在可见器官里寻找病变，更要在器官的隐形单元中发现问题。1

　　正常功能和与之相反的功能障碍这两个词组至关重要：正常细胞通过"履行"正常职责确保身体的完整性与生理功能。它们并不只是被动的结构性特征。它们还是行动者、参与者、实施者、工作者、建设者、创造者，即实现生理学功能的核心执行者。当这些功能被以某种方式破坏时，我们的身体就会陷入疾病。

---

1 菲尔绍想起之前那个世纪的两位苏格兰外科医生，约翰·亨特与其兄长威廉·亨特，以及来自帕多瓦的病理学家乔瓦尼·莫尔加尼（Giovanni Morgagni）的工作。亨特兄弟、莫尔加尼以及其他许多病理学家和外科医生进行的尸体揭示，当疾病侵袭某个器官时，在受累组织或器官的解剖结构中，不可避免地会出现显著的病理学改变。例如，肺结核患者的肺部充满了被称为肉芽肿的白色脓性结节。心力衰竭患者心脏的肌肉壁通常呈现出疲惫与虚弱的样子。菲尔绍认为，细胞功能障碍是每一种疾病的真正原因。在微观层面上，心力衰竭是心脏细胞衰竭的结果，结核病脓性肉芽肿是细胞对分枝杆菌疾病反应的结果。——作者注

该理论的简洁性再次彰显了其强大力量与深远影响。为了理解疾病，医生无须考虑盖仑体液、精神失常、内在癌症、神经症或瘴气，也不必寻求上帝的旨意作为病因或治疗的依据。解剖结构的改变或症状表现的范围，例如前述那位瓦匠的发热与肿块，以及随后其血液中的白细胞过量，均可追溯至细胞的改变与功能障碍。

实质上，菲尔绍进一步完善了施旺与施莱登提出的细胞理论，他在两项创始原则（"所有生物均由一个或多个细胞组成"和"细胞是生物结构与组织的基本单元"）的基础上增加了三项额外基本原则。

3. 一切细胞来源于细胞。

4. 细胞生理学决定了正常生理功能。

5. 疾病是细胞生理功能紊乱的结果。

以上这五项原则将构成细胞生物学与细胞医学的支柱。它们将彻底颠覆我们对人体作为这些单元集合体的理解。它们将完善以细胞为基本"原子"单元的人体原子论概念。

在鲁道夫·菲尔绍生命的最后阶段，他不仅提出了有关身体合作社会组织[1]的理论，即细胞之间的合作，而且还表明了他对于国家合作社会组织的信念，那关乎人与人之间的合作。在一个种族主义与反犹太主义蔓延的社会中，菲尔绍义无反顾地主张公民之间需要保持平等。疾病使人们平等，医学不应有歧视。他写道："无论贫富，无论是犹太人还是异教徒，医院必须向每一位有需要的患者开放。"[32]

1859 年，菲尔绍当选为柏林市议会议员（他最终在 19 世纪 80 年代进入帝国议会）。他开始目睹一种邪恶的激进民族主义在德国崛起，其最终导致纳粹国家的产生。后来被称为"雅利安"[2]种族优越性的核心谬论，以及由金发碧眼、皮肤白皙的"纯种"人统治的国家，已经发展为一种肆意席卷整个国家的病态。

---

1　合作社会组织（cooperative social organization）指个体或团体以合作和相互支持的方式共同工作的系统或结构。
2　雅利安（Aryan）是一个历史和文化概念，在 20 世纪，这个词被纳粹德国滥用与扭曲，用来支持其种族主义和追求纯种德意志人的意识形态。

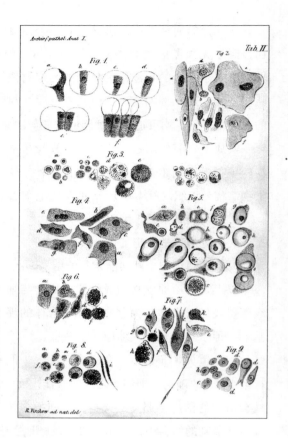

《菲尔绍档案》中的一幅插图，大约绘制于 1847 年，反映了细胞与组织的组织结构。注意图中"Fig.2"处多种相邻或附着的细胞类型。图中的"Fig.3f"显示了在血液中发现的各种细胞，包括具有颗粒与多核的细胞（中性粒细胞）。

　　菲尔绍的典型反应是拒绝接受公认智慧，并且努力遏制迅猛发展的种族分裂谬论：1876 年，他开始组织一项涉及 676 万德国人的研究，以确定他们的发色与肤色。研究结果推翻了甚嚣尘上的种族优越性谬论。只有三分之一的德国人具有"雅利安优越性"的特征，而且超过一半的人具有混血血统的外观：其中一些是棕色或白色皮肤，金色或棕色头发，蓝色或棕色眼睛的组合。值得注意的是，47% 的犹太儿童拥有类似的特征组合，且足有 11% 的犹太儿童是金发蓝眼，与雅利安理想¹中的标准没有区别。1886 年，他在《病理解剖学、生理学与临床医学档案》上发表了这些数据。[33] 3 年后，一名未来的德国野心家²在奥地利呱呱坠地，他将被证明是制造谬论的大师，在罔顾科学数据的基础上，这名野心家成功地根据容貌划分出种族，彻底摧毁了菲尔绍大力推崇的文明理念。

菲尔绍晚年的大部分时间致力于社会改革与公共卫生，他关注的重点是污水处理系统与城市卫生问题。在菲尔绍从医生到研究员、人类学家、活动家与政治家的转变过程中，他留下了一系列无与伦比（并且数量众多）的论文、信件、讲稿与文章。菲尔绍的早期著作至今仍具有永恒不变的价值，这些作品凝聚了一位渴求真理的年轻人对疾病细胞理论的思考。在 1845 年的一次前瞻性讲座中，菲尔绍将生命、生理学与胚胎发育定义为细胞活动的结果："总体而言，生命由细胞活动构成。从使用显微镜探索有机世界开始，各个领域的重大研究结果［……］显示，所有动植物最初［……］均来源于一个细胞，然后其他细胞从中发育产生新细胞，并在共同经历转化后构成新形态，最终……构成了令人惊叹的生物体。"[34]

在回复一位向他询问疾病基础的科学家的信中，菲尔绍明确指出细胞就是病理改变发生的部位："每种疾病都取决于活体内数量或多或少的细胞单元的变化，我们只有在能够确定所涉及的具体活体细胞元素时，才能为每种病理紊乱与治疗效果找到其最终解释。"[35]

这两段文字，第一段提出细胞是生命与生理学的单元，第二段提出细胞是疾病发生的具体部位，我将它们钉在办公室的一块公告板上。在思考细胞生物学、细胞疗法以及利用细胞构建新人类时，我不可避免地想到它们。它们可以说是贯穿本书始终的双重旋律。

---

1　雅利安理想（Aryan ideal）是纳粹意识形态中有关种族纯洁和优越性的基础。具备特定身体特征，如白皙的皮肤、金色的头发和蓝色的眼睛的人被认为属于优越的种族。
2　指的是纳粹德国领导人阿道夫·希特勒（Adolf Hitler）。

我曾经在波士顿的麻省总医院做过 3 年住院医师。2002 年冬季，我在此遇到了自己职业生涯中最为复杂的病例之一。患者 M.K. 是一位大约 23 岁的年轻男性，他患有一种迁延不愈的重症肺炎，而该病对于抗生素没有任何反应。[36] 他脸色苍白，形容枯槁，盖着被单蜷缩在床上，身体因发烧变得湿润，发烧时温度忽高忽低，没有明显的规律可循。据我了解，他的父母是意大利裔美国人，彼此之间是二代堂表亲的关系。他们坐在其床边，脸上露出茫然空洞的表情。M.K. 的身体遭受了慢性感染的严重摧残，以至于他看上去只有十二三岁。低年住院医师与护士无法在其手部找到适合静脉输液的血管，当我被要求在他的颈静脉放置一根大口径中心静脉导管以输送抗生素与液体时，我感觉到手里的针头仿佛正在刺穿干燥的羊皮纸。他的皮肤有些像半透明的纸片，我在触摸时似乎能听到轻微的噼啪声。

M.K. 被诊断为患有一种特殊亚型的重症联合免疫缺陷病 1（缩写为 SCID），[37] 其中 B 细胞（产生抗体的白细胞）与 T 细胞（杀死被微生物感染的细胞并协助启动免疫应答）均出现功能失调。他的血液中仿佛滋生出一个怪诞的英式微生物花园：微生物有些常见，有些罕见，包括链球菌、金黄色葡萄球菌、表皮葡萄球菌、各式各样的真菌亚种，以及我甚至叫不出名字的罕见细菌物种。好像其身体已经变成了一个活体微生物培养皿。

然而，有些诊断结果却令人感到困惑。当我们对 M.K. 进行检查时，他的 B 细胞计数低于预期，但并不至于引起过度关注。他的血液抗体水平也表现为同样的情况，而抗体是免疫系统对抗疾病的主力军。MRI 与 CT 未发现可能表明恶性疾病的肿块。不过医生还需要安排进一步的血液检查。在饱受煎熬的整个过程中，M.K. 的母亲始终陪伴在他身边，眼睛红肿，沉默不语。她睡在一张折叠床上，每晚都让

---

1    重症联合免疫缺陷（severe combined immunodeficiency）是一种罕见而严重的免疫系统疾病，患者的免疫系统无法正常工作，导致身体无法有效抵抗感染。

M.K. 把头靠在自己腿上入睡。这位年轻人的病情为什么如此严重呢？

因为我们忽略了某种细胞功能障碍。在一个寒冷的 11 月的夜晚，我坐在波士顿的办公桌前，看见厚厚的积雪阻塞了街道。驾车回家要冒着路上打滑的风险，而我在脑海中思索着各种可能性。我们需要对细胞病理学进行某些系统性剖析，也就是针对这位患者的身体绘制出细胞图谱。我翻开菲尔绍的讲义，重读了其中的几句话："每种动物本身都表现为生命单元构建的整体……所谓的个体始终代表着组成部分[1]的社会结构。每个细胞，"他继续写道，"尽管都从其他部分获得刺激，但是都有自己的独特功能。"[38]

"……组成部分的社会结构。""每个细胞……都从其他部分［细胞］获得刺激。"让我们把细胞想象成由单一节点控制的社交网络。或者将其比喻为一张在重要部位出现破损的渔网。你们可能会发现渔网边缘有某个随机的松弛点，并且据此得出结论说这就是问题的症结。但你们将会错过真正的源头，也就是这个迷局的核心。你们会专注于表面现象，而忽视问题的关键环节。

接下来的一周，病理学家将 M.K. 的血液与骨髓带到实验室，然后像外科解剖一样依次分析细胞亚群，我将这种方式描述为"菲尔绍式研究"。"不用关注 B 细胞，"我敦促他们说，"逐个排查血液中的细胞，并找出导致异常的关键。"穿梭于血液与器官中寻找微生物的中性粒细胞，以及与之功能类似的巨噬细胞均处于正常状态。但当我们对 T 细胞进行计数与分析时，答案便从页面上的图表中跃然而出：它们的数量明显减少，发育尚未成熟，而且几乎没有功能。我们终于找到了问题的根源。

所有其他细胞的异常与免疫系统的崩溃，只不过是这种 T 细胞功能障碍的症状：T 细胞的崩溃波及全部免疫系统，从而导致整个细胞网

---

1　组成部分在这里指的是细胞。每个细胞都是生物体的一个组成部分，它们相互连接和相互作用，共同完成各种生物功能。

络出现瓦解。这位年轻人最初并未被诊断患有 SCID 亚型。这就像一台失控的鲁布·戈德堡机器[1]：T 细胞的异常变成了 B 细胞的麻烦，最终导致免疫系统完全崩溃。

在随后的几周里，我们尝试进行骨髓移植以恢复 M.K. 的免疫功能。我们预计，一旦新骨髓移植成功，我们或许就能够给他输注供体的功能性 T 细胞来恢复其免疫力。他顺利度过了移植手术。骨髓细胞重新焕发生机，其免疫力也得到了恢复。M.K. 的感染状况得到控制，他又开始了生长发育。细胞恢复常态使生物体重回正轨。在五年的随访中，我们得知他一直没有受到任何感染的困扰，其免疫功能已经恢复到正常水平，且 B 细胞与 T 细胞再次建立了通信。

每当我回忆 M.K. 的病例和他在病房里的时光，就会想起他的父亲冒雪跋涉到波士顿北角区[2]，不辞辛苦给 M.K. 带来他最喜欢的意大利肉丸，结果发现它们依然原封未动地放在这位年轻人的床旁，而那些困惑迷茫的医生则写下一张张病历，并且在其页面上纵横交叉标注了许多问号，我还想起了鲁道夫·菲尔绍，以及他提出的"新型"病理学。仅仅将疾病定位于某个器官远远不够，还必须了解器官中哪些细胞起主要作用。免疫功能障碍可能是由 B 细胞异常、T 细胞失调，或构成免疫系统的任何一种细胞异常引起的。例如，之所以艾滋病患者出现免疫功能低下，是因为 HIV[3] 会杀伤一类特殊的细胞亚群，而这种 CD4[4] T 细胞有助于协调免疫应答。另一些免疫缺陷则源于 B 细胞无法生成抗体。无论是何种情况，疾病的外在表现可能会相互重叠，而如

---

1　鲁布·戈德堡机器（Rube Goldberg machine）是一种复杂的装置。这种机器常常用于漫画、电影和娱乐活动中，作为一种幽默和创意的元素。作者将免疫系统的问题比喻为一台失控的鲁伯·戈尔德堡机器，意味着问题的错综复杂性。

2　波士顿北角区（Boston's North End）是美国马萨诸塞州波士顿市的一个地区，位于市中心的东北部，靠近波士顿港。它是波士顿最古老的街区之一，以其意大利文化和美食闻名，尤其以意大利移民社区而闻名。

3　HIV 是人类免疫缺陷病毒（human immunodeficiency virus）的缩写。它是一种感染性病毒，主要通过血液、性接触和母婴传播。HIV 感染会攻击人体的免疫系统，特别是 CD4 T 细胞，破坏其功能，并逐渐削弱免疫系统的能力。

4　CD4 是一种受体蛋白，它主要存在于某些免疫系统细胞表面。CD4 受体在免疫应答中起着重要的作用，它能够与其他免疫细胞表面的分子结合，调控与调节免疫应答的过程。CD4 受体在免疫系统中的功能是识别和与抗原呈递细胞相互作用，从而激活与调节免疫细胞的活动。

果没有确定病因，就无法针对特定免疫缺陷进行诊断和治疗。确定病因需要对器官系统进行剖析，以了解其基本单元（细胞）的组成与功能。或者，正如菲尔绍每天提醒我的那样："我们只有在能够确定所涉及的具体活体细胞元素时，才能为每种病理紊乱与治疗效果找到其最终解释。"

要了解正常生理或疾病的本质，我们必须先从细胞入手。

第四章

# 致病的细胞：
# 微生物、感染与抗生素革命

> 微生物像隐士一样只关注自身的生存需求；尽管某些微生物偶尔会相互联手，但它们之间不必进行协调与合作。相比之下，多细胞生物中的细胞放弃了独立性而紧密地团结在一起，其数量从一些藻类的 4 个细胞到人类的 37 万亿个细胞不等；它们承担着特定的功能，为了更大利益而限制自身的繁殖，只在满足功能所需的范围内生长。当它们反叛时，癌症就会暴发。
>
> ——伊丽莎白·彭尼西[1]，《科学》，2018 年[1]

在 19 世纪 50 年代，菲尔绍并非唯一一位通过病理学来认识细胞的科学家。大约两个世纪前，列文虎克在其显微镜下见到的翻滚着的微动物，很可能是一种独立自主的单细胞生物，即微生物。尽管绝大多数此类微生物不会造成伤害，但某些微生物具有侵入人体组织以及引发炎症、腐烂与致命疾病的能力。正是细菌理论首次将细胞（在这种情况下是微生物细胞）与病理学和医学紧密联系起来，该理论认为微

---

1 伊丽莎白·彭尼西（Elizabeth Pennisi）是一位美国科学记者和作家，她曾担任《科学》杂志的记者，涉足分子生物学、进化和基因组学等各个领域。

生物是独立的活细胞，它们在某些情况下可以引发人类疾病。

微生物细胞与人类疾病之间关系的问题，让科学家与哲学家一直困惑了数个世纪。腐烂的原因是什么？腐烂不仅是个科学问题，还是个神学问题。在一些基督教信条中，圣徒与国王的尸体被认为不会腐烂，尤其是在他们处于死亡、复活与升天的中间状态时。然而，当圣徒与罪人的腐烂速度似乎没有区别时，就需要进行一种神学情境下的考量：导致腐烂的原因显然有违上帝的法则。毕竟，很难将即将升入天堂的圣体与其腐尸碎块联系起来。

1668年，弗朗切斯科·雷迪[1]发表了一篇颇具争议的文章，标题为《关于昆虫的繁殖实验》。[2]雷迪得出结论，蛆虫是腐烂物质的最初迹象之一，它们只能从苍蝇产下的卵中孵化，而不是无中生有，这再次挑战了活力论者的自然发生学说。[3]当雷迪用薄纱覆盖一块牛肉或鱼肉，允许空气进入但阻止苍蝇接触时，肉块不会滋生蛆虫；当同样的肉块暴露在空气与苍蝇中时，蛆虫就开始大量繁殖。早期的瘴气理论认为，肉体的腐烂要么是由内部产生，要么是由空气中的瘴气引起的。雷迪提出，当活细胞（蛆卵）从空气中落到肉块上时，腐烂现象就会发生。雷迪写道："一切生命来源于生命。"[2]简而言之，这位被誉为实验生物学奠基人的雷迪，为菲尔绍更为大胆的论断做了铺垫。雷迪提出的生命来源于生命的表述，与细胞来源于细胞的观点仅一步之遥。

1859年，路易·巴斯德在巴黎进一步深化了雷迪的实验。[4]他将煮沸的肉汤放在一只鹅颈瓶中，这种圆形烧瓶的垂直颈部弯曲成S形，类似于天鹅的颈部。当巴斯德将鹅颈瓶暴露在空气中时，煮沸的肉汤仍然可以保持无菌状态：空气中的微生物无法轻易穿过弯曲的瓶颈。但是如果他倾斜烧瓶使肉汤暴露在空气中，或者敲碎瓶颈，肉汤就会生长出一片浑浊的微生物集落。巴斯德得出结论：细菌细胞通过空气

---

1 弗朗切斯科·雷迪（Francesco Redi，1626年2月18日—1697年3月1日）是一位意大利医生、博物学家、生物学家和诗人。他被誉为"实验生物学奠基人"，也被称为"现代寄生虫学之父"。

2 原文用的是拉丁语 Omne vivum ex vivo。

与尘埃传播。腐烂，或者说腐败，并不是由生物内部的分解导致或某种内在罪恶的表现造成的。相反，只有当这些细菌细胞落在肉汤上时，才会发生腐败。

虽然腐败与疾病从表面上看起来可能大相径庭，但是巴斯德在它们之间建立起至关重要的联系。他研究了蚕的感染、葡萄酒的腐败与动物中炭疽病的传播。在所有这些实例中，他确定感染不是飘浮的瘴气颗粒或天谴神罚所致，而是由微生物的入侵引起的，这些单细胞生物进入其他生物，促成病理改变与组织退化。

在德国沃尔施泰因[1]，作为一名年轻但接受过医学训练的下级军官，罗伯特·科赫在一所临时搭建的实验室中，对巴斯德的理论进行了最为彻底的革新。[5]1876年初，他学会了从受感染的牛羊体内分离炭疽病菌，并且在显微镜下观察它们。[6]它们是颤动、透明的杆状微生物，虽然看起来很脆弱，但具有潜在的致命性。这些细菌还能形成圆形的休眠芽孢，对于干燥或者高温有很强的抵抗力；加水或是把它们置于易感宿主体内，芽孢将从休眠状态迅速恢复到致命阶段，产生快速繁殖且引发疾病的杆状炭疽杆菌。科赫从一头感染了炭疽病的牛身上取了一滴血，接着用无菌木片在老鼠尾巴上划开一个小口子，然后静候结果。在1876年以前，在生物学的历史上，没有其他科学家尝试过以系统科学的方式将疾病从一个生物体传递至另一个生物体，而这是一个令人难以置信且无法解释的疏忽。

炭疽杆菌分泌一种可以杀死细胞的毒素。小鼠在感染后就会出现炭疽病变，它发黑肿胀的脾脏内充满了死细胞，而其肺部也表现为类似的黑色病变。当科赫在显微镜下检查小鼠的脾脏时，他发现同样颤动的杆状细菌充斥其中，周围被数以百万计的死鼠细胞所环绕。然后，他重复了这项试验，先是接种一只小鼠，继而采集脾脏样本，再用血液感染其他小鼠，一共进行了二十次。每一次，受试小鼠都出现了炭

---

1    沃尔施泰因（Wöllstein）是德国莱茵兰-普法尔茨州的一个市镇。

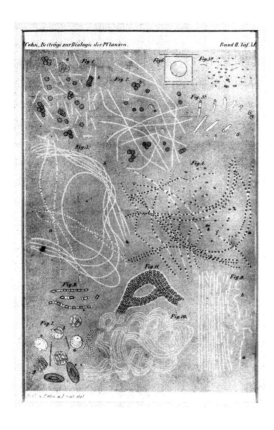

罗伯特·科赫绘制的关于炭疽杆菌的观察图。请注意杆菌的长链状形态，以及微小的圆形芽孢。

疽病变。科赫进行的最后一项实验极富创意：他建造了一个无菌环境的玻璃密封室，将从死牛眼中提取的液滴放置在其中。接着，他将来自炭疽感染的小鼠的一块脾脏加入液滴中。相同的杆状细菌在液体中密集生长，微生物细胞使清澈的液滴变得浑浊。

　　科赫的实验有条不紊地推进，几乎就像军事演习一样精准。路易·巴斯德曾根据关联性假设推断因果关系：葡萄酒的腐败与细菌的过度生长有关，肉汤的腐败与微生物的接触有关。相比之下，科赫希望建立一个更为严谨的因果关系架构。首先，他从一只患病动物的身上分离出一种微生物。其次，他证明将病原体引入健康动物会导致同样的疾病。然后，他重新从接种过的动物中分离出该微生物，接着将其再次置入培养基中进行纯化培养，并且显示这种微生物可以再次引发疾病。如今又有谁能够质疑这种逻辑呢？"鉴于这一事实，"他在笔记中写道，"所有关于炭疽杆菌是否真是炭疽病的病因与传染源的疑虑均烟消云散。"[7]

1884 年，在他完成炭疽实验 8 年之后，科赫通过其观察与实验结果，总结出微生物疾病因果关系理论的四项法则。为了证实某种微生物导致了特定疾病（例如，链球菌导致肺炎或炭疽杆菌导致炭疽），他提出了以下观点：（1）必须在患病而非健康个体内发现有机体 / 微生物细胞；（2）必须从患病个体中分离培养出微生物细胞；（3）用培养的微生物接种健康个体必须再现疾病的基本特征；（4）接种个体中重新分离出的微生物必须与原始微生物匹配。[1]

科赫的实验与法则在生物学与医学领域引起了强烈共鸣，同时也对巴斯德的思维方式产生了深远的影响。然而，尽管科赫与巴斯德的学术水平不相上下（或许正是因为如此），但他们在后续数十年里却形成了恶性竞争关系。（当然，对于法国与德国之间的科学合作来说，19世纪 70 年代的普法战争并未起到特别的促进作用。）巴斯德在与科赫几乎同时发表的炭疽病论文中，以几乎是带着复仇的快感使用了法国人的用词 bacteridia[2] 来表示这种细菌，而只在一个不起眼的脚注中提到了科赫使用的术语："德国人所说的 *Bacillus anthracis*"。[8] 而科赫则用科学贬低来进行回击嘲弄。"到目前为止，巴斯德在炭疽方面的研究毫无建树。"[9] 他在 1882 年的一份法国杂志上写道。

从本质上来讲，他们在科学上的分歧无足轻重：巴斯德坚持认为，

---

1    科赫的疾病因果关系学说，虽然适用于大多数传染病，但是未考虑宿主因素，因此不适合非传染性疾病。例如，吸烟会导致癌症，但并非所有吸烟者都会得肺癌。尽管二手烟确实可以引起肺癌，但人们无法从癌症患者中分离出香烟烟雾，并且该病传染给第二位患者。HIV 毫无疑问会导致艾滋病，但是因为宿主的遗传基因会影响病毒进入细胞的能力，所以并非每位接触 HIV 的个体都会被病毒感染并发展成艾滋病。对于神经退行性疾病多发性硬化症的患者来说，人们无法从此类患者身上分离出微生物或病原体，或者将这种疾病传播给另一个人。随着时间推移，流行病学家将制定更广泛的标准，以确定非感染性疾病的因果关系。——作者注

2    法国科学家卡西米尔·达韦纳（Casimir Davaine）也观察到了炭疽标本中的杆状微生物，并且称它们为 bacteridia。巴斯德使用这个词 [10] 既是对其法国同事的科学致敬，也是对德国同行的嘲讽。——作者注

通过在实验室中的反复培养，细菌细胞的致病力会被削弱，或者用生物学的行话来说就是"减毒"。巴斯德打算将减毒炭疽杆菌作为疫苗：减毒细菌会增强免疫力且不会引起疾病。然而，科赫认为减毒纯属无稽之谈，因为微生物的致病性不会改变。随着时间推移，两人的观点都得到了证实：有些微生物可以实现减毒，而其他一些则难以降伏。但是综合起来，巴斯德与科赫的工作均为病理学指明了新方向。他们至少已经在动物模型与培养环境中证实，自主的活体微生物细胞可以导致腐败与疾病。

　　然而，由微生物细胞引起的腐败与人类疾病之间存在什么联系呢？关于其潜在联系的第一条线索来自匈牙利产科医生塞麦尔维斯·伊格纳兹[1]，[11]他于19世纪40年代末期在维也纳的一家产科医院担任助理。该医院被分为两个病区，即第一病区与第二病区。在19世纪，分娩对于女性来说极具生命危险。产褥感染，或者更通俗地说，"产褥热"，导致的产后死亡率在5%至10%之间。塞麦尔维斯注意到了一种特殊的现象：与第二病区相比，第一病区的产妇因产褥感染死亡的比例明显较高。经过流言蜚语的推波助澜，这种差异的消息在维也纳迅速传播，已经成为一个公开的秘密。孕妇们会采取乞求、哄骗或胁迫的方式住进第二病区。有些女性甚至明智地选择了所谓的街头分娩，也就是在院外分娩，因为她们认为第一病区是个比街头更危险的地方。

　　"是什么保护了那些在院外分娩的人免受这些未知特定环境的破坏性影响？"[12]塞麦尔维斯陷入了沉思。这是一个进行"自然"实验的难得机会：两位身体状况相同的女性，从两扇门进入同一家医院。其中一位诞下健康的新生儿，而另一位则被送进了停尸房。为什么？就像正在甄别潜在罪犯的侦探一样，塞麦尔维斯在头脑中列出一份清单，

---

1　塞麦尔维斯·伊格纳兹（Ignaz Semmelweis，1818年7月1日—1865年8月13日）是一位匈牙利医生与科学家。1846年7月1日，塞麦尔维斯被任命为约翰·克莱因教授的助理。这个职位相当于美国医院中的住院总医师。

然后一个接一个排除原因。这与人员拥挤程度、年龄大小、通风状况、分娩时长或床距都没有关系。

1847 年，塞麦尔维斯的同事雅各布·科列奇卡[1]医生，在进行尸检的时候自己被手术刀划伤。他很快就出现了发热与败血症；塞麦尔维斯不由自主地意识到，科列奇卡的症状与那些患有产褥热的女性如出一辙。[13] 答案可能是这样的：第一病区由外科医生与学生管理，他们随意在病理科与产房之间穿梭，进行尸解与尸检后直接去接生。相比之下，第二病区由助产士负责，他们没有接触过尸体，并且从未进行过尸检。塞麦尔维斯怀疑，那些经常不戴手套检查女性的学生与外科医生，可能将某些他称之为"尸体物质"的物质从腐尸转移到了孕妇体内。

他坚持要求学生与外科医生在进入产房前用氯化石灰溶液洗手。塞麦尔维斯仔细记录了这两个病区的死亡情况。结果令人震惊：第一病区的死亡率下降了 90%。1847 年 4 月，产妇的死亡率几乎达到 20%：每五位女性中就有一人死于产褥感染。到了 8 月，在严格实行洗手措施后，产妇的死亡率下降到 2%。

尽管结果令人震惊，但是塞麦尔维斯无法想象出任何解释。血液？液体？微粒？维也纳的资深外科医生根本不相信什么细菌理论，对于初级助理坚持要他们在跨病区时洗手的要求不以为然。塞麦尔维斯受到了冷嘲热讽，不仅错失了晋升的机会，而且最终还被医院解雇。维也纳的教授们很难接受这个观点，即产褥感染实际上是一种"医生的瘟疫"，也就是一种由医生导致的医源性疾病。塞麦尔维斯愈加沮丧和愤怒地给欧洲各地的产科与外科医生写信，但是所有人都将他视为异类而不予理睬。他最终前往布达佩斯的偏远地区，结果却深陷精神崩溃的折磨。他被送进了一所疯人院，并遭到那里的看守殴打，导致

---

1    雅各布·科列奇卡（Jacob Kolletschka，1803 年 7 月 24 日—1847 年 3 月 13 日）是奥地利维也纳总医院的一位法医学教授。

其骨折与足部坏疽。塞麦尔维斯于 1865 年去世，很可能是死于受伤引发的败血症；吞噬塞麦尔维斯的生命的或许是细菌，也就是他曾试图辨识为感染源的那种"物质"。

19 世纪 50 年代，就在塞麦尔维斯被遣送到布达佩斯后不久，一位名叫约翰·斯诺[1]的英国医生追踪起伦敦苏荷区[2]肆虐的霍乱疫情。[14]斯诺不仅从症状与治疗的角度审视疾病，还将地理分布与传播途径视为因素：他本能地怀疑，这场疫情在特定区域与地理环境中以特定模式传播，这可能为发现其源头提供线索。斯诺请当地居民帮助确定每个病例出现的时间与地点。然后他开始追溯感染病例的时间和空间，就像回放电影一样寻找起源、来源与原因。

斯诺得出结论，疫情源头并不是飘浮在空气中的隐形瘴气，而是宽街上一个特定水泵流出的水，疫情似乎从这里向外传播，或者更准确地说是向外扩散，就像石头落入池塘后激起的涟漪。斯诺后来绘制了一张流行病地图，并用柱状图标记每一个死亡病例，这些柱状图集中那个水泵周围。（如今大多数流行病学家更为熟悉的是一张绘制于 20世纪 60 年代的流行病地图，其中用散点针对霍乱病例进行了标记。）"我发现几乎所有的死亡病例都发生在［宽街］水泵附近。"他写道，"只有十位死者住在距离另一条街道水泵较近的房子里。死者的家属告诉我，其中五人经常在宽街的水泵取水，因为他们不喜欢距离较近的水泵。在另外三个案例中，死者都是在宽街水泵附近上学的孩子。"[15]

但是，那个受污染的水源中携带了什么物质呢？到了 1855 年，斯诺开始在显微镜下检查水样。他确信那是一种能够繁殖的物质；某种具有特殊结构与功能的微粒，能够感染人类并且引发再次感染。他在《论霍乱的传播方式》一书中写道："由于霍乱的致病物质具有自我复

---

1　约翰·斯诺（John Snow，1813 年 3 月 15 日—1858 年 6 月 16 日）是一位英国医生，也是麻醉学与卫生学发展的领导者。斯诺被认为是现代流行病学的奠基人之一。
2　苏荷区（Soho）是威斯敏斯特市的一个区域，属于伦敦西区的一部分。它最初是贵族的时尚区，自 19 世纪以来一直是伦敦的主要娱乐区之一。

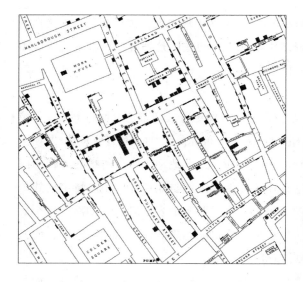

这是约翰·斯诺在19世纪50年代绘制的原图之一，展示了伦敦宽街水泵周围霍乱病例的分布情况。箭头显示了水泵的位置（本书作者补充），每个家庭的病例数由斯诺以柱状图的高度标示（请注意斯诺所确定区域周围的圆圈，圆圈为本书作者补充）。

制的特性，因此它必然具备某种结构，很可能是细胞的结构。"[16]

这是一个十分敏锐的洞见，尤其是在使用"细胞"一词上。从本质上讲，斯诺部分整合了三个不同的医学理论与领域。第一个领域是流行病学，它试图解释人类疾病的整体模式。作为一门学科，流行病学研究基于人群"之上"，因此其英文名称 epidemiology 由 epi（之上）与 demos（人群）构成。它试图从人群间传播的角度来理解人类疾病，还有这些疾病的发病率与患病率的上下波动，以及疾病在特定地理或物理分布中的存在或缺失，例如，死亡病例活动范围与宽街水泵的距离。归根结底，它是一门旨在评估风险的学科。

然而，斯诺还将流行病学理论逐渐引向病理学理论，从推测风险转向了研究物质实体。水中的某个物质，可能是一个细胞，是导致感染的原因。地理位置或疾病地图不过是揭示其根本原因的线索，是一种在时间与空间中传播并引发疾病的物质的标志。

第二个领域是细菌理论，尽管仍处于起步阶段，但它提出了传染病源自微生物入侵体内并扰乱其生理功能的观念。

第三个领域被视为最大的创新，即细胞理论，它认为致病的隐形微生物是一种独立的生命体，而这种被称为细胞的物质就是污染水源的罪魁祸首。斯诺没有在其显微镜下观察到霍乱弧菌。但是他本能地意识到，致病因素必须具备在体内繁殖、重新进入排水系统与再次启动传染循环的能力。这些传染单元必须是能够自我复制的生命体。

在我写下这些文字的时候，我突然领悟到，这个体系，即细菌、细胞与风险理论，仍是医学诊断艺术的核心。我意识到，每当我接诊患者的时候，我都是在通过三个基本问题来探究其病因。造成疾病的是否为细菌或病毒之类的外源性因素？疾病是否由内源性细胞生理功能紊乱引起？它是不是某种风险的后果，例如暴露于某种病原体、家族史或环境毒素？

多年前，作为一名年轻的肿瘤科医生，我遇到了一位既往体健的教授，他突然患上了复发性疲劳[1]，该病发作时的疲劳感是如此强烈，以至于有些天他根本无法从床上爬起。在反复拜访多位专家的过程中，他被诊断出患有各种可能的疾病：慢性疲劳综合征、红斑狼疮、抑郁症、身心症、隐匿癌。[2] 而且这个凌乱的清单似乎越来越长。

除了一项血液检查显示他患有慢性贫血外，所有检查结果均为阴性。红细胞计数偏低只是疾病的症状而非原因。与此同时，身体虚弱的症状还在无情地发展。他的背上突然起了一种奇怪的皮疹，又是一个没有明确病因的症状。几天后，这位男子再次来到诊所，但没有得到确切的诊断。X 光片显示，一层薄薄的积液积聚在包裹肺部的双层胸膜囊中。我现在对于患者的诊断非常确定。显而易见，癌症就是一

---

1　复发性疲劳指的是反复出现的持续性疲劳症状，伴随着身体和精神的虚弱感。这种疲劳往往无法通过休息或睡眠得到缓解，而且可能会对日常生活和工作产生显著的影响。复发性疲劳是一种复杂的症状，可能由多种因素引起，包括身体健康问题、精神压力、免疫系统紊乱等。

2　身心症（psychosomatic syndrome）是指身体症状或疾病与心理因素密切相关的一种情况，它强调了身体和心理之间的相互作用和影响。
隐匿癌（occult cancer）是指在临床检查中无法直接检测到的癌症。这意味着即使经过常规的医学检查，例如影像学检查或组织活检，也无法确定肿瘤的存在。隐匿癌可能没有明显的症状或体征，或者因其体积太小而无法被检测到。

直隐藏在背后的元凶。我将一支注射器插入患者的两根肋骨之间，然后抽取了少量积液，并将其送往病理实验室。我相信会在积液中找到癌细胞，届时我们就可以最终明确诊断。

然而，在送患者去做进一步的扫描与活检之前，我的内心多少还是有些犹豫。因为我的直觉对自己诊断的确定性产生了怀疑，所以我把他转到我认识的最优秀的内科医生那里。（他是一位超凡脱俗的奇人，有时就像穿越时空的医学异类。"不要忘记闻一下患者的气味。"这位医学界的普鲁斯特[1] 曾经给我提过建议，然后列举了许多仅凭气味就能诊断的疾病；我站在他的办公室里，一边倾听一边学习，心里感到十分困惑。）

一天之后，内科医生给我打来电话。

我是否向患者询问过相关风险因素[2]？

我含糊地回答说是，但我羞愧地意识到，自己将注意力完全集中在癌症上。

内科医生问我，你知道这位患者三岁前在印度生活吗？知道他此后曾多次前往那里旅行吗？我从未想过要问这样的问题。这名患者告诉我，他从小就住在马萨诸塞州的贝尔蒙特，但是我并未深究，也没有询问其在何处出生或何时移居到美国。

"那你把积液送到细菌学实验室了吗？"聪明的普鲁斯特医生问道。

此时，我感到脸颊发热。

"为什么？"

"当然，因为这是结核病复发。"

幸运的是，实验室保留了我送去的一半积液。三周后，实验室培

---

1   马塞尔·普鲁斯特（Marcel Proust，1871 年 7 月 10 日—1922 年 11 月 18 日）是一位法国小说家、文学评论家和散文家，也是现代主义文学的重要代表之一。他最著名的作品是长篇小说《追忆似水年华》(*In Search of Lost Time*)，被认为是 20 世纪最伟大的文学作品之一。普鲁斯特以其对记忆、时间和人类心理的深入探索而闻名，其作品具有复杂的叙述结构、详细的描写和对内心感受的细腻刻画。

2   风险因素可能包括个人的健康状况、家族病史、生活方式、环境暴露、基因遗传等。

养出了结核分枝杆菌，也就是结核病的致病菌。该患者接受了适当的抗生素治疗并且慢慢痊愈。几个月后，他的所有症状都消失了。

整段经历让我领悟到了谦卑的重要性。时至今日，每当我遇到诊断不明疾病的患者时，我都会默默地自省，想起约翰·斯诺与我那位喜欢通过嗅觉诊断的内科医生朋友。牢记细菌、细胞与风险。[1]

细菌理论的医学应用带来了天翻地覆的变革。1864 年，在苏格兰的格拉斯哥，就在路易·巴斯德完成其腐败实验的几年后（在罗伯特·科赫最终证实微生物能在动物模型中致病的十多年前），一位名叫约瑟夫·李斯特[2]的年轻外科医生偶然发现了巴斯德的论文《关于腐败的研究》。经过一次灵感的飞跃，他将巴斯德在鹅颈瓶中观察到的腐败现象，与自己在病房中看到的手术感染联系起来。即使在古印度与古埃及，医生也会通过煮沸来清洁其器械。然而在李斯特的时代，外科医生很少注意到微生物污染的可能性。[17] 当时，外科手术是一种极其不卫生的临床实践，似乎是故意违背历史上所有的卫生知识。例如，从一位患者伤口中取出的沾满脓液的手术探针，会在未经消毒的情况下被插入另一个人的体内。事实上，之所以外科医生使用了"值得赞赏的脓液"这种说法，是因为他们认为脓液的存在是愈合过程的一部分。如果手术刀掉落在遍布脓血的手术室地板上，外科医生只需在同样被污染的围裙上擦拭干净，然后毫不犹豫地对下一位患者使用相同的器械。

李斯特决定将其工具放在一种溶液中煮沸，以杀灭他确信是导致感染的细菌。但是用什么溶液呢？他知道，石炭酸被用来去除污水与废水中的腐臭气味；他认为，如果是这样的话，它就可能杀死在污水周围产生瘴气的病菌。于是，李斯特在一次又一次灵感迸发的持续激

---

1　这三个词涵盖了疾病的微生物学、细胞学和风险评估方面。它们提醒医生在诊断和治疗过程中需要综合考虑病原菌感染、细胞异常以及患者的风险因素。
2　约瑟夫·李斯特（Joseph Lister，1827 年 4 月 5 日—1912 年 2 月 10 日）是一位英国外科医生。他是外科手术消毒法的发明和推广者，被誉为"现代外科学之父"。

励下，开始用石炭酸对其手术器械进行煮沸消毒。这不仅让术后感染率骤降，并且还使伤口迅速愈合，就连败血症休克也突然在患者身上消失了，而这种情况曾是所有外科手术的可怕噩梦。起初，外科医生对李斯特的理论持抗拒态度，但是数据的可信性越来越无可辩驳。就像塞麦尔维斯一样，李斯特将细菌理论转化为医学实践。

从 19 世纪 60 年代到 20 世纪 50 年代，也就是在不到一个世纪的时间里，唯一确定能够用于预防感染的无菌、卫生与消毒技术，将随着能杀死微生物细胞的抗生素药物问世而得到加强。1910 年，保罗·埃尔利希与秦佐八郎博士[1] 发现了首个这样的药物，这种被称为洒尔佛散的砷衍生物可以杀死梅毒病原体。[18] 很快，抗生素就像雨后春笋般层出不穷，其中就包括 1928 年由亚历山大·弗莱明[2]在霉菌培养皿里发现的青霉素，[19] 以及 1943 年由阿尔伯特·沙茨与赛尔曼·瓦克斯曼[3] 从土块中的细菌里分离出的抗结核药物链霉素。[20]

抗生素这种改变医学发展历程的治疗手段，通常针对微生物细胞与宿主细胞之间的差异进行攻击。青霉素破坏了合成细菌细胞壁的酶，导致细菌的细胞壁上出现"孔洞"。由于人体细胞并不具备这些特殊类型的细胞壁结构，因此青霉素成为对抗依赖细胞壁完整性的细菌物种的魔弹。

以多西环素、利福平与左氧氟沙星等强效抗生素为例，它们均能

---

1    保罗·埃尔利希（Paul Ehrlich，1854 年 3 月 14 日—1915 年 8 月 20 日）是一位德国细菌学家与免疫学家。他最重要的成就是找到了治疗梅毒的方法。此外，他发明的染色方法可以区分不同类型的血细胞，从而使诊断多种血液病成为可能。
　　秦佐八郎（Sahachiro Hata，1873 年 3 月 23 日—1938 年 11 月 22 日）是一位日本细菌学家。他与保罗·埃尔利希共同发现了治疗梅毒的特效药洒尔佛散（又称砷凡纳明）。
2    亚历山大·弗莱明（Alexander Fleming，1881 年 8 月 6 日—1955 年 3 月 11 日）是一位苏格兰生物学家、药学家与植物学家。1928 年，弗莱明因为发现了青霉素而闻名世界。1945 年，荣获诺贝尔生理学或医学奖。
3    阿尔伯特·沙茨（Albert Schatz，1920 年 2 月 2 日—2005 年 1 月 17 日）是一位美国微生物学家。他曾经是瓦克斯曼的研究生，也是链霉素的共同发现者之一。沙茨开始觉得瓦克斯曼在淡化他的作用，并把所有的功劳都揽在自己身上。在 1950 年 12 月 29 日的法庭审判之后，新泽西州高级法院发布了有利于沙茨的判决。但沙茨再也没能在顶级微生物实验室找到工作。
　　赛尔曼·瓦克斯曼（Selman Waksman，1888 年 7 月 22 日—1973 年 8 月 16 日）是一位乌克兰裔美国生物化学家和微生物学家。瓦克斯曼与沙茨共同发现了链霉素，他率先将链霉素用于治疗肺结核患者，并因此获得 1952 年诺贝尔生理学或医学奖。

识别人类细胞与细菌细胞之间某些分子成分的差异。从这个意义上来说，每一种抗生素都是一种"细胞药物"，即一种依赖于微生物细胞和人类细胞之间差异的药物。我们对细胞生物学的了解越多，我们就能够发现更细微的差异，从而学会创造出更强效的抗菌剂。

在我们离开抗生素与微生物世界之前，让我们稍做停留，讨论一下它们的差异。地球上存在的每一个细胞，即每个生物体的基本单元，都归属于三个完全不同的生物域[1]或分支之一。第一个分支由细菌组成：这种被细胞膜包裹的单细胞生物，缺乏动植物细胞中的特殊细胞结构，但具有其他只属于它们自身的结构。（正是这些差异构成了上述抗菌药物的特异性基础。）

细菌取得的成功令人震惊、势不可当且不可思议。它们统治着细胞世界。由于其中一些细菌会导致疾病，例如巴尔通体、肺炎球菌与沙门氏菌，因此我们通常将其视为病原体。尽管我们的皮肤、肠道与口腔中充斥着数十亿细菌，但是它们并不会引发任何疾病。（科学作家埃德·扬的开创性著作《我包罗万象》[2]，提供了我们与细菌之间亲密共生契约的全景视图。[21]）事实上，细菌要么是无害的，要么是确实有益的。在肠道中，它们能够帮助消化。一些研究人员认为，它们可以抑制危害性较大的微生物在皮肤上的定殖[3]。一位传染病专家曾经对我说，人类只是"携带细菌周游世界的漂亮皮箱"。[22] 或许他说的话没错。

细菌的丰度[4]与适应力令人惊叹。有些细菌生活在海洋热泉口，那里的水温接近沸点；它们可以轻易地在热气腾腾的水壶里生长。有些

---

1  1977 年，美国微生物学家与生物物理学家卡尔·沃斯提出了三域系统（Three-domain system）这种细胞生命形式的分类，包括古菌域（Domain Archaea）、细菌域（Domain Bacteria）和真核域（Domain Eukarya）。

2  埃德·扬（Ed Yong，生于 1981 年 12 月 17 日）是一位英裔美国科学作家和记者。他以其关于生物学、微生物学和生态学的著作而闻名。他的作品通常以易懂且富有启发性的方式向大众解释复杂的科学概念，并帮助人们更好地理解生命的奥秘。该书全名为《我包罗万象：我们体内的微生物与宏大的生命观》（I Contain Multitudes: The Microbes Within Us and a Grander View of Life）。

3  定殖（colonization）指的是微生物在生物体表面或内部建立并生长的过程。

4  丰度（abundance）通常用于描述生物群落中某个物种的数量或多样性，指的是该物种在群落中的个体数目或相对出现频率。它反映了物种的普遍程度或相对常见程度。

细菌则能够在胃酸中繁衍生息。还有些微生物似乎同样轻松地生活在地球上最寒冷的角落，那里的土地在每年中会有十个月被冻结成密不透风的苔原[1]。它们具备自主、移动、沟通与繁殖的能力。它们拥有强大的稳态机制，以维持其内部环境的平衡。它们是完全自给自足的隐士，但也能够通过合作共享资源。

我们，也就是你和我，属于第二个分支或真核域。"真核生物"（eukaryote）是一个专业术语，它指的是我们的细胞，以及动物、真菌与植物的细胞，都含有一种名为细胞核（karyon，在希腊语中是"核心"的意思）的特殊结构。正如我们很快就会知道的那样，这个细胞核是染色体的储存场所。细菌没有细胞核，被称为原核生物，即"细胞核之前"[2]。与细菌相比，我们是脆弱、无力与挑剔的生物，只能在小范围的环境与受限制的生态位[3]中生存。

现在轮到第三个分支：古菌。这可能是生物分类学历史上最引人注目的事实：这个完整的生物分支直到大约50年前才被发现。20世纪70年代中期，伊利诺伊大学厄巴纳-香槟分校的生物学教授卡尔·沃斯[4]利用比较遗传学，也就是通过比较基因在不同生物中的差异，推断出我们不仅将某些神秘的微生物错误分类，还混淆了整个生物域。[23]数十年来，沃斯进行的这场艰苦卓绝的战斗令他心力交瘁。他坚信，分类学不只是误解了问题的本质，而且是忽视了一个完整生物域的存在。沃斯认为，古菌与细菌或真核生物之间不存在"相似"关系。[24]（"相似"在分类学家看来就像父母对孩子说："走开，别打扰我。"）

许多著名的生物学家对沃斯的工作极尽嘲弄或根本无视。1998年，

1　苔原（tundra）指地球上高纬度或高海拔地区的一种生态类型。苔原通常位于北极地区或高山地带，地面多为冻土，植被稀疏，主要由苔藓、地衣和低矮的灌木组成。
2　"细胞核之前"是指在细胞进化中早于细胞核形成的阶段。
3　生态位（ecological niches）指一个种群在生态系统中，在时间空间上所占据的位置及其与相关种群之间的功能关系与作用。生物种群通过适应特定环境条件和资源利用策略，满足其生存和繁殖需求，并与其他生物种群共存或竞争。生态位包括物理和化学环境、食物来源、行为习性等方面的要素。每个物种通常会占据自己独特的生态位，以避免与其他物种过度竞争。
4　卡尔·理查德·沃斯（Carl Richard Woese，1928年7月15日—2012年12月30日）是一位美国微生物学家与生物物理学家。他在20世纪70年代提出了古菌概念，对生命的分类和进化理论产生了重大影响。

生物学家恩斯特·迈尔[1]写了一篇关于沃斯的文章，[25]其中充满了趾高气扬的优越感（"进化是表型的事情……而与基因没有关系"），然而他却完全误解了事实。沃斯所质疑的并不是进化，而是与基因问题相关的分类学。蝙蝠与鸟可能具有近似的身体特征或表型。但是它们基因之间的差异却泄露了秘密：它们属于不同的分类群。《科学》杂志将沃斯描述成一位"伤痕累累的革命者"[26]。然而，数十年后，我们已经在很大程度上接受、验证并认可了他的理论，因此现在古菌被分类为一个独立的第三生物域。

　　从表面上看，古菌与细菌在外观上非常相似。它们体型很小，且缺乏与动植物细胞相关的一些结构。但是，古菌与细菌、植物、动物和真菌细胞完全不同。事实上，我们对于它们知之甚少。正如伦敦大学学院的进化生物学家尼克·莱恩[2]在其著作《生命之源》中所写的那样，[27]它们就是生命王国中的柴郡猫[3]：对于整个故事来说绝对必不可少，但是却"以缺失来间接反映其存在"，也就是说，它们缺乏界定其他两个生物域的定义特征，部分原因在于我们最近才重视起对它们的研究。

　　沃斯这种将生命划分为主要生物域的做法，带我们回到了细胞故事中的另一个重要区分。实际上，这里存在两个相互交织的故事。第一个是细胞生物学的历史。在这个最早出现的故事里，我们已经穿越了广阔的领域：从列文虎克与胡克在 16 世纪末对细胞进行观察，到两个世纪后人们发现生物体的组织和器官；从巴斯德与科赫发现细菌是导致腐败和疾病的原因，到 1910 年埃尔利希合成了世界上第一种抗生素。我们已经超越了细胞生理学研究蹒跚起步的阶段，从拉斯帕伊极

---

1　恩斯特·迈尔（Ernst Mayr，1904 年 7 月 5 日—2005 年 2 月 3 日）是一位著名的进化生物学家、分类学家、热带探险家、鸟类学家、生物学哲学家和科学史学家。
2　尼克·莱恩（Nick Lane，生于 1967 年）是一位英国生物学家和科普作家，他是伦敦大学学院进化生物学教授，主要科普作品有《生命之源：能量、演化与复杂生命的起源》（The Vital Question: Energy, Evolution, and the Origins of Complex Life）等。
3　柴郡猫（Cheshire Cat）是刘易斯·卡罗尔（Lewis Carroll）的小说《爱丽丝梦游仙境》中的虚构角色。这只猫以其特殊的能力而闻名，它可以在不同场景中消失。

具睿智地提出"每个细胞都是［……］一种实验室",到年轻的菲尔绍大胆地主张细胞是正常生理与病理的发生地。

但这是细胞生物学的历史,而不是细胞本身的历史。细胞的历史比细胞生物学的历史要久远数十亿年。最早的细胞,也就是我们最简单、最原始的祖先,大约 35 亿至 40 亿年前出现于地球,也就是在地球诞生后 7 亿年左右。(如果你们认真回顾地球的历史,就会发现这段时间非常短暂;当地球历史仅仅过去五分之一左右,生物就已经开始在地球上繁衍生息。)"第一个细胞"如何产生?它到底长成什么样子?数十年来,进化生物学家一直在努力回答这些问题。最简单的细胞,也就是"原细胞",必须拥有一个能够自我复制的遗传信息系统。细胞的原始复制系统几乎肯定是由一种叫作核糖核酸,或者简称为 RNA 的链状分子构成。事实上,在实验室的研究中,将包裹在黏土层里的简单化学物质[1]置于模拟原始地球大气条件的环境下,就可以产生 RNA 前体甚至是 RNA 分子链。

然而,从 RNA 链转变为自我复制的 RNA 分子并非易事。最有可能的是需要两个这样的分子,其中一个作为模板(信息载体),另一个用于复制模板(复制器)。

当这两个 RNA 分子,即模板与复制器,彼此邂逅时,可能就会在我们赖以生存的星球上产生最重要与最炽热的进化之恋。但是这对恋人必须避免分离;如果两条 RNA 链渐行渐远,那么就不会有复制发生,也就不会有细胞生命。因此,很可能需要某种结构,即球形膜,来限制这些成分。

这三种成分(细胞膜、RNA 信息载体与复制器)可能构成了第一个细胞。[28]如果一个自我复制的 RNA 系统被球形膜所包裹,那么它就会在球体的范围内产生更多 RNA 拷贝,并且通过扩大细胞膜的方式来

---

1　简单化学物质(simple chemicals)指的是化学组成相对简单、结构相对简明的物质。它们通常由较少的原子或分子组成,并且在化学反应中起着基础或重要的作用。简单化学物质可以是单一的元素(例如氢气、氧气)或是化合物(例如水、盐酸),具体取决于其化学成分和结构。在实验室中,研究人员经常使用简单化学物质来探索化学反应、合成新化合物或模拟地球早期的化学环境。

适应体积增长。

生物学家认为，在某个时刻，被细胞膜包裹的球状体会一分为二，而且每个部分都会携带 RNA 复制系统。[29]（在实验室研究中，杰克·绍斯塔克[1] 及其同事已经证实，由脂质分子膜包裹的简单球状结构，可以继续吸收更多的脂质分子加入，随着体积不断增长，最终分裂成两个部分。）从那时起，原细胞将开启通往现代细胞祖先的漫长进化之旅。进化会选择越来越复杂的细胞特征，最终用 DNA 取代 RNA 成为信息载体。

大约 30 亿年前，细菌从这个简单的祖先进化而来，并且它们时至今日还在不断发展。[2]古菌可能与细菌一样古老，它们大约在同一时期出现，尽管围绕确切年代还有激烈的争议，但古菌迄今仍然存在并持续进化。

那么，非细菌与非古菌细胞，也就是我们的人类细胞呢？大约 20 亿年前（确切年代仍然存在争议），进化出现了一个匪夷所思的转折。那时，地球上出现了一种细胞，它是人类细胞、植物细胞、真菌细胞与变形虫细胞的共同祖先。正如莱恩所说："这个祖先从外观上可以明显被识别为现代细胞，具有精致的内部结构与前所未有的分子活力，它们均由数千个新基因编码的精密纳米机器驱动，且这些基因在细菌中大部分还处于未知状态。"[30] 最新研究证据显示，这种"现代"真核细胞起源于古菌。[31] 换句话说，只有两个主要的生物域，也就是细菌与古菌，而真核生物（"人类"细胞）则是古菌一个相对较新的分支。[3]我们人类或许是生命世界的后来者，是这两个主要生物域雕刻留下的

1　杰克·威廉·绍斯塔克（Jack William Szostak，生于 1952 年 11 月 9 日）是美国生物学家、哈佛医学院遗传学教授、麻省总医院亚历山大·里奇杰出研究员。绍斯塔克的研究对于理解早期生命的起源和进化具有重要意义。2009 年，他与伊丽莎白·布莱克本与卡罗尔·格雷德共同荣获诺贝尔生理学或医学奖，以表彰其在"发现端粒和端粒酶如何保护染色体"领域做出的贡献。
2　除了简单提及外，本书不会详细介绍古菌这种第三类细胞生物。一些生物学家认为，现代细胞的特征或许可以用细菌与古菌之间的某种合作组合来解释，但对于古菌或某个共同祖先促进核细胞（也就是说我们的现代细胞）进化的程度则存在争议。这些争论对于探索生命早期历史的进化生物学家至关重要，但是不在本书讨论的范围内。——作者注
3　它表明真核生物与古菌有着密切的亲缘关系，并且在演化中形成了自己的特征与结构。

碎屑。

在接下来的部分章节中，我们将遇见这种现代细胞。我们将面对其复杂的内部解剖结构。我们将揭示其"前所未有的分子活力"，而这种属性使繁殖与发育成为可能。我们将了解井然有序的细胞系统，即具有特殊形态与功能的多细胞系统，如何实现器官和器官系统的形成与功能，维持身体的稳定，修复骨折的脚踝以及对抗衰老。而且我们将畅想一个利用这些知识开发药物的未来，通过尝试构建新人类的功能部件来改善或治愈疾病。

然而，有一个问题我们将不会回答，或者说可能无法回答。现代细胞的起源是一个进化之谜。它似乎只留下极少的祖先或谱系特征，没有第二代或第三代相关物种的痕迹，更没有足够接近并且仍然存活的同类，也没有发现任何中间形态存在。莱恩称其为"未解的空白……生物学核心的黑洞"。[32]

我们即将深入探讨这种现代真核细胞的解剖、功能、发育与特化[1]。然而，关于我们细胞起源的这第二个故事，无论是本书内容还是进化科学，都尚未能够完全阐述清楚。

---

1    特化是由一般到特殊的生物进化方式。特化使得不同细胞或组织能够拥有不同的形态、结构和功能，从而在多细胞生物中协调工作，实现复杂的生物功能。

# 第二部分

# 一与多

英语中，表示"有机体"（organism）与"有序性"（organized）的单词具有相同的词根。两者都源于希腊语 organon（后来演变为拉丁语 organum），意为一种工具或手段，甚至是一种逻辑方法，旨在实现某种目标。如果细胞是生命的基本单元，亦即构成有机体的生物工具，那么它被"设计"用来做什么呢？

首先，它已经进化为自主的生物体，并作为独立的生命单元存在。而这种自主性又取决于有序性，也就是细胞内部的解剖结构。细胞不是一团化学物质；其内部有明确的结构或亚单元，使它能够独立地进行正常运作。这些亚单元被设计用于提供能量、排除废物、储存营养、隔离毒物以及维持细胞内环境。其次，细胞被设计成具有繁殖能力，以便产生构成生物体的其他所有细胞。最后，对于多细胞生物来说，细胞（或者至少是第一个细胞）被设计成能够分化与发育成其他特化细胞[1]，以便形成组织、器官、器官系统等身体的各个部分。

---

1  特化细胞（specialized cells）是指在多细胞生物体中经过分化过程后，发育出的具有特定结构与功能的细胞。特化细胞通过表达特定的基因和蛋白质，以及在细胞内部发生的特定形态和功能改变，实现其特定的生物学功能。

因此，自主性、繁殖和发育是细胞最重要与最基本的属性。[1]

几个世纪以来，我们一直认为这些基本属性坚不可摧。细胞的内部结构及其内部稳态，被视为某种深藏不露的黑箱。生殖与发育发生在子宫内，而这就像另外一种黑箱。但是，随着我们对于细胞的理解日渐加深，我们发现自己能够打开这些黑箱，并且可以改变生命单元的基本属性。我们能否修复功能缺陷的细胞亚单元？如果可以的话，那么能够达到什么程度？我们能否根据不同的内环境与亚结构，构建出具有各式各样属性的细胞？如果我们已经能够在子宫之外实现人类繁殖，那么这种人工胚胎是否容易受到基因操控影响？那么，对于修改生命的首要基本属性，存在哪些可允许的限度与危险？

---

1　在单细胞生物中，我们可以将"发育"视为生物体的成熟过程。单细胞微生物的成熟过程如今已经明确。在多细胞生物中，发育则更为复杂。其实细胞发育是一个综合过程，涉及细胞的增殖、成熟、移动（到特定位置）、与其他细胞的相互作用，以及形成具有特定功能的专门结构来构建组织与器官。——作者注

第五章

# 有序的细胞：细胞的内部结构

> 给我一个被赋予生命的有机囊泡［细胞］，我将还给你一个井然有序的世界。
>
> ——弗朗索瓦–樊尚·拉斯帕伊 [1]

> 细胞生物学最终使一个百年梦想成为可能，即在细胞水平上对疾病进行分析，而这是迈向终极控制的首要步骤。
>
> ——乔治·帕拉德 [2]

"细胞，"鲁道夫·菲尔绍在 1852 年指出，"是一个封闭的生命单元，承载着［……］支配自身存在的规律。" [3] 首先，一个限定于某种空间的自主生命单元，即承载着支配其存在规律的"封闭单元"，必须具备一种边界。

细胞膜决定了边界，即自身的外限。身体被多细胞膜（皮肤）包裹，心灵被另一种膜（自我）束缚。而房屋与国家也是如此。定义内环境就是确定其边界，即内部结束与外部开始的地方。没有边界，亦无自我。要成为一个细胞，要作为细胞存在，它就必须能够区分自我与非我。

然而细胞的边界是什么呢？细胞的起点与终点在哪里？它同样以环绕它的膜为起止。

膜是一种呈现出自相矛盾的场所。如果它是由一个封闭空间组成，且不允许任何物质进入或离开，那么它将维持其内部的完整性。然而，细胞该如何应对生存必备的需求与责任呢？细胞需要孔隙来允许营养物质进出。它需要停靠点来接收与处理外部信号。如果生物体正处于某种饥饿状态，那么细胞应该节约食物并停止代谢吗？此外，细胞必须能够排泄废物，但问题依然是，在哪里，或如何，创建一个将其排出的通道呢？

其实，每个这样的开口都违背了完整性原则；毕竟，通往外部的出口也是朝向内部的入口。病毒或其他微生物可能利用营养摄取或废物排泄的途径进入细胞。简而言之，多孔性是生命的重要特征，但也是生存的关键弱点。完全封闭的细胞没有任何生命活力。但是解封膜通道会使细胞面临潜在的危害。细胞必须同时兼顾二者：既对外封闭，又对外开放。

但细胞膜是由什么构成的呢？19 世纪 90 年代，生理学家欧内斯特·奥弗顿 1（顺便说一下，他是查尔斯·达尔文的远亲）将多种细胞浸入数百种含有各种物质的溶液中。他注意到，脂溶性化学物质往往会进入细胞，而非脂溶性化学物质则无法进入。奥弗顿得出结论，细胞膜必定是由脂质物质所构成，[4] 尽管他当时完全无法解释，离子或糖等非脂溶性物质是如何进入或离开细胞的。

奥弗顿的观察结果加深了这个谜团。细胞膜是厚还是薄？它是由

---

1　查尔斯·欧内斯特·奥弗顿（Charles Ernest Overton，1865 年 2 月 25 日—1933 年 1 月 27 日）是一位英国生理学家与生物学家。1900 年，奥弗顿提出了生物膜模型"奥弗顿生物膜模型"，认为生物膜由脂质组成。他的工作为后续细胞膜研究奠定了基础，并对药物递送和细胞生理学的发展产生了影响，被认为是细胞膜理论的先驱。

一层脂肪分子（称为脂质¹）单列，还是由多层结构依次组成？

两位生理学家的巧妙研究阐明了细胞膜的拓扑结构。20 世纪 20 年代，埃弗特·戈特与弗朗索瓦·格伦德尔²提取了一定数量红细胞表面的全部脂质，接着将这些分子平铺成一层并对其表面积进行计算。[5]然后，他们测定了上述去膜红细胞的表面积。结果显示，提取的脂质表面积几乎是红细胞总表面积的两倍。

这个数字揭示了一个意想不到的事实：细胞膜必须由两层脂质组成。它是脂质双分子层结构。想象一下，将两张纸背靠背粘在一起，然后塑造成一个三维物体，例如一个气球。如果我们用这个气球来代表细胞，那么这两张纸就构成了双层细胞膜。

在戈特与格伦德尔的实验完成将近 50 年后，人们终于在 1972 年解决了这个谜题的关键部分，即糖或离子等分子是如何进出脂质双分子层，以及细胞是如何与其外部环境开展通信³的。加斯·尼科尔森与西摩·辛格⁴这两位生物化学家提出了一个模型，其中蛋白质就像嵌入的舱门或通道一样穿过细胞膜。[6]脂质双分子层并非一成不变，其结构呈现出多孔性的特点。细胞膜中漂浮的蛋白质可以跨越细胞内外，这些蛋白质的存在能够让分子穿过细胞膜，并允许其他蛋白质和分子与细胞外部结合。

---

1　这些组分后来得到进一步细分。其中最常见的是一种特殊的脂质，它们的"头部"是一个带电的磷酸基分子，而"尾部"则由一长段碳链组成。此外，胆固醇等其他分子也被发现嵌在脂质膜中。——作者注

2　埃弗特·戈特（Evert Gorter，1881 年 2 月 19 日—1954 年 2 月 17 日）是一位荷兰儿科医生与生物学家。1925 年，戈特在备受尊崇的《实验医学杂志》上发表了他最重要的科学作品，提出了细胞膜由双层脂质组成的理论。
　　弗朗索瓦·格伦德尔（François Grendel）是一位荷兰生理学家。格伦德尔是戈特的研究生。他们两人一起进行了关于细胞膜的开创性研究，并发现生物细胞膜中存在着双层脂质。

3　细胞通信是指细胞之间或细胞与其外部环境之间的信息传递和相互作用过程。细胞通过信号分子、受体、细胞间连接等方式进行通信，以协调生物体内部的各种生理过程和适应外部环境的变化。

4　加斯·尼科尔森（Garth Nicolson，生于 1943 年 10 月 1 日）是一位美国的生物化学家与免疫学家。尼科尔森在细胞生物学和免疫学领域做出了重要贡献。其研究主要聚焦于细胞膜结构和功能、细胞信号传导以及免疫系统的调节机制等方面。他提出了具有里程碑意义的细胞膜科学模型，被称为"流体镶嵌模型"。
　　西摩·乔纳森·辛格（Seymour Jonathan Singer，1924 年 5 月 23 日—2017 年 2 月 2 日）是一位美国细胞生物学家，加州大学圣迭戈分校名誉生物学教授。他与加斯·尼科尔森一起提出了"流体镶嵌模型"。

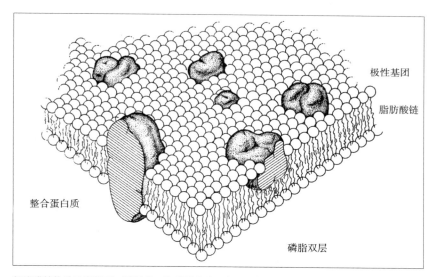

极性基团

脂肪酸链

整合蛋白质

磷脂双层

细胞膜结构的示意模型。请留意，脂质形成了一个双层结构，其中的圆形头部朝向内外，而长尾部则位于两者之间。头部代表可溶于水（因此朝向内外）的带电磷酸基，而连接到磷酸基的尾部是一长段不溶于水（因此朝向脂质双层内部）的碳氢分子。漂浮在膜上的球状结构是蛋白质，例如通道、受体与孔隙。

　　尼科尔森与辛格注意到，细胞膜表现出多种成分拼合成的镶嵌状结构，因此他们将其称作细胞膜的流体镶嵌模型，随后电子显微镜则证实了该模型的准确性。

　　或许，更简单的方式是将进入与探索细胞内部想象成宇航员探索一艘陌生的宇宙飞船。如果从远处观察，你可能会看到宇宙飞船／细胞的外部轮廓，例如一个灰白色的椭圆形卵细胞，或是一个深红色的圆盘状红细胞。

　　当你接近细胞膜时，你可能会更清楚地看到它的外层。在那个流动的表面上漂浮的是蛋白质。其中一些可能是信号的受体，而另一些可能像分子胶一样，将一个细胞黏附到另一个细胞。其中一些蛋白质可能是通道。如果幸运的话，你或许会看到营养物质或离子通过孔隙滑入细胞。

现在，你也可以"登上"这艘飞船。你将潜入双侧膜构成的船体，迅速穿越两层膜之间的空隙，而它的厚度大约只有 10 纳米，相当于人类发丝的万分之一，然后你就会进入细胞内部。

环顾四周且抬头仰望，如今，细胞膜的内层薄板就悬挂在你的上方，仿佛从下方看到的海洋液体表面一样。此外，你还会看到蛋白质的内侧部分在你上方摇摆，就像浮标的底座一样。

起初，你可能会在细胞的内部液体中遨游，它们被称为原生质、细胞质或胞质溶胶。原生质是 19 世纪生物学家在活细胞与活生物中发现的"活力液"。[1] 尽管许多细胞生物学家已经注意到细胞内存在一种液体，但雨果·冯·莫尔是首位使用该术语的人，当时是 19 世纪 40 年代。原生质是一种由极其复杂的化学物质组成的混合物。它在某些地方是浓稠的凝胶，而在另一些地方则表现为液态。[2] 它就是维持生命的母体凝胶。

在冯·莫尔于 19 世纪 40 年代对原生质进行研究后的近半个世纪里，细胞生物学家将细胞想象成一个充满了无固定形态液体的气球。然而，一旦进入细胞内部，你可能会首先注意到，细胞质具有一种维持细胞形态的"分子"骨架，其作用就像是维持生物体形态的骨骼系统。[3] 这种支架被称为细胞骨架，主要是由一种叫作肌动蛋白的纤维束，

---

1　事实上，人们早就意识到原生质的重要性非比寻常，以至于在 19 世纪 50 年代发生了一场激辩，焦点集中在是否应该将原生质，而不是细胞，描述为生命的基本单元；那样的话，细胞只是用来承载原生质的容器。德国细胞生物学家罗伯特·雷马克是这个观点最有力的支持者之一。最终，细胞论者赢得了这场辩论的胜利。"原生质论者"采取了妥协的立场，他们坚持认为尽管细胞具有首要地位，但是每个细胞本身都含有这种活力液。细胞原生质中各式各样其他细胞器的发现，可能削弱了它作为生物体唯一必要构件的理念。——作者注
2　原生质可以表现为液态、半固态或者浓稠的凝胶状，而这些物理性质的差异已成为最近研究的热门领域。细胞内悬浮的化学物质形成液滴状聚集体，它们可以作为特定生化反应发生的场所。在许多关键的反应中，这些明确定义的"相"（如其所称）的重要性已经得到确认，人们正在探索它们在其他反应中的作用。——作者注
3　1904 年，生物学家尼古拉·科尔佐夫（Nikolai Koltsov）率先提出，原生质具有这样一种有序的内部结构。当用高倍显微镜观察细胞骨架的各种组分时，科尔佐夫的观点最终被证明完全无误。——作者注

与一种名为微管蛋白的管状结构组成。[1] 然而，与骨骼不同的是，这些在细胞内部纵横交织的绳索状结构，既不是处于静止状态也不是仅有支撑作用。它们构成了一套细胞内部的组织系统。细胞骨架会把细胞的组分连接到一起，并且对细胞运动起着不可或缺的作用。当白细胞缓慢地向微生物靠近时，它利用肌动蛋白丝与其他蛋白质，推动白细胞的伪足[2] 向前不断延伸，就像外星生物的外质运动[3] 一样，其前缘会出现胶化与解聚[4] 的现象。[7]

成千上万的蛋白质与细胞骨架结合或漂浮在原生质液中，它们使生命反应（呼吸、新陈代谢、废物处理）成为可能。当你穿过原生质的时候，你肯定会遇到一种非常重要的分子：名为核糖核酸或 RNA 的长链状分子。

RNA 链由四种亚基组成：腺嘌呤（A）、胞嘧啶（C）、尿嘧啶（U）与鸟嘌呤（G）。一条链可能包含数千个 ACUGGGUUUCCGUCGGGGCCC 这样的亚基。这条链携带有合成蛋白质的信息或密码。[5] 你可以把它想象成一组指令，或是在卷纸上延伸的莫尔斯电码。某种特定的 RNA 在细胞核内刚刚制造完成，可能携带合成胰岛素等蛋白质的指令到达。其他编码不同蛋白质的链或许会与之擦肩而过。

这些指令是如何被解码的呢？环顾左右，你会发现一种被称为核糖体的巨大高分子结构复合体。20 世纪 40 年代，罗马尼亚裔美国细

---

1　其他蛋白质同样参与了细胞骨架的构建。第三种类型的蛋白质被称为中间纤维，它也是某些细胞中细胞骨架的一部分，由七十多种不同类型的蛋白质组成。——作者注

2　伪足是真核生物细胞膜在运动方向上暂时出现的臂状突起。伪足充满细胞质，主要由肌动蛋白纤维组成，也可能含有微管与中间纤维。

3　外质运动（ectoplasmic movement）是一个常与超自然或超常现象相关的术语，它通常用来描述这些实体的虚幻或非物质运动。在这里指的是细胞前缘的胞质或细胞膜的动态运动或重新排列。

4　胶化是指物质从液态或溶胶状态转变为凝胶状态，形成具有一定黏性和凝聚力的凝胶结构。在生物学中，细胞内的物质可以通过胶化来形成一种具有结构与功能的网络，从而维持细胞的形状与支撑细胞内部组分的位置。解聚是指凝胶状态的物质解开或分散为液体或溶胶状态。它是胶化过程的反义词，表示凝胶结构的解开或分解，导致物质的流动性增加和凝胶结构的解散。

5　RNA 具有多种功能，包括调控基因的开启与关闭，以及协助蛋白质的合成，但我们在此将重点关注其编码功能。——作者注

胞生物学家乔治·帕拉德[1]首次描述了这种结构。[8] 你绝对会注意到它：例如，肝细胞中就包含数百万个核糖体。核糖体能够捕获 RNA 并解码其合成蛋白质的指令。这个细胞蛋白质工厂本身是由蛋白质与 RNA 组成的。这是生命中又一种令人神往的递归过程，其中蛋白质使合成其他蛋白质成为可能。

合成蛋白质是细胞的主要任务之一。蛋白质构成控制生命化学反应的酶。它们创造出细胞的结构组分。它们是来自外部信号的受体。它们形成跨膜的孔隙与通道，以及响应刺激开关基因的调控器。蛋白质是实现细胞功能的主力。

你可能还会遇到另一种高分子结构，而它的外形就像是一台管状绞肉机。它的名字叫作蛋白酶体，是细胞中的垃圾处理器，蛋白质就在这里被分解。蛋白酶体将蛋白质降解为其组分，并将消化的碎片释放回原生质中，从而完成蛋白质合成分解的循环。

当你在细胞原生质中不断游走的时候，一定会遇到许多被膜包裹的大型结构。你可以将这些结构想象成飞船中的双层密闭隔间。其中一个房间用于提供能源，一个房间用于储存各种物质，一个房间用于输出输入信号，还有一个房间用于废物处理。随着显微镜学家与细胞生物学家对于细胞的观察日益精准，他们在细胞中发现了许多有组织的功能性亚结构，类似于维萨里和其他解剖学家在人体中发现的器官，例如肾脏、骨骼与心脏。生物学家将它们称为细胞器，即在细胞内发现的微型器官。

在这些结构中，你可能首先看到的是一种肾脏形状的细胞器。[9]19 世纪 40 年代，一位名叫理查德·阿尔特曼[2]的德国组织学家，最早

---

1　乔治·埃米尔·帕拉德（George Emil Palade，1912 年 11 月 19 日—2008 年 10 月 7 日）是一位罗马尼亚裔美国细胞生物学家，被誉为"有史以来最具影响力的细胞生物学家"。1974 年，他与阿尔伯特·克劳德和克里斯蒂安·德·迪夫一起被授予诺贝尔生理学或医学奖。
2　理查德·阿尔特曼（Richard Altmann，1852 年 3 月 12 日—1900 年 12 月 8 日）是一位德国病理学家与组织学家，他在 1889 年创造了"核酸"一词。

在动物细胞中对此进行了模糊的描述。这些后来更名为线粒体的细胞器是细胞的能量发生器，它们像熔炉一样不断地发光燃烧产生生命所需的能量。目前关于线粒体的起源问题尚存在一些争议。但其中最引人注目且被广泛接受的一个理论是，细胞器在 10 多亿年前实际上就是微生物细胞，通过涉及氧气与葡萄糖的化学反应，它们逐步发展出了产生能量的能力。这些微生物细胞被其他细胞吞噬或捕获后，形成某种合作伙伴关系，这种现象被称为内共生[1]。

1967 年，在一篇题为《论有丝分裂细胞起源》的科学文章中，进化生物学家林恩·马古利斯[2]描述了这种现象。[10]正如尼克·莱恩在《生命之源》中所解释的那样，马古利斯认为，复杂生物体的进化"不是依靠'标准'的自然选择，而是通过细胞间一种密切合作的狂欢来实现的，它们彼此相互接触甚至进入各自的内部共生"。[11]这个观点过于激进，过于超前。在旧金山与纽约的街头，或许正值充满爱意的夏季，年轻男女热情地相互拥抱。但是在科学的殿堂，马古利斯的共生理论却遭遇了一连串的质疑。对于她来说，内共生之爱的盛夏变成了嘲笑与排斥的漫长寒冬。直到数十年后，科学家们才开始注意到，线粒体与细菌不仅在结构上相似，而且它们在分子与遗传上也存在共性。

线粒体存在于所有细胞中，但是它们的分布在需要能量最多或调节能量储存的细胞中尤为密集，例如肌肉细胞、脂肪细胞、某些脑细胞。线粒体被包裹在精子的尾部，为其抵达卵子提供足够的游动能量。它们在细胞内进行分裂，但是当轮到细胞繁殖时，线粒体只在两个子细胞之间分配。换句话说，它们无法独立维系生命，它们只能在细胞内生存。

---

1　内共生是一种生物学现象，指的是一个生物体（宿主）吞噬或捕获另一个生物体（内共生体），并在宿主内部建立一种共生关系。这种共生关系可以对宿主的生存、繁殖和适应性产生重要影响，同时也为内共生体提供了适宜的生存环境和资源。
2　林恩·马古利斯（Lynn Margulis，1938 年 3 月 5 日—2011 年 11 月 22 日）是一位美国进化生物学家。她提出了著名的共生理论，认为复杂的细胞是由原核细胞与其他细菌发生共生关系而形成的。这一理论对于解释生物进化和多细胞生物的起源具有重要意义。马古利斯还与化学家詹姆斯·洛夫洛克共同发展了盖亚假说，主张地球是一个自我调节的生态系统。

线粒体拥有属于自己的基因与基因组，与细菌的基因与基因组有些相似之处，而这也进一步支持了马古利斯的假设，即它们是被其他细胞吞噬的原始细胞，然后线粒体与它们形成了内共生关系。

细胞如何产生能量？其中存在两种途径：一种是快速途径，另一种是慢速途径。快速途径主要发生在细胞的原生质中。在酶的逐步作用下，葡萄糖被分解成较小的分子，并且在这个过程中产生能量。由于该过程不需要氧气，因此它被称为无氧代谢。从能量角度来看，快速途径的最终产物是两分子腺苷三磷酸[1]，简称 ATP。

ATP 是几乎所有活细胞中能量的核心媒介。任何需要能量的化学或物理活动，例如肌肉收缩或蛋白质合成，都要利用或"燃烧"腺苷三磷酸。

糖类在线粒体中通过复杂渐进的过程产生能量。（缺乏线粒体的细菌细胞只能利用第一个反应链。）在这里，糖酵解（糖的化学分解）的最终产物被引入一系列的反应循环中，最后被转化为水和二氧化碳。这个反应循环涉及氧气的参与（因此被称为有氧代谢），可以说是能量产生的一个小奇迹：该过程产生了更多的能量收获，并且再次以 ATP 分子的形式存储。

快速与慢速燃烧的结合使每个葡萄糖分子产生大约 32 个 ATP 分子。（实际数字略低，因为并非每个反应都完美高效。）在一天的时间里，在我们体内的数十亿个细胞中，可以产生数十亿个小型燃料罐，并为无数个小型引擎提供动力。物理化学家尤金·拉宾诺维奇[2]写道："如果数以亿计的轻柔微焰全部熄灭，那么心脏将无法跳动，植物将无法逆重力向上生长，变形虫将无法游走，感觉将无法沿神经传递，思维将无法在头脑中闪现。"[12]

---

1　腺苷三磷酸（adenosine triphosphate，又称三磷酸腺苷）是一种不稳定的高能化合物，可以用来储存与释放能量。
2　尤金·拉宾诺维奇（Eugene Rabinowitch, 1901 年 4 月 27 日—1973 年 5 月 15 日）是一位出生于俄国的美国物理化学家。他在光合作用研究领域做出了重要贡献，并在原子弹的开发过程中发挥了关键作用。

接下来，你可能会遇到一个蜿蜒曲折的通路系统，它也被膜所包裹，纵横交错地穿梭于细胞内部。这是一种被叫作内质网[1]的细胞器，大多数生物学家把它简称为 ER。

细胞生物学家基思·波特、阿尔伯特·克劳德[2]与乔治·帕拉德在 20 世纪 40 年代末于纽约洛克菲勒研究所共事时，首次描述了这个结构。[3]为了揭示该通路的功能及其对细胞生物学的核心作用，围绕它进行的实验代表了科学史上最重要的旅程之一。

帕拉德自己的细胞生物学之旅曾经曲折坎坷。他于 1912 年出生在罗马尼亚的雅西（当时叫 Jassy）。乔治的父亲是一位哲学教授，他希望儿子也能成为一名哲学家，但乔治却被一门更加"实用与具体"的学科所吸引。他从医学院毕业后，开始在首都布加勒斯特行医。然而他很快就对细胞生物学产生了兴趣。与鲁道夫·菲尔绍一样，帕拉德也想把细胞生物学、细胞病理学和医学统一起来。他后来写道："［它］最终使一个百年梦想成为可能，即在细胞水平上对疾病进行分析，而这是迈向终极控制的首要步骤。"[13]

20 世纪 40 年代，帕拉德在纽约得到了一个研究员的职位。他穿过战火纷飞的欧洲来到美国，而这是一次令人痛苦的朝圣之旅。帕拉德途经满目疮痍的波兰，在那里滞留了数个星期等待移民手续。帕拉德的一位同事告诉我："他认为自己就像《天路历程》这部作品中基督徒角色的科学化身，仿佛能够避开任何可能阻碍他前往纽约或深入细胞核心的阻碍与陷阱。"[14]

1946 年，时年 34 岁的帕拉德终于来到了纽约。他先是在纽约大学

---

1　内质网（endoplasmic reticulum，ER）本质上是真核细胞的运输系统。

2　基思·罗伯茨·波特（Keith Roberts Porter，1912 年 6 月 11 日—1997 年 5 月 2 日）是一位加拿大裔美国细胞生物学家。波特以在电子显微镜技术方面的开拓性工作而闻名，他在阐明内质网和其他细胞器的结构方面发挥了关键作用。

　　阿尔伯特·克劳德（Albert Claude，1899 年 8 月 24 日—1983 年 5 月 22 日）是一位比利时裔美国细胞生物学家。1974 年，他与克里斯蒂安·德·迪夫和乔治·埃米尔·帕拉德共同获得诺贝尔生理学或医学奖。

3　1897 年，法国细胞学家夏尔·加尼耶（Charles Garnier）首次用光学显微镜观察到内质网，但加尼耶没有赋予它任何特定的功能。——作者注

开始其学术生涯，然后在洛克菲勒研究所找到一份工作。1948 年，他被任命为助理教授，并且在一个"不太起眼的地下室"里获得了一间实验室，实验室位于研究所最老旧的建筑之一的地下三层。

这个地下室的工作环境不尽如人意[15]，但却被证明是细胞生物学家的港湾。帕拉德写道："这个崭新的学科几乎没有任何传统，在此工作的每个人都来自其他自然科学领域。"[16] 因此，他从科学的各个分支与领域中汲取、借鉴与模仿，而帕拉德实际上创造了现代细胞生物学这门学科。帕拉德、波特与克劳德开展了至关重要的合作。[17] 该实验室很快就成为亚细胞解剖与功能领域的智库，为这门举足轻重的学科的发展提供了强有力的保障。

罗伯特·胡克与安东尼·范·列文虎克在 17 世纪通过显微镜彻底改变了细胞生物学，而帕拉德、波特与克劳德则发现了一种更为抽象的方法来"观察"细胞内部。首先，他们破坏细胞并使其内容物在高速离心机中沿密度梯度旋转。随着离心机以令人目眩的速度旋转，细胞中最重的部分将会沉积在底部，而细胞中较轻的部分将停留在上方，不同细胞组分会在离心管的长轴上呈现出不同梯度。

然后，他们可以从离心管的特定部位提取每种组分，并单独评估其结构解剖与其中所包含的生化反应，例如氧化、合成、解毒与废物处理等反应。接着，通过将细胞切成最薄的切片并用电子显微镜对其进行观察，研究人员就可以追溯这些组分与反应在动物细胞中的位置。

这也是一种"观察"的方式，但采取了两种不同的视角。其中一种是生物化学的抽象视角：通过离心分离亚细胞的组分，发现仅限于其中的化学反应与结构组分。另一种是电子显微镜的物理视角，将这些化学功能分配给细胞内的解剖结构与位置。帕拉德将这两种观察方式的融合描述为一个钟摆，从微观解剖前往功能解剖后再次折返回到起点："传统上由显微镜学家设想的［结构］必然会融入生物化学，而亚细胞组分的生物化学……似乎是了解一些新发现结构的功能的最佳途径。"[18]

　　这是一场双赢的乒乓球比赛。显微镜学家观察亚细胞结构，生物化学家为其赋予功能。或者是由生物化学家率先发现一种功能，然后交给显微镜学家来确定对应的结构。通过这种方法，帕拉德、波特与克劳德进入了细胞的明亮核心。

　　现在让我们回到内质网，这是几乎每个细胞中都存在的蜿蜒路径。这种结构有一种丰盈感：它到处纵横交错，宛若交织的花边，就像重叠的皱褶。如果通过一台超高倍显微镜来观察狗的胰腺细胞，可以看到内质网膜的外缘布满了微小致密的颗粒。

　　这种结构数量如此之大，可它们的功能又是什么呢？帕拉德问道。从既往研究人员的工作中，他知道 ER 与蛋白质的合成与输出有关，而蛋白质几乎承担了细胞的所有工作。有些蛋白质，例如负责代谢葡萄糖的酶，是在细胞内合成并留在那里执行其功能的。但另一些蛋白质，例如胰岛素或消化酶，是由细胞分泌到血液或肠道中的。还有一些蛋白质，例如受体与孔隙，则被插入细胞膜。然而，蛋白质是如何到达其目的地的呢？

　　1960 年，帕拉德和他的同事，特别是菲利普·西克韦茨[1]，利用放射性来标记细胞中的蛋白质，也就是将其制备为一种分子信标，然后随着时间推移跟踪它们的进展。他将用高剂量的放射性物质"脉冲"细胞，从而标记所有正在合成的蛋白质，接着用电子显微镜"追踪"蛋白质的位置，以便观察这些蛋白质合成的进展情况。[2]

　　令人欣慰的是，他发现放射性信号首先与核糖体有关，而核糖体正是蛋白质最初合成的场所（核糖体是帕拉德在内质网边缘看到的微

---

1　菲利普·西克韦茨（Philip Siekevitz，1918 年 2 月 25 日—2009 年 12 月 5 日）是一位美国细胞生物学家。他的研究揭示了细胞内蛋白质合成的分子机制，以及细胞器在细胞代谢和功能中的作用。

2　到了 1961 年，基思·波特离开小组在哈佛开始了自己的工作，克劳德则在早些时候去了比利时的鲁汶大学。帕拉德的团队又有新的细胞生物学家加入，包括西克韦茨、刘易斯·格林（Lewis Greene）、科尔文·雷德曼（Colvin Redman）、大卫·多明戈·萨巴蒂尼（David D. Sabatini）与田代裕（Yutaka Tashiro），以及两位电子显微镜专家卢西恩·卡罗（Lucien Caro）与詹姆斯·贾米森（James Jamieson）。通过与这两个团队合作，帕拉德追踪了蛋白质通过内质网的过程。——作者注

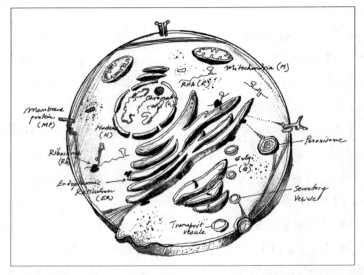

图为本书作者描绘的细胞结构，显示了它的各种亚结构，包括 ER（内质网）、N（细胞核）、R（RNA）、CM（细胞膜）、C（染色质）、P（过氧化物酶体）、G（高尔基体）、M（线粒体）、Rb（核糖体）、MP（膜蛋白）。细胞内的链状结构对应于细胞骨架元素。请注意，该图未按比例绘制。

小致密颗粒）。然后，令他感到惊奇的是，一些蛋白质从核糖体中移出，进入了内质网。[1]

随着时间的推移，当帕拉德追踪蛋白质的朝圣之旅时，他发现蛋白质从内质网中穿过，然后进入一个名为高尔基体的专用隔间。1898年，意大利显微镜学家卡米洛·高尔基[2]首次发现了这种结构，但是从未确定其功能。进入高尔基体后，被标记的蛋白质将进入分泌颗粒，

---

1  在帕拉德的成果问世后几年，萨巴蒂尼与德国移民京特·布洛贝尔（Günter Blobel）做出了一项极具影响的发现，即蛋白质被定向到内质网进行分泌或嵌入细胞膜的机制。简而言之，引导蛋白质分泌或进入细胞膜的信号，就像邮票一样已经被附加在其序列中。特定的细胞通路将识别这个信号，并把蛋白质引导到其预定目的地。更详细的版本是这样的：萨巴蒂尼与生物学家布洛贝尔发现，分泌性与膜驻留蛋白质在其序列中带有这种特定信号，即一段氨基酸序列。当核糖体解码 RNA 并合成蛋白质时，一种被称为信号识别颗粒（SRP）的分子复合物能识别出这个定位信号并将蛋白质拖向内质网。贯穿细胞膜与内质网的孔隙使蛋白质能够转运到内质网。——作者注

2  卡米洛·高尔基（Camillo Golgi，1843 年 7 月 7 日—1926 年 1 月 21 日）是一位意大利生物学家与病理学家。他在细胞结构和功能方面的研究贡献了许多重要的发现。1906 年，高尔基与圣地亚哥·拉蒙-卡哈尔共同获得诺贝尔生理学或医学奖。

以出芽的方式从高尔基体脱落，然后到达它们此行的最后一站：被排出细胞。[19]（生物学家詹姆斯·罗斯曼、兰迪·谢克曼与托马斯·聚德霍夫，率先开展了关于不被输出的蛋白质如何在细胞内找到正确定位的研究。[1] 这三位科学家因在蛋白质胞内转运领域的成果获得了 2013年诺贝尔奖。）几乎在它们旅程的每个阶段，都会有一些蛋白质发生修饰[2]：它们可以通过剪切变短，添加糖链进行化学修饰，或旋转与其他蛋白质结合（进行这些修饰的信号通常包含在蛋白质本身的序列中）。

　　整个过程可以被想象为一个精心设计的邮政系统。它始于基因的语言编码（RNA），通过翻译来书写信件（蛋白质）。蛋白质由细胞的信件起草者（核糖体）书写或合成，接着其被投入邮箱（蛋白质进入内质网的孔隙）。孔隙把它传送至中央邮寄站（内质网），继而信件被发给分拣系统（高尔基体），最后信件被交予递送工具（分泌颗粒）。实际上，蛋白质上还有附加的编码（邮票），能使细胞确定它们的最终方向。帕拉德意识到，这种 "邮政系统" 是大多数蛋白质在细胞内到达其正确位置的方式。

　　帕拉德、波特与克劳德的开创性研究为亚细胞解剖学开辟了一个全新世界。显微镜与生物化学这两种观察方式的结合产生了协同效应。随着生物学家在细胞研究中使用这些方法，他们发现了许多此类具有功能性和解剖学定义的亚细胞结构[3]。比利时生物学家克里斯蒂

---

1　詹姆斯·爱德华·罗斯曼（James Edward Rothman，生于 1950 年 11 月 3 日）是一位美国生物化学家。他的研究揭示了细胞内运输的分子机制和调控，尤其是关于细胞膜囊泡与高尔基体之间的转运过程。
　　兰迪·韦恩·谢克曼（Randy Wayne Schekman，生于 1948 年 12 月 30 日）是一位美国细胞生物学家。他的研究对于理解细胞内蛋白质运输，以及细胞分泌功能的基本原理具有重要意义。
　　托马斯·克里斯蒂安·聚德霍夫（Thomas Christian Südhof，生于 1955 年 12 月 22 日）是一位德裔美国生物化学家。他在细胞和分子生物学领域做出了许多重要贡献，尤其是在突触功能研究中成就显著。
2　蛋白质修饰指的是对蛋白质分子进行化学或结构上的改变。这些改变可以包括磷酸化、甲基化、乙酰化、糖基化等各种化学修饰，或者涉及蛋白质的结构变化，如折叠、拆解、聚合等。蛋白质修饰可以影响蛋白质的结构、功能和相互作用，从而调节细胞内的生物过程和信号传导。这些修饰通常在蛋白质合成后或在其运输过程中发生，并在细胞内的特定位置和时间被调控。
3　亚细胞结构指在细胞内具有特定功能并且在解剖学上有明确定义的微小结构。这些结构在细胞内扮演着特定的角色和功能，例如细胞器、细胞骨架、细胞膜等。

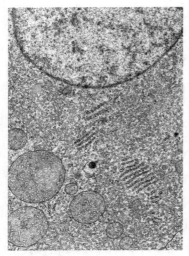

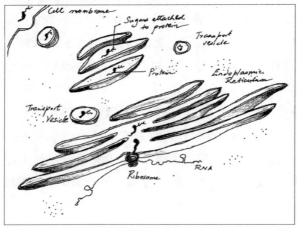

（a）人类胎儿肾上腺细胞内质网（ER）。顶部是细胞核（半球形），图片中间的平行结构是粗糙内质网，被光滑内质网所包围。（b）本书作者描绘的分泌蛋白从核糖体迁移至内质网、高尔基体，并最终进入分泌颗粒的过程。请注意蛋白质在合成时插入内质网的情况。蛋白质在内质网中被修饰时可能在这里被添加糖链。接着它将继续进入高尔基体并可能在此被进一步修饰，然后它会被输送到旨在将蛋白质排出细胞的分泌囊泡，或者被转运至其他囊泡以将其带到另外的细胞隔间[1]。

---

1　细胞隔间是指细胞内的不同区域或结构，它们具有特定的功能和组织。细胞隔间通常由膜系统分隔，包括内质网、高尔基体、溶酶体、叶绿体、线粒体等。每个细胞隔间都承担着特定的生物化学反应、物质运输或细胞功能执行的任务。通过细胞隔间的存在和相互作用，细胞能够有效地组织和调节不同的细胞过程，并维持正常的细胞功能。

安·德·迪夫[1]是洛克菲勒研究所的另一位科学家，他发现了一种叫作溶酶体的载酶结构。[20]它就像细胞的"胃"一样，消化破损的细胞部分，以及入侵的细菌与病毒。

植物细胞含有名为叶绿体的结构，它们是光合作用的场所，可以将光转化为葡萄糖。叶绿体与线粒体一样都携带着属于自己的 DNA，这再次表明它们源于被其他细胞吞噬的微生物。克里斯蒂安·德·迪夫的另一个发现，是一种被称为过氧化物酶体的膜结构，生命中一些最危险的反应，例如分子的氧化反应，将被隔离在这种结构中，此处也能生成活性极强的化学物质过氧化氢。如果过氧化物酶体开放并释放其内部毒物，那么细胞将会受到其自身活性物质的攻击。细胞小心翼翼地封闭着这个圣杯，里面装满了用于代谢其他毒素的毒药。

我将把最重要与最神秘的细胞器留在最后，那就是细胞核。细菌没有细胞核，但在拥有细胞核的细胞（包括人类细胞在内的所有动植物细胞）中，细胞核是存储大部分细胞遗传物质或者说生命指令手册的地方。它是 DNA 与基因组的储存库。

细胞核是指挥中心，是细胞的关键枢纽。它是接收与传播大部分生命信号的地方。RNA 携带有构建蛋白质的信息，它需要从这里复制遗传密码，然后再被排出到细胞核外。我们可以把细胞核想象成生命的重中之重。

1836 年，细胞解剖学家罗伯特·布朗[2]在兰花细胞中观察到了细胞核。布朗注意到了它在细胞内的核心位置，便以希腊语中表示"核心"的词来为这个结构命名。然而，细胞核的功能，或者说它对细胞功能的重要性，在整整一个世纪里依然不明。就像所有的细胞一样，细胞

---

1　克里斯蒂安·勒内·德·迪夫（Christian René de Duve，1917 年 10 月 2 日—2013 年 5 月 4 日）是一位比利时细胞学家与生物化学家。他发现了过氧化物酶体和溶酶体这两种细胞器，并因此与阿尔伯特·克劳德和乔治·帕拉德分享了 1974 年的诺贝尔生理学或医学奖。
2　罗伯特·布朗（Robert Brown，1773 年 12 月 21 日—1858 年 6 月 10 日）是一位苏格兰植物学家与古植物学家。1827 年，他在研究花粉中的微粒在水中悬浮状态的行为时，发现微粒有不规则的运动，这种运动被后来的科学家命名为布朗运动。

核被一种多孔的双层膜结构所包围，而人们对其孔隙的研究或了解还远远不足。

正如我之前提到的那样，细胞核容纳有生物体的基因组，它由脱氧核糖核酸（DNA）长链组成。DNA 双螺旋被精心折叠与包裹在组蛋白分子周围，然后进一步收紧与缠绕成名为染色体的结构。如果单个细胞的 DNA 可以像电线一样拉直，那么它的长度将达到 6.5 英尺（大约 1.98 米）。如果你能把人体内各个细胞的 DNA 拉直并首尾相连，那么其长度是从地球往返太阳距离的 60 余倍。如果把地球上每个人的 DNA 全部串联起来，那么其长度将是从地球往返仙女座星系[1]距离的近 2.5 倍。[21]

尽管我们对其组织结构知之甚少，但细胞核与细胞内液（细胞质）一样，也具有组织结构。研究细胞核的科学家们认为，它含有由分子纤维构成的自身骨架。蛋白质穿过细胞质，通过核膜孔隙进入，然后与 DNA 结合，控制基因的开关。与蛋白质相结合的激素沿着核膜孔隙进行运输。作为能量普遍来源的 ATP 通过核膜孔隙快速传递。

基因开关的切换过程至关重要，它使细胞拥有其特定的身份。一组开关基因可以决定细胞的类型，使神经元与白细胞按照各自方向分化。在生物体的发育过程中，基因，或者说由基因编码的蛋白质，告诉细胞它们的相对位置并控制它们的未来命运。基因开关受到例如激素等外部刺激的调控，该过程还会发出使细胞行为变化的信号。

当细胞分裂时，每条染色体都将被复制，两份拷贝在空间上分离。在人类细胞中，核膜发生溶解，一整套染色体迁移到两个新生的子细胞中，然后核膜会在这些染色体的周围重新出现。从本质上讲，就是再生一个含有新细胞核与染色体的子细胞。

但是细胞核的大部分功能尚有待明确：通往细胞指挥中心之门仍然部分关闭。正如一位生物学家所说："我们只能希望遗传学家霍尔

---

1　仙女座星系（Andromeda galaxy）直径 22 万光年，距离地球有 254 万光年，是距银河系最近的大星系。

丹[1]对宇宙的假设并不适用于细胞核：'现在，我的怀疑是，宇宙不仅比我们想象的要神奇，而且还远超人类思维的边际。如果我们能够适当意识到，细胞核可能比我们曾经想象的样子更为复杂，可我们仍可以通过科学方法对其进行分析，那么这种信念本身可能会使我们、我们的学生，以及继任者有力量继续深入研究这个领域，并且下一项挑战如今已经在向我们发出召唤。我们有充分的理由相信这项计划。因此让我们振作起来吧。'"[22]

细胞膜。原生质。溶酶体。过氧化物酶体。细胞核。我们所遇到的细胞亚单元对于细胞的存在不可或缺，它们执行着使细胞拥有并维持独立生命的特殊功能。它们的胞内定位、组织结构与协调作用至关重要。简而言之，细胞的自主性存在于其解剖结构中。

这种自主性反过来又赋予生命系统一个重要特征，即维持内环境稳定的能力，这种现象则被称为"稳态"。稳态（homeostasis 这个词源自希腊语中的 homeo 与 stasis，大致的意思是"与静止相关"）的概念最早由法国生理学家克劳德·贝尔纳[2]于 19 世纪 70 年代首次描述，并在 20 世纪 30 年代由哈佛大学生理学家沃尔特·坎农[3]进一步发展。

在贝尔纳与坎农之前的几代学者中，生理学家把动物描述为机器的组合，或是动态部分组成的总体。肌肉是发动机，肺是一对风箱，心脏是一台水泵。脉动、旋转、泵送，生理学强调的是运动、动作与功能。不要袖手旁观，要积极行动起来。

贝尔纳颠覆了这种逻辑。他在 1878 年写道："内环境稳定是生命

---

1　约翰·伯顿·桑德森·霍尔丹（John Burdon Sanderson Haldane，1892 年 11 月 5 日—1964 年 12 月 1 日，通常被称作 J.B.S. 霍尔丹）是一位英国遗传学家与进化生物学家。他在遗传学与进化生物学领域做出了重要贡献，被认为是 20 世纪最重要的科学家之一。

2　克劳德·贝尔纳（Claude Bernard，1813 年 7 月 12 日—1878 年 2 月 10 日）是一位法国生理学家，被广泛认为是现代生理学的奠基人之一。他首创了"内环境"一词，以及与之相关的"稳态"概念。哈佛大学历史学家科恩称贝尔纳是"最伟大的科学家之一"。

3　沃尔特·布拉德福德·坎农（Walter Bradford Cannon，1871 年 10 月 19 日—1945 年 10 月 1 日）是一位美国生理学家，曾任哈佛医学院生理学系教授和系主任。他创造了"战斗或逃跑反应"（fight or flight response），并且发展了"稳态"理论。1932 年，他在《身体的智慧》一书中普及了其理论。

自由与独立的条件。"[23] 在将生理学的重点从行动转向维持稳定性的过程中，贝尔纳改变了我们对于生物体身体如何运作的理解。自相矛盾的是，生理学"活动"的一个主要目标是实现静态。不要急于行动，务必保持稳定。

贝尔纳与坎农研究了生物体与器官中的稳态，人们也越来越认识到稳态是细胞乃至生命的基本特征。为了理解细胞稳态，我们将再次从将其与外环境分隔的细胞膜开始，而该结构可以使细胞内部反应保持隔离与独立。此外，膜还进化出将多余物质排出的泵，以便于维持细胞内部空间的稳定。由于细胞原生质中含有化学缓冲剂，因此即使细胞外化学环境发生变化，细胞的酸度或碱度也不会出现改变。细胞运转需要能量，线粒体为此提供能量。蛋白酶体则处理多余或错误折叠的蛋白质。为了防止外部资源短缺，某些细胞中具有专门的储存细胞器，可以作为备用库保证营养物质供给。新陈代谢的有毒副产物会被引导至过氧化物酶体销毁。

我们将很快从自主性与稳态转向细胞的其他基本属性，包括繁殖、功能特化[1]，以及细胞分裂与形成多细胞生物体的能力。然而，请与我一起稍做停留，以回顾本章所涵盖的非凡发现。对于试图去探索细胞内部功能解剖的细胞生物学家来说，1940 年至 1960 年的 20 年可能是最辉煌与高产的阶段。这 20 年拥有一种庄严与精湛，类似于大约一个世纪前，当时施旺、施莱登、菲尔绍等人奠定了细胞生物学的基础。如果我们今天认为这个时期揭示的见解似乎"司空见惯"（"线粒体是细胞的能量工厂"这种说法的某些版本，几乎在每一本高中科学教科书中都可以找到），那是因为我们就像以前经常做的那样已经淡忘，每一个这样的发现在当时都引起了激动人心的敬畏。我认为，毫不夸张地

---

1    功能特化指的是细胞在发育过程中经历逐渐分化，使其能够执行特定的功能或任务。在功能特化过程中，细胞会经历形态、结构和功能上的改变，以适应特定的生理需求与环境条件。

说，从发现细胞到揭示其结构解剖，再到最终阐明其功能解剖的转变过程，是科学中最令人振奋的成就之一。

功能解剖的发现使人们能够全面认识细胞，并且由此全面认识生命的定义性特征。如前所述，细胞不只是一个由相邻部件组成的系统，就像汽车不是一个发动机加上旁边的化油器。细胞是一台整合的机器，它必须将这些个体部件的功能融为一体，以实现生命的基本特征。1940 年至 1960 年间，科学家们开始将细胞的各个独立部分整合起来，以了解一个自主的生命单元如何运作并实现"功能"。

毫不意外，这些基础性的发现最终推动了新药的研发。如果说大体解剖学与生理学在 18 和 19 世纪开创了外科学与内科学的新时代，那么功能细胞解剖学与生理学则在 20 世纪宣布了疾病和治疗干预的新位点。我们早就知道，器官功能衰竭会导致疾病，例如肾衰、心衰与骨折。但细胞器功能衰竭又是怎么回事呢？

2003 年夏季，一位名叫贾雷德的 11 岁冰球运动员的双眼视力逐渐减退。[24] 贾雷德的世界在逐渐变暗，虽然他继续努力参加运动，但很难分辨冰球场的边界。父母带他去了明尼苏达州罗切斯特市的梅奥诊所，找到眼科医生以明确诊断。

一周之后，诊所发现了病因：贾雷德患有一种名为莱伯遗传性视神经病变[1] 的疾病。[25] "我对此非常抱歉，但贾雷德会失明。"梅奥诊所的眼科医生轻声告知贾雷德的父母。通常情况下，这种遗传性疾病是由线粒体中名为 mtND4 的基因突变所引起的。（1988 年，也就是在人类基因组计划启动前两年，研究人员发现并定位了该致病基因。）[26] 出于至今尚不清楚的原因，它专门影响眼睛的视网膜神经节细胞功能，该细胞负责将信息从视网膜传递到视神经，然后再继续传输至大脑。

---

1　莱伯遗传性视神经病变（Leber hereditary optic neuropathy，LHON）是一种线粒体遗传的视网膜神经节细胞及其轴突变性性，可导致急性或亚急性中枢视力丧失，它主要影响年轻的成年男性。LHON 是母系遗传性疾病，因为它主要是源于线粒体基因组的突变，而只有卵子为胚胎提供线粒体。

在受影响的儿童中，疾病会无情地进展。起初，视盘上的神经纤维开始肿胀。然后，视神经萎缩，视网膜神经的外观变得纤细暗淡。贾雷德遗传了最常见的 LHON 突变：它位于线粒体基因组 11778 号核苷酸，该基因组的全长大约相当于 1.6 万个碱基。[1]

"11778,"贾雷德在他的日记中写道，"我多希望这是我的冰球吊坠、自行车锁或是学校储物柜的密码。然而，它却是 11778 号核苷酸基因突变的密码，它会在我 11 岁时启动体内的疾病，并最终彻底改变我的人生……失明，到底什么是失明？我现在 11 岁了。我是一名冰球运动员。我很迷恋女孩，她们也喜欢我。我有很多朋友，并且没有烦恼。失明？他们说我会看不见是什么意思？看不见什么？……爸爸，请快点把这个问题解决，让我和朋友们一起玩去。"[27]

然而无论爸爸如何努力，这个问题依然无法解决。贾雷德的神经节细胞开始变性。幸好，父母将贾雷德的注意力转向弹吉他。他学会了仅凭触感与声音来演奏。视力在缓慢且无情地恶化，而他的音乐造诣也在不断提高。"我目前就读于加州洛杉矶的 MI 现代音乐学院，而八年前我曾在吉他中心为父母演奏了一场刺耳的音乐会。我相信自己是首个进入这座著名音乐学府的盲人学生，这种感觉真的很酷。我猜想他们认为我具备足够的能力，可以跟上所有其他需要读谱的学生。"[28]贾雷德失去了光明，但他却找到了声音。

2011 年，中国湖北的一个眼科医生团队对一种名为 AAV2（2 型腺相关病毒）的病毒进行了修饰，使其携带正常版本的 ND4 基因。[29]该病毒能够感染人类与灵长类动物的细胞，但是不会引起任何明显的或急性的疾病，并且它可以被修饰携带 ND4 等"外来"基因。数百万

---

1　线粒体基因突变非常特别，因为它们只能从你的母亲那里遗传，而大多数其他突变可以来自父母中的任何一方。线粒体无法独立存在，它们只能生活在细胞内。它们在细胞分裂时进行分裂，然后被分配到两个子细胞中。当卵细胞在母亲体内形成时，其所有线粒体都来自她的细胞。受精后，精子将其 DNA 注入了卵子，但不会提供任何线粒体。因此，你出生时的每个线粒体都来自母亲。贾雷德遗传的 mtND4 基因突变一定来自其母亲。这很可能是在卵子形成过程中偶然发生的，因为贾雷德的母亲并没有罹患这种疾病。——作者注

个经过基因修饰的病毒颗粒悬浮在一滴液体中。他们用一根非常纤细的针穿刺患者的角膜边缘，将这滴浓稠的病毒悬液注入视网膜上方的玻璃体层。

科学家们知道他们正在踏入一个危机四伏的境地，1999 年 9 月的事件就是一个例子。杰西·盖尔辛格[1]是一位患有轻度代谢性疾病的少年，该病影响了其肝脏代谢蛋白质降解产物的能力，导致他血液中的氨浓度接近中毒水平，于是他接受了一种经过基因修饰的腺病毒治疗。这位男孩的医生曾希望通过输注病毒这种实验性疗法来治愈杰西的疾病。然而，不幸的是，杰西对这种病毒产生了灾难性的免疫应答，并且迅速出现了致命的器官衰竭。他的死亡立刻引发了一系列后果。在 21 世纪的第一个十年里，基因治疗领域陷入了寒冬。由于联邦监管机构对这一领域实施了严格的约束，因此很少有研究人员尝试将基因修饰的病毒送入人体。

但视网膜是一个特殊的部位。即便是极微量的病毒也足以感染细胞，而且视网膜具有与众不同的免疫特权：与身体中其他几个部位（例如睾丸）一样，视网膜不会受到免疫系统的主动监测，因此它极不可能对传染因子产生严重反应。此外，自盖尔辛格事件发生以来，基因治疗载体有了很大改进，而这增强了科学家们的信心，相信基因传递不会引起不良反应。

2011 年，中国医生为一项小型临床试验募集了 8 位 LHON 患者。[30]这项试验在早期出现了成功的迹象：病毒将基因导入视网膜神经节细胞中，随后这些细胞合成出正确的 ND4 蛋白质，并且它们还能找到进入线粒体的途径。在接下来的 36 个月里，有 5 位患者的视力得到了改善。

这些研究在我撰写本书的时候仍在继续，研究人员正在完善入组

---

1　杰西·盖尔辛格（Jesse Gelsinger, 1981 年 6 月 18 日—1999 年 9 月 17 日）是第一位被公开确认死于基因治疗临床试验的患者。盖尔辛格患有鸟氨酸氨甲酰基转移酶缺乏症，这是一种 X 染色体连锁的代谢性疾病。

患者标准并延长观察期。这种病毒产品现在被称为卢美沃克[1]，该药目前尚处于后期临床试验阶段，用于治疗早期视力下降的 LHON 患者。2021 年 5 月，试验人员报告了 RESCUE 试验的完成，该试验采用基因治疗来阻止携带有该突变的患者在视力损害后的 6 个月内发生进行性视力丧失。[31] 这项安慰剂对照、双盲、多中心和随机的试验是一项金标准研究[2]，共涉及 39 名受试者。（其中一位患者接受的病毒剂量较低，因此只剩下 38 位可供评估的受试者。）受试者的一只眼睛被注射了病毒，而另一只眼睛则接受了假性注射（不含病毒）。在 24 周时，治疗组与对照组（未治疗）的视力均继续出现不可避免的下降。在 48 周时，这些受试者的双眼视力下降趋于稳定。但是在 96 周时，结果出现了令人惊讶的改变，在大约四分之三的治疗组患者中，无论是接受过治疗还是没有接受治疗的眼睛，其视力状况均表现出明显的改善。该试验取得了成功，不过也带来了谜团：虽然接受基因治疗的眼睛有望改善，但是为何没有接受治疗的眼睛也会改善？视网膜神经节细胞之间是否存在某种相互连接，或者其他一些我们尚未了解的双眼间联系机制？病毒是否泄漏到血液循环中并影响到另一只眼睛？

　　遗憾的是，对于像贾雷德这样已经完全失明的患者来说，*ND4* 基因替代治疗不太可能让他们获益：对他们来说已经太迟了，视力无法恢复。当具有应答能力的细胞[3]已经死亡时，替代细胞器的功能将无法产生益处。细胞器只能在正常细胞中发挥作用。

　　如果该试验能够继续顺利进行，并且获益被证明具有长期效果（这在目前仍然存在巨大的"不确定性"），那么卢美沃克终将在药典中找

---

1　卢美沃克（Lumevoq）是一种基因治疗产品，于 2011 年 5 月 13 日被指定为孤儿药物（用于罕见疾病的药物），用于治疗 LHON 患者。
2　安慰剂对照（placebo-controlled）：试验中将受试者分为治疗组和安慰剂（无治疗效果）组，以比较治疗的效果。双盲（double-blinded）：受试者与研究人员不知道哪些受试者接受了治疗，哪些接受了安慰剂，以减少主观偏见。多中心（multicentered）：试验在多个医疗机构进行，以增加样本的代表性。随机化（randomized）：试验中受试者被随机分配到治疗组或对照组，以减少偏倚并提高结果的可靠性。金标准研究（gold standard study）：指的是在该领域中被广泛接受并认为是最可靠和最准确的研究设计。
3　在此指的是具有视觉感知能力的细胞。

到自己的位置。然而，导入改变线粒体功能的细胞修饰疗法，已经为医学指明了新的发展方向。

在 20 世纪 50 年代与 60 年代，内科学与外科学见证了器官定向治疗[1]的蓬勃发展，包括改变心脏的血管通路以绕过堵塞物，或者用移植的器官取代病变的肾脏。人们面前出现了一个日新月异的药物世界，包括抗生素、抗体以及预防血栓或降低胆固醇的化合物。但 *ND4* 基因替代疗法是针对细胞器的定向治疗，以弥补视网膜神经节细胞线粒体的功能缺陷。它标志着数十年来对细胞解剖学的研究、对亚细胞结构的分析，以及对其在疾病状态下功能异常特性进行的描述达到巅峰。这当然既是基因治疗，又是原位细胞治疗。换句话说，就是在人体内病变细胞的原始解剖位置恢复其功能。

---

1　器官定向治疗是指针对特定器官进行治疗的方法。医生通过手术、药物或其他介入性操作，以直接影响和改善特定器官的功能或疾病状态。

第六章

# 分裂的细胞：
# 细胞繁殖与体外受精诞生

> 不存在所谓的生殖……当两个人决定要孩子的时候，他们就
> 参与了一种生产行为。
>
> ——安德鲁·所罗门[1]，
> 《背离亲缘：父母、孩子与寻找身份的旅程》[1]

细胞会分裂。

或许在细胞的生命周期中，最重要的事件就是它产生子细胞的瞬间。并非每个细胞都能进行繁殖：某些细胞，例如神经元，经历过了永久性或终末分裂[2]，将永远不再进行分裂。但是反过来说并不成立：每个细胞都是其他细胞的产物，也就是一切细胞来源于细胞。正如法国生物学家弗朗索瓦·雅各布[3]曾经说过的那样："每个细胞的梦想就是成为两

---

1　安德鲁·所罗门（Andrew Solomon，生于 1963 年 10 月 30 日）是一位知名的美国作家和心理学家，以其深入研究和探索家庭、心理健康和身份认同等主题而闻名。他的《背离亲缘：父母、孩子与寻找身份的旅程》等著作引起了广泛的关注和讨论。
2　永久性分裂是指一种细胞分裂方式，产生的子细胞无法再次进行分裂。终末分裂是指细胞分裂的最后一次过程，其结果是产生成熟细胞或特化细胞，而不再具备分裂能力。
3　弗朗索瓦·雅各布（François Jacob，1920 年 6 月 17 日—2013 年 4 月 19 日）是一位法国生物学家。1965 年，他与雅克·莫诺和安德烈·利沃夫共同获得了诺贝尔生理学或医学奖，以表彰他们在基因调控与基因表达方面的突出贡献。

个细胞。"[2]（当然，那些完全放弃了这个梦想的细胞除外。）

从概念上来讲，动物细胞分裂可大致分为两种目的或功能：生成与繁殖。我所说的生成是指创造新的细胞，用于生物体的构建、成长与修复。当皮肤细胞分裂以愈合伤口时，当 T 细胞分裂以产生免疫应答时，这些细胞就会开始产生新细胞，以生成组织或器官，或者实现某种功能。

但是，当精子或卵子在人体中生成时，则是完全不同的事情。它们生成是为了进行繁殖，即分裂产生的不是新功能或器官，而是新的生物体。

在人类与多细胞生物中，生成新细胞以构建器官和组织的过程被称为有丝分裂，其英文 mitosis 来自希腊语单词 mitos，意思是"丝线"。相比之下，为了繁殖目的生成新细胞、精子与卵子，以生成新生物体的过程被称为减数分裂，其英文 meiosis 来自希腊语单词 meion，意思是"减少"。

发现有丝分裂的德国科学家是一位心灰意冷且不满现状的军医，他希望寻求生物学的新视野。瓦尔特·弗莱明[1]是一位精神病学家的儿子，他在 19 世纪 60 年代接受了医学培训。[3]与鲁道夫·菲尔绍一样，他也曾经就读于一所军事医学院，同样发现这门学科过于刻板僵化，于是他很快就转向研究细胞。人类以及所有多细胞生物均由细胞构成，然而，从一个细胞发展到数十亿个细胞并形成生物体的过程却非常神秘。19 世纪 70 年代，弗莱明对于细胞解剖学产生了极大的兴趣，他开始用苯胺染料及其衍生物来染色组织，希望能够揭示出亚细胞结构。

起初，弗莱明能够观察到的内容很少。染料只显示出一种几乎完全位于细胞核内部的纤细丝状物，而细胞核是细胞内一种非常典型的被膜

---

1　瓦尔特·弗莱明（Walther Flemming，1843 年 4 月 21 日—1905 年 8 月 4 日）是德国生物学家、细胞遗传学奠基人。他观察到染色体在细胞分裂过程中的变化，并描述了细胞核的行为和结构。

包裹的球形结构，最早由苏格兰植物学家罗伯特·布朗在 19 世纪 30 年代发现。

弗莱明在其同事威廉·冯·瓦尔代尔-哈尔茨[1]的影响下，将位于细胞核内的丝状物质命名为染色体，即"着色的结构"，而这是一个中性名称。他想知道它们在细胞分裂过程中的功能与变化。在好奇心的驱使下，弗莱明持续在显微镜下观察正在分裂的细胞。而观察并不等同于看见。看见，或者说真正的看见，需要洞见。其他科学家，例如冯·莫尔与雷马克，也曾观察过细胞的分裂，但是他们对于该过程的协同或分期知之甚少。弗莱明意识到，他们只是看到了细胞表面，而并未见到细胞内部的情况。弗莱明在 1878 年提出了一项关键性的洞见：它涉及使用蓝色染料对染色体着色，然后在显微镜下跟踪细胞分裂的整个过程，从而捕捉到细胞内染色体与细胞核的活动。

染色体的功能是什么？细胞核或其中的染色体与细胞分裂有何关系？他在 1878 年和 1880 年撰写的两篇论文中问道："哪些力量在细胞分裂时发挥作用？细胞内可见的成形结构［细胞分裂过程中的细胞核与染色体］的位置变化是否遵循某种规律？如果是的话，规律是什么？"[4][2]

他发现这个规律的系统性非常惊人。[3]它被安排得就像军事演习一样精确。在蝾螈的幼虫中，在哺乳动物、两栖动物和鱼类的分裂细胞中，弗莱明发现了一种普遍存在于几乎所有生物中的细胞分裂节奏。

---

1  威廉·冯·瓦尔代尔-哈尔茨（Wilhelm von Waldeyer-Hartz，1836 年 10 月 6 日—1921 年 1 月 23 日）是一位德国解剖学家与医生。他以总结神经元理论和命名染色体而闻名。

2  特奥多尔·博韦里与沃尔特·萨顿（Walter Sutton）将建立下一个逻辑联系：将染色体与遗传联系起来。简而言之，他们将把基因遗传与染色体解剖 / 物理遗传联系在一起，从而将基因（和遗传）定位于染色体上。在豌豆实验中，格雷戈尔·孟德尔只能以抽象的方式将基因识别为"因子"，它们会进行代际传递并将性状或特征从父母传给后代；但是他没有办法确定这些因子的物理位置。萨顿与博韦里等科学家提供了第一份证据，表明特征（基因）遗传是通过染色体遗传实现的。果蝇遗传学家托马斯·摩尔根（Thomas Morgan）等人的工作就是基于该理论，他们最终将基因的位置定位于染色体上。数十年后，弗雷德里克·格里菲斯（Frederick Griffith）、奥斯瓦尔德·艾弗里（Oswald Avery）、詹姆斯·沃森（James Watson）、弗朗西斯·克里克（Francis Crick）与罗莎琳德·富兰克林（Rosalind Franklin）等人的研究，将 DNA（位于染色体中心的分子）确定为遗传信息的载体。而马歇尔·尼伦伯格（Marshall Nirenberg）及其在美国国立卫生研究院（NIH）同事的进一步研究，将确定基因如何被解码以合成最终为生物体提供形态与特征的蛋白质。——作者注

3  植物学家卡尔·威廉·冯·内格里（Karl Wilhelm von Nägeli）将弗莱明的实验视为一种异常现象，而且他还嗤之以鼻地认为孟德尔的论文根本是无稽之谈。数十年后，细胞分裂的普遍原则才在所有生物体中得到阐明。——作者注

这是一个令人振奋的结果：在他之前没有任何科学家能够想象到，如此多样的生物体细胞在分裂过程中会遵循一种几乎相同且井然有序的规律。

弗莱明发现，第一步是丝状的染色体凝聚成厚实的束状结构，而他将其称为"线团"。染料现在结合得很牢固；染色体在镜下闪闪发光，就像用深蓝染成的线卷。然后，凝聚的染色体沿着一条明确的轴线倍增分裂，形成的结构使弗莱明想起了两个爆裂的星体。他写道："细胞核结构在分裂过程中逐渐组织形成了有序排列。"[5]核膜发生溶解，核也随之分裂。最后，细胞本身分裂，细胞膜被分割，产生两个子细胞。

一旦它们进入子细胞，染色体就会逐渐解聚，恢复其纤细的"静止状态"，回到子细胞的细胞核里，仿佛逆转了细胞分裂过程。由于染色体在分裂时先翻倍后减半，因此子细胞中的染色体数量保持不变。先从 46 条变成 92 条，然后再减半为 46 条。弗莱明称其为同型或"保守性"细胞分裂：母细胞与子细胞最终拥有数量相同或恒定的染色体。[1] 19 世纪 80 年代到 20 世纪初期，生物学家特奥多尔·博韦里、奥斯卡·赫特维希与埃德蒙·威尔逊[2]为这个细胞分裂的初步概述增添了大量细节，并且深入研究了弗莱明最初描述的每个步骤。[6]

弗莱明把该过程描绘成一个循环：丝状形态的染色体凝聚成线团，分裂完成后再恢复到静止状态。当细胞进入下一个分裂周期时，染色体将再次发生紧缩与膨胀，也就是凝聚、分裂与解聚的过程，仿佛生命气息在它们之中流动。

---

1　另外两位细胞学家爱德华·斯特拉斯布格尔（Eduard Strasburger）与爱德华·凡·贝内登（Édouard van Beneden）也观察到染色体的分离，以及随后的细胞膜分裂成两个子细胞（有丝分裂）。——作者注

2　特奥多尔·海因里希·博韦里（Theodor Heinrich Boveri，1862 年 10 月 12 日—1915 年 10 月 15 日）是一位德国动物学家，比较解剖学家与现代细胞学的创始人之一。他认为染色体是遗传物质的基本单元，染色体在细胞分裂中起着关键作用。博韦里的研究对于遗传学和癌症研究产生了重要影响。
奥斯卡·赫特维希（Oscar Hertwig，1849 年 4 月 21 日—1922 年 10 月 25 日）是一位德国生物学家和细胞学家。他在生殖细胞的研究中做出了重要贡献，尤其是在受精过程和生殖细胞的发育方面。
埃德蒙·比彻·威尔逊（Edmund Beecher Wilson，1856 年 10 月 19 日—1939 年 3 月 3 日）是一位美国动物学家和遗传学家。1905 年，他发现了染色体 XY 性别决定系统。

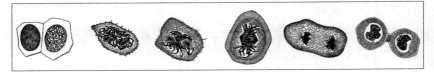

瓦尔特·弗莱明绘制的示意图显示了有丝分裂或细胞分裂的连续阶段。起初，染色体以松散的丝状形态存在于细胞核内。这幅示意图展现了两个相邻的细胞，每个都拥有细胞核与解聚的染色体。然后这些细丝收缩成致密的束状结构。接着核膜发生溶解，而染色体则将分散到细胞两侧，似乎它们受到某种力量的牵引。当它们完全分离时（倒数第二个图像），细胞分裂，产生两个新细胞。

　　然而，必定存在一种不同的细胞分裂方式，可以用来实现生物体的繁殖过程。回想起来，我们很容易理解，此类形式的细胞分裂动力学与有丝分裂完全不同：而这是一个基本的数学问题。你们应该记得，在有丝分裂中，母细胞与子细胞最终拥有相同数量的染色体。假设开始时有 46 条染色体（人类细胞的染色体数量），接着染色体经过复制（变为 92 条），然后每个子细胞将获得一半：染色体数量重新恢复到46 条。

　　但是这些数字在繁殖过程中有什么作用呢？如果精子与卵子的染色体数量与其母细胞相同，即 46 条，那么受精卵的染色体数量应该达到原来的两倍，即 92 条。这个数字在下一代会翻倍至 184 条，并且随后将再次倍增至 368 条，以此类推，染色体数量在代与代之间呈指数增长。很快，细胞将因为染色体数量过多而破裂。

　　因此，生成精子与卵子时必须首先将染色体数量减半，也就是精子和卵子各拥有 23 条染色体，然后在受精时恢复到 46 条。19 世纪 70年代中期，特奥多尔·博韦里与奥斯卡·赫特维希在海胆中观察到了这种染色体数量先减少再恢复的细胞分裂变异形式。1883 年，比利时动物学家爱德华·凡·贝内登也在蠕虫中观察到减数分裂，从而证实了这一过程在结构更复杂的生物体中具有普遍性。

　　简而言之，多细胞生物的生命周期可以被重新理解为减数分裂与有丝分裂间相当简单的循环游戏。每个人类体细胞起初都有 46 条染色体，通过减数分裂在睾丸中生成精子细胞，或者在卵巢中生成卵子细胞，最终使每个细胞都能获得 23 条染色体。当精子与卵子相遇形成受精卵时，染色体的数量将恢复到 46 条。受精卵通过细胞分裂——有丝分裂——生成胚胎，然后它们逐渐发育出成熟的组织与器官：心脏、肺、血液、肾脏、大脑，并且每个细胞都有 46 条染色体。随着生物体的成熟，它最终发育出性腺（睾丸或卵巢），而每个细胞也都有 46 条染色体。在这里，游戏再次改变：当性腺中的细胞生成雄性与雌性生殖细胞时，它们会进行减数分裂，然后生成各自拥有 23 条染色体的精子与卵子。受精使染色体数量恢复到 46 条。受精卵就此诞生，循环再次启动。减数分裂，有丝分裂，减数分裂。减半，恢复，生长。减半，恢复，生长。无穷无尽。

是什么控制着细胞的分裂呢？弗莱明目睹了有丝分裂的系统阶段。然而，是谁，或者更确切地说，是什么决定了这些阶段呢？在弗莱明发表其关于细胞分裂的重要著作之后的数十年里，细胞生物学家注意到分裂细胞的生命周期可以分为几个阶段。

让我们从那些完全退出循环的细胞开始。它们永久或半永久地处于休眠状态，而用生物学术语来说就是"静止"状态。这个阶段现在被称为 $G_0$ 期，$G_0$ 指的是"间期"或休眠期。事实上，其中一些细胞永远不会再分裂。它们已完成了有丝分裂过程。大多数成熟的神经元就是很好的例子。

当细胞决定进入分裂周期的时候，它就来到了被称为 $G_1$ 期的新间期。细胞仿佛在试探细胞分裂的水域，同时仔细思考着自己做出的决定。在 $G_1$ 期内，显微镜下几乎观察不到任何明显变化，但从分子层面上来看，这个 $G_1$ 期具有非常重要的意义：协调细胞分裂的蛋白质被合成；线粒体被复制；细胞聚集分子，召唤与合成对新陈代谢和维持生命至关重要的分子，并且在将它们分配给两个子细胞之前增加其数量。$G_1$ 期也是细胞决定是否承担细胞分裂这项重任的首个关键检查点。想要继续前进还是就此停留？如果某些营养物质缺乏，或者激素环境并不适合，细胞可能会选择留在 $G_1$ 期。这是无路可退前的关键时刻。

$G_1$ 期之后是一个与众不同的阶段，其中包括染色体的复制，因此涉及新 DNA 的合成。它需要能量、承诺以及重心的巨大调整。它被称为 S 期，来自单词合成（synthesis），指的是复制染色体的合成。如果你能够生活在细胞内部，像前述那样在原生质中游动，你或许会感觉到，细胞活动的中心从细胞质转向了细胞核。DNA 复制酶附着在染色体上。而其他酶则开始解旋 DNA。然后，DNA 的构件被运送到细胞核。一组复杂的 DNA 复制酶沿着染色体串联合成复制拷贝。同时细胞内会形成一个将复制的染色体分开的装置。

第三阶段可能是最神秘与最费解的间期：这是被称为 $G_2$ 期的另一个休眠期。为什么细胞一旦合成复制染色体就要停止分裂？为什么要浪费新合成的 DNA 链呢？ $G_2$ 期之所以作为细胞分裂前的最后一个检查点而存在，是因为细胞无法承受易位、DNA 断裂、极端突变与缺失等染色体灾难。这是细胞检查并仔细核对 DNA 复制保真度的时刻，为的是防范 DNA 受到损伤或者染色体发生毁灭性事件。受到 DNA 损伤辐射或化疗影响的细胞，可能会在这个阶段停止分裂的进程。包括 p53 肿瘤抑制因子 [7] 在内的被称为"基因组守护者"的蛋白质，会对基因组和细胞不断进行扫描，以确保其在生成新细胞之前的健康。[1]

最后一个阶段是 M 期，即有丝分裂本身的阶段，细胞分裂成两个子细胞。核膜发生溶解。即将分离的染色体进一步紧缩，成为弗莱明用染料着色的那种致密结构。分离复制染色体的分子装置已经组装完毕。此时，复制的染色体并排而卧，就像婴儿床中的双胞胎，它们彼此开始分开，直到一半占据细胞一侧，而另一半被牵拉到对侧。细胞

---

1    作为检查点而言，$G_2$ 阶段似乎是一个非常简单的解决方案，直到你发现它必须完成一个相当微妙的平衡动作。据我们所知，$G_2$ "停滞"主要是为了检测细胞中的灾难性突变。这些突变发生在 S 期。就像任何具有内在误差率的复制机一样，在合成阶段产生新 DNA 拷贝的分子机器也会出错。其中一些会立即被修复，但有些则会被保留下来。如果 $G_2$ 阶段能阻止每一种突变，捕捉每一处疏忽，纠正每一个错误，突变体将永远不会产生，而进化就会戛然而止。因此，$G_2$ 阶段必须是敏锐的守护者，它知道何时应该留意且何时应该放手。——作者注

之间出现一道凹陷，其中的细胞质也被减半。母细胞生成两个子细胞。

　　2017 年，我在一次穿越荷兰平原的汽车旅行中遇到了保罗·纳斯[1]。他是一位带有英式口音与开朗笑容的矮个男士，让我联想起了年长且睿智的比尔博·巴金斯[2]。我们当时都要去乌得勒支的威廉敏娜儿童医院做演讲，因此我们一起乘车从阿姆斯特丹来到校园。纳斯是一位友好、谦逊、善良的科学家，而我对这种类型的人立刻就有了好感。我们周围的景观平坦而单调：干燥的耕地上到处遍布着干草与秸秆，点缀着几架偶尔随风循环转动的风车。

　　循环。风的起伏代表能量转换，驱动着机器的循环。分裂的细胞是否也是这样的机器，在循环往复中进行着分裂与休眠？当纳斯在爱丁堡做博士后时，他开始思考细胞周期的协调问题。哪些因素决定细胞是否分裂或何时分裂？在 19 世纪 70 年代和 80 年代，弗莱明与博韦里等人已经观察到细胞分裂的不同阶段。问题是：哪些分子与信号在掌控并调节这些阶段？细胞是怎么"知道"何时从 $G_1$ 期进入 S 期的呢？

　　纳斯来自一个工人阶级家庭。"我的父亲是一名蓝领工人，"他在 2014 年对一位记者说，"我的母亲是一名清洁工。我的兄弟姐妹都在 15 岁时辍学。我跟他们完全不同。我通过了各项考试，不知怎么进了大学，不仅获得了奖学金，还取得了博士学位。"[8] 大学毕业数十年后，纳斯才知道他的"姐姐"实际上是其母亲。作为一名非婚生子，纳斯由祖母抚养成人，直到多年后他五十多岁的时候，纳斯才知晓了这个秘密安排，原来是祖母在扮演母亲的角色。当我们接近乌得勒支时，他非常平静地给我讲述了这个故事。纳斯眨了眨眼睛。"繁殖过程从来没有看起来那么简单。"他一本正经地补充道。

---

1　保罗·纳斯（Paul Nurse，生于 1949 年 1 月 25 日）是一位英国遗传学家，英国皇家学会前主席，弗朗西斯·克里克研究所首席执行官兼所长。2001 年，他因发现细胞周期中控制细胞分裂的蛋白质分子，而与李·哈特韦尔和蒂姆·亨特一起被授予诺贝尔生理学或医学奖。
2　比尔博·巴金斯（Bilbo Baggins）是托尔金所创作的奇幻小说《霍比特人》中的虚构角色。

纳斯在爱丁堡大学的导师默多克·米奇森[1]一直在研究名为裂殖酵母的特定菌株的细胞周期，裂殖酵母之所以得名"裂殖"，是因为它们的繁殖方式类似于人类细胞，是从中间分裂的。酵母细胞更常见的分裂方式是"出芽"，而这是一种子细胞以小芽形式分裂的过程。

在20世纪80年代，纳斯开始制备无法正常分裂的酵母菌突变体。在将近5000英里（1英里≈1.6千米）之外的西雅图，细胞生物学家李·哈特韦尔[2]采取了类似的策略：他也打算通过在另一种菌株（出芽型面包酵母）中制备突变体，来寻找影响细胞周期与细胞分裂的基因。

哈特韦尔与纳斯都希望这些突变体能够引导他们发现控制细胞分裂的正常基因。这是一种非常经典的生物学研究方法：通过干扰生理功能来揭示正常的生理过程。解剖学家可能会切断或结扎动物的动脉，然后追踪身体中那些失去血液灌注的部位，从而了解动脉的功能。遗传学家可能会借助基因突变的手段，来干扰例如细胞分裂这样的遗传过程，以发现支配有丝分裂的功能性主控因子。

1982年夏季，来自剑桥大学的细胞生物学家蒂姆·亨特[3]前往马萨诸塞州伍兹霍尔的海洋生物学实验室教授胚胎学课程，该实验室位于风景优美的科德角。游客们穿着印有鲸鱼图案的短裤与亚麻衬衫来到科德角，一边品尝着炸蛤蜊，一边在广阔的沙滩上悠闲地晒太阳。而科学家们来到浅滩上由岩石环绕的潮汐池，不仅是为了寻找蛤蜊，更多是为了捕捉海胆。

---

1　约翰·默多克·米奇森（John Murdoch Mitchison，1922年6月11日—2011年3月17日）是一位英国动物学家与细胞生物学家。米奇森开发了研究细胞生长与细胞周期的模型系统。

2　利兰·哈里森·"李"·哈特韦尔（Leland Harrison "Lee" Hartwell，生于1939年10月30日）是一位美国科学家、生物学家和遗传学家。曾经担任弗雷德·哈钦森癌症研究中心主席。2001年，他因发现细胞周期中控制细胞分裂的蛋白质分子，而与保罗·纳斯和蒂姆·亨特一起被授予诺贝尔生理学或医学奖。

3　理查德·蒂莫西·"蒂姆"·亨特（Richard Timothy "Tim" Hunt，生于1943年2月19日）是一位英国生物化学家和分子生理学家。2001年，他与保罗·纳斯和李·哈特韦尔一起被授予诺贝尔生理学或医学奖。

特别是海胆卵提供了一种宝贵的资源，因为它们体积较大，且易于用作实验模型。给一只雌性海胆注射某种简单盐溶液，它就会迅速释放出大量橙色的海胆卵。只要使用雄性海胆的精子使卵子受精，那么这些海胆的受精卵就会开始发育，并且按照时钟般的节律进行细胞分裂，最终形成一个新的多细胞动物。从 19 世纪 70 年代的弗莱明，到 20 世纪初期的胚胎学家欧内斯特·埃弗里特·贾斯特[1]，再到 20 世纪 80 年代的亨特，科学家们一直在利用这些带有性感肉舌的带刺球状生物（谁会想吃掉它们？），将其当作研究受精、细胞分裂和胚胎学的模型系统。就像果蝇对早期遗传学多有贡献一样，海胆对细胞周期的研究也非常重要。

亨特希望研究受精后蛋白质合成的调控机制，但是这项工作令人沮丧，举步维艰。他写道："到 1982 年，海胆卵中蛋白质合成的调控研究几乎停滞；我与学生们测试的每个想法都被证明有误，同时整个系统的基础也存在本质上的缺陷。"[9]

然而，1982 年 7 月 22 日暮色降临时，亨特注意到了一个与众不同的现象：就在海胆受精卵细胞开始分裂前的 10 分钟，一种含量丰富的蛋白质会达到浓度的峰值，然后消失。该现象呈现出一种节奏与规律，仿佛风车的叶片在精准地旋转。当晚的研讨会后是品鉴美酒与奶酪的时光，他了解到，包括哈佛大学的马克·克什纳[2]在内的其他科学家，也一直纠结于细胞在精子与卵子的生成过程中，或者说在减数分裂中，如何实现各个阶段的过渡。蛋白质浓度增减可能预示分期转换的想法令亨特十分着迷。他可能还没喝完手中那杯酒就回到了实验室。

在接下来的十年里，亨特每年回科德角都会带上一个装满实验

---

1　欧内斯特·埃弗里特·贾斯特（Ernest Everett Just, 1883 年 8 月 14 日—1941 年 10 月 27 日）是一位非裔美国生物学家、学者，也是科学作家的先驱。贾斯特的主要遗产是他对细胞表面在生物体发育中的基本作用的认识。

2　马克·克什纳（Marc Kirschner，生于 1945 年 2 月 28 日）是一位美国细胞生物学家和生物化学家，也是哈佛医学院系统生物学系的创始主席。他因在细胞和发育生物学方面的重大发现而闻名，这些发现涉及细胞骨架的动力学和功能、细胞周期的调节、胚胎的信号传递过程，以及脊椎动物身体结构的进化。

用具的手提箱，其中包括"试管、吸头、凝胶板，甚至还有一台蠕动泵"[10]，他试图通过研究破译使细胞周期发生转换的机制。到了1986年冬季，亨特与他的学生们已经发现了更多这样的蛋白质，它们随着有丝分裂细胞周期的不同阶段精准增减。其中一种蛋白质的峰值与峰谷可能与S期（染色体复制阶段）完美同步。另一种蛋白质的升降可能与 $G_2$ 期（细胞分裂发生前的第二个检查点）同步。因为亨特是自行车运动（cycling）爱好者，所以他将这些蛋白质称为"细胞周期蛋白"（Cyclin）。亨特很快就意识到自己给它们起了一个合适的名字：这些蛋白质似乎与细胞分裂周期的各个阶段超然协调。于是这个名字流传了下来。

与此同时，纳斯与哈特韦尔使用了酵母细胞研究中的突变体狩猎法[1]，从而逐渐揭示出细胞周期控制基因。此外，他们也发现了几个与细胞分裂不同阶段有关的基因。在20世纪80年代末期，他们将其命名为cdc基因，后来又更名为cdk基因。[2]而这些基因编码的蛋白质被称为CDK。

然而，在这些独立的发现中存在着一个令人不安的谜团。尽管他们研究的问题有明显的共性，但是除了一个引人注目的例外，他们并没有发现相同的蛋白质：纳斯在研究时所采用的突变体之一，实际上来自类似细胞周期蛋白的基因。

为什么？为什么亨特在寻找细胞周期调节因子的过程中发现了细胞周期蛋白？为什么哈特韦尔与纳斯发现了一组（大部分）不同的协调细胞分裂的蛋白质？这就像两组数学家解决了同一个方程，却得出了

---

1　突变体狩猎法（mutant-hunting approach）是一种科学研究方法，用于寻找与特定生物过程或性状相关的基因。

2　这些基因最初被叫作cdc基因（代表"细胞分裂周期"），但后来该术语被改为cdc/cdk，最终被更名为cdk（周期蛋白依赖性激酶，cyclin-dependent kinase）。K指的是这些基因编码的蛋白质具有一种激酶活性，它会给目标蛋白质添加一个磷酸基团并通常使其激活。为了简化，我使用cdk表示基因，用大写CDK表示蛋白质。这种规则同样适用于周期蛋白家族：基因用小写字母表示，而蛋白质（"细胞周期蛋白"，Cyclin）以大写字母开头。——作者注

两个不同的答案一样，尽管如此，至少在研究方法上，两者似乎都是正确的。简而言之，Cyclin 与 CDK 有什么关系？

20 世纪 80 年代和 90 年代，亨特、哈特韦尔和纳斯与各路研究团队合作，在全部观察结果中发现了一个综合性的结论，从根本上阐明了 Cyclin 与 CDK 在细胞周期中的作用。两种蛋白质相互协同以调控细胞分裂各个阶段的转换。它们是伙伴与搭档，在功能、基因、生化、物理上密不可分。它们是细胞分裂的阴阳两面。

我们现在知道，特定的 Cyclin 将与特定的 CDK 结合并将其激活。这种激活会转而引发细胞内一系列分子事件的级联反应，它们就像弹珠一样从一个激活的分子跳跃到另一个分子，最终"指挥"细胞完成细胞周期前后阶段之间的转换。亨特已经解决了一半的谜题，纳斯与哈特韦尔则解决了另一半。或者，以图解形式表示：

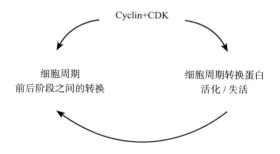

正如纳斯在前往乌得勒支的路上告诉我的那样："我们只是从两个不同的角度来观察同一件事。如果你退后一步，其实就是一回事。就好像我们捕捉到同一个物体的两个不同影像。"[11] 风车在我们周围旋转，完成了另一个循环。

虽然 Cyclin 与 CDK 可以共同协作发挥作用，但不同的组合会发出不同的转换信号。特定的 Cyclin-CDK 组合可能充当从 $G_2$ 期到 M 期的主控因子。Cyclin 激活 CDK，然后 CDK 激活更多的蛋白质来促进转换。当 Cyclin 被降解时，CDK 的活性停止，细胞等待下一个阶段的信号。

　　另一种 Cyclin-CDK 组合调节着从 $G_1$ 期到 S 期的转换。尽管其他数十种蛋白质也参与细胞分裂的协调，但是 Cyclin 与其同源 CDK 之间的密切联系不可或缺：它们是细胞周期调控中的伙伴，是弗莱明在近一个世纪前观察到的管弦乐队的核心指挥。

　　我们对于细胞周期和细胞分裂动态的理解，几乎改变了医学或生物学领域的各个方面。导致癌细胞分裂的原因是什么，我们能否找到专门阻止这种恶性分裂的药物？[1] 造血干细胞在某些情况下如何产生自己的拷贝（称为"自我更新"），在另一些情况下如何产生成熟的血细胞（"分化"）？胚胎是如何从单个细胞中发育而来的？ 2001 年，由于他们在阐明细胞控制分裂机制方面做出的重大贡献，哈特韦尔、亨特与纳斯共同获得了诺贝尔生理学或医学奖。


　　在医学领域中，与细胞分裂（有丝分裂与减数分裂）在概念上最为接近的实践，或许就是人工或医学辅助的人类生殖或者说体外受精（IVF）了。（"人工"这个词在这里似乎有些奇怪。难道整个医学领域不都是"人类创造的"吗？我们是否应该把使用抗生素治疗肺炎称为"人工免疫"，或者将婴儿娩出称为"胎儿的人工外化"？因此，我将使用"医学辅助"生殖这一表述，尽管"人工生殖"是更通俗的用语。）[2]

---

1　耐人寻味的是，尽管考虑到 Cyclin 与 CDK 在细胞分裂中起着核心作用，但很少有能阻断 Cyclin 或 CDK 的癌症疗法问世或成功。主要问题在于，细胞分裂是生命中必不可少的普遍现象，因此将它作为癌症治疗的靶点过于宽泛：如果你想要杀死正在分裂的癌细胞，那么也会杀死正在分裂的正常细胞，从而释放出难以忍受的毒副作用。20 世纪 90 年代末期，人们发现了一类药物能抑制 CDK 4/6，而这是 CDK 家族中的两个特定成员。近 20 年后的临床试验证明，新一代药物在低剂量下与其他药物（例如治疗乳腺癌的抗体药物赫赛汀）联用，可以延长某些乳腺癌患者的生存期。虽然这些药物不可避免地笼罩在毒副作用的阴影下，但针对癌症特异性 Cyclin 和 CDK 抑制剂的研究仍在继续。——作者注

2　我所说的"医学辅助生殖"，指的是一系列涉及增进人类精子与卵子产生，以及使其提取与储存成为可能的医学技术。它可能包括将人类精子与卵子置于体外进行受精的方法，或者培育活体人类胚胎后将其植入女性子宫以产生婴儿。在这个清单上，我们或许还可以添加与生殖策略迅速交叉的新技术：通过对人类精子、卵子与胚胎实施基因工程，以产生新型细胞，进而创造新型人类。——作者注

　　让我们从一个对于细胞治疗专家来说显而易见，但会让该领域的外行震惊的事实开始：体外受精就是细胞治疗。实际上，它是人类使用最广泛的细胞疗法之一。体外受精在过去的四十多年间一直是一种生殖选择，已有八百万到一千万名婴儿通过这种方法诞生。许多这些体外受精婴儿如今已经成年并做了父母，他们通常是自然生育而无须再进行体外受精。我们对这种技术已经非常熟悉，因此根本没有将其视为细胞医学，尽管事实上体外受精的确如此：通过治疗性地操控人体细胞，来改善一种古老而痛苦的人类疾病——不孕症。

　　这项技术的诞生并不顺利；事实上，它几乎因为早产而夭折。尽管伴随其产生的科学敌意、个人竞争、公众异议，甚至是医学异议，在很大程度上都被体外受精技术的成功所掩盖，但这项技术的诞生确实充满了激烈的动荡与争论。

　　20 世纪 50 年代中期，哥伦比亚大学有一位特立独行且行事神秘的妇产科教授兰德勒姆·谢特尔斯[1]，他发起了一个创造体外受精人类婴儿的项目。[12] 他想治愈不孕症。谢特尔斯有七个孩子，但是他很少回家休息。他的实验室里摆放着一个长满青苔的巨大鱼缸和一排时钟。他睡在一张临时搭建的小床上，耳边时刻传来时钟嘀嗒的声音。住院医师们经常会在深夜里看到他穿着皱巴巴的绿色刷手衣在大厅游荡。

　　起初，谢特尔斯在培养皿与试管中进行实验。他从女性供体那里采集了人类卵子，然后再使用人类精子使它们受精，而且设法让原始胚胎存活了六天。他经常发表文章并因此获得多个奖项，其中就包括哥伦比亚大学的马克尔奖[2]。[13]

　　但是随后他的职业生涯出现了奇怪的转折。1973 年，谢特尔斯同意帮助佛罗里达州的一对夫妇约翰·德尔·齐奥与多丽丝·德尔·齐奥怀孕。谢特尔斯没有向医院的监管或实验委员会报告，这项工作已

---

1　兰德勒姆·布鲁尔·谢特尔斯（Landrum Brewer Shettles，1909 年 11 月 21 日—2003 年 2 月 6 日）是一位美国妇产科医生，体外受精领域的先驱。
2　马克尔（Markle）奖是由美国哥伦比亚大学颁发的奖项。该奖项由慈善组织马克尔基金会设立，旨在表彰在医学、科学和公共卫生领域做出重大贡献的个人。

经从培养皿中的受精延伸到胚胎植入。此外，他也没有将此事通知产科主任。

1973 年 9 月 12 日，纽约大学医院的一位妇科医生从多丽丝体内采集了卵子。约翰携带着卵子与他的一小瓶精液，乘坐出租车前往谢特尔斯的实验室。我估计这条经过上城区的路线大约需要一个小时，可能是纽约历史上最紧张的出租车行程之一。

就在此时，谢特尔斯医生的上级得知了这项实验，勃然大怒。将在体外创造的人类胚胎（试管婴儿）植入真正的子宫闻所未闻，这种做法所带来的医学与伦理影响根本无法预测。当然下面这个故事可能是虚构的，讲的是他的上级闯入了实验室，砸开装有受精卵的培养箱，然后破坏了这些实验材料。德尔·齐奥夫妇向医院提起诉讼，并赢得 5 万美元的精神损害赔偿。

不出所料，联想到他的鱼缸、小床、时钟与午夜穿着绿色刷手衣游荡的行为，谢特尔斯快被其所在的部门解雇并被赶出了大学。他搬到了佛蒙特州的一家诊所，但是其另类的举止又给他惹了麻烦，最后，他在拉斯维加斯有了自己的诊所，谢特尔斯在那里承诺要继续其梦想，通过体外受精技术来生育人类婴儿。

与此同时，罗伯特·爱德华兹与帕特里克·斯特普托[1] 这两位科学家，也在英国尝试进行体外受精技术的研究。跟谢特尔斯不同的是，他们十分清楚在玻璃瓶中培育人类胚胎所涉及的科学与道德问题。他们一丝不苟地撰写各种方案与论文，并在会议上展示他们取得的研究成果，还将其意向告知医院委员会与相关部门。他们有条不紊地开展工作，颠覆了一个又一个传统观念。虽然他们是特立独行者，但用科

---

[1] 罗伯特·杰弗里·爱德华兹（Robert Geoffrey Edwards，1925 年 9 月 27 日—2013 年 4 月 10 日）是英国生理学家，生殖医学的先驱。2010 年，他因"开发体外受精技术"被授予诺贝尔生理学或医学奖。帕特里克·克里斯托弗·斯特普托（Patrick Christopher Steptoe，1913 年 6 月 9 日—1988 年 3 月 22 日）是英国产科医生和生殖学家，体外受精技术的先驱之一。斯特普托与罗伯特·爱德华兹和吉恩·珀迪合作，成功地开创了体外受精技术。

学史学家玛格丽特·马什[1]的话说，他们是"谨慎的特立独行者"[14]。

爱德华兹的父亲是一名铁路工人，母亲是一名铣床机工，他自己是一名遗传学家与生理学家，对细胞分裂与染色体异常感兴趣。[15] 其职业生涯因"二战"期间在英国军队服役四年以及攻读动物学本科学位而暂时中断，爱德华兹后来将该过程描述为"一场灾难。我的奖学金花光了，还欠了一屁股债。与一些学生不同，我的父母并不富裕……我不能写信跟家里说'亲爱的爸爸，请给我寄100英镑，因为我考得很差'"。[16]

然而，爱德华兹最终在爱丁堡大学找到了一个研究动物遗传学的职位，从此他的兴趣转向生殖领域。他进行了小鼠精子的实验，接着又投入对卵子的研究。通过与妻子露丝·福勒[2]这位才华出众的动物学家合作，爱德华兹证实，给小鼠注射促排卵激素可以产生数十个处于生命周期相似阶段的卵子，因此原则上可以在培养皿中进行采集与体外受精。1963年，爱德华兹在经历了多所大学的漂泊生涯后，来到剑桥大学研究人类卵细胞的成熟问题。爱德华兹、露丝以及他们的五个女儿住进了巴顿路附近高夫道上的一栋简陋房屋，在生理学实验室楼上找了个地方开展工作，而这是一个由七个供暖不良的房间组成的迷宫。

当时的生殖生物学领域，尤其是对卵子和精子成熟与细胞周期之间的联系的研究，还处于起步阶段。蒂姆·亨特的海胆研究为阐明细胞周期奠定了基础，但是距离其发表还有数十年的时间，而让保罗·纳斯与李·哈特韦尔成名的细胞分裂基因还没有被发现。

---

1 玛格丽特·马什（Margaret Marsh）是一位研究女性和性别的美国历史学家。在过去的二十多年里，她的工作主要集中在生殖医学和生殖性行为的历史上。
2 露丝·福勒·爱德华兹（Ruth Fowler Edwards，1930年12月14日—2013年10月3日）是一位英国遗传学家与动物学家，也是罗伯特·爱德华兹的妻子与合作伙伴。

　　爱德华兹了解哈佛大学科学家约翰·罗克与米里娅姆·门金 [1] 的研究，他们在 20 世纪 40 年代中期从接受妇科手术的女性身上提取了近 800 个卵子，并且试图用人类精子使这些卵子受精。[17] 然而结果极不稳定。门金在一篇期刊文章中写道，他们已经无数次尝试在体外进行人类卵子受精。但是这个项目的复杂程度远超罗克与门金的预期；在通常情况下，卵子无法受精。

　　1951 年，马萨诸塞州伍斯特研究所的一位名气不大的生殖学家张明觉 [2] 意识到，精子，而不仅仅是卵子，可能同样对于体外受精的成功发挥了重要作用。[18] 根据对兔子的研究，他提出精子细胞必须被激活，也就是经过他称之为"获能"的过程，然后才能使卵子受精。张明觉推断，这种获能是通过将精子暴露在女性输卵管中的特定条件下与化学物质中实现的。

　　爱德华兹在位于伦敦米尔希尔的英国国家医学研究所图书馆静默虔诚地坐了几个月，专注地审视着所有这些之前完成的实验。尽管这就像是在研究一系列失败的案例，但他想再次尝试于体外使人类卵子受精。最初，他与埃奇韦尔总医院的妇科医生莫莉·罗斯合作，通过促使卵子"成熟"让它们对受精做好准备。但与兔子和老鼠的卵子不同，人类的卵子无法在体外成熟。他写道："3 小时、6 小时、9 小时、12 小时，它们中没有一个的外观发生了任何改变。它们凝视着我。这些卵子似乎根本无法穿透。"[19]

　　然后，在 1963 年的一个早晨，爱德华兹突然有了一个重要的想法，而其中蕴含的道理既简单又深刻。他想，会不会是"人类等灵长类动物卵子的成熟过程要比啮齿类动物长"。[20] 爱德华兹再次从罗斯

---

1　约翰·查尔斯·罗克（John Charles Rock，1890 年 3 月 24 日—1984 年 12 月 4 日）是一位美国妇产科医生和生物学家，也是生殖医学领域的重要人物之一。他在生殖学和避孕方法的研究方面做出了重要贡献。
　　米里娅姆·弗里德曼·门金（Miriam Friedman Menkin，1901 年 8 月 8 日—1992 年 6 月 8 日）是一位美国生理学家和生殖医学专家。她是在生殖生物学和生育技术方面取得重要进展的先驱之一。
2　张明觉（Min Chueh Chang，1908 年 10 月 10 日—1991 年 6 月 5 日）是一位美籍华人生殖生物学家。他在人工体外受精方面的成就促成了第一例试管婴儿的诞生。

那里获得了一小批卵子并使其成熟，但是这次他选择了等待。

"我不能太早看它们，"他写道，并责备自己的急躁，"整整 18 小时后，我看了一眼，唉，细胞核没有任何变化，完全没有成熟的迹象。"[21]又失败了。如今培养皿里只剩下两颗卵子，它们仿佛镇定自若地盯着爱德华兹。到了 24 小时后，爱德华兹取出一颗卵子，他认为已经发现了微弱的成熟迹象：细胞核里的某些东西正在发生变化。

如今还剩下一颗卵子。

到了 28 小时后，他取出最后一颗卵子并将其染色。

"难以置信的兴奋，"他写道，"染色体刚刚开始穿过卵子的中心。"[22]卵子细胞已经成熟，它时刻准备好受精。"在最后这批卵子中的一颗里，蕴藏着人类计划的全部秘密。"

那么，其中的道理是什么呢？我们不会像兔子一样繁殖。我们的卵子需要更多诱导。

爱德华兹孤独的十年即将走向终点。但他还必须面对另一个复杂的难题：罗斯提供的卵子来自接受大型妇科手术的女性，因此它们很可能并不适合进行体外受精。总之，虽然这些卵子作为实验材料最为便利，但来自罗斯手术的卵子最不适合再植入。为了完成他的实验，爱德华兹需要其他来源的人类卵子。

这些卵子来自帕特里克·斯特普托医生的患者：上述患有卵巢疾病的女性同意捐赠卵子。斯特普托是一位产科顾问医生，在曼彻斯特附近的奥尔德姆总医院工作，奥尔德姆是一座日渐衰落、雾气弥漫的纺织制造业城镇。他对于卵巢腹腔镜手术特别感兴趣，这是一种需要通过下腹部小切口插入软镜，然后对卵巢及其周围组织进行操作的手术。这种微创技术经常遭到妇科医生的嘲笑，因为他们认为与侵入性的开放手术相比，此项技术不够精准。在一次医学会议上，一位著名的妇科医生站起来傲慢地宣称："腹腔镜手术毫无用处。根本不可能看到卵巢。"[23]温文尔雅且沉默寡言的斯特普托，不得不站起来为自己的做法辩护。他回答道："［你］完全错了。整个腹腔都能检查到。"

罗伯特·爱德华兹恰好也在会议现场。尽管妇科医生对斯特普托不屑一顾，但爱德华兹的耳朵却立刻竖了起来，因为他意识到，腹腔镜提取对于他的成功至关重要。与他之前通过侵入性手术获得的卵子不同，腹腔镜提取将使女性更容易接受这项操作，尤其是那些希望将受精卵再植入子宫的女性。

当观众在演讲结束后争吵不休时，爱德华兹慢步走向大厅里的斯特普托。

"您是帕特里克·斯特普托医生吗？"他轻声问道。

"是的。"

"我是鲍勃·爱德华兹[1]。"

他们交换了关于体外受精的成果和观点。1968 年 4 月 1 日，爱德华兹前往奥尔德姆与斯特普托会面。他们拟订了一项实验计划，斯特普托同意通过其腹腔镜手术为爱德华兹的研究提供一些人类卵子。尽管从剑桥到奥尔德姆需要整整五个小时，但是这并没有让他们中的任何一人动摇。携带卵子往返于斯特普托的诊所与爱德华兹的实验室，可能需要花上将近一天的时间来乘坐缓慢行驶的火车，徐徐穿过烟雾缭绕且潮湿多雨的兰开夏郡城镇。实验方案看似简单，细节却很复杂。哪种培养液可以保持卵子与精子的活力？卵子采集后多少个小时应该引入精子？受精卵要经过多少次细胞分裂才能在人体中存活？以及人们如何知道应该挑选哪个胚胎呢？

爱德华兹从剑桥大学的同事巴里·巴维斯特博士[2]那里得知，如果能够增加溶液的碱性，那么受精率就会大幅提升；这是困扰张明觉的精子获能的部分原因。爱德华兹掌握了活化精子的其他技巧。此外，他还学会了使卵子在培养基中成熟，待卵子成熟之时再加入精子。尽

---

1    鲍勃·爱德华兹是罗伯特·爱德华兹的昵称。
2    巴里·大卫·巴维斯特（Barry David Bavister，生于 1939 年）是一位美国生物学家与生殖学家。他在 1972 年获得了剑桥大学的博士学位，后来加入了美国路易斯安那州的新奥尔良大学。他致力于研究哺乳动物的生殖生物学，包括体外受精和胚胎发育等方面。

管仍有一些比例有待确定，例如每个卵子需要多少个精子，以及培养胚胎溶液的具体成分，但是经过逐步努力，爱德华兹与斯特普托解决了体外受精的问题。1968 年冬末的一个下午，与爱德华兹一起工作的科学家兼护士吉恩·珀迪[1]完成了一项至关重要的实验。[24]她写道："在加入了一些巴里［巴维斯特］的液体后，这些卵子在混合培养基中很快就成熟了……36 个小时后，我们判断它们已经准备好受精。"

当天晚上，巴维斯特与爱德华兹驱车前往医院，然后开始在显微镜下研究培养物。一个令人敬畏的事件正在镜头下展现：这是人类生命孕育的第一步。根据珀迪的描述："一个精子刚刚进入第一个卵子，一个小时后，我们观察到了第二个卵子。是的，这就是受精过程的最初阶段。毫无疑问，一个精子进入了卵子，我们做到了……我们还检查了其他卵子，并发现了越来越多的证据。其中有些卵子仍处于受精的早期阶段，精子尾巴随着精子头部进入卵子深处；另一些卵子的发育阶段更为成熟，它们拥有两个细胞核，一个来自精子，一个来自卵子，因为每个［精子与卵子细胞］都向胚胎贡献了其遗传成分。"[25]他们已经实现了体外受精。

1969 年，爱德华兹、斯特普托与巴维斯特的论文《体外成熟的人类卵母细胞的体外受精早期阶段》（简称《体外受精早期阶段》）发表在《自然》杂志上。[26]令人遗憾的是，完成这项实验的吉恩·珀迪并没有得到认可，而这符合将女性排除在科学之外的传统做法。此后，爱德华兹与斯特普托多次尝试为她正名，因为试管婴儿的诞生得益于珀迪的贡献。在实验室里，她创造了第一个通过试管婴儿产生的人类胚胎；在医院里，她曾经亲自照护过第一例试管婴儿。1985 年，39 岁的珀迪因为黑色素瘤去世，从未完全获得应有的科学认可。

---

1　吉恩·玛丽安·珀迪（Jean Marian Purdy, 1945 年 4 月 25 日—1985 年 3 月 16 日）是一位英国护士和胚胎学家。珀迪与罗伯特·爱德华兹和帕特里克·斯特普托共同开发了体外受精技术。

　　这项研究几乎立刻在公众、科学界与医学界引发了轩然大波。各种攻击从四面八方蜂拥而至。有些妇科医生认为不孕症并非一种疾病。他们坚称，既然生育不是健康的必要条件，那为何将其缺失定义为"疾病"呢？正如一位历史学家所述："或许现在很难理解，当时英国大多数妇科医生对于不孕症完全没有概念，而他们中的斯特普托医生是一个另类……人口过剩与计划生育被视为主要问题，不孕症患者经常被忽视，至多被当作弱小且无关的少数群体，甚至被看成对人口控制的积极贡献。"[27] 在英国和美国，大部分妇科研究都集中在避孕上，也就是以减少出生婴儿的数量为目的。在美国，有一篇科学论文指出："从 1965 年到 1969 年，关于避孕技术的研究增加了 6 倍多，私人慈善资金的投入则增加了 30 倍。"[28]

　　宗教团体转而指出了人类胚胎的特殊地位：将在实验室培养皿中生成的胚胎植入人体，就是违反了人类繁衍最不可侵犯的"自然"法则。伦理学家对于 20 世纪 40 年代纳粹实验的遗留问题高度警觉，人类在当时被迫承担的可怕风险所带来的获益其实极少。如果采用这种方法生下的婴儿或者怀有这些婴儿的母亲最终会承担未知的风险，又该如何？

　　在《体外受精早期阶段》一文发表近十年后，医学界才相信不孕症实际上是一种"疾病"。20 世纪 70 年代中期，他们与产科医生和实验室技术人员合作，首次尝试通过体外受精技术孕育活婴的工作。

　　1977 年 11 月 10 日，一小团活胚胎细胞簇（约为米粒的二十五分之一）被植入莱斯利·布朗[1]的子宫。[29]这位当时 30 岁的英国女性与她的丈夫约翰，在经过 9 年自然受孕的尝试后仍未成功。莱斯利的输卵管发生了堵塞，尽管她的卵子在功能上正常，但在从卵巢到输卵管或

---

1　莱斯利·布朗（Lesley Brown，1942 年 5 月 5 日—2012 年 6 月 6 日）是世界上第一例试管婴儿露易丝·布朗（Louise Brown）的母亲。

子宫受精部位运动时遭遇了解剖障碍。在奥尔德姆综合医院进行的手术中，莱斯利的卵子被直接从卵巢中采集，按照爱德华兹与珀迪的方案进行催熟，然后再用约翰的精子进行受精。珀迪是首位观察到胚胎细胞开始分裂时伴有微小颤动的人，仿佛玻璃瓶中的细胞胎动。

　　大约 9 个月后，也就是 1978 年 7 月 25 日，医院的手术室里挤满了人，有研究人员、医生与一批政府官员。接近午夜时分，产科医生约翰·韦伯斯特[1]通过剖宫产接生了一名女婴。这次手术是在绝对保密的情况下完成的。斯特普托最初宣布婴儿将在第二天早上分娩，但是在前一天晚上又悄悄地将时间改为午夜，部分是为了瞒过在医院外聚集的记者。当晚早些时候，他开着自己的白色奔驰车驶离了医院，其实这是一个经过周密策划的烟幕弹，目的是让记者们相信团队正在准备下班。然而他却在夜幕降临时偷偷溜了回来。

　　分娩过程非常顺利。"[婴儿]根本不需要复苏，为她做检查的儿科医生也没有发现任何缺陷，"韦伯斯特回忆道，"我们都多少有些担心，如果碰巧她出生时有腭裂或其他我们无法事先发现的小缺陷……那么就会彻底扼杀这项研究，因为人们会说这是[体外受精]技术的问题。"[30] 每一个指甲、每一根睫毛、每一个脚趾、每一个关节、每一寸皮肤都受到仔细检查。这个宝贝像天使一样完美。

　　韦伯斯特说，没人进行"疯狂的庆祝"。分娩结束后，这位产科医生上床安静地睡了一晚。"我感觉真的很累，"他回忆道，"我只是回到自己住的房子吃了点晚餐。我想橱柜里连酒都没有。"[31]

　　这名婴儿被命名为路易丝·布朗。她的中间名是乔伊。

　　第二天早上，路易丝出生的消息在媒体上引起轰动。在接下来的一周里，医院里挤满了拿着闪光灯与笔记本的记者，他们使尽浑身解数想拍摄这母女俩的照片。路易丝·布朗被称为"试管婴儿"，这是一个匪夷所思的术语，因为受精过程中几乎不用试管。[32]（实际孕育

---

1　约翰·韦伯斯特（John Webster，生于 1936 年 7 月 4 日）是一位英国妇产科医生。

她的那个大玻璃瓶在伦敦科学博物馆展出。）她的出生激发了一场愤怒、庆祝、解脱与自豪的海啸。在一封寄给《时代》周刊的讨伐檄文中，一位来自密歇根州的女性义愤填膺地写道："布朗夫妇……贬损了孩子的尊严并将其作为物化对象，因为这种行为，而不是由于他们进行医学辅助生育的行为，布朗夫妇应该被视为西方道德堕落的象征。"[33] 一个匿名的美国包裹寄到布朗夫妇在布里斯托尔的家，里面装着一支喷溅有令人毛骨悚然的假血的破碎试管。

然而，其他人则称她为奇迹天使。7 月 31 日的《时代》周刊封面借用了《创造亚当》的著名细节 [34]，这幅米开朗琪罗的画作绘制在西斯廷教堂的天顶上，其中上帝的手指即将触碰亚当的手指。只是在杂志封面上，两根手指之间悬挂着一支试管，并且里面还有一张胚胎的图像：正是在子宫内的路易丝·布朗。对于那些一直无法生育的男女来说，这一突破性技术带来了非凡的希望：至少对于那些仍有活性精子与卵子的人来说，不孕症已经被治愈。

我写作本书时，路易丝·乔伊·布朗已经 43 岁了。她有着母亲柔和圆润的五官，父亲开朗的笑容与金褐色的头发，曾经的一头卷发，如今变得笔直而金黄。她在一家货运公司工作，住在布里斯托尔附近。当她 4 岁的时候，她被告知自己的"出生方式与其他人略有不同"[35]。而这句话可能是科学史上最重要的轻描淡写之一。

2010 年，罗伯特·爱德华兹因其贡献获得了诺贝尔奖。令人遗憾的是，比爱德华兹大 12 岁的斯特普托已于 1988 年故去。兰德勒姆·谢特尔斯于 2003 年在拉斯维加斯去世，他直到最后还坚持认为，如果他的努力没有被其上级的教条主义所扼杀，那么他本可以成为首位开发试管婴儿技术的人。

这本书讲述的是细胞与医学的转化。虽然体外受精可能是医学中最常用的细胞疗法之一，但是在其历史上的一个特殊之处必须得到正视：这项技术源自生殖生物学与产科学的多重突破，与细胞生物学的进展无关。

虽然路易丝·布朗的诞生标志着生殖医学的复兴，但体外受精技术并未充分利用细胞生物学的最新进展。即便是爱德华兹本人，他起初对生殖学的兴趣也是由于发现卵子成熟过程中异常的染色体分裂（他在 1962 年发表的一篇科学论文题为《成年哺乳动物卵巢卵母细胞的减数分裂》[36]），20 世纪 80 年代，纳斯、哈特韦尔与亨特带来关于细胞周期、染色体分离以及减数分裂和有丝分裂分子调控的洞见，在那之后，爱德华兹几乎没有再对这些内容进行过研究。更奇怪的是，亨特是他在剑桥大学的同事，而纳斯则距离他不到 50 英里。尽管体外受精和胚胎发育与细胞生理学密切相关，例如细胞分裂的动力学、精子与卵子的产生、受精卵的有丝分裂阶段等，但是在实际研究中，细胞生理学仍处于体外受精这个领域的视野边缘。

简而言之，体外受精主要被视为一种激素干预后的产科过程。卵子与精子被提取并注入，然后一个人类婴儿就诞生了。介于它们两者之间的实验室，即受精发生与胚胎成熟的地方，仅仅是整个链条中的一个环节。培养箱实际上是一个黑箱，只不过它的内部潮湿且温暖。而如何使卵子或精子更具活力，或如何选择最佳胚胎进行植入，这两个问题都与细胞生物学、染色体和细胞评估密切相关，但是它们依然悬而未决且没有明确的答案。

然而，纳斯、哈特韦尔与亨特的洞见终于开始进入这个领域并使其转化。如今越来越明显的是，只有理解细胞复制，才能解答困扰人类生殖的问题，而这让人又想起鲁道夫·菲尔绍一切疾病来源于细胞的观点。因此，体外受精领域开始学习 Cyclin 与 CDK 的术语。例如，为什么尽管已经对卵巢进行了激素刺激，但有时仍很难从某些女性体内采集卵子？ 2016 年，一组研究人员证实了纳斯、哈特韦尔与亨特所发现的分子，也就是 Cyclin 与 CDK 也参与其中。只要 CDK-1 与 Cyclin 这种组合在卵细胞中保持失活，那么细胞就会处于休眠，即静止状态，或 $G_0$ 阶段。释放并激活这些分子，卵细胞就会开始成熟[37]。如果卵子"过早"成熟，它们就会逐渐丧失活力。即使在接受激素刺激的情况下，它们也可能在早期阶段被耗尽。在这种情况下，动物无法受孕。

有趣的是，这种从静止状态（或细胞"休眠"）中释放，以及随之而来的过早成熟，可以被一种新合成的药物干预。可以预见，这种实验性分子通过阻断 Cyclin-CDK 的激活来发挥作用。原则上，此类药物应该能够使人类卵子重新进入"休眠"状态，有可能提高某些难治性不孕症女性的体外受精成功率。

2010 年，斯坦福大学医学院的一组研究人员采用了一种更简便的方法，以开发一种与细胞周期动力学关系更密切的体外受精工具。医学辅助生殖的一个始终未解决的难题是，只有三分之一的受精胚胎能够达到继续发育成为可以存活的胎儿的阶段。为了提高成功概率，需要植入多个胚胎，但这又会导致双胞胎与三胞胎的频率增加，而这又会带来相应的内科与产科并发症。

能否识别出最有希望产生健康成熟胚胎的单细胞受精卵？换句话说，在植入它们之前，我们能否前瞻性地识别出这样的受精卵，从而提高单胎健康人类婴儿的成功率？斯坦福大学的研究小组采集了 242 个人类胚胎，拍摄了它们从单细胞受精卵发育成名为囊胚的多细胞中空胚球的成熟过程，这是一个健康的可存活胚胎的早期迹象。[38]囊胚由两部分组成。它的外层形成胎盘与脐带，即发育中胎儿的支持系统，而内细胞团则附着在充满液体的腔壁上逐渐发育为胚胎。囊胚的外层与内细胞团都来自第一个受精细胞，通过细胞的快速分裂以及不断的有丝分裂形成。

事实上，只有大约三分之一的单细胞胚胎能够形成囊胚，这与临床上体外受精三分之一的成功率相吻合。[39]通过倒放影片，并使用软件测量各种参数，斯坦福大学的研究小组只确定了三个可以预测未来囊胚形成的因素：第一个细胞第一次分裂所需的时间，第一次分裂与第二次分裂之间的时间，以及第二次与第三次有丝分裂的同步性。依靠这三个参数的组合，预测囊胚形成的准确率（以及随后的植入成功率）提升至93%。想象一下，这相当于采用单个胚胎进行体外受精的成功率达到90%，同时还不必担心双胞胎与三胞胎的高危妊娠。

　　我们也许会带着困惑注意到，正是像同步性、有丝分裂时间与细胞分裂保真度这样的测量参数，使保罗·纳斯及其学生在近三十年前就能解析酵母细胞的细胞周期。

第七章

# 篡改的细胞：
# 露露、娜娜与背信弃义

先行后思。

——谚语倒置

　　贺建奎（又名 JK）是一名生物物理学家出身的遗传学家，2017 年 6 月 10 日，他在中国深圳南方科技大学的校园里见了两对夫妇。这次会面发生在一间非常普通的会议室里，会议室配有可旋转的仿皮椅子与空白的投影屏幕。在场的还有另外两位科学家，分别是莱斯大学教授、贺建奎的前导师迈克尔·蒂姆[1]，以及北京基因组研究所的联合创始人于军。不过，于军后来表示他们只是坐在一旁，专注于自己的事情。或许他们是在讨论于军测序的家蚕基因组的复杂性。他后来说："蒂姆与我正在讨论其他事情。"[1]

　　我们对于这次会面知之甚少。它被记录在一个模糊的视频中，此外还留下了一些零散的截图。这两对夫妇来到这里与贺建奎会面，是为了签署一项医疗知情同意书。虽然这事关体外受精技术，但却发生

---

1　迈克尔·蒂姆（Michael Deem）是一位美国工程师、科学家、发明与企业家。2014 年至 2017 年，蒂姆担任莱斯大学生物工程系主任。

了一个重要转折。贺建奎打算永久性地改变胚胎的基因，实质上是创造"转基因"或基因编辑婴儿，然后再将这些胚胎植入子宫。

两年多以后的 2019 年 12 月 30 日，贺建奎因非法行医罪被判处三年徒刑。在讲述生殖生物学或细胞医学的故事时，我们都无法回避贺建奎事件 [2] 带来的影响，即改变人类婴儿的诱惑、科学理想的错误导向，以及胚胎基因治疗未来的不确定性。

但为了讲述这个故事，我们必须从近半个世纪之前开始回顾。1968 年，因体外受精技术而备受赞誉的罗伯特·爱德华兹，针对某个看似晦涩难懂的主题发表了一篇论文：家兔胚胎的性别决定。在对医学辅助生殖产生兴趣之前，爱德华兹研究生殖生物学的初衷源自检测胚胎中染色体异常的可能性。例如，在遗传性疾病唐氏综合征中，卵子或精子细胞中会残留一条额外的 21 号染色体。爱德华兹想知道是否可以在胚胎中检测到此类染色体问题，它们或许会出现在受精卵形成中空细胞球的囊胚阶段，他也想知道是否可以在植入前选择并淘汰这些染色体异常的胚胎。他认为，通过这种方式，父母可以选择不植入携带唐氏综合征或者任何其他染色体异常的胚胎。实际上，他们能够选择"正确的"胚胎进行植入。[3]

1968 年，爱德华兹使兔卵受精并使其发育成囊胚。他先是用一根移液器吸管固定住囊胚，而该过程就像用吸尘器固定住水气球，然后，爱德华兹以令人惊叹的娴熟手法，用显微手术剪刀从囊胚外层移除了大约 300 个细胞。接着，他对所提取细胞的染色质进行染色，以确定哪些细胞含有 X 与 Y 染色体，即雄性囊胚。（雌性囊胚拥有两个 X 染色体。）在 1968 年 4 月发表在《自然》杂志上的一篇论文中，爱德华兹与合著者理查德·加德纳 1 报告称，通过选择性地植入雄性或雌性家兔胚胎，他们可以控制哺乳动物后代的生物性别，而这在自然界中是

---

1　理查德·拉文纳姆·加德纳（Richard Lavenham Gardner，生于 1943 年 6 月 10 日）是一位英国胚胎学家与遗传学家。

不可能实现的任务。《通过植入性别鉴定囊胚控制足月家兔性别比》一文，开头和结尾都体现了爱德华兹为人谦虚谨慎的风格："人们已经进行了许多尝试来控制包括人类在内的各种哺乳动物后代的性别……我们现在可以正确地判断家兔囊胚的性别，或许还能够检测出雌雄胚胎中的其他差异。"[4]实际上，爱德华兹发明了一种基于遗传评估的胚胎选择方法。

到了20世纪90年代，体外受精与遗传技术已经发展到一定程度，可以在人类胚胎上尝试爱德华兹的方法。在伦敦的哈默史密斯医院，科学家艾伦·汉迪赛德与具有 X 连锁疾病家族史的夫妇合作，而他们的后代中只有男性才会罹患此类疾病。正如爱德华兹在家兔身上所做的那样，通过在植入前对胚胎进行"性别鉴定"，汉迪赛德及其同事证明，他们可以确保只有女性胚胎被植入，从而消除婴儿罹患 X 连锁疾病的风险。这项技术被称为胚胎植入前遗传学诊断（PGD），或者通俗地称为胚胎选择。PGD 很快就扩展到筛查患有唐氏综合征、囊性纤维化、泰伊-萨克斯二氏病与强直性肌营养不良等疾病[1]的胚胎。

但需要明确的是，胚胎选择本质上是一个消极的过程。通过只移除男性胚胎，你可以选择带有特定遗传基因的胚胎。然而，你无法从根本上改变赋予胚胎基因的遗传规律。换句话说，你可以从一组排列组合中剔除或移除胚胎，但你无法创造出具有全新基因组合的胚胎。你所获得的一切均已命中注定（而且你也不必为此感到沮丧）：它们来自父母双方的基因组合，但是不会超出预先设定的范畴。

但是，如果我们希望创造出父母遗传特征（与未来）之外的人类

---

1　囊性纤维化（cystic fibrosis）是一种常见的遗传性疾病，主要影响呼吸系统、消化系统和生殖系统。这种疾病导致体内产生异常黏稠的分泌物，特别是在肺部和胰腺中，导致呼吸困难和消化问题。
　泰伊-萨克斯二氏病（Tay-Sachs disease）是一种罕见而严重的遗传性疾病，属于神经系统代谢疾病。这种疾病主要影响中枢神经系统，导致智力和运动功能的逐渐退化。
　强直性肌营养不良（myotonic dystrophy，简称 DM）是一种遗传性疾病，属于肌肉疾病的一类。这种疾病主要影响肌肉的功能，导致肌肉无力和肌肉收缩与松弛出现异常。

胚胎呢？或者，如果你想改变胚胎基因组中的某些信息，比方说禁用可能引发致命疾病的基因，会怎么样？例如，2012 年，一位有着悲惨乳腺癌家族史的女性向我求助。其癌症风险增高源于 *BRCA-1* 基因的突变，而这种突变在她的家族中广泛存在。她本人携带了这种有害的突变基因，且两个女儿中的一人也是这种情况。我能否帮助她找到一种医疗策略，来恢复她女儿胚胎中的突变基因？我没有什么可以提供的帮助，除了未来能够让她或其女儿利用胚胎选择淘汰（剔除）携带 *BRCA-1* 突变的胚胎。

或者，如果父母双方都携带两份疾病相关基因的突变拷贝呢？父亲两份，母亲两份。例如，男性囊性纤维化患者想与所爱的女性生育后代，但是他中意的这位女性碰巧也患有囊性纤维化。他们的所有子女都必然携带两份突变拷贝，因此会不可避免地对这种疾病非常易感。科学家能否采取什么措施以确保其孩子至少有一份已矫正的基因拷贝呢？换句话说，人类胚胎是否可以成为积极过程的目标，例如通过基因添加、基因改变或基因编辑，而不仅仅是胚胎选择这种消极过程的对象？

数十年来，科学家们一直在用动物胚胎进行尝试。20 世纪 80 年代，他们成功地将基因修饰细胞导入了小鼠胚囊。经过多个步骤，他们培育出活体"转基因"小鼠，其基因组被刻意且永久地改变。不久之后，采用类似技术创造的转基因牛羊相继问世。当这些动物产生精子与卵子时，它们将基因改变传给未来的后代。

但是，用于创造此类动物的方法并不适用于人类。其原因不仅在于技术上的门槛难以跨越，还在于人们对于基因干预的伦理学担忧，以及后续同样令人却步的人类优生学问题。创造拥有永久改变基因组的转基因人类，并且将这种基因组传递给子代的梦想仍未实现。

然而，在 2011 年，一项令人振奋的新技术突然问世。科学家们偶然发现了一种改变基因的方法，该方法在细胞中应用将会更加容易，甚至有可能在早期人类胚胎上使用。[1] 这项被称为基因编辑的技术来自一种细菌防御系统。

基因编辑是一种可以通过多种策略实现的技术，能够使基因组发生定向、预设以及特异的改变，但最常用的形式依赖于一种名为 Cas9[2] 的细菌蛋白。这种蛋白质可以被导入人类细胞，然后"引导"或定向至细胞基因组的特定部位以完成预设修改：它通常会对基因组进行切割来使靶基因失活。细菌利用该系统切割入侵病毒的基因，从而使这些入侵者失去活性。包括珍妮弗·杜德纳、埃玛纽埃勒·沙尔庞捷、张锋与乔治·丘奇等在内的基因编辑先驱，已经对这种细菌防御系统进行了改进，并将其转化为一种在人类基因组中进行预设编辑的方式。

请暂且把整个人类基因组想象成一座巨大的图书馆。其藏书是用一个只包含有四个字母的字母表写成的：它们分别是 A、C、G、T[3] 这四种 DNA 化学构件。人类基因组拥有超过 30 亿个这样的字母，如果再算上父母双方的基因组，那么每个细胞会有 60 亿个字母。如果将其比喻为图书馆的书籍，把一个这样的字母当成一个单词，按每本书 300 页、每页约 250 词计算，我们或许可以把自己，或者更准确地说，建造、维护与修复自己的指令，想象成写在大约 8 万册书里。

当 Cas9 与一段引导它的 RNA 结合时，即可对人类基因组进行预设修改。你可以想象它在那座拥有 8 万册书的图书馆里，找到并删除某本书的某页上某句话中的某个单词。它偶尔也会出错并误删其他单

---

1　由于为该领域做出贡献的科学家人数众多，因此不可能把每一位参与者都具名列出，但是其中有一些研究者的成就非常显著。20 世纪 90 年代，西班牙科学家弗朗西斯·莫希卡（Francis Mojica）最早发现，细菌基因组中编码了一种抗病毒防御机制。2007 年至 2011 年间，在法国丹尼斯克酸奶厂工作的菲利普·霍瓦特（Philippe Horvath），与在立陶宛维尔纽斯工作的维尔吉尼尤斯·希克什尼斯（Virginijus Syksnys），深化了对这种免疫形式的理解。2011 年至 2013 年间，珍妮弗·杜德纳、埃玛纽埃勒·沙尔庞捷与张锋通过基因编辑技术对该系统进行操控，使其能够在 DNA 中进行可编程的切割。这份名单经过了必要的精简，更完整的历史可以在"CRISPR 时间线"上找到 [5]。——作者注
2　Cas9 的全称是 CRISPR associated protein 9，其中 CRISPR 是 "clustered regularly interspaced short palindromic repeats" 的缩写，意为"成簇规律间隔短回文重复"。
3　A 代表腺嘌呤（adenine）、C 代表胞嘧啶（cytosine）、G 代表鸟嘌呤（guanine）、T 代表胸腺嘧啶（thymine）。

词，但是它的总体保真度是非凡的。最近，这个系统在改进后不仅可以删除单词，还可以在基因中实现大量的潜在变化，例如添加全新的信息或进行细微的修改。Cas9 就像一个具有搜索与破坏功能的橡皮擦。让我们继续这个比喻，它可以在拥有 8 万册书籍的大学图书馆中，将《佩皮斯日记》第一卷序言中的 Verbal 改为 Herbal。而图书馆中大部分其他书籍的句子与单词并未改变。

2017 年 3 月，根据贺建奎的说法，深圳和美妇儿科医院的医学伦理委员会批准了他对人类胚胎进行基因编辑的研究。他写道："委员会由七人组成。我们被告知委员会在得出批准结论前，已经对风险和获益进行了全面讨论。"医院后来否认曾审阅或批准过该方案。也没有任何关于"全面讨论"通过的记录。此外，批准该方案的七名委员身份至今尚未确认。

贺建奎提议在人类胚胎中进行编辑的基因是 CCR5，而这个免疫相关基因是 HIV 病毒入侵的已知途径。既往研究结果显示，那些碰巧拥有两份 CCR5 基因失效拷贝，并且携带一种名为 delta 32 的自然突变的人，对于 HIV 感染有抵抗力。[6]

然而，贺建奎的实验逻辑在这里开始瓦解。首先，之所以这些夫妇被选中，是因为父亲而非母亲患有慢性但可控的 HIV 感染。在体外受精洗涤过程处理后，通过精子传播 HIV 的风险为零。简而言之，与 HIV 阴性夫妇孕育的胚胎相比，这些胚胎被 HIV 感染的风险并不会更高。更糟糕的是，有证据表明，破坏协调免疫应答关键环节的 CCR5 基因，可能会增加其他病毒感染的严重程度，例如西尼罗河病毒与流感病毒（后者在中国尤为常见）。贺建奎选择编辑的基因对人类胚胎没有明显益处，而且这种做法还具有威胁生命的潜在风险。至今依然存

---

1 《佩皮斯日记》（*Samuel Pepys' Diary*）是 17 世纪英国历史学家与政治家塞缪尔·佩皮斯（Samuel Pepys）的私人日记。这份日记记录了 1660 年至 1669 年之间的日常生活、政治事件、文化活动等内容，成为对当时英国社会生活和历史事件的重要见证和资料。

疑的是，这些夫妇是否被告知该治疗可能产生负面影响，以及贺建奎是否真正获得了他们的知情同意。在贺建奎急于抢先制造基因编辑人类的过程中，他实际上颠覆了将人类作为临床研究对象的几乎所有伦理原则。

接下来发生的事情与时间很难完全还原，但应该是在 2018 年 1 月初的某个时候，他从其中一位女性身上采集了 12 颗卵子，然后用其丈夫洗涤后的精子使卵子受精。从贺建奎的幻灯片来看，他似乎是用一根微针将精子注入卵子，而这个过程被称为卵细胞质内单精子注射。与此同时，他肯定给卵子注射了 Cas9 蛋白与 RNA 分子，以便对 CCR5 基因进行切割。

贺建奎写道，6 天后，4 个单细胞受精卵长成了"可存活的囊胚"。很快，他想必就对囊胚外层进行活检，以确定其是否进行了基因编辑。[7]

这名遗传学家写道："其中两个囊胚被成功编辑。"其中一个囊胚的两个 CCR5 基因拷贝均已编辑，另一个囊胚中只有一个基因拷贝被编辑。但是贺建奎所得到的基因编辑产物与人类中发现的 delta 32 自然突变不同。他使基因中产生了不同的突变，可能赋予胚胎 HIV 抗性的效果，但也可能没有。由于之前没有人进行过这种基因编辑，因此无法确定。只有一个胚胎的两份 CCR5 基因拷贝均被删除，另一个胚胎仍然保留着一份完整的拷贝。通过活检从囊胚中提取的细胞显然进行过扫描，以确定是否可能在基因组其他部分发生非预期编辑，也就是脱靶编辑[1]。虽然在活检细胞样本中发现了一个潜在的非预期编辑，但研究团队在没有充足支持证据的情况下就得出结论，认为它"无关紧要"。

尽管存在许多值得警觉的事项，贺建奎团队还是在 2018 年初将

---

1　脱靶编辑（off-target editing）是指在进行基因编辑时，编辑工具（例如 CRISPR-Cas9）意外地影响了除目标基因外的其他基因或基因组区域。

这两个编辑过的胚胎植入母亲的子宫。不久之后，他给自己在斯坦福大学的前博士后导师史蒂夫·奎克[1]写了一封电子邮件，标题是"成功"。邮件中写道："好消息！这位女性怀孕了，基因组编辑成功了！"[8]

奎克对此立即感到担忧。在2016年于斯坦福大学举办的一次会议上，奎克一直反复劝说并且严厉敦促贺建奎，不仅要向伦理委员会申请正式的授权，还要获得患者对于此事的知情同意。马特·波蒂厄斯[2]是斯坦福大学的儿科教授，贺建奎也曾经为此事向他寻求过建议。波蒂厄斯回忆说："我接下来花了半个小时，或许是45分钟，告诉他们所有这些行为的错误原因，即此类做法没有医学上的正当理由；他没有解决一项未满足的医疗需求，而且你知道，他之前也从未公开谈论过这个问题。"[9]面红耳赤的贺建奎默默地坐在会场之中，因为他没有预料到会有如此强烈的批评。

奎克将贺建奎的电子邮件转发给了一位未具名的生物伦理学家同事。"供参考，这可能是第一次对人类生殖细胞进行编辑……我强烈要求他事先获得伦理委员会的批准，而且据我所知他已经这么做了。他的目标是帮助HIV阳性的父母受孕。现在为贺建奎庆祝还为时过早，但是如果这位母亲能顺利分娩，我想这将是一个爆炸性的新闻。"[10]

那位同事回信说："我上周还跟别人谈及此事，我的假设是这件事已经发生。它无疑会成为新闻……"

是的，的确如此。2018年11月28日，在香港举行的人类基因组编辑国际峰会上，贺建奎拎着一个皮质公文包走上讲台，他身着深色

---

1　史蒂夫·奎克（Steve Quake，生于1969年）是美国著名生物物理学家。他是微流体学领域的先驱之一，并在生物物理学、基因组学和生物工程学方面做出了重要贡献。
2　马特·波蒂厄斯（Matt Porteus）是一位美国遗传学家与医生，专注于基因编辑和基因疗法的研究。2003年，他首次利用嵌合核酸酶对人类细胞进行精确的基因编辑。

长裤和一件条纹纽扣衬衫。来自英国的遗传学家罗宾·洛弗尔-巴奇[1] 对他进行了介绍。洛弗尔-巴奇最近才得知，贺建奎将在其演讲中宣布基因编辑的人类婴儿诞生，他预计会有一场媒体风暴。这个即将到来的重磅消息已经泄露给媒体，听众中的记者、伦理学家与科学家都急切地盯着讲台提问。洛弗尔-巴奇在犹豫不决中介绍起贺建奎：

> 我只是想提醒在座的各位……呃……我们希望给贺博士一个机会来解释他所做的事情…… 呃……特别是从科学角度来看，还有……嗯……嗯……呃……他在其他方面开展的工作。因此，请你们不要打断他的发言。正如我所说的那样，如果出现太多噪声或干扰，我有权直接取消本次会议……我们之前并不了解这个故事。事实上，他已经给我发送了打算在演讲中使用的幻灯片，但其中并不包括他现在要谈论的任何工作内容。[11]

贺建奎的演讲生硬呆板且含混不清，就像照本宣科的苏联外交官无精打采地翻阅着幻灯片，对实验的描述同样平淡无奇，仿佛他自己只是一个旁观者。他说，从一个囊胚活检的细胞中检测到两份"可能"失活的 CCR5 基因拷贝[12]，尽管，正如我之前提到的那样，这两种突变体与人类中发现的 delta 32 自然突变并不相同。[2] 另一个胚胎则具有一份完整的 CCR5 基因拷贝，还有一份携带自然界中未知新突变的拷贝，它可能会对 HIV 产生抗性，也可能不会。贺建奎说，这位母亲选

---

1    罗宾·洛弗尔-巴奇（Robin Lovell-Badge）是一位英国生物学家和遗传学家。他是弗朗西斯·克里克研究所的研究员，也是伦敦大学学院的终身教授。他与彼得·古德费洛（Peter Goodfellow）一起发现了哺乳动物 Y 染色体上决定性别的 SRY 基因。

2    为了理解通过贺建奎的方法导入婴儿基因组的突变的确切性质，我们需要从基因的构成开始阐述。基因"写在"由 4 种碱基（A、C、T、G）组成的 DNA 链状结构中。像 CCR5 这样的基因就是由此类亚基的序列组成，例如 ACTGGGTCCCGGGG 等。对于大多数基因来说，碱基串可以延伸至数千个这样的亚基。在人类中发现的 CCR5-delta 32 自然突变基因里，有 32 个连续碱基被删除导致基因失活。然而，贺建奎并未重现那 32 个连续碱基的缺失。通过基因编辑的手段，针对某个基因并删除其中的一部分相对简单。但是从技术上重现完全相同的突变非常困难。贺建奎则走了捷径。结果，双胞胎之一体内，有一份基因拷贝缺失 15 个（而不是 32 个）碱基，而另一份基因拷贝则保持完整。在双胞胎中的另一个身上，有一份基因拷贝缺失 4 个碱基，而另一份拷贝则多了一个碱基。两名双胞胎均不含有在自然界中发现的 CCR5-delta 32 突变。——作者注

择植入两个经过编辑的胚胎，而不是另外两个未经编辑的胚胎。鉴于她选择的路径风险更大，那么她是如何做出该决定的？谁为她做出的选择提供了伦理与医学指导？似乎这些问题根本就没有被考虑过。

据贺建奎称，这位女性于 2018 年 10 月诞下了"基因编辑"的双胞胎。然而，奇怪的是，在他提交的关于这项实验的手稿中，出生日期被改成了 2018 年 11 月。该手稿从未在同行评议的医学杂志上发表，只是在网上公开过。这两位女婴看起来很健康，她们被取名为露露与娜娜。不过贺建奎拒绝透露其真实身份。虽然从这对双胞胎的细胞（来自脐带血和胎盘）中获得了一些零散结果以确定突变存在，但是关键问题仍然没有得到解决。她们体内的所有细胞都携带突变，还是说只有部分细胞是这种情况？[1] 是否观察到任何新的脱靶突变？她们的 CCR5 缺失细胞是否对 HIV 有抗性？

贺建奎在他的手稿中多次重复使用了"成功"这个词。但正如斯坦福大学的法律学者与生物伦理学家汉克·格里利[2] 所写的那样："此刻谈论成功还为时过早。没有任何胚胎的 CCR5 表现为 32 个碱基对缺失，而该特征在数以百万计的人群中普遍存在。而这些胚胎 / 最终出生的婴儿获得了新的变异，可是其对人体产生的影响尚不清楚。此外，对 HIV 的'部分抗性'意味着什么？部分的程度指的是多少呢？这是否足以证明，将携带人类中未见的 CCR5 基因的胚胎移植到子宫并最终使其出生具有合理性？"[13]

贺建奎演讲之后的问答环节，可以说是医学史上最尴尬的时刻之一。他的演讲结束后，洛弗尔-巴奇与波蒂厄斯以极大的专业克制，引

---

1　贺建奎没有回答的一些基本科学问题仍然悬而未决。当他使用 CRISPR 系统对胚胎进行改变时，胚胎中每个细胞的基因都被改变了吗？还是说只有一些细胞出现了这种情况？如果只是一些细胞，那么是哪些细胞呢？生物体的一些细胞发生了基因改变，而另一些细胞没有发生基因改变，这时就会出现所谓的嵌合体现象。露露与娜娜是基因嵌合体吗？第二组问题涉及基因操控的脱靶效应。其他基因是否被改变？是否对单细胞进行了测序，以确定是否只有 CCR5 被改变？如果是这样的话，评估了多少细胞？我们根本不知道。——作者注
2　汉克·格里利（Hank Greely，生于 1952 年）是一位美国法律学者，是新生物医学技术的伦理、法律和社会影响方面的权威。

导贺建奎对数据进行深入与有序的探讨。他们向他询问了基因编辑对露露与娜娜的潜在有害影响、知情同意的性质，以及招募夫妇参加研究的方法。

贺建奎做出的答复杂乱无章，他对自己的实验及其伦理后果表现得漫不经心。他结结巴巴地说："在我的团队之外……嗯……大约有 4 个人阅读了知情同意书。"但他拒绝透露其中任何人的姓名。贺建奎承认自己获得了知情同意书，并且现场有两位教授目睹了这一切，很有可能是迈克尔·蒂姆和于军看着他从几位患者那里得到了授权。（但蒂姆和于军不是在房间的一侧讨论家蚕的遗传学问题吗？）深层次的话题引发的回答似乎显得过于敷衍：主要是关于 HIV 全球大流行及其对新药的需求，但很少提及对该双胞胎实际进行的基因编辑。座谈会在大卫·巴尔的摩[1]博士的发言中结束，他既是峰会的组织者，也是诺贝尔奖获得者。巴尔的摩站在台上愤怒地摇着头，他对贺建奎的临床研究发表了最尖锐的批评："我认为该过程不够透明。我们对此只是事后知情……我认为科学界由于缺乏透明度而未能进行自我监管。"[14]

接着是听众提问的环节。他们在演讲过程中情绪激动，此时纷纷迫不及待地提出问题。一位科学家站起来询问，这个实验中解决了哪些"未满足的医学需求"：毕竟，这对双胞胎感染 HIV 的风险为零，不是吗？

贺建奎含糊地提到，露露与娜娜可能是 HIV 阴性，但是仍然暴露于 HIV，这种情况叫作 HEU（HIV exposed but uninfected，HIV 暴露但未感染）。但这种说法同样基于难以置信的脆弱逻辑：毕竟母亲没有携带 HIV，并且精子洗涤与体外受精能确保胚胎完全不会接触病毒。然后贺建奎告诉听众，他对于开展这项实验感到"自豪"，而这引发了听众的一片哗然。其他采访者则更深入地探讨了知情同意的问题。

---

1　大卫·巴尔的摩（David Baltimore，生于 1938 年 3 月 7 日）是一位美国生物学家和病毒学家。1975 年，他因为发现肿瘤病毒与细胞遗传物质间的相互作用而获得诺贝尔生理学或医学奖。他曾担任美国癌症协会主席与白宫科学技术顾问委员会主席。

还有人质疑笼罩在这项实验周围的神秘面纱：为何公众或科学界几乎没有人被告知这一选择？

贺建奎的演讲，或许本意是巩固他作为首个进行人类胚胎基因编辑的科学家的声誉，但最终却一败涂地。手持定向麦克风的记者们排队站在礼堂外向他起哄。他在一群组织者的陪同下离开了会场，就好像他们是保护政治犯的安保人员。

生物化学家珍妮弗·杜德纳是基因编辑系统的先驱之一，她与合作者埃玛纽埃勒·沙尔庞捷博士共同获得了 2020 年的诺贝尔奖，她记得自己对贺建奎的演讲感到"恐惧与震惊"。这名中国生物物理学家在演讲前曾试图与杜德纳博士联系，或许是为了争取她的支持，但她还是感到非常震惊。杜德纳抵达香港的时候，她的收件箱里满是寻求建议的绝望邮件。"说实话，我当时想，这是假的吧？这是个玩笑，"她回忆道，"'婴儿出生'，谁会把这句话放在那么重要的电子邮件标题里？这种行为简直令人震惊，带有疯狂与滑稽的成分。"[15] 那次演讲印证了杜德纳的直觉：贺建奎在越界之时几乎毫无伦理约束。生物伦理学家罗宾·阿尔塔·查罗[1] 说："听完贺博士的发言后，我只能得出这样的结论：其行为是不明智、不成熟、不必要的，而且在很大程度上没有意义。"[16]

2019 年年底，贺建奎在中国被判处三年有期徒刑，他还被禁止在未来进行任何体外受精研究。而当我在 2021 年 6 月写下这些内容时，俄罗斯遗传学家丹尼斯·雷布里科夫宣布，他计划对一个遗传性人类耳聋基因进行编辑，雷布里科夫身材魁梧且充满激情，他在俄罗斯最大的政府资助体外受精机构之一工作。遗传两份突变的 GJB2 基因拷贝会导致耳聋。人工耳蜗可以帮助恢复部分语言听力，但奇怪的是，它

---

1　罗宾·阿尔塔·查罗（Robin Alta Charo, 生于 1958 年）是一位美国法学教授和生物伦理学家。她是威斯康星大学麦迪逊分校法律与生命伦理学教授，也是美国生命伦理学的权威。

不能恢复对音乐的听力；更重要的是，植入装置的患者通常需要数月的康复治疗。

雷布里科夫承诺，他将步斯特普托与爱德华兹的后尘，成为"谨慎的特立独行者"。但无论是否谨慎，他都想成为特立独行者[17]：雷布里科夫表示，尽管他将寻求监管部门的批准，并基于严格标准获得知情同意，但他仍将继续对胚胎的基因操控。根据雷布里科夫的说法，他会逐步推进这个进程：发布数据，对基因组进行深度测序，以评估在靶与脱靶效应。他声称，其疗法将只适用于携带两份突变基因的聋哑夫妇，这些夫妇完全同意并希望生育一个没有耳聋的孩子。雷布里科夫已经确定了五对这样的夫妇，他特别关注其中一对来自莫斯科的夫妇，他们都携带 GJB2 突变且有一个耳聋的女儿，而这对夫妇正在认真考虑他提出的建议。

目前，全球的医学与科学社团正在忙于制定监管人类胚胎基因编辑的规则与标准。一些人呼吁实施国际禁令，但是缺乏强制执行的权力。另一些人则希望允许使用基因编辑来治疗极度痛苦的疾病。然而，遗传性耳聋是否符合条件呢？尽管国际科学与生物伦理学组织确实可以选择回答这个问题，但是没有任何管理机构具有权力或权威，来允许或禁止对人类胚胎进行基因编辑实验。

正如我之前所描述的那样，体外受精是一种细胞操控技术，能够使深度人类操控成为可能。胚胎选择、基因编辑以及潜在的新基因导入基因组，关键取决于培养皿中的细胞繁殖（精子与卵子的相遇）和细胞生长的首次爆发（早期胚胎的生长）。一旦人类胚胎的创造不再局限于子宫，一旦胚胎在不同阶段可以被显微注射、培养、冷冻、剔除、遗传修饰、培育与活检，那么一系列变革性的基因技术就可以在它身上得到应用。

贺建奎在各个层面上都做出了糟糕的选择：错误的基因、错误的患者、错误的方案、错误的目的。但他也是在应对新技术不可避免的诱惑：他想成为"第一人"。他经常宣称自己的研究是其获得诺贝尔奖的入场券。贺建奎把自己比作爱德华兹与斯特普托，但事实上，我觉得他更像当代版的兰德勒姆·谢特尔斯：野心勃勃且躁动不安，对科学充满热情，但似乎无法区分人类实验对象与鱼缸里的鱼。

这并不是为他的选择开脱，拥有同样技术的其他科学家成功克制了自己。然而，无论是通过胚胎选择还是基因编辑，对人类胚胎进行遗传操控以阻止疾病（或许还包括增强人类能力）的趋势，似乎正在成为医学的必然发展方向。这原本是一项用于治疗人类不孕症的技术，如今被重新定位为治疗人类脆弱性的手段。该疗法的核心是一种愈加可塑与珍贵的细胞：受精卵细胞，即人类合子[1]。

我们即将从单细胞受精卵的封闭世界走向发育中的胚胎。但我们可以在此停下来思考一个问题：我们为什么要离开单细胞的世界呢？为什么"我们"会成为"我们"，也就是多细胞生物呢？让我们以酵母细胞或某些单细胞藻类为例。这些单细胞，或生物学家尼克·莱恩所称的现代细胞，几乎拥有包括人类在内的所有复杂生物的细胞的所有特征。它们数量众多，在其环境中表现出极强的适应力，可以在地球上不同的地方茁壮成长。它们相互通信，繁衍生息，新陈代谢并交换信号。它们拥有细胞核、线粒体与大多数细胞器，从而使一个自主细胞以非凡的效率运作。这就引出了另一个问题：它们究竟为什么选择形成多细胞生物呢？[18]

当进化生物学家在20世纪90年代初探索这个问题时，他们推断在真核生物（有核细胞）中，从单细胞生物到多细胞生物的转变，可能涉及跨越一个巨大的进化壁垒。毕竟，酵母细胞不可能在某天早上醒来后，便决定以多细胞生物的形式更好地发挥作用。用匈牙利进化生物学家纳吉·拉斯洛的话来说，向多细胞生物的过渡"被视为一项重

---

1　合子通常指受精卵细胞，是由两个不同性别的生殖细胞（精子和卵子）结合而成的细胞。

大的转变，存在着巨大的遗传［因此也涉及进化］障碍"。[19]

　　然而，最近一系列实验与基因研究的证据显示，实际情况可能与之前人们的看法完全不同。首先，多细胞生物的历史源远流长。大约在 20 亿年前，螺旋化石开始出现在蓝藻与绿藻中，形状就像蕨类植物最早发出的叶子；它们都是细胞的集合体，似乎是出于某种原因聚集在一起。大约在 5.7 亿年前，地球上出现了叶片样的"生物体"，其辐射状结构类似于小静脉，含有多个细胞并在海底旺盛生长。海绵由单个细胞聚集而成。微生物集落将自己组成新的"生命"，预示着一种新的生存方式来临。

　　但是，或许多细胞生物最令人惊奇的特征在于，它在众多不同的物种中独立进化，不是一次，而是很多很多次。[20] 似乎向多细胞生物发展的动力是如此强大普遍，以至于进化一次又一次地跨越了障碍。遗传学证据无可辩驳地证明了这一点。集体生存比孤立生存更具选择性优势，因此自然选择的力量不断向集体倾斜。正如进化生物学家理查德·格罗斯伯格与理查德·斯特拉斯曼所写的那样，从单细胞生物到多细胞生物的过渡是一项"化简为繁的转变"。[21]

　　在某种程度上，从单细胞生物到多细胞生物的"化简为繁的转变"可以在实验室中得到研究与再现。2014 年，迈克尔·特拉维萨诺[1] 与威廉·拉特克利夫领导的研究人员，在明尼苏达大学进行了一项与众不同的尝试，他们成功地使单细胞生物进化成了多细胞生物。[22]

　　身形瘦削、充满激情的拉特克利夫戴着金属框眼镜，他是一位在亚特兰大拥有大型实验室的知名教授，但是看起来就像是一名始终没有走出校门的研究生。[23] 2010 年的一个早晨，即将获得其生态、进化与行为学博士学位的拉特克利夫，正在与特拉维萨诺谈论多细胞生物的进化问题。他们都知道不同的单细胞生物出于不同的原因，通过不

---

1　迈克尔·特拉维萨诺（Michael Travisano，生于 1961 年 2 月 12 日）是一位美国进化生物学家。

同的途径进化成不同的多细胞生物形式。

拉特克利夫在描述这个实验的时候笑了起来，还套用了托尔斯泰经典小说的篇首名言："所有幸福的家庭相差无几，每个不幸的家庭迥然各异。"他告诉我，对于多细胞生物进化来说，逻辑是相反的：每个向多细胞进化的单细胞生物都选择了各自的路径。它以其独特的方式变得"幸福"，或者更确切地说，更适应进化。单细胞生物则保持着类似的单细胞状态。正如拉特克利夫所说的那样，这与"《安娜·卡列尼娜》的情况相反"。

特拉维萨诺与拉特克利夫将酵母作为研究对象。在 2010 年 12 月的圣诞假期期间，拉特克利夫进行了一项非常巧妙简单的进化实验。他让酵母细胞在 10 个独立的烧瓶中生长，然后将烧瓶静置 45 分钟，使单细胞酵母浮在上面，而较重的多细胞聚集体（"细胞簇"）则沉到底部。（经过几次反复试验后，他们发现在离心机中低速旋转液体培养基可以提高选择效率。）拉特克利夫将被重力拉下的多细胞簇收集起来并进行培养，然后对 10 种原始培养基中的每一种都重复 60 次以上的前述过程，并且每次都选择那些沉淀在底部的聚集体。该实验仿佛是对生物多代选择与生长过程的模拟，就像达尔文的加拉帕戈斯群岛被装在瓶子里一样。[24]

当拉特克利夫在第 10 天返回实验室时，雪下得很大。他回忆道："明尼苏达的雪花又大又重。"他掸落鞋子与防寒服上的雪，看了看烧瓶，立刻就知道发生了什么事情：第 10 个烧瓶中的培养基清澈透明，底部有沉淀物。他在显微镜下看到的情景犹如外界的镜像：所有 10 种培养基中的沉淀物都聚集在一起，它们选择形成了一种全新的多细胞聚集体，由几百个酵母细胞组成的晶体状多分支结构。这就像有生命的雪花。只要它们聚集在一起，"雪花"就会继续在这些簇中生存下去。经过再次培养后，它们没有变成单细胞生物，而是保留了其多细胞结构。一旦跃升至多细胞状态，这种进化就会拒绝回头。

拉特克利夫意识到，聚集体（他称之为"雪花状结构"）形成的原因在于，母细胞与子细胞即使在细胞分裂后也会紧密相连。这种模式代代相传，就像成年子女不愿离开其祖屋的联合家庭。

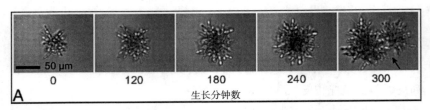

雪花酵母的生命周期。通过选择更大的细胞簇，单细胞酵母细胞进化为雪花状结构。随着时间的推移，它们将保持这些大型簇状结构且不会再恢复到单细胞状态，也就是说，它们已经被进化选择为多细胞生物。新细胞被添加到生长的分支上，增加了雪花酵母细胞簇的大小。最初，雪花状结构因其尺寸的物理张力而分裂，就像一根长得过长的树枝难以保持连接。然而，经过世代的变迁，特化细胞已经进化出刻意进行预设自毁的能力，能够创造出一个促使细胞簇之间发生分裂的位点。

随着实验继续进行，越来越大的雪花簇被创造出来，研究人员又对另一个问题感到困惑。这些聚合物是如何繁殖的呢？一个简单的模型可能会表明，单细胞从细胞簇中分离出来，然后生长出类似幼苗的分支，形成全新的多细胞星状结构。不过，他们发现这些细胞簇在达到一定大小后，通过从中间分裂成新的细胞簇进行繁殖。这个联合家庭分裂成了两个联合家庭。"真是叹为观止，"拉特克利夫告诉我，"进化以及多细胞进化，就发生在一个烧瓶里。"

起初，多细胞簇的繁殖受到物理限制的驱动：雪花簇已经长得如此之大，以至于它们被迫因其大小造成的物理张力而分裂。然而，还有一个额外的惊喜：随着细胞簇不断进化，位于中部的细胞亚群刻意进行预设自毁，进而在两个聚集体之间形成一处裂隙（分裂线、凹槽），促使细胞簇从母细胞簇中分离出来。

我问拉特克利夫，如果他一代又一代地继续培育雪花簇，会发生什么。他已经培育了数千代，并希望在其一生中继续培育达到5万代甚至10万代。"哦，我们已经看到了新属性的出现，"他带着期待的表情回答道，似乎在想象这种新生命的未来，"如今这些细胞簇比单细胞大 2 万倍，而且细胞间逐渐进化出某种错综复杂的关系。现在很难把它们分开，直到死细胞形成凹槽。其中一些细胞已经开始溶解它们之间的细胞壁。我们正在尝试观察它们是否开始形成某种通信渠道，以便跨越这些大型细胞簇传递营养物质或信号。我们导入了血红蛋白的基因，以了解它们是否会创造出氧气传输的机制。此外，我们还导入了其他一些基因，可能会让它们像植物一样把光转化为能量。"

进化科学家已经对许多不同的单细胞生物，例如酵母、黏菌、藻类，进行了类似的实验，并且从它们之中得出了一个普遍原理。[25] 在适当的进化压力下，单细胞可以在短短几代内变成多细胞聚集体。然而，有些情况确实需要更长的时间：在某一项实验中，单细胞藻类经过 750 代才成为多细胞聚集体。这在进化过程中不过是一眨眼的瞬间，但对藻类细胞来说却是 750 个生命周期。

我们只能通过理论与实验室研究来解释单细胞如此独特地形成多细胞簇的原因。想看到自然选择的真正力量，我们就需要回溯过去的时光。但是主流理论认为，特化与合作有助于节省能源和资源，同时还能允许新型协同功能的发展。例如，聚集体的一部分可以处理废物，而另一部分则可以去获得食物，从而使多细胞簇获得进化优势。目前一个备受关注的假说得到了实验与数学模型的支持，它认为多细胞进化是为了支持更大的尺寸与快速的运动，以便使生物逃避捕食（很难吞下雪花大小的身体），或者能够更快速、更协调地朝着微弱的食物浓度梯度[1]移动。之所以进化朝着多细胞存在的方向迅速发展，是因为多细胞"生物"可以逃离被捕食的命运或者奔向捕食的机会。[26] 这个问题的答案可能难以确定，或者也可能有多种答案。我们所知道的是，多细胞生物进化并非偶然，而是有目的和有方向性的。正如我前面谈

---

1　微弱的食物浓度梯度指的是环境中食物分子浓度的轻微变化。生物体能够察觉这些微小的浓度变化，并利用它们做出运动或方向上的决策，以更有效地获取食物。

到拉特克利夫的酵母实验时描述的那样，某些细胞获得了执行预设的细胞死亡或自我牺牲的能力，以便将一个细胞簇从另一个细胞簇中分离出来，而这是细胞在特定的位置上出现特化的标志。就像拉特克利夫所发现的那样，随着他的多细胞聚集体代际增长，它们可能逐步发展出通道，将营养输送至其解剖结构的深处。

请注意这些词：特化、解剖结构与位置。或许在某个时候，拉特克利夫会开始将其细胞簇描述为"生物体"。他已经着手分析它们如何形成其解剖结构。他在思考细胞如何分裂并创造特殊的结构，以及是什么原因使它们获得特定的功能，还有这些结构如何决定它们在簇中的位置。人们会如何想象新形成的通道呢？细胞管道？营养输送系统？原始信号装置？细胞生物学家可能会用"发育"一词描述组织与功能解剖结构的形成，以及伴随这些"生物体"大小与复杂性的增加而出现的特化细胞。

第八章

# 发育的细胞：细胞成为生物体

生命在于"变化"而非"静止"。

——伊格纳兹·多林格

19 世纪德国博物学家、解剖学家与医学教授 [1]

请稍做停顿，来思考一下人类受精卵的诞生。精子穿过看似遥远的距离进入卵子。[1] 卵子表面的特殊蛋白质与精子上的同源受体将这两个细胞紧紧地结合在一起。一旦精子成功穿透卵子的细胞膜，卵子内部就会释放出一系列离子，启动各种阻止其他精子进入的反应。

---

1　精子游动的主要机制涉及名为鞭毛的摆动长尾。在鞭毛的底部有一系列蛋白质分子，它们相互作用形成一个微小但强大的马达，尾部与其相连从而使精子能够不断地摆动。线粒体的环状结构围绕着分子马达，为精子奋力接近卵子提供所需的全部能量。与来回摆动的大型鞭毛不同，类似的蛋白质还能形成名为纤毛的结构，这种体积微小的毛发状突起或细丝能够移动，它对细胞生物学而言至关重要。通过持续且单向摆动其细丝，纤毛可以使多种类型的细胞在体内移动。让我给你举几个例子：附着在肠道内细胞上的纤毛可以使营养物质在体内传输，白细胞上的纤毛能让它们穿过血管以保护身体免受感染，输卵管细胞中的纤毛被认为能够将新释放的卵子推向受精部位，而那些在呼吸道内壁细胞中的纤毛则不断摆动以排出黏液和异物。在生物体的发育过程中，纤毛促进了胚胎内的细胞运动。如果没有正常发挥功能的纤毛，人体几乎不可能繁殖、发育或修复。某些儿童患有一种罕见的遗传综合征，这种疾病被称为原发性纤毛运动不良症（primary ciliary dyskinesia，PCD），它会损害纤毛保持身体内部通畅的能力。PCD 可能会导致多种系统出现异常，例如慢性鼻塞与气道中痰液和异物积聚引起的频发呼吸道感染。更为复杂的是，大约一半 PCD 患者会因为发育过程中的细胞功能障碍而发生先天性器官移位；例如，他们的心脏可能在胸腔的右侧而不是左侧。由于生殖道中的细胞无法将卵子移动到受精部位，因此患有原发性纤毛运动不良症的女性往往不孕。——作者注

　　从细胞层面来说，我们毕竟还是一夫一妻制。

　　亚里士多德把胎儿形成的下一步想象成经血塑造的过程。他提出胎儿的"形式"（form）来自母亲的经血。父亲通过精子提供"信息"（information），将血液塑造成胎儿的形态，并为其赋予生命与温暖。尽管这种逻辑有些扭曲，但是它反映了一定道理：怀孕导致停经，因此亚里士多德推断，这些血液除了塑造胎儿以外还能去哪里呢？

　　这是一个完全错误的概念，但是其中蕴含着一丝真理。亚里士多德打破了古代的预成观念，该观念认为缩微人已经预先形成，眼睛、鼻子、嘴巴与耳朵一应俱全，只是体积微小并在精子中紧密折叠，就像注水后会膨胀到完整大小的玩具。从古代到18世纪初，预成论一直占据着许多科学家的思想。

　　与此相反，亚里士多德的观点则认为，胎儿发育经历了一系列独特的事件，并最终构成了胎儿的形式。起源通过创世实现，而不是单纯的扩张。正如生理学家威廉·哈维在17世纪所写的那样："有些［动物的］部分会在其他部分之前形成，然后从相同材料中获得营养、体积与形态。"这后一种理论被称为"后成论"（epigenesis），它大致反映出的观念是，创世由胚胎变化的级联形成，且这些变化会作用于发育中的受精卵之上（epi）。


　　13世纪中期，大阿尔伯特[1]研究了动物与鸟类的胚胎，这位德国修士的兴趣从化学到天文学无所不包。与亚里士多德一样，他错认为胎儿形成的最初步骤是一种物质凝结，精子与卵子之间发生了奶酪一样的凝固。但是大阿尔伯特极大地推进了后成论的发展，他很早就发现了胚胎中不同器官形成：包括之前不存在的眼部凸起与从胚胎两侧几乎难以察觉的隆起中伸展出来的雏鸡翅膀。

----

1　大阿尔伯特（Albertus Magnus，约1200年—1280年11月15日）是一位德国多明我会修道士、哲学家、科学家和主教。他提倡神学与科学和平并存。有人认为他是中世纪时期德国最伟大的哲学家和神学家。

在约 5 个世纪之后的 1759 年，25 岁的德国裁缝之子卡斯帕·弗里德里希·沃尔夫[1] 撰写了一篇名为《发生论》的博士论文，他在论文中进一步拓展了大阿尔伯特的观察结果，并描述了胚胎发育过程中连续发生的一系列变化。[2]沃尔夫设计了一种非常巧妙的方法，可以通过显微镜研究鸟类与其他动物的胚胎。他能够逐阶段观察器官的发育过程，从胚胎心脏开始其首次搏动到肠管形成迂曲的管道。

让沃尔夫感到震撼的是器官发育的连续性：他可以追踪从早期结构演化而来的新结构形成，尽管其最终形态与早期胚胎中的任何结构都几无相似之处。他写道："必须对新结构做出描述与解释，同时其历史也必须被呈现出来，即便它们尚未达到坚固持久的形态，并且依旧处在*持续的变化*中。"（斜体为本书作者所加）胚胎形态从发育阶段向成熟有机体的连续与神奇蜕变，被德国诗人约翰·沃尔夫冈·冯·歌德视为自然"创造"的标志。他在 1786 年写道："可以这样说，自然正在意识到自己总是在创造形态，并且这种创造会产生各种各样的生命。"[3]胎儿并不是被动地膨胀为生命；自然与胚胎的早期形态进行"互动"，就像孩子摆弄黏土一样，通过塑造、雕刻，形成成熟的有机体。

大阿尔伯特以及后来的卡斯帕·沃尔夫对胎儿器官不断变化的观察，也就是自然的创造，最终推翻了预成论。[4]预成论将被细胞生物学的胚胎发育理论取代，而根据胚胎发育理论，发育中胚胎的所有解剖结构均由细胞分裂形成，它们创造出与众不同的结构并执行各式各样的功能。正如博物学家伊格纳兹·多林格在 19 世纪所写："生命在于'变化'而非'静止'。"

现在还是让我们回到在子宫里的受精卵。受精卵细胞很快分裂成

---

1　卡斯帕·弗里德里希·沃尔夫（Caspar Friedrich Wolff, 1733 年 1 月 18 日—1794 年 2 月 22 日）是一位德国生理学家和胚胎学家，被公认为现代胚胎学的先驱之一。

两个，然后又由两个分裂为四个，以此类推，直到变成一个小型细胞球。护士科学家珀迪曾在爱德华兹实验室里观察到相关的颤动，受精卵细胞不断地分裂与移动，直到最初的细胞团内部形成空腔，它就像一个中心充满液体的水球，新形成的细胞则构成了水球的壁，而这种结构被称为囊胚。然后一小团细胞会继续分裂，并开始悬挂在中空球的内壁。囊胚的外部结构，即"水球"表层，将附着在母体子宫上，成为胎盘、胎膜与脐带的一部分。悬挂在球内的小蝙蝠状细胞团将发育成人类胎儿。[1][5]

接下来的一系列事件展示了胚胎学的真正奇迹。悬挂在细胞球壁上的微小细胞簇，也就是内细胞团，开始疯狂地分裂并形成两层细胞，外层称为外胚层，内层称为内胚层。大约在受孕三周后，第三层细胞穿过这两层细胞并嵌入其中，就像一个孩子挤到父母的床上，躺在父母之间。现在它成为中间层，被称作中胚层。

这个由三层细胞，即外胚层、中胚层、内胚层形成的胚胎，是人体内每一个器官的基础。外胚层将产生身体外部可见的一切：皮肤、头发、指甲、牙齿，甚至眼睛的晶状体。内胚层则产生朝向身体内表面的一切，例如肠道与肺。中胚层负责形成内外之间的一切：肌肉、骨骼、血液、心脏。

现在胚胎已经准备好进行最后的一系列活动。在中胚层内，一连串细胞沿着一条细轴聚集，形成一种名为脊索的杆状结构，并从胚胎的前部延伸至后部。脊索将成为发育中胚胎的全球定位系统，它不仅决定了内部器官的位置和轴线，还分泌被称为诱导者的蛋白质。作为回应，脊索上方的部分外胚层（外层）内陷，向内折叠并且形成一条管

---

1　这在某种程度上是一种简化，我也尽量避免使用大量胚胎学术语。想深入了解的读者可以参考以下解释：被称为滋养层的囊胚壁，产生了容纳早期胚胎的绒毛膜与羊膜，以及一个被称为卵黄囊的营养供应结构。随着绒毛膜植入子宫形成胎盘，卵黄囊逐渐出现退化，胎盘成为营养的主要来源。包含血管的脐带，将胚胎与母体血液循环连接起来，从而实现气体与营养物质的交换。如果想要深入了解滋养层的发育过程，我建议参考马丁·克诺夫勒（Martin Knöfler）等人的文章《人类胎盘与滋养层发育：关键分子机制与模型系统》，发表于《细胞与分子生命科学》第76卷第18期（2019年9月）：3479-3496，doi:10.1007/s00018-019-03104-6，来源https://pubmed.ncbi.nlm.nih.gov/31049600/。——作者注

道。这条管道将成为由大脑、脊髓与神经构成的神经系统的前身。

胚胎学中的众多讽刺之一是，人类脊索在为胚胎构建框架之后，会在发育和成年间失去其重要性与功能。在成年人体内，脊索的唯一细胞残留物是位于骨骼之间的髓核。最终，胚胎的主要构建者被困在它所创造的生物骨质牢笼中。

一旦脊索与神经管的构建大功告成，各个器官就开始从三层细胞（如果算上神经管，那么就是四层细胞）中分化出来，其中包括原始心脏、肝芽、肠道与肾脏。大约在妊娠后三周，心脏将产生第一次跳动。再过一周，神经管的某个部分将开始突出形成人脑的雏形。请记住，所有这些结构都来自一个细胞：受精卵。正如刘易斯·托马斯医生在其随笔集《水母与蜗牛：一个生物学观察者的手记》中所写的："在某个阶段，会出现一个其所有后代都将拥有人脑的细胞。这种细胞的存在本身就是地球上的伟大奇迹之一。"[6]

我在前面写的都是描述性内容。那么，驱动胚胎发生的机制是什么呢？这些细胞与器官如何知道要变成什么？短短几段话不可能捕捉到细胞与细胞间，以及细胞与基因间极其复杂的相互作用，它们可以使发育中的胚胎在适当的时间，以适当的位置于体内形成各个部分，包括器官、组织和器官系统。这些相互作用中的每一个都是一场精湛的演出，是一部经过数百万年进化而完善的精编交响乐。我们在这里所能捕捉到的只是该交响乐的一个非常基本的主题，即那些使发育中的细胞转化为成熟生物体的基本机制与过程。

20 世纪 20 年代，借助或许是胚胎学中最引人入胜的实验之一，身材魁梧、性格直率的德国生物学家汉斯·斯佩曼与其学生希尔德·曼戈尔德[1] 开始破解这个谜题。就像安东尼·范·列文虎克学会了将玻璃

---

1　汉斯·斯佩曼（Hans Spemann, 1869 年 6 月 27 日—1941 年 9 月 12 日）是一位德国胚胎学家，因与学生希尔德·曼戈尔德发现了现在被称为胚胎诱导的效应而于 1935 年获得诺贝尔生理学或医学奖。希尔德·曼戈尔德（Hilde Mangold, 1898 年 10 月 20 日—1924 年 9 月 4 日）是一位德国胚胎学家，她 1923 年发表的论文为她的导师斯佩曼发现胚胎组织奠定了基础。

珠研磨成精致清晰的透镜一样，斯佩曼与曼戈尔德学会了在本生灯上加热玻璃移液管和针头，并轻拉尖端直到半熔化的玻璃管延展变细到难以察觉的程度。（事实上，或许细胞生物学的过往可以用玻璃的历史来描述。）通过使用这些移液器、针头、抽吸装置、剪刀与显微操纵器，斯佩曼与曼戈尔德可以在蛙胚仍处于球状时，也就是远在复杂结构、器官与胚层形成之前，从其特定的部位提取微小的组织块。

斯佩曼与曼戈尔德从一个非常早期的蛙胚中提取了这样一块组织。由于他们在之前的实验中追踪了胚胎各部分的命运，因此斯佩曼与曼戈尔德知道，这团细胞注定形成脊索前端、部分消化道及其相邻的一些器官。[7]这块组织后来被称为"组织者"[1]。

他们将该组织移植到另一个蛙胚的内部并等待蝌蚪发育。随后在显微镜下出现的是一个雅努斯[2]般的怪物。正如预期的那样，这只嵌合体蝌蚪有两条脊索与两条消化道，其中一条来源于自身，另一条则出自供体。但是这个胚胎变得更加怪异，发育成一个上半身由两部分并排融合的蝌蚪，它有两套完全成形的神经系统以及两个头部。从第二只蝌蚪胚胎中提取的组织不仅自行安排好自己的分化，而且还命令它上面和周围的宿主细胞按照其要求接受命运。[8]用斯佩曼的话来说就是，它"诱导"生长出第二个完整的头部。[3]

科学家们还要再过数十年才能识别出"推动"细胞形成新神经系统与新头部的确切蛋白质。但是，斯佩曼与曼戈尔德已经发现了不同胚胎结构逐阶发展的基础。早期发育的细胞（例如组织者细胞）会分泌局部因子，使晚期发育的细胞确定其命运与形态，后者又分泌有助于

---

1　组织者（organizer）是一种特定的细胞或细胞团，具有诱导周围细胞分化和形成不同结构的能力。组织者的发现对于理解胚胎发育的调控机制非常重要，它们在确定不同组织和器官的形成过程中发挥着关键作用。

2　雅努斯（Janus）是罗马神话中开端、大门、选择、过渡、时间、对偶、道路、门框与结尾的神。他通常被描述成有前后两张面孔，展望着过去与未来。

3　在这种情况下，移植的细胞恰好来自脊索前端，因此形成了拥有两套神经系统的两个头部。由于解剖学的原因，从脊索和中胚层后端发育出蛙胚后部的实验要困难得多。——作者注

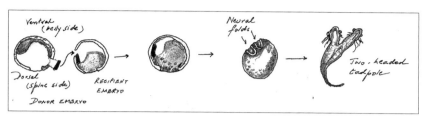

这是斯佩曼与曼戈尔德论文中描述其实验的早期图表。请注意，将一个蛙胚的背唇组织移植到另一个胚胎，即可诱导出一个具有两个神经褶的胚胎，并且最终形成一只具有两个头部的蝌蚪。如果将部分来自非常早期蛙胚（在任何器官或结构形成之前）的背唇移植到一个受体胚胎，那么受体蛙胚就会拥有两种这样的背唇：一个源于自身，一个来自供体。斯佩曼与曼戈尔德发现，移植自供体蛙的组织者细胞将产生自己的神经管与肠道，并且最终会形成第二个完整的蝌蚪头部。换句话说，来自背唇细胞的信号诱导其上方与周围细胞形成包括头部和神经系统在内的各种胚胎结构。因此，组织者细胞必须具有决定其邻居命运的内在能力。

构建器官和器官之间联系的因子。[1]胚胎生长是一个过程，一种级联反应。在每个阶段，先前存在的细胞都释放蛋白质与化学物质，以引导新出现和新迁移细胞的方向与发育。它们指挥着其他胚层的形成以及之后组织与器官的构建。这些胚层内的细胞会根据其位置和固有属性，通过开启与关闭基因来获得它们的自我认同。每一阶段的发育都有赖于前一阶段所产生的信号，就像早期胚胎学家对于后成论概念的生动描述。

　　自 20 世纪 70 年代以来，胚胎学家逐渐发现这个过程实际更为复杂。细胞内基因编码的内部信号，与周围细胞诱导的外部信号之间存在相互作用。外部信号（蛋白质与化学物质）在到达受体细胞后，可以激活或抑制其中的基因。它们还会相互作用：抵消或放大它们的作用，最终使细胞接受其命运、角色、联系和定位。

　　这就是我们构建细胞家园的方式。

---

1　这就引出了一个问题：组织者细胞是如何确定其命运的呢？相关信号起源于早期发育的细胞，可以
　　追溯至单细胞的受精卵。受精卵已经含有呈梯度分布的蛋白质因子。一旦它开始分裂，这些预设的
　　梯度就会发出信号，并开始决定胚胎各部分细胞的未来。——作者注

1957 年，一家叫作格兰泰化学的德国公司研发了一种名为沙利度胺的药物，它被认为具有意想不到的镇静与抗焦虑作用。[9]市场营销非常积极。这种药物的目标人群主要是孕妇，当时的社会对女性普遍存在偏见，而孕妇通常被认为容易"焦虑"与"情绪化"，为此她们需要镇静剂来缓解。沙利度胺很快就在 40 个国家获得批准，并且作为处方药被数以万计的女性使用。

沙利度胺有望在美国成为一款畅销药，因为那里的医生更热衷于使用镇静剂，并且它所面临的监管与欧洲相比更少，而其德国制造商从一开始就明白这点。20 世纪 60 年代初期，格兰泰开始寻找将该药物引入美国的合作伙伴。它面临的唯一的障碍是获得 FDA 的批准，该过程通常被认为是一项简单但略显烦琐的书面工作。格兰泰在威廉·S. 梅里尔公司找到了一个完美的合作伙伴，这家公司后来合并为制药巨头理查森–梅里尔公司。

而在 1960 年年初，FDA 任命了一位新的审查员，她的名字叫作弗朗西丝·凯尔西[1]。这位出生于加拿大、时年 46 岁的女性拥有芝加哥大学的博士学位与医学学位。在做了一段时间药理学教师（她在那里学会了如何评估药物的安全性）与南达科他州的全科医生（她在那里了解到，即便是"安全"的药物，如果剂量有误或给错患者，也可能产生严重的副作用）后，她开始了在 FDA 的漫长职业生涯。她后来升任为新药部门主管，以及合规办公室科学与医学事务副主任。梅里尔公司认为，作为一位中层职员，凯尔西只是一个守门人。在这个由制药巨头研发，并由另一家公司推广的明星新药项目中，她就是其中众多无关紧要的环节之一。

梅里尔公司将沙利度胺引入美国的申请经历了 FDA 的层层审查，最终落到了凯尔西的桌上。但当凯尔西阅读有关该药的资料时，她发

---

1　弗朗西丝·凯思琳·奥尔德姆·凯尔西（Frances Kathleen Oldham Kelsey，1914 年 7 月 24 日—2015 年 8 月 7 日）是一位加拿大裔美国医生与药理学家。

现自己对其安全性并没有信心。研究数据看起来过于出众。她回忆说："这实在是太理想了。它不可能是毫无风险的完美药物。"

1961年5月，当梅里尔公司的高管向FDA施压，要求将该药物投放市场时，凯尔西发表的回应很可能是FDA历史上最重要的信件之一："证明药物安全的责任……*在于申请人*。"（斜体为本书作者标注）[10]。她通宵达旦地审阅一个又一个病例报告。她在1961年2月注意到，一位英国医生报告称，一些患者在治疗后出现了严重的周围神经麻木；一位能够接触到该药的护士生下了患有严重肢体缺陷的孩子。她对于这位医生提供的案例颇为关注。"我们在这方面非常担忧的是，显然英国已经了解到周围神经炎的证据，但是这些情况并没有被坦率地披露出来。"[11]

梅里尔公司的高管威胁要采取法律行动，但是凯尔西却要对此继续进行深入调查。她已经听闻有关出生缺陷的报道；现在她要求证明这种药物的安全性，不仅是对周围神经，还包括对孕妇的安全。当梅里尔公司再次试图申请许可证时，凯尔西坚持要求该公司要么证明沙利度胺的安全性，要么撤回申请。

正当梅里尔与凯尔西之争在华盛顿特区愈演愈烈时，更多负面的报道从欧洲陆续传来。在英国和法国，怀孕期间服用这种药的女性开始注意到，她们的婴儿出现了严重的先天畸形。有些合并泌尿系统畸形，有些存在心脏问题，还有些罹患肠道缺陷。最为恐怖的表现是，一些婴儿出生时四肢严重短缩，甚至有些婴儿干脆没有四肢。总而言之，在接下来的几年里，大约有8000名畸形婴儿被报道，另有7000名婴儿或许胎死宫内，而且实际情况可能远比这些严重。

然而，即使从欧洲传来了一个又一个令人震惊的病例报道，梅里尔公司对于该药物依旧保持着冷漠的乐观态度。尽管凯尔西提出了反对意见，该公司还是将沙利度胺作为"试验药物"分发给了大约1200名美国医生。（一家名为史克的公司也参与了患者试验。）1962年2月，梅里尔给医生们写了一封措辞平静的信，若无其事地建议他们继续开具这种药物："目前仍然没有确切的证据表明妊娠期使用沙利度胺与新生儿畸形之间存在因果关系。"

到了 7 月，随着欧洲的病例激增达到高峰，FDA 向其官员转达了一条紧急信息。"鉴于公众对这种情况的极大关注，这是我们很长一段时间以来最重要的［任务］之一。必须竭尽全力在规定期限内联系到医生……最迟不得超过［1962 年］8 月 2 日星期四上午。"[12] 当月晚些时候，所有处方均被叫停。沙利度胺宣告失败。

同年秋季，FDA 开始调查梅里尔公司是否在将沙利度胺作为其"研究性试验"的一部分时违法，以及是否在向政府机构提交的安全文件中隐瞒了信息。FDA 的律师列出了 24 项独立的违法指控。然而，在 1962 年，美国司法部部长助理赫伯特·约翰·米勒选择不起诉该公司，他以非常荒谬可笑的理由辩称，该公司将药物分发给了"专业水准最高的医生"，同时只有"一位畸形婴儿"被明确证实受到伤害。[13] 这两种说法均不属实。其结论是"刑事诉讼既不合理也不可取"。案件就此终结。与此同时，梅里尔公司悄悄地从 FDA 撤回了申请，并且将这种药物永久搁置。沙利度胺犯下了一桩弥天大罪，但却没有找到一个为此负责的被告。


沙利度胺是如何导致出生缺陷的呢？随着受精卵的发育，它的细胞需要通过整合外在因素（来自邻近细胞的蛋白质和化学物质，它们向细胞发出信号告诉其何去何从）与内在因素（细胞内由基因编码的蛋白质，会根据这些信号开启或关闭）来确定其身份和位置。

我们现在知道，沙利度胺与细胞中分解其他特定蛋白质的一种（或几种）蛋白质结合，它充当着一种蛋白质特异性降解剂。而它也可以被视为一种细胞内的蛋白质清除剂。正如我们在细胞周期蛋白基因中看到的那样，细胞内特定蛋白质的有序降解对于细胞整合信号至关重要，这些信号用于细胞分裂、分化、整合内外信号并决定其命运。在细胞生物学中，蛋白质的缺失与蛋白质的存在一样，对于调控细胞生长、角色与定位同样重要。

特别是软骨细胞、某些类型的免疫细胞与心脏细胞，可能受到沙利度胺改变的蛋白质有序降解的影响，尽管其中一些仍然是假设的靶标。由于无法整合它们所接收到的信号，这些细胞可能会死亡或出现功能障碍。沙利度胺使许多细胞受到影响，引发数十种不同的先天性畸形。[14] 这种药物的效应非常强大：一粒 20 毫克的药片就足以导致出生缺陷。全球数以万计的女性根本不知道，其孩子是否因沙利度胺而流产、死产，或因不可逆转的先天性缺陷致残。

弗朗西丝·凯尔西就像最后的监管堡垒一样，抵挡住了制药巨头的无情冲击，从而拯救了成千上万人的生命。1962 年，她被授予总统荣誉勋章。[15] 而本章意在纪念她的奉献与执着。

如果说本书探讨的是细胞医学的诞生，那么它也必须谈及其恶魔般的对立面：细胞毒性药物的诞生与死亡。

我把本书的第二部分命名为"一与多"，不仅是为了标志我们的故事从单细胞生物过渡到多细胞生物，而且是为了反映科学领域中存在的一种基本张力。虽然生物学家通常单独工作，有时结对工作，但是他们也像细胞一样会组成科学社群。科学社群又属于且必须回应全人类社群。其中存在"一对多"与"多对多"的概念。

我们在这一部分中探讨了细胞的基本特征：自主性、组织、分裂、繁殖与发育。那么，干预这些关键基本属性有哪些可接受的限度与风险？随着新技术的发展，我们对于"干预"的看法发生了何种改变？以体外受精为例，曾经被一些人认为激进、非法甚至可憎的"医学辅助"生殖如今已经变成常态。当俄罗斯生物学家丹尼斯·雷布里科夫准备在其实验室对有听力障碍的胚胎进行基因编辑时，我们所面临的操控生殖的新方法已经颠覆了常规意识。沙利度胺的故事显然是一个对（无意中）干预发育中胎儿的警示性案例。但是近年来，矫正子宫内胎儿出生缺陷的手术已经取得了长足进展，而且专门针对胎儿的药物输送系统正在动物模型中开发。这是否意味着，自人类诞生以来未曾触及的"自然"进程已经成为过去，而对发育中的细胞进行"干预"将是我们不可避免的未来？

无可否认的事实是：我们已经打开了细胞的黑箱。现在采取限制措施，可能会错失未来良机。如果在没有制定标准与规则的情况下始终保持开放，那么就相当于假定我们已经就在操控人类的生殖与发育时何事可为、何事不可为达成了全球性的默契——当然，我们实际上并没有达成一致。我们曾经认为细胞的基本特征是人类的宿命。然而如今，我们开始把这些特性视为合法的科学研究领域，视其为昭昭天命。

正如我在撰写本书之时所看到的那样，有关操控生殖与发育或者改变胚胎基因的争论正在全球激烈进行（我在《基因传》中广泛探讨了这些技术的前景与风险）。由于它们不仅涉及细胞的基本特征，还涉及人类的基本特征，因此这些争论不会轻易得到解决。要找到一个合理的答案，哪怕是一种妥协的方式，唯一的途径是持续参与关于科学干预限制以及细胞技术前沿的辩论。每个人都是这场辩论中的利益相关者。它涉及个体、群体与"各个层面"。[1]

---

1　对于一些读者来说，关于在人类细胞改变方面"持续参与"的建议可能听起来不切实际。谁有资格发声，以及如何发声？这种声音如何得到认可或授权？成本与可及性又如何？对此我有几点评论。首先，我刻意避免就政策法规提出更为具体的建议。在本书的后续章节中，我们肯定会再次讨论细胞与基因疗法的伦理问题。不过，我要指出的是，探讨使用重组 DNA 的阿希洛马会议，正是一个可以公开讨论基因操控伦理边界的论坛，尽管起初也被批评为含糊其词与刻板教条，但是会议最终在激发有价值的公共对话并将其转化为有效政策方面取得了显著成效。我们在此也需要类似的全球努力，目前相关工作已经在进行中。——作者注

第三部分

# 血液

多细胞性，即单细胞生物向多细胞生物的进化转变，可能无法避免，但却并不容易。多细胞生物需要进化出专门与独立的器官来满足其众多功能。每种这样的生物都必须进化出功能单元（它们彼此独立但又密不可分），以便应对各式各样的需求：自我防御、自我识别、体内信号传递、消化、代谢、储存与废物处理。

身体中的每个器官都体现了这些特征：细胞通过协同与特化实现器官的功能。但或许相较于任何其他细胞系统，血液更像是一种反映整个细胞系统如何实现这些功能的模型。持续的血液循环作为身体的交通干道，将氧气与营养物质输送到所有组织。它确保身体对于损伤做出协调反应：血小板与凝血因子利用循环系统来分析和引导身体应对急性损伤。而且它还能对感染做出应答：白细胞借助相同的血管系统为抵抗病原体提供多层次的防御。

破解这些系统的生物学特性反过来促成了新型细胞疗法的诞生，其中就包括血液移植、免疫激活与血小板调节等等。因此，在从单细胞向多细胞系统的转化过程中，还涉及合作、防御、耐受与自我识别等内容，而这些方面则体现了多细胞性的优缺点。

# 第九章

# 躁动的细胞：血液循环过程

> 细胞是……一个枢纽：是连接不同学科、方法、技术、概念、结构与过程的关键。之所以它对生命、生命科学和其他领域如此重要，是因为它作为一种枢纽具有无与伦比的地位，以及细胞在这种联系中明显拥有无穷的潜力。
>
> ——微生物学哲学家莫琳·安妮·奥马利与
> 科学史学家斯塔凡·米勒-维勒[1]，2010 年 [1]

> 我身上有很多优柔寡断与躁动不安的东西。
>
> ——鲁道夫·菲尔绍，致父亲的信，1842 年 [2]

现在让我们思考一下故事的进展。我们从发现细胞开始，研究了它们的结构、生理、代谢、呼吸与内部结构。我们简要涉足了单细胞

---

1　莫琳·安妮·奥马利（Maureen Anne O'Malley，生于 1959 年）是一位专注于进化生物学与科学哲学领域的科学家。她探索生物进化和文化进化之间的相互作用，特别关注进化过程中新奇性的起源与本质。
斯塔凡·米勒-维勒（Staffan Müller-Wille，生于 1964 年 3 月 5 日）是一位德国科学史学家与哲学家。他的研究兴趣主要集中在生物分类学、生物地理学与遗传学的历史发展。

微生物的世界，以及这一发现对于医学的变革性影响，其中包括抗菌术与抗生素的最终发现。我们接下来遇到了细胞分裂：从现有细胞中产生新细胞（有丝分裂）与为了性繁殖而生成细胞（减数分裂）。我们见证了细胞分裂四个阶段（$G_1$、$S$、$G_2$、$M$）的划分，以及其关键调控因子 Cyclin 与 CDK 的特性，还有它们在功能上彼此协调互补的过程。我们看到，我们对细胞分裂的理解如何改变了癌症医学与体外受精，以及生殖技术与细胞生物学相结合，如何迫使我们进入对人类胚胎进行干预的陌生伦理领域。

但是，我们到目前为止应对的均是孤立细胞：那些入侵人体并引发感染的单细胞微生物。正在分裂的受精卵，就像一颗孤寂的星球，独自漂浮在培养皿中。卵子与精子分别装在不同的小瓶中，乘坐出租车在曼哈顿的医院间穿梭。视网膜神经节细胞通过基因治疗得以避免变性。

然而，在多细胞生物中，细胞的目的并非独立存在或生活；细胞存在的目的是满足生物体的需求。它必须作为生态系统的部分发挥作用，它必须成为整体的一个重要组成部分。莫琳·安妮·奥马利与斯塔凡·米勒-维勒在 2010 年写道，"细胞是……一个枢纽"，每个细胞都在努力生存并且发挥功能，它们"在这种联系中明显拥有无穷的潜力"。

我们现在要谈论的是细胞与细胞之间、细胞与器官之间以及细胞与生物体之间的这些联系。


我周一的大部分时间都在与血液打交道。我是一名训练有素的血液学家。我不仅研究血液，还治疗血液疾病，其中就包括癌症与白细胞的癌前病变。周一，我早早赶在患者就诊之前就来到实验室，那时晨光还斜照在工作台的黑色石板上。我关上百叶窗，通过显微镜观察血涂片。一滴血被涂在玻璃载玻片上，制成了一层单细胞薄膜，每个细胞都被特殊染料染色。这些载玻片就像书籍的前言或者电影的预告片一样。甚至在我见到患者本人之前，这些细胞就会开始揭示他们的故事。

我坐在昏暗房间里的显微镜旁，手边放一个记事本，一边看载玻片一边低声自语。这是一个多年养成的习惯，路过的人可能会认为我有些古怪。每当我检查载玻片时，我都会喃喃念出血液学教授在医学院教我的方法，而他是一位口袋里总有一支漏水钢笔的高个男士："区分血液的主要细胞成分。红细胞。白细胞。血小板。分别检查每种细胞的类型。写下你对每种类型的观察。同时有条不紊地进行记录。数量、颜色、形态、形状、大小。"

这绝对是我在工作日中最享受的时刻。数量、颜色、形态、形状、大小。我有条不紊地进行记录。我喜欢观察细胞，就像园丁对待植物一样，不仅关注整体，还兼顾其内部的细节：叶片、叶状体、蕨类植物周围土壤的确切气味，以及啄木鸟在树木高处凿洞的方式。我只有在专注时才能发现血液传递的信息。

格丽塔·B. 是一位被诊断为贫血的中年女性。她的医生怀疑这是由月经出血引起的，因此给她开了铁补充剂。然而其贫血症状并未得到缓解。她只是走了几步路就气喘吁吁。在海拔六千英尺的内华达山脉度假时，格丽塔感到几乎无法呼吸。医生为她增加了铁剂，但是却没有任何效果。

事实证明，格丽塔的病比医生最初怀疑的还要神秘。如果你观察一下血细胞计数，就会明白这不是简单的贫血。不出所料的是，她的红细胞计数低于正常水平。然而她的白细胞计数也是如此，略低于其年龄段的正常限度。血小板计数也低于正常范围，尽管与正常值之间的差距微乎其微。

在显微镜下，格丽塔的血涂片揭示了一个更为复杂的故事。我在这张涂片上来回审视，就像一只感受新环境的野生动物，停下脚步，四处嗅探，在我的大脑中激发思维的跃升。红细胞看起来几乎正常。

几乎。我在这个词下面画了线。在审视涂片的时候，我发现了一些外观奇特的细胞，它们的中间有一个明显的蓝点。这是大多数成熟红细胞没有的核残余物，而红细胞通常在骨髓中就会排出其细胞核。"这种核残余物不应该存在。"我轻声低语道，然后将其记录在笔记本上。

格丽塔的白细胞看起来最为奇特。正常白细胞主要分为两种类型：淋巴细胞与粒细胞。（我们稍后会详细讨论它们之间的区别。）在格丽塔的病例中，有一种被称为中性粒细胞的白细胞看起来格外怪异。正常中性粒细胞的细胞核有三到五个分叶，宛如三到五个岛屿被狭窄的地峡连接在一起。但是格丽塔的一些中性粒细胞只有两个核分叶，且这些圆形的分叶中间由一条狭窄的蓝线相连。它们看起来就像一副18世纪的眼镜。我写道："夹鼻眼镜细胞。"甘地戴的那种眼镜。至少有几个中性粒细胞核增大扩张，并且其染色质看起来杂乱无章。这些未成熟的血细胞也被称作原始细胞。它们是恶性白细胞疾病的早期迹象。

我翻阅了我的笔记。红细胞与白细胞，即血液的两种主要细胞成分，都显示异常。骨髓活检证实她患有骨髓增生异常综合征（myelodysplastic syndrome，MDS），这是一种骨髓不能生成正常血液的临床综合征。在被诊断为MDS的患者中，大约有三分之一会进展为白血病，也就是一种源自白细胞的恶性肿瘤。

格丽塔的铁剂被停用，她开始服用一种试验性药物。她的血细胞计数维持正常了大约6个月，但随后贫血又出现了，其骨髓中原始细胞的百分比又开始上升。在正常情况下，原始细胞最多只占骨髓的5%；她的原始细胞数量是正常值的几倍，表明MDS正处于转变为白血病的过程中。在这个阶段，她的治疗方案主要是接受化疗以消灭白血病，或者尝试用另一种药物来控制疾病。

在医学院里，我的教授教会我如何理解血液的语言；如今，血液本身最终对我的判断做出了回应。事实上，血液就每个人和每件事都在进行交流：它是人体远距离通信与传输的核心机制。无论是激素、营养、氧气还是废物，血液都通过传递与连接的方式，与各个器官逐一进行"对话"。它甚至可以进行自我交流：尤其是红细胞、白细胞与血小板这三种细胞成分，参与了一种复杂的信号传递与交互作用系统。血小板聚集在一起可以形成血凝块。单个血小板在孤立存在时无法凝结成血凝块，但数以百万计的血小板与血液中的蛋白质协作，就能够共同封闭出血部位。白细胞拥有最复杂的系统：它们相互发出信号以协调免疫应答、伤口愈合、对抗微生物，并作为一种细胞系统巡视身体中是否存在入侵者。血液是一种网络。就像 M.K. 这位年轻的免疫缺陷肺炎患者的情况一样，网络的一部分崩溃会导致其身体满盘皆输。

　　血液作为器官之间的通信或传输载体的概念由来已久。帕加马的盖仑曾是罗马角斗士的外科医生，他后来成为罗马皇帝康茂德[1]的御医。大约在公元 150 年，盖仑提出正常的身体由四种体液（血液、黏液、黄胆汁与黑胆汁）的某种"平衡"组成。[3]这种体液致病理论早在盖仑之前就存在，亚里士多德曾经对此进行过论述，吠陀医生也经常提到内部体液的相互作用。然而盖仑是该理论最为坚定的拥护者之一。他认为疾病源自体内的某种体液失衡。肺炎是黏液过多。黄疸（或者更确切地说是肝炎）来自黄色的胆汁。癌症是一种黑胆汁积聚的疾病，这种体液还与忧郁症或抑郁症有关（忧郁症 melan-cholia 的字面意思是"黑胆汁"）。这种华丽的理论在比喻上非常形象，但是在实际运作中存在严重缺陷。

　　在这四种液体中，血液最为人们所熟悉。它从角斗士的伤口中喷涌而出；它很容易从被屠宰的实验动物中获得；事实上，它已经融入了人类日常语言的词汇。起初，盖仑注意到血液温暖、活跃且发红，然后，就像那些出血的伤者一样，血液变得发蓝、迟缓与寒冷。盖仑

---

1　康茂德的全名为鲁基乌斯·奥雷里乌斯·康茂德·安东尼努斯（Lucius Aurelius Commodus Antoninus，161 年 8 月 31 日—192 年 12 月 31 日），是公元 2 世纪末的罗马皇帝，180 年 3 月 17 日至 192 年 12 月 31 日在位。从 177 年起，他与父亲马可·奥勒留共同执政，直到后者于 180 年去世，此后他独自统治，直到他被暗杀。他的统治通常被认为标志着罗马帝国历史上黄金时代的结束。

将其正常功能与热量、能量与营养联系在一起。血液的红色，或者说
赤红，是它温暖与生命力的标志。盖仑认为，血液的作用是向各个器
官输送营养与热量。他将心脏想象成身体的熔炉，即一台产生热量的
熔炼机器，通过像风箱一样的肺来冷却。这是对亚里士多德血液是身
体内部"烹饪用油"观点的重述。血液从心脏接收被加热的食物，然
后像送餐车一样保持营养物质的温度，直到它们抵达大脑、肾脏以及
其他器官。

　　1628 年，英国生理学家威廉·哈维在其作品《心血运动论》中推
翻了这种理论。[4]早期的解剖学家曾提出，血液的流动为单向运行，例
如说从心脏流向肠道，然后在那里到达终点。哈维认为血液在不断的
循环中运动：进入心脏，离开心脏，然后在完成其输送路线后再次回
到心脏。没有单独的管道用于加热与冷却。他写道："我私下开始考虑，
它可能更像是以某种循环的方式运动。"[5]"［血液］流经肺部与心脏，
并被泵送到全身各处。它在那里通过机体的孔隙进入静脉，接着经由
这些静脉从外周回到中心，然后从较小的静脉进入较大的静脉，最终
再次到达［心脏］。"[6]心脏既不是熔炉，也不是工厂，甚至不是熔炉
或工厂的冷却风扇。它是一台泵，或者更确切地说，是两台彼此相连
的泵，为这两个循环提供动力。（我们将在几章后回到哈维关于心脏的
研究。）

　　但血液循环运动的目的是什么呢？在这些持续不断的循环中，血
液携带着什么物质在身体内流动？

　　细胞，特别是红细胞，当然还包括其他种类的细胞。列文虎克曾
看到红细胞漂浮在血液中。1675 年 8 月 14 日，他写道："在健康人体
中，如果红血球［红细胞］要通过细小的毛细血管，那么它们必须非
常灵活与柔韧，而且还会在经过时变成椭圆形，然后随着空间扩大恢
复圆形。"[7]这是一个颇具先见之明的想法：血细胞在通过狭小的毛细
血管时会变形，在离开后可以恢复其圆盘状的结构。17 世纪的意大利

解剖学家马尔切罗·马尔皮基也看到了这些红血球。[8]1658 年，在从一只虱子胃里提取的一滴新摄入的人血中，荷兰医学家扬·斯瓦默丹也发现了同样的东西。18 世纪 70 年代，一位名叫威廉·休森[1]的英国解剖学家与生理学家更仔细地研究了红细胞的形状。[9]他得出的结论是，红细胞并不是圆形的球体，而是呈中间凹陷的圆盘状，就像刚刚被压扁的圆形枕头。

休森推测，这些细胞的数量是如此之多，因此它们必定具有某种功能。但是，红细胞携带的物质依然成谜。它们为何能够在血液中持续不断地循环，并且扭曲形态刻意穿过微小的毛细血管？1840 年，德国生理学家弗里德里希·许内菲尔德[2]在蚯蚓的红血球中发现了一种蛋白质。[10]许内菲尔德对于这种蛋白质的丰度感到惊讶，红细胞干重的90% 以上都由一种蛋白质组成，但是他并不了解其功能。这种蛋白质被称为血红蛋白，其名称 hemoglobin 只是对其细胞位置的平淡陈述，即一种存在于血液中的球蛋白（glob）。

然而，到了 19 世纪 80 年代末期，生理学家已经开始了解这种"球蛋白"的重要性。他们注意到血红蛋白携带铁元素，而铁又与负责细胞呼吸的氧分子结合。哈维、斯瓦默丹、许内菲尔德与列文虎克的观察结果开始融为一种理论。红细胞的主要作用是将与血红蛋白结合的氧气运送到全身器官的组织中。红细胞在肺部吸收氧气后被转运到心脏，心脏通过动脉将其推送到身体其他部位。[3]

除了细胞之外，作为血液液体成分的血浆，还携带了对人体生理至关重要的其他物质：二氧化碳、激素、代谢物、废物、营养物质、凝血因子与化学信号。

---

1　威廉·休森（William Hewson, 1739 年 11 月 14 日—1774 年 5 月 1 日）是一位英国外科医生、解剖学家与生理学家，被称为"血液学之父"。
2　弗里德里希·路德维希·许内菲尔德（Friedrich Ludwig Hünefeld, 1799 年 3 月 30 日—1882 年 4 月24 日）是一位德国医生、化学家与生理学家。
3　但是为什么需要细胞来运输氧气呢？为什么不能让血红蛋白成为漂浮在血浆中的游离蛋白在体内移动呢？这是一个尚未解决的难题，它与血红蛋白的结构有关，我们将在本书的最后回到这个引人入胜的话题。——作者注体循环的一个令人惊讶的特点是，它与其他循环一样具有递归性质。红细胞将氧气输送到身体各个部位，并且在适当的时候将其输送到心脏肌肉，而这正是推动血液全身循环的器官。心脏从红细胞中获取氧气进行泵血，以此将红细胞送入另一轮漫漫征途，该过程将为它们提供更多氧气，然后继续这个无尽的循环。简而言之，循环取决于心脏，而心脏的基本功能取决于……嗯，循环。因此，身体内每一种物质的传输，乃至每一种器官的运行，都有赖于我们体内最不安分的细胞。

但是，血液还有另外一种传输方式：它可以从一个人转移到另一个人。输血是第一种现代形式的细胞疗法，为外科手术、贫血治疗、癌症化疗、创伤医学、骨髓移植、安全分娩以及免疫学的未来奠定了基础。

输血的起源并不十分光彩：早期的输血实验充满了诡异与疯狂。1667 年，法国国王路易十四的私人医生让-巴蒂斯特·德尼 [1] 用水蛭给一个小男孩多次放血，然后试着为他输注羊血。神奇的是，这个男孩活了下来，可能是因为输血量很少，此外也没有过敏反应。同年晚些时候，德尼试图给精神病患者安托万·莫鲁瓦输注动物血。[11] 他之所以选择小牛的血进行实验，是因为小牛以性情沉稳著称，人们相信小牛血可能会平息莫鲁瓦体内的过度疯狂，而这再次强化了盖仑关于血液是心灵载体之一的观念。不幸的是，在三次输血之后，莫鲁瓦倒是异常平静，但他也气绝身亡，其身体与面部因过敏反应而肿胀。他的妻子曾试图以谋杀罪起诉德尼，可这位医生侥幸逃脱了牢狱之灾。随后德尼也停止了行医。该事件在法国引起了小规模的骚动，导致动物向人类输血的实验被叫停。

---

1　让-巴蒂斯特·德尼（Jean-Baptiste Denys，1643 年—1704 年 10 月 3 日）是一位法国医生。1667 年，德尼成功地将羊血输注给一名男孩，而这是历史上首次有记录的人类输血操作。

关于输血的其他研究贯穿了 17—18 世纪。科学家们注意到，同卵双胞胎动物之间的输血获得了接受，而兄弟姐妹（包括异卵双胞胎）之间的输血则遭到了排斥，这表明输血成功需要某种遗传相容性。然而这种相容性的本质仍然是个谜团。

1900 年，一位名叫卡尔·兰德斯坦纳[1]的奥地利科学家开始更系统地解决人类输血的挑战。在他之前曾经有过一些疯狂的尝试，例如将绵羊与小牛的血强行输入虚脱男孩或精神失常患者的身体，而兰德斯坦纳则更注重方法上的研究。血液是一种液体器官。它可以在体内自由移动。为什么它不能在人体之间自由移动呢？

兰德斯坦纳将一个人（称之为 A）的血液与另一个人（B）的血清混合在一起，然后观察两者在试管中和载玻片上的反应。[12] 血清与血浆不同：它是血液凝固后剩下的液体。血清含有包括抗体在内的蛋白质，但是没有细胞。来自 A 的血清与来自 A 的血液混合显然没有产生反应，这是相容性的标志。兰德斯坦纳指出："结果完全就像血细胞与它们自己的血清混合。"[13] 混合物融合在一起并保持液态。但是在其他情况下，当来自患者 A 的血液与来自患者 B 的血清混合时，这种组合形成了微小的半固态凝块。（我的血液学教授将它们描述为"草莓汁中的种子"。）这种不相容性不可能源于 A 的细胞排斥 B 的细胞；请记住，血清中没有细胞。相反，肯定是存在或缺失于 A 的血液中的一种蛋白质在攻击 B 的细胞（后来发现这种蛋白质是一种抗体），这是免疫不相容性的标志。[2]

通过混合与匹配来自不同供血者的血液，兰德斯坦纳最终发现可以将人类血液分为四型：A、B、AB 和 O。[3] 这些分型代表输血的相容

---

1　卡尔·兰德斯坦纳（Karl Landsteiner，1868 年 6 月 14 日— 1943 年 6 月 26 日）是一位出生于奥地利的美国生物学家、医生与免疫学家。1909 年，他与康斯坦丁·勒瓦迪蒂和欧文·波普尔一起发现了脊髓灰质炎病毒。1930 年，兰德斯坦纳获得了诺贝尔生理学或医学奖。
2　该抗体后来被发现是与红细胞表面存在的一组独特的糖基起反应。——作者注
3　兰德斯坦纳最初只发现了三种血型，他将其分别命名为 A、B 与 C。但在他 1936 年发表的论文中，他已经区分出四种独立的血型，现在命名为 A、B、AB 和 O。——作者注

性。A 型血的人只能接受来自其他 A 型血（以及 O 型血）供血者的血液。
B 型血的人只能接受其他 B 型血（以及 O 型血）供血者的血液。O 型
血最为奇特：它与 A 型或 B 型血都没有反应。这个血型的人可以向任
何一种血型的人供血，但是他们只能接受同样是 O 型血的人的血液。
不久之后，AB 型作为第四种与最后一种主要血型被发现。AB 型血的
人可以接受来自所有供血者的血液，但是他们只能给其他 AB 型血的
人供血。通常来说，这四种血型被称为 A、B、O（万能供血者）与
AB（万能受血者）。在一张简单的表格中（转载于他的论文集，后来
在 1936 年出版），兰德斯坦纳描述了四种基本血型，并且为输血奠定
了基础。这是一项在医学与生物学上意义重大的进步，以至于仅凭一
张表格就足以让兰德斯坦纳获得 1930 年的诺贝尔生理学或医学奖。

随着时间的推移，血型系统将得到进一步完善。其他因素也被添
加进来，例如 Rh[1] 阳性（表示红细胞表面存在一种叫作 Rh 因子的遗传
蛋白质）与 Rh 阴性（表示缺乏 Rh 因子），以确定每种血型内的相容性：
A+、B-、AB- 等等。

血液相容性的发现使输血领域发生了改变。1907 年，在纽约西奈
山医院，鲁本·奥滕伯格[2] 医生开始使用兰德斯坦纳的相容性反应来进
行人类间的首次安全输血。通过在输血前对献血者与受血者进行匹配，
奥滕伯格证明了在血液彼此相容的人之间可以安全地进行输血。输血
逐渐变成了一门系统且安全的科学。1913 年，在有了 5 年多的配血经
验后，奥滕伯格写道："由于输血后发生的意外相当频繁，因此除非
是在万不得已的情况下，许多医生都对输血犹豫不决。[但是]我们
在 1908 年开始对这个问题进行观察，我们发现通过谨慎的初步测试可
以预防这样的意外……我们对超过 125 例输血的观察证实了这种观点，

---

1  Rh 是 Rhesus（恒河猴）的缩写。
2  鲁本·奥滕伯格（Reuben Ottenberg，1882 年—1959 年）是一位美国内科医生与血液病学家，他在纽约市西奈山医院工作了 50 年。

我们相信可以绝对确保避免出现不良症状。"[14]

　　但是即便如此，早期的输血工作仍然非常烦琐。人们对于输血时间的把握至关重要；这就像是一场紧张的接力赛，充满血液的注射器如同移动的接力棒。一位技师会通过插在献血者手臂上的针头反复抽血，另一位则尽可能快地带着殷红色的液体穿过房间，第三位技师将把血液注入受血者的手臂。或者，外科医生可以在献血者的动脉与受血者的静脉之间建立物理连接，通过血液真正地将它们紧密联系在一起，这样血液就可以直接从献血者的循环流向受血者的身体，而无须接触到游离气体。但是，在没有这种干预的情况下，血液的液体形态在体外将稍纵即逝。即使只是多静置几分钟，血液也会发生凝固，把它从救命的液体变成无用的凝胶块。

　　为了使输血能够在野外使用，还需要一些更新的技术。在血液中添加发现于柠檬汁中的一种简单盐，即柠檬酸钠，可以防止血液凝固，延长其储存的时间。1914 年，即在第一次世界大战爆发的同年，阿根廷医生路易斯·阿戈特[1] 用经过柠檬酸钠处理的血液进行了人与人之间的输注，而这就是技术领先于需求的辉煌案例。英国外科医生杰弗里·凯恩斯[2] 在 1922 年写道："输血技术的这一重大进步几乎与战争爆发同步，似乎是对输血治疗战伤必要性的预见刺激了研究。"[15] 另一项进步是冷藏技术，它延长了血液的保存时间。更多的创新包括使用石蜡涂层的储存袋，以及添加单糖（葡萄糖）来防止血液变质。世界各地医院的输血数量激增。1923 年，西奈山医院进行了 123 次输血。[16] 到 1953 年，每年输血次数已经超过 3000 次。

　　输血的真正试验，可以说是实地测试，完成于两次世界大战的血腥战场上。炮火导致肢体撕裂，内脏受伤引发出血，被子弹切断的动

---

1　路易斯·阿戈特（Luis Agote，1868 年 9 月 22 日—1954 年 11 月 12 日）是一位阿根廷内科医生与学者。
2　杰弗里·凯恩斯（Geoffrey Keynes，1887 年 3 月 25 日—1982 年 7 月 5 日）是一位英国外科医生与作家。他在输血和乳腺癌领域做出了开创性的工作。

脉可能在几分钟内使血液流尽。到 1917 年，当美国加入协约国对抗德国与其他同盟国时，两位军事医学专家布鲁斯·罗伯逊少校与奥斯瓦尔德·罗伯逊上尉[1]，已经率先在急性失血和休克的情况下开展了输血。此外，血浆也被广泛用于抢救重伤的士兵。虽然这是一种短期的失血解决方案，但血浆更易储存且无须鉴定血型与配型。

这两位罗伯逊没有血缘关系。奥斯瓦尔德在法国前线的美国医疗队服役，他开始将血液看作一种流动的器官，它不仅存在于人体内部，能在人与人之间流动，而且其流动性还能跨越国界与战场。他在一个地方采集了正在康复中的士兵的 O 型血，将其灌入含有柠檬酸钠与葡萄糖的两升无菌玻璃瓶，塞进满是锯末与冰块的弹药箱中，然后将它们运送到战场以供使用。实际上，奥斯瓦尔德上尉创建了最早的血库之一。[1932 年，在列宁格勒（今圣彼得堡）成立了一家更正式的血库]。

感激之情如潮水般涌来。1917 年，一位士兵在给布鲁斯·罗伯逊少校的信中写道："6 月 13 日，您把我的腿从膝盖以上截掉了，在我从其他人那里获得血液之前，您认为我的生存概率是三分之一……您能抽空告诉我献血者的姓名与地址吗？我很想写信感谢他。"[17]

到了仅仅 20 多年后第二次世界大战爆发时，储血、配型与输血已经成为战场上的常规实践。与第一次世界大战期间相比，送到野战医院的伤兵死亡率几乎减半，而这在一定程度上就归功于输血。20 世纪 40 年代初期，在美国红十字会的帮助下，美国启动了一项全国性的献血与储血计划。到战争结束时，红十字会已经采集了 1300 万单位的血液，在几年的时间内，美国的血液系统就拥有了 1500 家医院血库。[18]另有 46 家社区献血中心与 31 家区域献血中心。

正如一位作者在 1965 年的《内科学年鉴》杂志上所写的那样："战

---

1　劳伦斯·布鲁斯·罗伯逊（Lawrence Bruce Robertson，1885 年 9 月 6 日—1923 年 2 月 24 日）是一位加拿大外科医生。
　　奥斯瓦尔德·霍普·罗伯逊（Oswald Hope Robertson，1886 年 6 月 2 日—1966 年 3 月 23 日）是一位在英国出生的美国医学家。

争从来不会给人类带来慷慨的馈赠，或许对于血液与血浆使用的推广和普及可以被视为例外……而这些都源自西班牙内战、第二次世界大战与朝鲜战争。"[19] 输血与储血（细胞治疗）或许是战争留下的比任何其他干预措施都重要的医学遗产。

　　如果没有发明输血，那么几乎无法想象现代外科手术、安全分娩或癌症化疗能取得进步。20 世纪 90 年代末期，我救治过一位肝功能衰竭的男性，他经历了我所见过的最严重的出血。这位当时 60 多岁的患者来自南波士顿，肝病专家始终无法确定导致其肝硬化的原因。他当过餐馆老板，也喝酒，但他坚持认为自己的饮酒量远低于能让其肝功能衰竭的水平。在他的肝脏中没有发现慢性病毒感染。必定是某种遗传倾向加剧了酒精的作用，从而引起了慢性细胞炎症，最终导致其肝脏衰竭萎缩。他的眼睛因黄疸而黄染，白蛋白（他血液中合成的一种蛋白质）水平也极低。他的血液无法正常凝固，这也是肝脏病变的征兆，因为肝脏会生成凝血因子。如今他在医院里等待肝移植。但总的来说，他的情况还算稳定，也在接受常规监测。

　　那天晚上，起初平安无事。但随后患者感到一阵恶心，同时他的血压也出现下降。一台小型监视器发出了警报声。血压袖带在重复读取着数字：事情有些不对劲。几分钟之内，他的内脏就像打开了水龙头，血液开始四处蔓延。肝功能衰竭通常会导致胃与食道的血管扩张变脆；一旦它们破裂，喷涌的血液就会势不可当。再加上与肝硬化相关的凝血功能障碍，出血可能演变成一场医疗灾难。重症监护室的护士与医生试图止血，并且迅速发出紧急"抢救"呼叫。我是那晚值班的高年住院医师。

　　当我走进病房时，大家已经忙作一团。插入其静脉的输液管太细了。"我需要一条静脉通路。"我用自己也没料到的音量和坚定语气命令道。我们插入了两根新的输液管，但是袋装生理盐水滴落很慢，几乎不可能跟上失血的速度。

此时，这位患者开始挣扎并失去意识。他口无遮拦地说着脏话、情景喜剧角色、童年回忆，然后，患者不祥地陷入了沉默。我摸了摸他，感觉他的脚冰凉：他的皮肤血管已经收缩，以维持其重要器官的血供。此时，地板上铺满已经变成深红色的白毛巾，我的鞋上沾着一团团正在凝结的血块。我的刷手服又黏又硬呈现为紫红色。一名护士用新毛巾替换了沾血的毛巾，但几分钟后，它们也变成了鲜红色。

一位外科住院医师设法将一根大口径导管插入其颈静脉，而我则焦急地在腹股沟寻找静脉输液的位置。

我对自己说，脉搏、脉搏、脉搏。与此同时，这位患者的血压持续下降，他的脉搏也变得非常微弱。抢救团队有条不紊地开展工作，让我想起了早期的输血时光：这也是一场接力赛，而血液就是接力棒。

血袋似乎过了几小时才被送上来，但是实际上整个过程不到十分钟。我们挂上了两袋血。我说："轻轻挤压。"而护士用了几分钟就灌进了一袋血。我改口说："用力挤压。"似乎我可以争取更多的时间一样。最后，我们用了 11 袋或 12 袋血才使他稳定下来。我记不清了。我们加了一两袋凝血因子和血小板来帮助他的血液凝固。两个小时后，我们终于恢复了患者的脉搏，他的出血速度也减缓了。到了深夜，出血已经停止。他的皮肤变得温暖起来，他也开始对指令做出反应。"动动你的左手。"他动了。"伸伸你的脚趾。"他伸了。我感到一种无法形容的喜悦。第二天他醒来时，已能用手握住一杯冰块。

那个晚上给我留下的持久印象是，我独自穿过六楼孤寂的走廊，躲进卫生间用喷壶消毒湿透的鞋，试图洗掉上面已经干涸的血迹。深染的皮革表面让我感到恶心。那个瞬间，我仿佛无法洗掉血迹的麦克白夫人。我把鞋子扔进了垃圾桶，第二天早上在医院商店买了双新的。

那个晚上之后，我再也没有轻易使用过"浴血"这个词。我碰巧是少数真正经历过浴血奋战的人之一。

第十章

# 治愈的细胞：
# 血小板、血栓与"现代流行病"

不可一世的恺撒，死后已化为尘埃，

或许能够堵塞缝隙以阻止寒冷侵袭。

唉，那曾经让世界为之敬仰的泥土，

如今却被用来修补墙壁以抵御冰雪严冬。

——威廉·莎士比亚，《哈姆雷特》，第五幕，第一场 [1]

如果说外科医生、护士或者是我在波士顿的那个夜晚阻止了患者出血，那么这种说法未免过于牵强。我们只是配角。有一种细胞，或者更确切地说，一种细胞碎片，在控制出血中发挥了核心作用。

1881 年，意大利病理学家与显微镜学家朱利奥·比佐泽罗[1]发现，人类血液中携带有微小的细胞碎片，这些小碎片始终存在但难以察觉。[2]数十年里，血液学家一直对这些漂浮在血液中的碎片感到好奇。1865 年，一位名叫马克斯·舒尔茨[2]的德国显微解剖学家将它们描述为

---

1　朱利奥·比佐泽罗（Giulio Bizzozero，1846 年 3 月 20 日—1901 年 4 月 8 日）是一位意大利医生与科学家。比佐泽罗是组织学的先驱，被认为创造了血小板一词，并确定了血小板在凝血中的功能。
2　马克斯·约翰·西吉斯蒙德·舒尔茨（Max Johann Sigismund Schultze，1825 年 3 月 25 日—1874 年 1 月 16 日）是一位德国显微解剖学家，他以其在细胞理论方面的研究而闻名。

"颗粒状碎片"。[3] 舒尔茨在血凝块中发现了它们,认为这些都是血细胞碎片,并建议"那些关注人类血液学研究的学者,应该积极地研究人类血液中的这些颗粒"。[4]

比佐泽罗认为它们是一种独立的血液成分。他写道:"有些作者一段时间以来始终怀疑,存在一种不同于红白细胞的恒定血液颗粒。令人惊讶的是,之前的研究者都没有利用对活体动物循环血液的观察。"[5] 他给这些颗粒起了一个意大利语名字 piastrine,用来反映它们扁圆形的盘状外观。在英语中,它们(血小板)被称为 platelet,意为小盘子。

比佐泽罗不仅是一位显微镜学家,还是一位造诣深厚的生理学家。在观察到血液中的这些细胞碎片后,比佐泽罗想了解它们的功能。它们只是红色血海中的废物或漂浮的残骸吗?当比佐泽罗用针刺破兔子的动脉时,他观察到血小板会在受伤部位聚集。他写道:"血小板随着血液流动,到了受损部位就会停留。起初,人们只能看到 2 个、4 个到 6 个(血小板);很快这个数字就会攀升至数百。通常,它们中间会夹杂着一些白细胞。聚集的血小板体积不断增加,不久血栓 [血凝块] 就会填满血管腔,并对血流造成越来越大的阻碍。"[6]

从形成起,血小板的生物学特性就与众不同。20 世纪初期,波士顿的血液学家詹姆斯·赖特[1] 开发了一种新型染色剂来观察骨髓中的细胞。他发现了一种似乎有悖于细胞生物学常识的巨型细胞,它们隐藏在成熟中的中性粒细胞等各种细胞类型中。其细胞核从早期的椭圆形逐渐展开成多裂叶状,而红细胞则是以紧密的簇状形态发育。与那些具有单一细胞核的细胞不同,它是一种具有十几个核裂叶的细胞。它可能由一种复制了其核内容的母细胞产生,但是在后续却停止了子细胞的分裂或产生过程。该细胞更倾向于往成熟阶段发育,然后分裂出

---

1    詹姆斯·霍默·赖特(James Homer Wright,1869 年 4 月 8 日—1928 年 1 月 3 日)是一位美国病理学家与血液学家,1896 年至 1926 年在麻省总医院担任病理科主任。

成千上万的碎片。事实上，当赖特跟踪这些巨核细胞（携带多个核叶的巨大细胞）的命运时，他发现它们像烟花一样分裂成数以千计的小碎片，即血小板。

这项早期解剖学研究引发了对这些细胞功能和生理学的深入观察。正如比佐泽罗所观察到的那样，血小板被发现是血栓的核心成分。受到伤口或血管破裂等损伤信号的激活后，血小板就涌向损伤部位并开始自我循环以封堵出血。这是一种治愈的细胞（或者更准确地说是细胞碎片）。

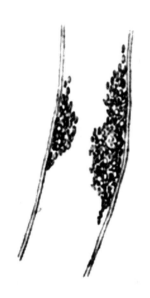

比佐泽罗在其关于凝血的论文中的插图，显示血栓在血管损伤部位形成。请注意中央的大细胞，它可能是中性粒细胞，被炎症吸引并被血小板所包围。

与此同时，研究人员发现血液中存在另一种阻止出血的协同系统。这涉及一系列漂浮在血液中的蛋白质，它们能感知损伤并协助凝结成一种致密的网状结构，从而稳定血小板凝块以及阻止出血。这两种系统，即血小板与凝血蛋白，彼此之间相互通信，各自放大对方的效应，以形成稳定的血栓。

许多涉及血小板功能衰竭的遗传疾病会导致凝血异常，而这进一步阐明了血小板感知损伤的机制。1924 年，芬兰血液学家埃里克·冯·维勒布兰德[1] 描述了一位来自波罗的海奥兰群岛的五岁女孩的凝血异常案例。[7] 通过分析女孩家族成员的血液，冯·维勒布兰德发现其中几人有类似的凝血功能障碍，并且他们都携带一种影响血小板功能的遗传性病变。1971 年，研究人员终于找到了罪魁祸首：以冯·维勒布兰德名字命名的这种疾病的患者，要么缺失，要么缺乏一种关键的凝血蛋白，而它被贴切地称为冯·维勒布兰德因子（vWF）——血管性血友病因子。

血管性血友病因子存在于血液循环中，并且恰好位于血管内皮细胞的正下方。血管损伤会暴露出血管性血友病因子。血小板携带能与血管性血友病因子结合的受体，因此具有"感知"损伤是否导致血管暴露的能力，它们在察觉后便会开始聚集在损伤部位周围。

但血凝块的形成是一个颇为复杂的过程。受损细胞分泌的蛋白质会发出进一步的信号，召唤血小板聚集到损伤部位以促进它们活化。漂浮在血液中的凝血因子则使用其他传感器来检测损伤。自此，一系列变化开始启动。最后，该级联反应使得一种名为纤维蛋白原的蛋白质，转化成一种叫作纤维蛋白的网状结构蛋白质。被困在纤维蛋白网中的血小板，就像是深陷在渔网中的沙丁鱼，终将聚集在一起形成成熟的血凝块。

古代人的生活可能涉及应对堵塞伤口以维持稳态的挑战，现代人的生活则会面临血小板过度活化这种相反的问题。原本用来愈合伤口的过程变成病态；正如鲁道夫·菲尔绍可能会说的那样，细胞生理学经历逆转成为细胞病理学。1886 年，现代医学奠基人之一威廉·奥斯

---

1　埃里克·阿道夫·冯·维勒布兰德（Erik Adolf von Willebrand, 1870 年 2 月 1 日—1949 年 9 月 12 日）是一位对血液学做出重大贡献的芬兰医生。血管性血友病（von Willebrand disease）与血管性血友病因子（von Willebrand factor, vWF）以他的名字命名。此外，他还研究了新陈代谢、肥胖和痛风，是第一批使用胰岛素治疗糖尿病昏迷的芬兰医生之一。

勒，[1] 描述了在心脏瓣膜和主动脉（主动脉是贯穿全身的大型拱形血管）中形成的富含血小板的血栓。[8] 将近 30 年后的 1912 年，芝加哥一位心脏病专家描述了一个神秘的病例，一位 55 岁的银行家"突然丧失意识跌倒"。医生们在调查该病例的时候发现，给患者心脏供血的动脉被血栓堵塞。这种情况后来被普遍称为"心脏病发作"，发作一词意味着危机产生的速度与突然性。

因此，就像古人可能希望有一种激活血小板的药物来治愈伤口一样，现代人也在寻找那些能够抑制血小板活性的药物。我们的生活方式、寿命、习惯与环境反过来导致了斑块的累积，尤其是高脂饮食、缺乏运动、糖尿病、肥胖、高血压以及吸烟：炎性、钙化、富含胆固醇的斑块附着在动脉壁上，它们好似高速公路旁摇摇欲坠的瓦砾堆，随时可能发生事故。[2] 当斑块破裂或断裂时，它被感知为一种伤口。古老的损伤愈合级联被激活与释放。血小板会冲进去堵住那个"伤口"，但是这种堵塞物实际上并未封闭伤口，而是阻断了血液进入心肌的重要通道。本应促进愈合的血小板如今成了致命的血小板。

---

1　威廉·奥斯勒（William Osler，1849 年 7 月 12 日—1919 年 12 月 29 日）是一位加拿大医生，也是约翰斯·霍普金斯医院的"四大"创始教授之一，被后人誉为现代医学之父。

2　胆固醇代谢机制的阐明、胆固醇与心脏病之间的关系，以及干预胆固醇的新药创制，是一个具有代表性的故事，展现了敏锐的临床观察、细胞生物学、遗传学与生物化学如何协同解决一个神秘的临床难题。[9] 这个故事始于对几个家族进行的临床观察，其成员因血液中胆固醇含量过高而出现异常症状。例如，在 1964 年，一个名叫约翰·德斯波塔的 3 岁孩子被带到芝加哥看他的全科医生。他的皮肤上出现了充满胆固醇的黄褐色肿块，他血液中的胆固醇是正常水平的 6 倍。到 12 岁时，他的动脉中出现了胆固醇斑块的迹象，并且他还会定期经历胸痛发作。显然，约翰有胆固醇异常积聚的遗传倾向，他在 12 岁时就遭遇了心脏病发作，因此他的医生将其皮肤活检送给两位正在分析胆固醇生物学的研究人员。在接下来的 10 年里，研究人员迈克尔·布朗与乔·戈尔茨坦通过分析类似约翰的病例发现，正常细胞表面携带一种在血液中循环的富含胆固醇颗粒的受体，即低密度脂蛋白，或 LDL。在正常情况下，细胞会把胆固醇内化并代谢，然后把它从血液中提取出来，进而促使循环中的 LDL 水平降低。在像约翰·德斯波塔这样的患者体内，这种内化与代谢过程由于基因突变而被中断。高水平的 LDL 胆固醇在血液中循环，最终导致动脉（包括心脏动脉）中出现粥样沉积物，引起胸痛与心脏病发作。在接下来的几年里，布朗与戈尔茨坦发现了数十种扰乱胆固醇代谢的罕见基因突变。但在随后进行的一项大规模综合研究中，心脏病学家们开始意识到，高水平的 LDL 不仅是罕见基因突变个体胆固醇沉积的罪魁祸首，还是威胁广大具有心脏病发作风险人群的真正元凶。这反过来促进了立普妥与其他胆固醇药物的研制，而这些药物又对心脏病患者产生了巨大的积极影响。布朗与戈尔茨坦于 1985 年荣获诺贝尔奖，他们的工作拯救了数百万人的生命。20 世纪 80 年代，海伦·霍布斯与乔纳森·科恩在布朗与戈尔茨坦的实验室工作时，发现了其他改变低密度脂蛋白胆固醇内化与代谢的基因，从而研发出降低 LDL 水平与预防心脏病发作的新一代药物。——作者注医学史学家詹姆斯·勒·法努[1]写道："20世纪30年代，现代心脏病突然开始流行。之所以医生们能轻而易举地认识到它的严重性，是因为他们的许多同行都是其早期的受害者，那些看上去健康的中年医生，会毫无征兆地突然昏倒死亡……这种新型疾病需要一个名字。它似乎是粥样物质引起心脏动脉狭窄产生血栓所致……该物质由纤维物质与一种名为胆固醇的脂质组成。"[10]

如果你选择阅读20世纪五六十年代本地报纸上的讣告（当然这毫无疑问也是一种病态的关注），你就可以目睹这种现代流行病的兴起过程。报纸讣告满是那些经历了"突发胸痛"，然后倒地而亡的男男女女的名字。1950年，埃尔默·斯威特，53岁，主管，门多西诺，加利福尼亚州；1952年，约翰·亚当斯，77岁，锡匠，派恩城，明尼苏达州；1962年，戈登·米切尔，40岁，纺织厂监工；劳埃德·雷·卢克辛格，1963年，61岁；诸如此类，日复一日。随着心脏病发作造成的死亡人数不断上升，药理学家将注意力转向寻找阻止凝血级联的药物。其中效果最突出的是阿司匹林。它的活性成分水杨酸最初发现于柳树提取物中，曾被古希腊人、苏美尔人、印度人与埃及人用来控制炎症、疼痛和发热。

1897年，在德国拜耳制药公司工作的年轻化学家菲利克斯·霍夫曼[2]，找到了一种合成水杨酸化学变体的方法。[11]这种药物被称为阿司匹林，或者ASA，是乙酰水杨酸（acetyl salicylic acid）的缩写。（阿司匹林这个名称由乙酰基中的a与提取水杨酸的植物绣线菊[3]中的spir组成。）

霍夫曼合成阿司匹林是一个化学奇迹，但是从分子到药物的过程却曲折复杂。拜耳公司的一位高管弗里德里希·德雷瑟对阿司匹林心

---

1　詹姆斯·勒·法努（James Le Fanu，生于1950年）是一位英国医生、记者与作家，以其在《每日电讯报》和《星期日电讯报》的每周专栏而闻名。法努的著作以批判性思维与深入调查为特点，他经常挑战一些传统医学观点与流行的医疗实践。从医疗技术的发展到身心健康的关系，他为读者提供了不同的观点与思考。

2　菲利克斯·霍夫曼（Felix Hoffman，1868年1月21日—1946年2月8日）是一位德国化学家。1897年8月10日，霍夫曼成功合成了乙酰水杨酸（ASA）。

3　绣线菊（*Spiraea ulmaria*）也叫作旋果蚊子草（*Filipendula ulmaria*），是蔷薇科的多年生草本植物，生长在潮湿的草地上。它原产于欧洲和西亚的大部分地区。ASA以绣线菊的旧植物学名称命名。

存疑虑，几乎停止了生产，并声称这种药物有"削弱"心脏的作用。他更倾向于集中精力去开发另一种药物，也就是将海洛因作为咳嗽糖浆与止痛药。然而霍夫曼却执意推动阿司匹林的生产，拜耳公司的高管们几乎要解雇他。最终，阿司匹林药片被生产出来并投向市场。具有讽刺意味的是，为了化解德雷瑟的担忧，这种最初用于缓解疼痛与发热的药物，必须在其包装上附上"不影响心脏"的标签。

20世纪四五十年代，加利福尼亚州郊区的一名全科医生劳伦斯·克雷文[1]开始给患者服用阿司匹林以预防心脏病发作。[12] 克雷文在自己身上进行了试验，他将阿司匹林增加到远超推荐剂量的12片，直至其鼻子开始大量自发出血才罢休。在用餐巾纸止血后，他确信阿司匹林是一种有效的抗凝剂，接着克雷文用这种药物治疗了近8000位患者。他注意到这些患者的心脏病发作率明显下降。

但克雷文并不是一位传统的内科学家，他没有将未接受治疗的对照组患者与接受阿司匹林治疗的患者进行比较。他的研究被忽视了几十年，直到20世纪七八十年代，大规模的随机试验才证明，阿司匹林确实是预防与治疗心脏病发作最有效的疗法之一。

20世纪60年代，对血小板生物学的深入研究揭示了阿司匹林预防血栓的工作原理。血小板与其他一些细胞协同作用，产生发出损伤信号并激活生理反应的化学物质。低剂量阿司匹林可以阻断产生这些损伤感应化学物质的关键酶，从而减少血小板的活化与随之而来的血栓形成。作为一种预防心脏病发作的机制，阿司匹林很可能是20世纪最重要的药物之一。

当冠状动脉中的斑块破裂并引发血栓时，患者就可能心脏病发作或者心肌梗死。20世纪90年代，我在一家内科诊所做实习生，老板是一位谢顶的八旬长者，他穿着锃亮的尖头花纹皮鞋，带有一种优雅的

---

1　劳伦斯·克雷文（Lawrence Craven，1883年—1957年8月15日）是一位美国全科医生。

贵族气质。他告诉我，在他自己接受医学培训期间，治疗心脏病发作的方法只有卧床、吸氧，以及通过玻璃注射器注射吗啡镇静。这与目前的诊断检查与治疗方法相差甚远。目前的方法是：争分夺秒地赶往医院（每浪费一分钟都会对心肌造成不可逆的损伤）；在救护车上完成心电图，以测量心脏的电活动，并用数字方式将结果传输至医院；使用阿司匹林、氧气，并紧急将患者送往心脏导管室，患者在那里可能会被注射一种迅速溶解血栓的静脉溶栓剂，或者接受一种使用充气球囊装置疏通被血栓堵塞的动脉的手术。

我的导师声称他可以仅凭体格检查就诊断出冠状动脉疾病。首先，他会在脑海中列出患者的风险因素清单，其中一些可以避免，另一些则无法避免。相关因素包括肥胖、特定胆固醇过高、长期吸烟、高血压和 / 或有冠心病家族史。他会根据自己的计算方式给每种因素打分。他会把听诊器置于患者的颈部以聆听是否存在杂音，而杂音可能表明从颈部延伸至大脑的颈动脉中存在斑块形成；如果在一条动脉中发现了脂肪沉积，那么通常其他动脉也存在类似问题。他还会仔细询问患者在行走或奔跑时是否有胸痛史，哪怕是最轻微的刺痛感。然后，在将患者送去进行确诊之前，他会以魔术师般的夸张口吻，宣布患者是否有冠状动脉疾病。他通常是正确的。而且他还会以同样略带夸张的方式，把向心脏供血的冠状动脉称为"生命之河"。

冠状动脉斑块在数十年的时间里逐渐积聚，就像沿着河岸不断增加的垃圾与淤泥一样。虽然它们向中空血管的腔内凸出并减缓血流，但是这些斑块从未造成冠状动脉完全堵塞。斑块中含有胆固醇、炎性免疫细胞、钙以及其他成分的沉积物。由于动脉的开口（管腔）变窄，因此心肌在努力获取足够含氧血液以满足其需求时，堵塞的血流会导致名为心绞痛的间歇性剧烈胸痛。

但是，心绞痛可能预示着更为严重的危机。有一天，这些斑块可能会破裂，并且溢出至河道中心。同时，作为身体损伤侦探的血小板，将涌进开放性损伤部位进行封堵。原本对损伤的生理反应化为对斑块的病理应答。生命之河中缓慢的血流如今成为停滞的堵塞，从而引起心脏病发作。

　　多年以来，药理学家发现了一系列预防或治疗心脏病发作的药物与疗法。当然，其中就包括阿司匹林，它可以防止血小板形成血栓。此外还有分解活跃血栓的溶栓药物，以及确保血小板不被激活的抑制药物。[13] 在预防领域，有一种药物叫作立普妥，它是众多降低一种特殊类型胆固醇水平的药物之一，这种胆固醇在血液中以圆球状颗粒的形式存在，被称为低密度脂蛋白（LDL）。像立普妥这样的药物可以降低血液中LDL的水平，从而防止富含胆固醇的垃圾块堵塞我们的动脉。

　　不过，这些药物需要终生每天服用。最近，波士顿一家名为维尔夫疗法的初创生物技术公司，提出了一项大胆的策略以降低血液中的LDL胆固醇水平。这家公司的创始人是遗传学家与心脏病学家塞克·卡提瑞森[1]，他在麻省总医院接受培训的时间要比我早几年。麻省总医院是一家"实践与教学并重"的医院，由经验丰富的医生来教授高年住院医师，而后者需要负责指导低年住院医师与实习生。塞克在我参加实习的时候已经是一位高年住院医师，我跟他学会了如何将静脉导管插入ICU里躁动男性的颈静脉，以及把导管通过颈静脉插入女性的心室以精确测量其压力。多年以后，我发现塞克对心脏疾病的兴趣是受个人因素驱动的：他的兄弟当时四十多岁，刚跑步回来就突然倒下死于心脏病发作。在接下来的数十年里，塞克的开创性工作将确定数十种基因，当这些基因以变异形式被遗传时，就会增加心脏病发作的风险。

　　许多促使所谓的"坏胆固醇"形成、运输与循环的关键蛋白质均

---

1　塞克·卡提瑞森（Sek Kathiresan）是一位著名的美国心血管病学家与基因组学家。卡提瑞森在心血管疾病的遗传学与基因组学领域做出了重要的贡献。他的研究聚焦于发现与心血管疾病风险相关的遗传变异，并探索这些变异对疾病的潜在机制与治疗方法的影响。

在肝脏中合成。回想一下贺建奎用来改变人类胚胎基因的基因编辑技术，其本质就是重新书写人类细胞的遗传信息。塞克与维尔夫公司都没有兴趣或愿望去改变人类胚胎基因；相反，他们希望利用基因编辑技术，在无须将肝脏从体内移除的情况下，灭活人类肝细胞中编码胆固醇相关蛋白质的基因。维尔夫公司的科学家已经设计出将导管插入通往肝脏的动脉的方法。（塞克受益于在心脏病学领域数十年的实践。）这些导管将把装载在微小纳米颗粒中的基因编辑酶运送到器官。一旦这些颗粒在肝细胞内卸下它们的载荷，基因编辑酶将改变协助与促进胆固醇代谢的遗传信息，从而大幅减少血液中循环胆固醇的含量，其本质是激活低密度脂蛋白的代谢途径。这是一劳永逸的疗法。一旦基因发生改变，其效果将持续终身。如果成功的话，维尔夫公司的基因疗法将使你成为一个永久维持低胆固醇水平、永久免受冠状动脉疾病威胁且永久摆脱心肌梗死困扰的人。这将是用于心脏疾病的细胞重构的终极壮举。生命之河（用我导师喜欢的说法）将永远得到净化。

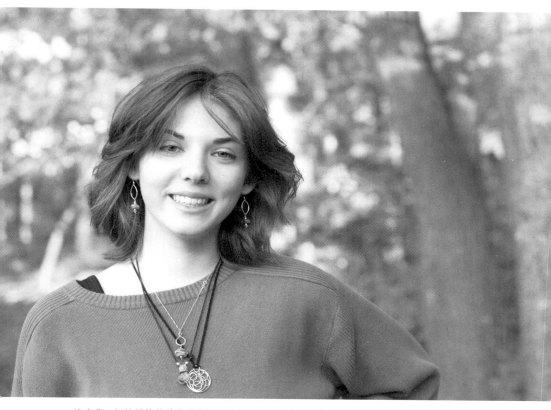

1 埃米莉·怀特黑德是首位在费城儿童医院接受治疗的复发、难治性急性淋巴细胞白血病患儿。如果没有实验疗法或骨髓移植，那么这种类型的疾病十分凶险。怀特黑德的 T 细胞被提取出来，经过基因改造使其能够"武装"起来对抗癌症，然后重新注入她的体内。这些经过改造的细胞被称为嵌合抗原受体 T 细胞，或 CAR-T 细胞。埃米莉于 2012 年 4 月接受治疗，她当时年仅 7 岁，目前她依然健在。

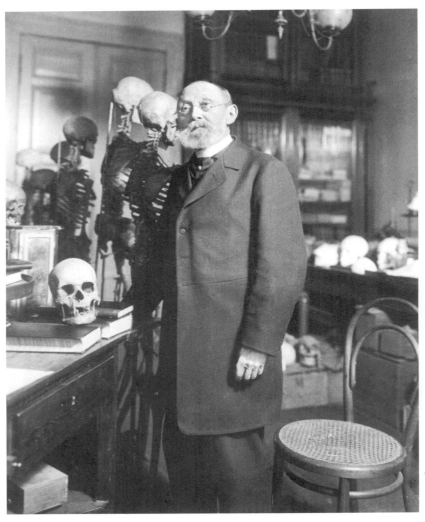

2　鲁道夫·菲尔绍站在他的病理学实验室里。作为一位在 19 世纪 40 年代和 50 年代于维尔茨堡和柏林工作的年轻病理学家，菲尔绍将彻底改变医学与生理学的观念。菲尔绍认为细胞是所有生物的基本单元，理解人类疾病的关键在于理解细胞的功能障碍。他的著作《细胞病理学》将改变我们对人类疾病的理解。

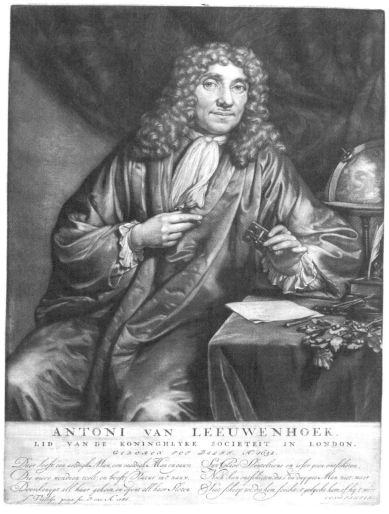

ANTONI VAN LEEUWENHOEK.
LID VAN DE KONINGHLYKE SOCIETEIT IN LONDON.
GEBOREN TOT DELFT, A° 1632.

3　安东尼乌斯（或安东尼）·范·列文虎克的肖像画。列文虎克是荷兰代尔夫特一位
　　性格孤僻、脾气暴躁的布商，他在 17 世纪 70 年代成为首批使用单透镜显微镜观察
　　细胞的人之一。他将自己所看到的细胞，可能是原生动物、单细胞真菌与人类精子，
　　称为"微动物"。列文虎克制作了近五百台这样的显微镜，每一台都是精益求精与
　　细心调试的奇迹。大约在列文虎克发现细胞前十年，英国博学家罗伯特·胡克在植
　　物壁的一部分中也看到了细胞，但胡克的肖像画并没有保存下来。

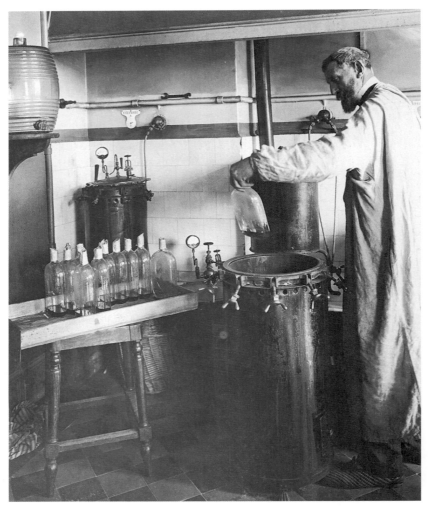

4 19世纪80年代，路易·巴斯德大胆地提出细菌细胞（"细菌"）是感染与腐败的最终原因。通过进行巧妙的实验，他否定了空气中不可见的"瘴气"是导致腐败与人类疾病的原因的观点。人类疾病可能由自主、自我繁殖的致病细胞（细菌）引起的想法，让细胞理论得到了加强并将该理论与医学紧密联系起来。

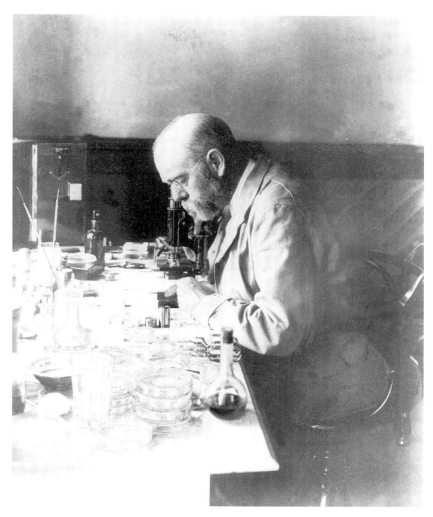

5   德国微生物学家罗伯特·科赫博士（1843—1910 年）与巴斯德一道提出了"细菌理论"。
    科赫的主要贡献是正式确立了疾病的"病因"概念。通过定义符合"病因"标准的原则，
    科赫为医学带来了科学的严谨性。

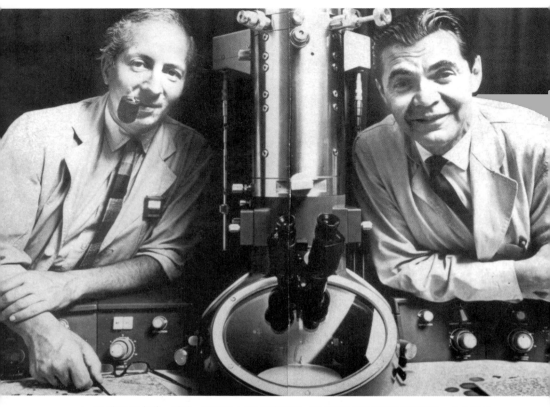

6　20世纪60年代，乔治·帕拉德（右）与菲利普·西克韦茨在洛克菲勒研究所的一台电子显微镜旁。帕拉德的细胞生物学家和生物化学家团队，与基思·波特和阿尔伯特·克劳德合作，将成为首批定义细胞隔间解剖结构与功能，即"细胞器"的团队之一。

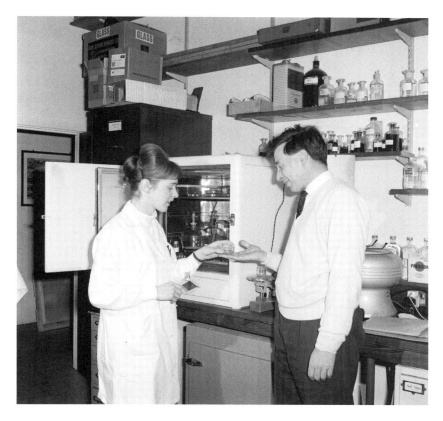

7    1968 年 2 月 28 日，英国护士和胚胎学家吉恩·珀迪（1945—1985 年）与生理学家罗伯
    特·爱德华兹（1925—2013 年）在剑桥大学的研究实验室中。珀迪正将一个从培养箱中取
    出的装有体外受精人类卵细胞的培养皿递给爱德华兹。珀迪、爱德华兹与妇产科医生帕特
    里克·斯特普托共同合作开发了体外受精（IVF）技术，并于 1978 年迎来了首位"试管婴
    儿"路易丝·布朗。珀迪于 1985 年因癌症去世，她对生殖生物学与 IVF 的贡献从未得到充
    分认可。

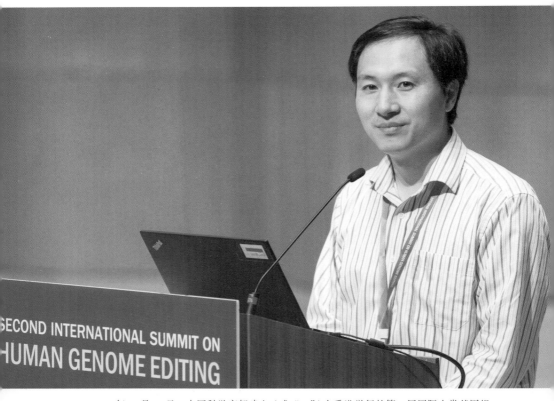

8  2018 年 11 月 28 日，中国科学家贺建奎（或 "JK"）在香港举行的第二届国际人类基因组
编辑峰会上发表演讲。贺建奎宣布他对两个人类胚胎进行了基因编辑，这一消息震惊了科
学家与伦理学家。贺建奎行事隐秘并且雄心勃勃，他希望自己的工作能得到认可，但相反，
他的研究因缺乏监督与正当理由而遭到科学界的谴责。

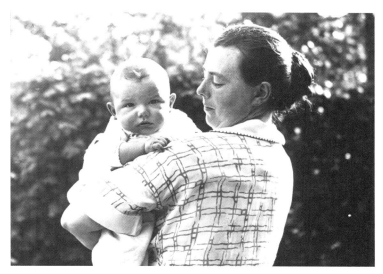

9　1924年，希尔德·曼戈尔德（1898—1924年）与其孩子的合影。曼戈尔德与汉斯·斯佩曼进行了一系列关键实验，阐明了单细胞受精卵如何最终发育成多细胞生物。

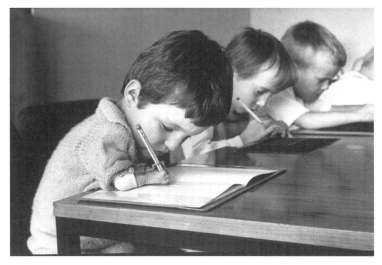

10　一批英国幼童因药物沙利度胺而致残，该药物原本是为了缓解其母亲在孕期的"焦虑"和恶心。这些孩子出生时带有多种源自药物细胞效应的先天缺陷，我们现在知道，沙利度胺会影响包括心脏细胞与软骨细胞在内的多种体内细胞。照片是1967年，一个孩子正在借助铅笔固定器学习写字。沙利度胺事件为药物监管者提供了深刻教训，警示人们在生殖背景下干扰细胞生物学可能带来毁灭性影响。

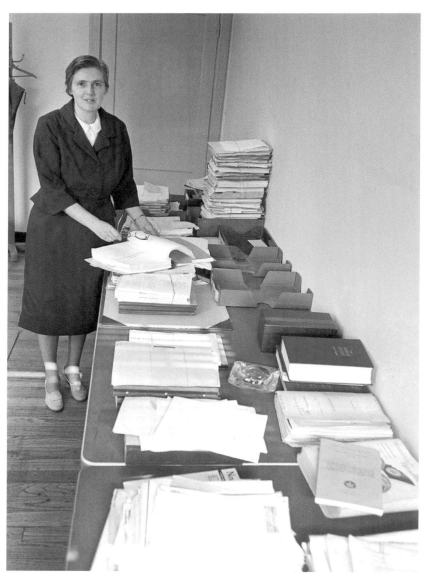

11　1962 年 7 月 31 日，弗朗西丝·奥尔德姆·凯尔西博士（1914—2015 年）站在她位于华盛顿特区的美国食品药品监督管理局（FDA）办公室里，旁边的桌上堆满了有关新药的报告。凯尔西博士拒绝批准在美国销售德国药物沙利度胺。这种药物在其他国家以不同的商品名销售，当孕妇在怀孕早期服用时会导致新生儿畸形。

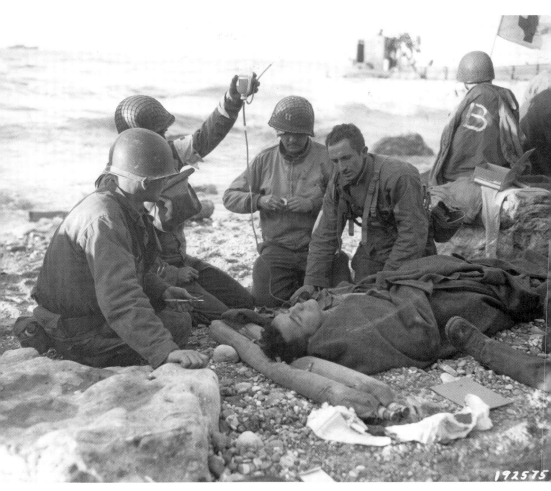

12　1944 年 6 月 6 日，滨海维耶尔。在诺曼底海岸的"奥马哈海滩"上，军医正在给一位受伤的士兵输血。作为细胞疗法的输血在战争期间拯救了成千上万人的生命。

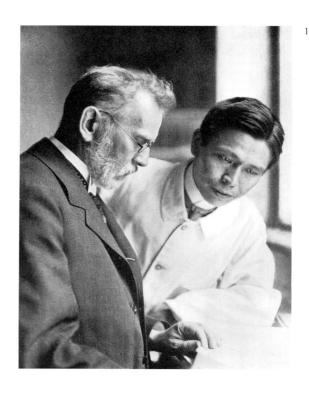

13 这是一幅大约拍摄于 1913 年的保罗·埃尔利希及其合作者秦佐八郎的肖像。作为生物化学家，埃尔利希与秦佐八郎研制了治疗梅毒和锥虫病等传染病的新药。埃尔利希关于 B 细胞生成抗体的理论在 20 世纪 30 年代引起了激烈的辩论。尽管埃尔利希的理论最终被证明是错误的，但他提出的专门用来结合并攻击入侵者的"抗体"概念，构成了我们对适应性免疫理解的基础。

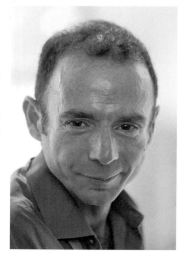

14 蒂莫西·雷·布朗，也被称为"柏林病人"，他是首批被治愈艾滋病的患者之一。2012 年 5 月 23 日，他在法国南部马赛举行的国际艾滋病毒和新发传染病研讨会（ISHEID）上亮相。布朗感染 HIV 已有 10 多年，接受了一次试验性的骨髓移植，移植的"供体"细胞中含有一种罕见的 CCR5 delta 32 细胞表面受体自然突变，这种突变已被证明能使细胞对 HIV 感染产生抗性。德国血液学家吉罗·许特尔及其团队主导了这次移植手术。尽管布朗最终死于白血病，但他对 HIV 的抗性，很可能是由其供体细胞赋予的自然抗感染能力所致，这一现象引发了关于如何制造 HIV 疫苗的深刻讨论。

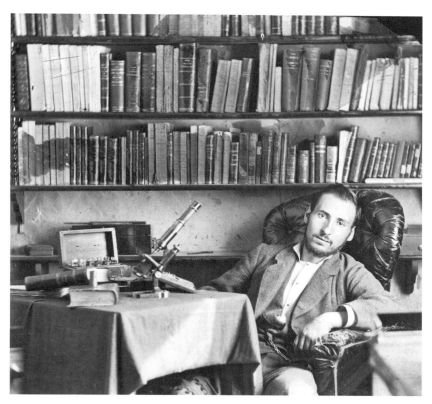

15　圣地亚哥·拉蒙 - 卡哈尔于 1876 年。卡哈尔借助卡米洛·高尔基最初发明的染色法绘制了神经系统的图像，彻底改变了我们对大脑与神经系统工作原理的认识。卡哈尔的画作被认为是科学界最精美与最具启示性的作品之一。

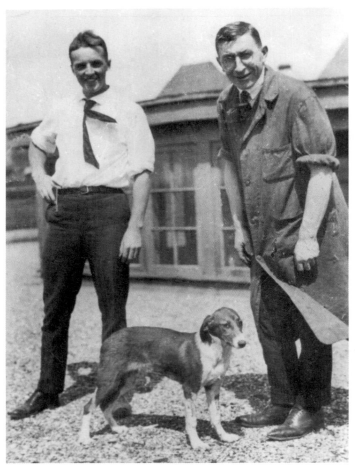

16　1921 年 8 月，弗雷德里克·班廷（右）与查尔斯·贝斯特和一只狗在多伦
　　多大学医学院楼顶。班廷与贝斯特设计了巧妙的实验，以识别和提纯胰岛
　　素这一调节体内葡萄糖水平的核心激素。

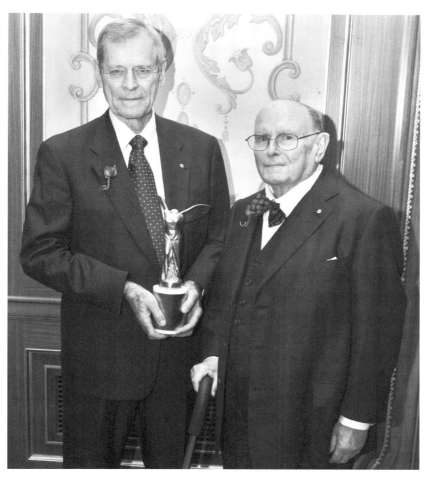

17 2005 年 9 月，詹姆斯·蒂尔（左）与欧内斯特·麦卡洛克在纽约共同获得了当年的拉斯克基础医学研究奖。他们因在识别造血干细胞方面的开创性工作而受到表彰。

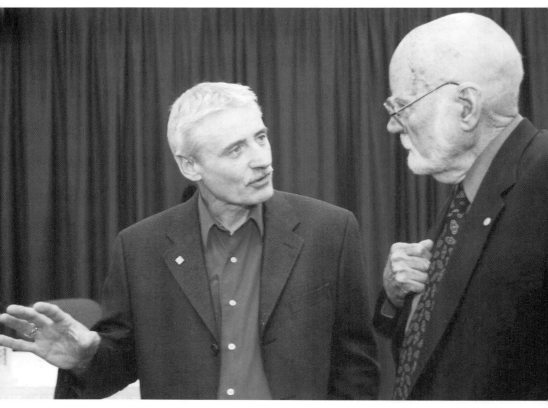

18 2001 年 10 月 8 日，在华盛顿州西雅图的一次新闻发布会上，2001 年诺贝尔生理学或医学奖得主利兰·"李"·哈特韦尔（左）与 1990 年诺贝尔奖得主爱德华·唐纳尔·托马斯交谈。哈特韦尔是弗雷德·哈钦森癌症研究中心的名誉主席与主任，同时也是华盛顿大学的遗传学教授，他因在识别细胞分裂机制方面的开创性工作而获奖。托马斯则因其在骨髓移植方面的研究而于 1990 年获奖。这两个看似不同的细胞生物学领域现在正在融合，以寻找共同的主题与联系（例如，如何诱导移植的血液干细胞分裂并在人体内产生新的血液？）。

第十一章

# 守护的细胞：
# 中性粒细胞及其对抗病原体的战斗

> 1736 年，我失去了一个儿子，一个可爱的四岁男孩，他患上
> 了常见的天花。我长期以来一直深感悔恨，并且至今仍然埋怨自
> 己没有给他接种［疫苗］。
>
> ——本杰明·富兰克林 1[1]

　　血液的鲜红色在人们的印象中是如此根深蒂固，以至于白细胞直
到数个世纪后才被注意或发现。19 世纪 40 年代，在巴黎工作的法国
病理学家加布里埃尔·安德拉尔 2 在显微镜下发现了两代显微镜专家似
乎都忽略了的东西：血液中的另一种细胞。[2] 与红细胞不同，这些细胞
缺乏血红蛋白，拥有形态各异的细胞核，并且偶尔会有伪足，即指状
的延伸与突起。它们被称为"白细胞"或白血球。（它们之所以被称为
"白"，只是因为它们并非"红色"。）

---

1　本杰明·富兰克林（Benjamin Franklin, 1706 年 1 月 17 日—1790 年 4 月 17 日）是一位杰出的美国政
　　治家、外交家、科学家与发明家。他是美国的开国元勋之一与《独立宣言》的起草人与签署人。
2　加布里埃尔·安德拉尔（Gabriel Andral, 1797 年 11 月 6 日—1876 年 2 月 13 日）是一位杰出的法国
　　病理学家与巴黎大学教授。

1843 年，一位名叫威廉·艾迪生[1]的英国医生敏锐地提出，这些他称之为"无色小体"的白细胞，在感染与炎症中发挥着某种关键作用。[3]艾迪生一直在整理关于结核病的尸检报告：充满脓液的白色结节通常与结核病有关，但是也与其他一些感染有关。他在一份病例报告中指出："一位 20 岁的小伙说自己患有咳嗽与一侧疼痛……并且他一直受到持续咳嗽的困扰。"[4]症状很快进展为"一种不明显但位于深处的黏液啰音，咳嗽时伴随着极具特征性的爆裂声"。四个月后，这名男性"带着种种健康迅速恶化的症状"去世。当艾迪生医生解剖该患者的肺部时，他发现其中布满了"数量众多的结节"。[5]将这些结节置于载玻片之间，它们往往会碎裂或融化成块。在显微镜下，此类团块由脓液与成千上万的白血球组成，仿佛这些细胞是被特别招募到炎症部位的。艾迪生注意到，其中一些细胞"充满了颗粒"。[6]他推断，它们可能正在将这种颗粒物质运送到身体的感染区域。

但是，白细胞与炎症之间有什么联系呢？ 1882 年，一位四处漂泊的动物学教授埃利（或伊利亚）·梅契尼科夫[2]与他在敖德萨大学的同事们发生争执后愤然离去，然后前往西西里的墨西拿建立了一个私人实验室。[7]他是一个脾气暴躁且有抑郁倾向的人，他一生中曾经两次试图自杀，其中一次是吞下一株致病菌。他经常与科学的正统观点相抵触，但对实验真相有着敏锐的洞察力。

在墨西拿，温暖、多风的浅滩提供了丰富的海洋动物资源，梅契尼科夫开始用海星做实验。某天晚上，他的妻子与孩子去当地马戏团看猩猩表演，梅契尼科夫则独自一人开始设计一项实验，而这将决定其职业生涯并改变我们对免疫的理解。海星呈半透明状，他一直在观察它们体内细胞的运动。他对受伤后的细胞运动非常感兴趣。如果他

---

1    威廉·艾迪生（William Addison，1803 年—1881 年 9 月 26 日）是一位英国内科医生，其主攻方向为血液学。1846 年 1 月 29 日，他被选为皇家学会会员。
2    伊利亚·伊里奇·梅契尼科夫（Ilya Ilyich Mechnikov，1845 年 5 月 16 日—1916 年 7 月 16 日）是一位俄国微生物学家与免疫学家。1908 年，他与保罗·埃尔利希共同获得了诺贝尔生理学或医学奖，以"表彰他们在免疫方面开展的工作"。

在海星的触手上扎一根刺，会怎么样？

梅契尼科夫度过了一个不眠之夜，然后他在第二天早上又继续实验。一群移动的细胞，一层"厚厚的缓冲垫"[8]，已经忙碌地在刺的周围聚集起来。他实际上观察到了炎症与免疫应答的最初阶段：免疫细胞被招募到损伤部位，一旦它们检测到异物（在这种情况下是刺），这些免疫细胞就会被激活。梅契尼科夫注意到，免疫细胞自发地向炎症部位迁移，就像受到一种力量或引诱物的驱使。（后来，这些引诱物被确定为特殊的蛋白质，称为趋化因子与细胞因子，它们在细胞受伤时释放。）他写道："在没有任何来自血管或神经系统的帮助的情况下，可移动细胞就完成了在异物周围的聚集。原因很简单，这些动物不具备上述任何一种系统。因此，正是某种自发的行动使得细胞聚集在刺周围。"[9]

在接下来的几年里，梅契尼科夫萌发了一种想法，即免疫细胞是被主动召集到炎症部位的，他为此开展了一系列的实验。他将其观察扩展到其他生物与其他形式的损伤。他引入了可以侵入水蚤肠道的传染性孢子，而水蚤是一类微小的淡水甲壳类动物。他发现，这些免疫细胞并不只是迁移到炎症部位，它们还试图吞噬（吃掉）聚集在该部位的传染源或刺激物。他把这种现象称为吞噬作用，即免疫细胞吞噬与消耗传染源的过程。[10]

在 19 世纪 80 年代中期发表的一系列论文中，梅契尼科夫使用了德语单词 Kampf，意思是"战斗"、"搏斗"或"斗争"，来概括生物体与其入侵者之间的关系，而他也凭借这些作品最终获得了诺贝尔奖。[11]他描述了一场"在生物体内上演的戏剧"，整个过程就像一场永无休止的战斗。（这不免让人猜测，他与科学界的关系本身就是一场永无休止的战斗。）根据梅契尼科夫的说法："两种成分［微生物与吞噬细胞］之间发生了一场战斗。有时候孢子会成功繁殖。产生的微生物会分泌一种能够溶解移动细胞的物质。总的来说，这种情况非常少见。更常见的情况是，移动细胞杀死并消化传染性孢子，从而确保生物体的免疫力。"

梅契尼科夫发现的人类版本的吞噬细胞，包括巨噬细胞、单核细胞与中性粒细胞，是最早对损伤与感染做出应答的细胞之一。[12] 中性粒细胞在骨髓中产生。之所以用这个名称，是因为这些细胞可以被中性染料染色，而不能被酸性或碱性染料染色，也就是"偏中性"或"嗜中性"。[1]

中性粒细胞在进入血液循环后仅能存活数天。但这几天是多么惊心动魄啊！在感染的刺激下，这些细胞从骨髓中成熟并涌入血管，然后迫不及待地准备投入战斗，它们的表面呈颗粒状，它们的细胞核发生扩张，如同一群被部署到前线的年轻士兵。它们进化出了可以迅速穿过组织的特殊机制，从而能够像柔术演员一样在血管中蠕动前行。这些中性粒细胞仿佛被疯狂地驱使着到达感染与炎症的部位，部分原因在于它们非常敏锐地感知到了损伤释放的细胞因子与趋化因子的梯度。它们是为免疫攻击而构建的高效、活跃的移动机器。它们就是履行守护细胞使命的职业杀手。

这些中性粒细胞在抵达感染部位后，就开始了精心策划的军事部署。首先，它们向血管边缘移动。接着，它们开始沿着血管壁滚动，通过与壁上特定蛋白质的黏附与脱附来展开行动。最终，它们把自己更牢固地系附在血管边缘，同时主动迁移到肺部或皮肤等组织中，并在那里用其颗粒中携带的毒性物质轰击微生物。它们可能开始吞噬微生物或其碎片，然后将碎片内化，把它们引向溶酶体，溶酶体是一种充满有毒酶的特殊细胞器，用于分解微生物。

这种早期免疫应答的一个惊人特征是，包括中性粒细胞与巨噬细胞在内的细胞，本身就具备能够识别某些细菌细胞与病毒表面或内部

---

1 这种基于染料染色的白细胞分类法是保罗·埃尔利希对生物学的又一重要贡献。通过对成千上万种染料的研究，他发现有些染料具有与细胞或其亚结构结合的非凡能力。最初，埃尔利希只是用这种结合特性来区分细胞之间的差异，因为中性粒细胞在与中性染料结合时会被染成蓝色，而血液中发现的另外一种细胞，即嗜碱性粒细胞可以与非酸性染料结合。埃尔利希将这种现象称为特异亲和性，[13] 他开始思考，化学物质对特定细胞的特异亲和性，是否不仅可以用来给细胞染色，还可以用来将其杀伤。这种观点是他在 1910 年发现抗生素洒尔佛散的基础，也是埃尔利希渴望找到的治疗癌症的"魔弹"的基础，"魔弹"是一种对恶性细胞具有特异亲和性与毒性的化学品。——作者注

发现的蛋白质（以及其他化学物质）的受体。请让我们停顿片刻来思考这一事实。我们作为多细胞动物，在进化史上与微生物的战争已经持续了很久，我们就像古老的宿敌一样彼此非常熟悉。我们身处一场默契的共舞。我们的第一应答免疫细胞携带着模式识别受体，它们先天被设计用来锁定在微生物细胞或损伤细胞中发现的分子，这些分子并非只针对特定病原体（例如链球菌），而是广泛存在于所有细菌与病毒中。有些受体能够识别存在于细菌细胞壁而非动物细胞膜中的蛋白质。有些受体能够结合只存在于某些细菌游动鞭毛中的特定蛋白质。此外还有一些受体能够感知被病毒感染的细胞所发出的信号。通常来说，这些受体分为两类：一类是识别"损伤相关分子模式"（细胞损伤时释放的物质）的受体，另一类是感知"病原体相关分子模式"（微生物细胞的组分）的受体。简而言之，它们在体内四处寻找损伤与感染的模式，也就是那些发出入侵与致病信号的物质。

当中性粒细胞或巨噬细胞与细菌细胞相遇时，它们已经做好了战斗的准备。它们的免疫形式并非来自"习得"或适应。这种应答是细胞与生俱来的，并且该应答传感器从中性粒细胞形成伊始就存在。总之，我们在细胞表面携带着一些微生物的倒像，或者说是它们在我们体内引发应答的记忆，仿佛照相底片一样。我们与它们共存：它们即使不在我们体内，也依然与我们如影随形。这反映了我们与微生物之间的战斗。

20 世纪 40 年代，免疫应答中的这一分支，包括中性粒细胞、巨噬细胞等细胞类型，以及它们携带的信号和趋化因子，开始被称为"先天性免疫系统"。[1]（我们将在下一章讨论包括 B 细胞、T 细胞与抗体在

---

1　先天性免疫系统涵盖了许多其他细胞，包括肥大细胞、自然杀伤（NK）细胞与树突状细胞。这些细胞类型在对病原体的早期免疫应答中发挥着不同功能。它们的一个共同特征是都没有任何针对特定病原体进行攻击的学习或适应能力。它们也不保留对特定病原体的任何记忆（尽管最近的研究表明，自然杀伤细胞的亚群可能对某些病原体具有有限的适应性记忆）。相反，作为第一应答细胞，它们被感染、炎症与损伤释放的一般信号激活，并在召唤与激活 B 细胞和 T 细胞应答的同时，启动攻击、杀死与吞噬细胞的机制。——作者注

内的适应性免疫应答。）之所以用"先天"来描述这个系统，一方面是因为它先天就存在于我们的身体中，无须适应或学习引发感染的微生物的任何方面；另一方面，也是因为它是免疫系统中最古老的一部分，因此对我们的祖先来说是与生俱来的。正如梅契尼科夫最初观察到的那样，海星具备这种系统。此外，水蚤、鲨鱼、大象、懒猴、大猩猩，当然还有人类也是如此。

几乎在每种多细胞生物中都能找到某个版本的先天性免疫应答。苍蝇只有一种先天性免疫系统，如果你让这个系统的基因发生突变，那么苍蝇这种与腐烂有关的生物，就会被微生物侵袭并且开始分解。在细胞生物学领域中，我所遇到的最震撼的画面是，一只苍蝇的先天性免疫系统被摧毁，然后被细菌活活吞噬。

先天性免疫系统不仅是最古老的系统之一，而且作为第一应答者对我们的免疫功能至关重要。我们通常将免疫与 B 细胞、T 细胞或抗体联系在一起，但是如果没有中性粒细胞与巨噬细胞，我们可能会面临和腐烂苍蝇一样的命运。

尽管先天性免疫应答占据核心地位，或者可能正是因为它的核心地位，医学上很难对先天性免疫进行操控。但是，或许在不知不觉中，我们与先天性免疫的博弈已经持续了一个多世纪。疫苗接种就是操控先天性免疫的古老案例，当然在疫苗刚被发明的时候，"先天性免疫"这个词并不存在，其保护机制也不为人知。而在"疫苗"这个术语被创造出来之前的几个世纪，中国、印度与阿拉伯世界就已经广泛开展了疫苗接种。

2020 年 4 月，在印度加尔各答一个闷热的早晨，老鹰在我所住酒店房间外灼热气流的推动下盘旋上升。我参拜了一座供奉天花治愈女神湿陀罗的神庙。她与蛇神摩纳娑共享神庙，而后者是治愈毒蛇咬伤、防止毒液侵害的女神。湿陀罗的名字意为"降温者"：传说她源自一场祭祀之火的冷却余烬。然而，她要化解的温度不仅有

6月中旬城市难以忍受的暑热，还包括体内的炎症热量。她旨在保护儿童免受天花的侵害，并治愈那些感染天花之人的痛苦。她就是抗炎女神。

神庙是一处位于学院街边缘的潮湿小屋，这里距离加尔各答医学院只有几英里远。在因水雾而潮湿的内殿里，供奉着一尊小型女神雕像，她手持一罐能降温的液体骑在驴身上，这是她自吠陀时代以来一直被描绘的样子。守门人告诉我，这座神庙有250年的历史。或许这个时间并非巧合，神庙建造时，正是一群神秘的婆罗门教徒开始在恒河平原四处奔走推广提卡的时代。他们从天花患者身上取下一个正在渗液的脓疱，接着将其与煮熟的大米与草药糊相混合，然后把混合物涂抹在儿童皮肤上的小切口接种。（"提卡"这个词在梵语中是"标记"的意思。）

1731年，一位心存怀疑的英国医生就这种做法写道："穿刺部位通常会出现溃烂与小型脓肿，还有……如果穿刺部位确实发生化脓，并且没有出现发热或者皮疹，那么他们就不会再受到感染。"[14]

印度提卡从业者很可能是从阿拉伯医生那里学来了这种方法，而阿拉伯医生又是从中国同行那里学到的。早在公元900年，中国医生就已经意识到，天花幸存者不会再次感染这种疾病，因此他们成为照护患者的理想人选。既往疾病以某种方式保护身体免受日后疾病的侵害，就好像身体保留了对这种疾病最初暴露的"记忆"。[15]为了印证这一想法，中国医生从患者身上采集一块天花痂皮，并且将其研磨成干燥的细粉，然后用一根长长的银管吹入孩子的鼻腔。[16]疫苗接种是一个如履薄冰的过程：如果粉末中含有过多的活病毒接种物，孩子就会感染疾病而不是获得免疫力，这种毁灭性后果的发生率约为百分之一。但是，如果孩子在接种与"溃烂"后幸存下来，他或她只会患上一种程度较轻的局部疾病，要么没有症状，要么症状轻微，并且此后将终身免疫。

到了18世纪，这种做法已经传遍了整个阿拉伯世界。18世纪60

年代，苏丹的传统治疗师以"买痘"闻名。[17]治疗师通常是女性，她们会找到患儿母亲购买最成熟的脓疱进行接种，并且会在价格上锱铢必较。这是一门精益求精的艺术：最敏锐的治疗师能识别出成熟度恰到好处的病灶，它们不仅正好可以产生足够的病毒物质提供保护，还不至于引发这种疾病。欧洲对于天花（variola）的命名源自变异（variation）一词，它反映了脓疱大小与形状不同的情况。而对抗天花的免疫方法被称为"天花接种"（variolation）。

18世纪初，英国驻奥斯曼帝国大使的妻子玛丽·沃特利·蒙塔古夫人[1]自己感染了天花，她那原本完美无瑕的皮肤留下了坑坑洼洼的疤痕。她在奥斯曼帝国目睹了天花接种的实践。1718年4月1日，她惊奇地致信其终身好友萨拉·奇斯韦尔夫人：

> 每年秋季的九月，当酷暑逐渐减退时，一群老妇人会专门进行这种操作……她们带着一颗装有优质天花提取物的坚果壳，然后询问你想要开放哪条静脉。她会立即用一根粗针刺破你指示的部位（给你带来的疼痛感不超过轻微的擦伤），并将覆盖针头顶端的物质尽量注入静脉，接着，她用一个中空的贝壳把小伤口包扎起来，并以这种方式完成四到五条静脉的操作。随即人们开始发热，通常会卧床两天，但很少持续三天。他们脸上的痘疤很少超过二三十个，而且不会留下痕迹，八天后他们就会康复如初。他们接种的部位会在感染期间持续流脓，我毫不怀疑这对缓解病痛起到了极大作用。每年都有成千上万的人接受这种操作，此外法国大使曾经戏谑地说，这些人将感染天花视为一种休闲娱乐方式，就像其他国家的人们接受温泉疗法一样。没有出现过有人因此死亡的案例。你可以相信我对这个实验的安全性非常满意，我打算

---

1　玛丽·沃特利·蒙塔古夫人（Lady Mary Wortley Montagu，1689年5月15日—1762年8月21日）是一位英国贵族、作家与诗人。1712年，玛丽嫁给了爱德华·沃特利·蒙塔古，后者曾担任英国驻奥斯曼帝国大使。

在自己可爱的小儿子身上试试。[18]

她的儿子从未感染天花。

疫苗接种还有一个更深远的影响：它或许首次引入了"免疫"一词。1775 年，一位涉足医学领域的荷兰外交官赫拉德·范·斯维滕[1]，使用"免疫"一词来描述疫苗接种引起的发热与天花抗性。[19] 因此，免疫的历史与天花的历史将永远交织在一起。

这个故事发生在 1762 年，当然可能只是个传说，一位叫作爱德华·詹纳的药剂师学徒听到一名挤奶女工说："我绝不会得天花，因为我出过牛痘。我永远不会变成丑陋的麻子脸。"[20] 或许他是从当地的民间传说中偶然听到的，而"挤奶女工的乳白肌肤"是英国文化中的常见话题。1796 年 5 月，詹纳提出了一种更安全的天花疫苗接种方法。牛痘是一种与天花有关的病毒，它引起的疾病严重程度要轻得多，既不会导致深层脓疱，也没有致命的风险。

詹纳从年轻的挤奶女工萨拉·奈尔姆斯身上采集脓疱，然后将其作为疫苗给他园丁的 8 岁儿子詹姆斯·菲普斯接种。7 月，他再次给这位男孩接种了疫苗，但这次用的是天花病灶的标本。尽管詹纳几乎突破了人体实验的全部伦理底线（例如，没有知情同意的记录，而且随后的活病毒"挑战"很可能对孩子造成致命伤害），但接种显然起到了效果。菲普斯没有感染天花。在面临医学界最初的抵制后，詹纳加大了其疫苗接种努力，并被广泛誉为"疫苗之父"。实际上，vaccine（疫苗）这个词承载着关于詹纳实验的记忆：它来自拉丁语 vacca，意思是"牛"。

然而，这个经常在教科书中被重述的故事，有可能充斥着错误的归

---

1　赫拉德·范·斯维滕（Gerard van Swieten，1700 年 5 月—1772 年 6 月 18 日）是一位荷兰医生。从 1745 年起，他担任玛丽亚·特蕾莎的私人医生，并改变了奥地利的卫生服务和医科大学教育。他是戈特弗里德·范·斯维滕的父亲，戈特弗里德是海顿、莫扎特与贝多芬的赞助人。

因。萨拉·奈尔姆斯的脓疱中携带的病毒很可能是马痘，而不是牛痘。在 1798 年他自己出版的一本书中，詹纳承认了这个事实："因此，这种疾病是从马（我认为）传播到牛的乳头，然后再从牛蔓延至人体。"[21] 此外，詹纳可能不是西方世界的第一位疫苗接种者：1774 年，多塞特郡耶敏斯特村一位身材魁梧的富农本杰明·杰斯蒂（Benjamin Jesty），也被挤奶女工感染牛痘后似乎对天花产生免疫的故事所触动，据说他从一头受感染的奶牛的乳房上采集了病灶，然后给他的妻子与两个儿子进行了疫苗接种。[22] 杰斯蒂成为医生与科学家嘲笑的对象，但其妻儿在天花大流行期间幸免于难。

但接种是如何产生免疫力，特别是长期免疫力的呢？体内产生的某种因子必须能够对抗感染，并且还可以在多年内保留对感染的记忆。正如我们很快就会知道的那样，疫苗接种通常是借助激发针对微生物的特定抗体来起作用的。这些抗体来自 B 细胞，之所以它们能够被保留在宿主的细胞记忆中，是因为有些细胞在最初接种后可以存活数十年。在下一章中，我们将讨论 B 细胞如何实现记忆，以及 T 细胞如何发挥作用。

然而，关于疫苗接种的一个被忽视的事实是，它最初是对先天性免疫系统的一种操控。早在 B 细胞与 T 细胞发挥作用之前，疫苗接种的第一步是激活第一应答细胞：巨噬细胞、中性粒细胞、单核细胞与树突状细胞。正是这些细胞接受了接种物，特别是当它与刺激物混合时；我之前提到的煮熟的大米与草药糊可能在无意中起到了这个作用。随后，通过包括吞噬作用在内的各种信号传导过程，它们开始消化与处理接种物以启动免疫应答。

这就是免疫学的核心难题：如果你禁用古老的非适应性先天系统，即旨在无差别攻击微生物的系统，你也就禁用了适应性 B 细胞与 T 细胞，即有选择保留特定微生物记忆的系统。在小鼠中，先天性免疫遗传失活使动物对疫苗应答不佳。[23] 缺乏功能性先天系统的人免疫功能严重低下，这样的人通常是患有罕见遗传综合征的儿童，他们对疫苗的应答也会被严重削弱。这些患者容易死于细菌与真菌感染，就像缺乏先天性免疫力的苍蝇死于悲惨的免疫衰竭：被微生物侵袭、压垮与淹没。

疫苗接种，比任何其他形式的医疗干预手段，比抗生素、心脏手术或任何新药，都更能够改变人类健康的面貌。（一个强有力的竞争者可能是安全分娩。）如今，我们拥有的疫苗可以针对最致命的人类病原体，例如白喉、破伤风、腮腺炎、麻疹与风疹。人乳头瘤病毒（HPV）是导致宫颈癌的主要病因，目前已经研制出预防 HPV 感染的疫苗。此外，我们即将迎来不是一种，而是几种独立疫苗的成功发现，这些疫苗将有助于预防引发新冠疫情的 SARS-CoV2 病毒。

但疫苗接种的故事并非单纯基于科学理性主义的进步。它的英雄不是最早发现白细胞的艾迪生，也不是发现吞噬细胞可能开启保护性免疫之门的梅契尼科夫。甚至那些发现对细菌细胞先天应答的科学家，也不值得被誉为这座医学里程碑背后的英雄。[1] 相反，疫苗接种的历史充满了道听途说、流言蜚语和神话传说。它的英雄是默默无闻之人，其中包括将第一批脓疱风干的中国医生，把病毒物质与煮熟的大米一起磨碎并给儿童接种的崇拜湿陀罗的神秘教派，以及学会辨别最成熟病灶的苏丹治疗师。

2020 年 4 月的一个早晨，我在自己位于纽约的实验室里打开了一台显微镜。组织培养瓶中充满了我的一位博士后研究员正在培养的活跃单核细胞。

就是它们，我对自己说。那是一个实验室里空无一人的早晨，我可以在安静的情况下进行内心对话。这些单核细胞，也就是先天性免

---

1　我们对于先天性免疫以及激活该免疫应答的部分基因的许多知识，均来自查尔斯·詹韦（Charles Janeway）、鲁斯兰·麦哲托夫（Ruslan Medzhitov）、布鲁斯·比尤特勒（Bruce Beutler）与朱尔斯·霍夫曼（Jules Hoffman）在 20 世纪 90 年代进行的实验。——作者注

疫系统的细胞，可以"吞噬"病原体及其碎片，它们已经被基因改造成超级吞噬细胞，食欲增加了十倍。我们插入了一个基因，使它们想要吃掉的细胞物质比正常吞噬细胞多十倍，同时消化的速度也要快十倍。该项目与科学家罗恩·韦尔合作，涉及研发一种新型免疫系统。请记住，单核细胞、巨噬细胞与中性粒细胞在面对特定刺激时没有偏好；它们携带能够结合许多细菌与病毒共有因子的受体，并且向发出损伤或炎症通用求救信号的细胞迁移。

但如果我们能够重新引导单核细胞吞噬与杀伤特定细胞呢？如果我们用基因装备这些细胞，使其不再检测一般性感染模式，而是调整到只针对例如癌细胞表面的特定蛋白质呢？原本通常被派遣到军营的士兵，现在成了追捕特定目标的刺客。这正是我们尝试的事情：我们已经创造出一类将在单核细胞上表达的新型受体，它们可以与癌细胞上的蛋白质结合，然后引发一种超级活跃的吞噬形式，最终这种单核细胞有望以前所未有的狂热吞噬癌细胞。从本质上讲，我们试图制造一种介于单核细胞与 T 细胞之间的中间细胞，前者具有无差别吞噬细胞的倾向，后者则具有攻击特定目标的能力。这种嵌合的细胞在生物学上从未存在过。我们希望，这样的细胞能融合先天性免疫的毒性、无差别攻击与适应性免疫更具特异性杀伤的能力，从而在不激起全身炎症反应的情况下，对癌症进行强有力的打击。

我们曾经在早期的动物实验中将肿瘤植入小鼠体内，然后给它们注入数以百万计的此类超级吞噬细胞。这些细胞成功地将肿瘤活活吞噬。我们如今正在大量培养这些细胞，并且对各种可能的机制进行测试，以使它们重新定向对抗乳腺癌、黑色素瘤与淋巴瘤。

2020 年 4 月的那个早晨，我第一次在实验室看到超级吞噬细胞攻击癌细胞，自那以来，时间已经过去了近两年。匪夷所思的是，当我在 2022 年 3 月 9 日上午写下这句话的时候，第一位接受这种试验性疗法（该疗法已经获得 FDA 与伦理委员会的所有必要批准）的患者出现了，她是一位来自科罗拉多州、患有致命性 T 细胞肿瘤的女性。

我们要过几个月才能知道该疗法是否有效。我所知道的关于试验结果的唯一事情是，这位女性在治疗过程中没有出现并发症。但是随着药物缓缓流进患者的身体，我仿佛能感受到液滴汇入她的血管。她在想什么？她在看什么？她是一个人吗？

那一夜，当我终于在凌晨四点左右入睡后，我梦到了自己的童年。在梦里，我是一个身处德里的十岁男孩，思考的内容，除了水滴，还有什么呢？七八月间，季风会袭击这座城市，而我则会玩一个游戏：下雨的时候，我会坐在窗前，然后张开嘴，试图接住水滴。在那晚的梦中，我一开始用嘴接住了水滴，但突然一滴水溅到我的眼睛上。接着是远处的雷声响起，雨也停了。

当你实验室的一项发现转化为人类药物时，那种混杂着恐惧、期待与兴奋的复杂情感很难用言语描述。发明家托马斯·爱迪生曾将天才定义为 99% 的汗水与 1% 的灵感。我不认为自己是天才，我只是感受到了汗水。我无法从脑海中抹去那位接受试验的女性的形象。我仅在自己的两个孩子出生伊始有过类似的感觉。

不过，这也是一个开创性的时刻。或许，一种新型疗法正在诞生。随之而来的是一种新型人类。


我关掉了显微镜，思考着奇特的湿陀罗神庙，以及试图调控先天性免疫，使其成为我们医疗所需工具的漫长与艰辛历程。湿陀罗，这位降温女神，也有她暴躁的一面：如果惹怒了湿陀罗，她可能通过天花、发热与瘟疫等炎症对身体造成破坏。在不久的将来，我们将学会引导先天性免疫系统的力量对抗癌细胞，平抚该系统在自身免疫性疾病中的作用，通过增强它来研发针对病原体的新一代疫苗。一旦我们教会自己的先天性免疫细胞去攻击人体内的恶性细胞，我们就可以利用炎症的力量创造一种全新的细胞治疗模式。或许我们可以将这种方法形容为一种针对癌症的致命打击。

# 第十二章

# 防御的细胞：当人们彼此相遇

*假如人们彼此相遇*
*共同穿越滚滚麦浪，*
*假如人们相互拥吻*
*势必引起伤感泪光。*

——罗伯特·彭斯，《穿越麦浪》，1782 年 [1]

在加尔各答，湿陀罗女神的神庙里同时供奉着另一位女神，她就是抵御毒液与防止咬伤的蛇神摩纳娑，而这种情况绝非巧合。摩纳娑通常被描绘成一位庄严且坚毅的女神，总是站在眼镜蛇上，头顶被蛇头组成的光环所笼罩。蛇身从她那像美杜莎般的发髻中垂落。孟加拉部落对于摩纳娑的描绘更令人恐惧：她具有蛇的身体，往往被蛇完全缠绕。

这两种古老的致命之物的结合承载着一种悠久的记忆：蛇咬伤与天花像孪生恶魔一样困扰着 17 世纪的印度，因此对抗这两种疾病的女神共享一座神庙合情合理。（印度至今每年仍有 8 万例蛇咬伤事件，是世界上发生该类事件最多的国家。）

因此，如果先天性免疫系统的故事始于湿陀罗女神，那么适应性免疫系统的第二个组成部分，即包括抗体、B 细胞与 T 细胞在内的故事，很可能正适合以蛇咬伤为开端。

由于这个传说有许多不同的版本，因此有时很难将事实与神话区分开。1888 年夏季，在柏林罗伯特·科赫实验室工作的保罗·埃尔利希博士，感染了他原本用于自己实验的结核病菌株。实际上，埃尔利希是使用他发明的抗酸染色法，对其痰中的细菌进行检测而确诊的。他被送往埃及疗养，因为人们认为尼罗河沿岸的温暖空气对康复有益。[2]

在他于埃及逗留期间的一个早晨，埃尔利希被紧急召唤去处理一个病例。一名男子的儿子被蛇咬伤，当地人知道埃尔利希是一位来访的医生。我们对于这个男孩是否幸存下来不得而知，但其父亲向埃尔利希讲述了自己非同寻常的经历：他曾经在孩童与成年时期被蛇咬伤过多次。他在第一次被蛇咬伤后幸存下来，且症状随着后续咬伤而逐渐减轻。经过多次暴露于这种特殊类型的蛇毒后，这名男子实际上已经对其产生了抵抗力。类似的故事在印度的捕蛇者中司空见惯。传说他们会在自己的皮肤上留下微小的划痕，然后从童年到青春期持续暴露于浓度渐增的毒液中。经过数次暴露后，他们也会对蛇咬伤产生抵抗力。

那位父亲的故事深深印刻在埃尔利希的脑海中。显然，这名男子已经对毒液产生了某种应答，它是一种保留了免疫记忆的抗蛇毒血清。但是人体产生保护性免疫的机制是什么呢？我们可能会想，为何单次接触干燥的天花疱疹就能对该疾病产生终身免疫呢？

19 世纪 90 年代初期，埃尔利希从埃及返回后不久，就遇到了生物学家埃米尔·冯·贝林[1]，后者刚刚加入在柏林新成立的皇家普鲁士传染

1　埃米尔·冯·贝林（Emil von Behring，原名埃米尔·阿道夫·贝林，1854 年 3 月 15 日—1917 年 3 月 31 日）是一位德国生理学家。1901 年，他因发现白喉抗毒素而获得诺贝尔生理学或医学奖。1901 年，他被授予普鲁士贵族爵位，从此以"冯·贝林"之名为人所知。

病研究所。在该研究所，贝林与来访的日本科学家北里柴三郎[1]很快开展了一系列关于特异性免疫的实验。其中最引人注目的一项实验似乎让埃尔利希想起了那位埃及男子的保护性免疫。[3]北里与贝林证明，将暴露于引起破伤风或白喉的细菌中的动物的血清转移到另一只动物身上，可以使后者对该疾病产生免疫力。[4]在白喉论文中一个相当随意的脚注里，冯·贝林首次使用了"抗毒素"（antitoxisch）一词来描述血清的活性。[5]

不过问题仍然存在。这种抗毒素是什么，它是如何产生的呢？[6]冯·贝林把它想象成血清的一种属性，一种抽象的东西。或者，它会不会是一种体内生成的物质？在1891年一篇题为《免疫实验研究》的涉及广泛的推测性论文中，埃尔利希敦促其科学家同行，既要考虑该物质的潜力，又要关注其本质。他大胆地创造出 Anti-Körper（抗体）一词。Körper 来自拉丁语 corpus（身体），这表明他越来越相信抗体是一种实际的化学物质：一种为保护身体而产生的"物质"。

这些抗体是如何产生的？它们如何针对不同的毒素产生特异性呢？到了19世纪90年代，埃尔利希已经开始构建一种宏伟的理论。他认为，身体中每个细胞都拥有一组庞大而独特的蛋白质，而这些他称之为侧链的蛋白质就附着在细胞表面。作为一位化学家，埃尔利希又回到了染料制造语境。他知道通过附加不同的化学侧链可以改变染料颜色。因此，或许抗体也是这样：通过改变化学物质的侧链，可以改变抗体的结合特性，或者特异亲和性。当毒素或致病物质与细胞中的这种侧链结合时，细胞将会增加此类抗体的产生。埃尔利希推测，经过反复暴露，细胞产生了大量细胞结合抗体，其最终被分泌到血液中去。抗体存在于血液中会形成免疫记忆。这些抗体结合的物质，即毒素或外来蛋白质，很快就被命名为抗原（antigen），意为产生

---

1　北里柴三郎（Shibasaburo Kitasato，1853年1月17日—1931年6月13日）是一位日本内科医生与细菌学家。1901年，北里柴三郎与贝林曾被提名首届诺贝尔生理学或医学奖，但是只有贝林获奖。

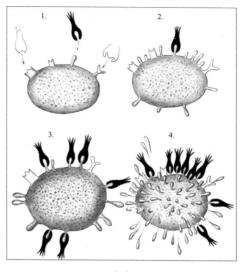

（a）

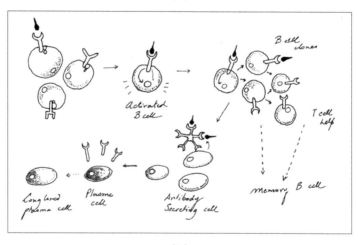

（b）

（a）埃尔利希关于抗体产生过程的图解。这位德国科学家想象 B 细胞（如 1 所示）的细胞表面有许多侧链。当抗原（黑色分子）与其中一个侧链结合（2）时，B 细胞就会增加产生特定侧链以排斥同类（3），直到它最终开始分泌与抗原匹配的抗体（4）。

（b）本书作者采用了与埃尔利希类似的绘图风格，来说明通过克隆选择产生抗体的实际过程。每个 B 细胞在其细胞表面表达一种独特的受体。当抗原与受体结合时，这个特定 B 细胞会发生扩张，并产生短寿的抗体分泌细胞（初始抗体通常是由五个单体抗体组成的复合物，即五聚体）。最终，分泌抗体的浆细胞形成。其中一些浆细胞成为长寿的浆细胞。在 T 细胞的帮助下，激活的 B 细胞还会成为记忆 B 细胞。

（generate）抗体的物质。

　　埃尔利希的理论是由许多正确部分构建而成的谬误。他猜对了抗体与其同源抗原物理结合之间的锁钥关系。他还正确地推测出，抗体最终会被分泌到血液中，并成为一种免疫记忆的源泉。但是埃尔利希的侧链理论留下了许多悬而未决的问题。既然蛋白质本身的寿命有限，且最终会被破坏或排出体外，那么免疫记忆如何能持续将近一生？

　　最终，埃尔利希提出的"抗体"一词，而不是他的理论，给科学界留下了更为深远的影响。其他研究人员曾试图提出"免疫体"、"介质"或"介体"等术语，这些词可能更准确地捕捉到了抗体的特性。但是，"抗体"这个言简意赅的词吸引了几代的研究者。抗体就是一种蛋白质实体，能够紧密锁定在其他物质上。而抗原是引发抗体产生的物质。正如一位科学家所写的那样："这两个术语注定要形成不可分割的组合，就像罗密欧与朱丽叶或劳雷尔与哈代一样。"[7] 这两个名称，如同它们所代表的化学物质那样紧密相连，形成了不可分割的组合。它们密不可分。

　　到了 20 世纪 40 年代初期，对于鸟类进行的研究表明，抗体是由其肛门（泄殖腔）附近一种奇特器官中的细胞产生的，根据其囊状结构与发现者法布里休斯的名字，该器官被命名为法氏囊，法布里休斯[1] 是一位出生于阿夸彭登泰的 16 世纪解剖学家。产生抗体的细胞被称为 B 细胞，取自 bursa（囊状结构）这个词。包括人类在内的哺乳动物均没有泄殖腔囊。我们的身体主要在骨髓中产生 B 细胞（幸好骨髓的英文 bone marrow 也是 B 开头的），然后在淋巴结中成熟。

　　到这时为止，埃尔利希的侧链理论，即抗体由附着抗原侧链受体的细胞所产生，在大体上不受影响。抗体的真正分子"形状"[8] 将在多年后被发现：1959 年至 1962 年间，分别在牛津大学与纽约洛克菲勒研究

---

1　西罗尼姆斯·法布里休斯（拉丁语 Hieronymus Fabricius，意大利语 Girolamo Fabrizio，约 1533 年—1619 年 5 月 21 日）是一位意大利解剖学家与外科医生，他出生于意大利阿夸彭登泰（Aquapendente）。法布里休斯是解剖学领域的先驱之一，被认为是血管系统研究的奠基人之一。

所工作的杰拉尔德·埃德尔曼和罗德尼·波特发现，抗体是一种具有两个尖头的 Y 型分子。[19]Y 型分子的头部或称尖端与抗原结合，每个头部都起到类似叉齿的作用，因此大多数抗体拥有两个结合位点。Y 型分子的柄部或杆部具有多种用途。巨噬细胞利用抗体柄部吞咽下与抗体结合的微生物、病毒和肽段，就像餐叉手柄被用于将食物送入口中一样；巨噬细胞上的特定受体会抓住柄部，仿佛握拳抓住餐叉一样。这实际上是吞噬作用的一种机制，也是埃利·梅契尼科夫观察到的现象。

Y 型分子的柄部或杆部还有其他用途：一旦与细胞结合，它还会从血液中吸引一系列毒性免疫蛋白来攻击微生物细胞。简而言之，抗体可以被认为是一种由多个部分组成的分子，其中就包括将它们附着于抗原上的结合位点，以及使其与免疫系统联络成为强力分子杀手的柄部。抗体的这两种独特功能，即抗原结合者与免疫激活者被融合在一个分子中，成为一种形态与功能完美结合的免疫搭档。

但是让我们回到十年前：20 世纪 40 年代，早在人们了解抗体的 Y 型结构之前，埃尔利希的理论就引发了深刻复杂的哲学与数学问题。他的理论关键在于，细胞能够在其表面展示数百甚至数千个预制抗原受体，就像神话中的刺猬能够展现出一百万种不同形状的刺。免疫应答涉及扩大这些抗体的生产，当这些受体之一碰巧与抗原结合时，就会有一部分抗体被主动释放。

然而这些数字并不符合逻辑。细胞表面能有多少预制抗体？难道所有抗原都在细胞受体中"镜像呈递"，细胞就像一只长着无数根刺的刺猬？ B 细胞怎么可能有足够的基因来生成这样一种抗体的集合？如果埃尔利希是正确的，那么每个 B 细胞都必须携带一个包含针对所有可能引发免疫应答的物质的抗体集合。也就是说，针对所有可以想象到的抗原？在印度有一个关于耶输陀罗[1]的传说，她是印度教主神之

---

1　耶输陀罗（Yashodhara）是释迦牟尼的妻子。

一克里希那[1]的养母。因为婴儿时期的克里希那吞下了一块泥土，所以耶输陀罗让他张开嘴。她撬开克里希那的牙齿，目睹了他体内的整个宇宙：恒星、行星、无数的太阳、旋转的星系以及黑洞。我们的每个B细胞是否都携带着一种抗体集合，而这些抗体是来自宇宙中每一种抗原的同源反向镜像？

1940年，加州理工学院的传奇化学家莱纳斯·鲍林[2]提供了一种答案，正是这个被认为匪夷所思的观点最终引导人们发现了真相。[10] 鲍林的科学成就堪称传奇。他解决了蛋白质结构的一个关键特征，并且描述了化学键的热力学原理，但他有时也可能完全偏离正轨。有一个关于量子物理学家沃尔夫冈·泡利[3]的故事，泡利以脾气古怪与才华卓越闻名，据说他在读了一篇学生论文后评价道，论文"差到连错都算不上"。鲍林则凭借新颖独特与离经叛道的理论，经常在科学会议上漫不经心地抛出问题，从而引发针锋相对的争议：他的假设或模型有时候会错到都不能称之为差。鲍林的同事们已经习惯了他的疯狂理论，他们甚至对此十分珍惜。通过分析鲍林模型的内部矛盾，换句话说，通过分析推理存在的问题，以及它错误的原因，同事们经常发现自己能够接近真正的机制和真相。

鲍林设想，当抗体面对与之对应的抗原时，它们会被抗原主动地扭曲与塑造成特定形状。简而言之，用他的话说，抗原（例如细菌蛋白质的一部分）"指导"抗体的形状，充当了抗体构建或塑造的模板，就像用熔化的蜡制成死亡面具。

然而，研究人员很难协调鲍林的抗体指导理论与遗传学和进化论的基本原理。毕竟，蛋白质最终是由基因编码的，如果基因在其编码

---

1　克里希那（Krishna）被崇拜为毗湿奴的化身，也被视为至高无上的神。

2　莱纳斯·卡尔·鲍林（Linus Carl Pauling，1901年2月28日—1994年8月19日）是一位美国化学家、生物化学家、化学工程师、和平活动家、作家与教育家。他于1954年获得诺贝尔化学奖，1963年获得诺贝尔和平奖。

3　沃尔夫冈·欧内斯特·泡利（Wolfgang Ernst Pauli，1900年4月25日—1958年12月15日）是一位奥地利理论物理学家与量子力学研究先驱。1945年，他因泡利不相容原理获得诺贝尔物理学奖。

中是固定的，那么由该编码构建的蛋白质在其结构上也是固定的。作为蛋白质的抗体是一种具有预定物理形式的生物化学物质，而非某种改变形状以完美状态包裹木乃伊抗原的丧葬亚麻布。

　　这里只有一种可能的答案：如果抗体的结构是可塑的，那么编码它们的基因也必须是可塑的，即通过突变。在斯坦福大学，遗传学家乔舒亚·莱德伯格[1]对鲍林的观点提出了疑问，并且提出了一种替代方案："抗原是携带了抗体特异性的指令，还是选择了突变产生的细胞系呢？"[11]对于莱德伯格来说，至少在理论上，答案是显而易见的。在细胞生物学与遗传学中，事实上，在生物界的大多数情况下，学习与记忆往往是通过突变，而不是指令或愿望发生的。长颈鹿的长颈不是其祖先经过几代努力伸长脖子适应高树的产物。突变加上自然选择，由此产生了一种脊椎结构延长，从而形成长脖子的哺乳动物。抗体究竟是如何"学会"扭曲以适应抗原形状的呢？它为什么像可塑的中世纪风格窗帘一样，可以自发地改变其形状以适应抗原呢？

　　当然，莱德伯格是正确的。1957年，抗体起源之谜的正确答案最终被刊登于《澳大利亚医学杂志》，这篇晦涩难懂的论文的作者是一位澳大利亚的免疫学家。（即便在今天，免疫学教授们也承认从未阅读过它。）20世纪50年代，弗兰克·麦克法兰·伯内特借鉴了尼尔斯·杰尼与大卫·塔尔梅奇[2]的早期工作，他意识到无论是鲍林还是埃尔利希都没有找到这个谜题的答案。抗体并非通过指令或愿望产生。同样，

---

1　乔舒亚·莱德伯格（Joshua Lederberg，1925年5月23日—2008年2月2日）是一位美国遗传学家和微生物学家。莱德伯格因其在细菌遗传学和分子生物学领域的贡献而闻名。1958年，他因细菌遗传物质的基因重组和组织结构方面的发现，与乔治·韦尔斯·比德尔和爱德华·劳里·塔特姆分享了诺贝尔生理学或医学奖。
2　弗兰克·麦克法兰·伯内特（Frank Macfarlane Burnet，1899年9月3日—1985年8月31日）是一位澳大利亚病毒学家，以其对免疫学的贡献而闻名。1960年，他因发现获得性免疫耐受而获得诺贝尔奖。
　　尼尔斯·杰尼（Niels Jerne，1911年12月23日—1994年10月7日）是一位丹麦免疫学家。1984年，他与科勒和米尔斯坦分享了诺贝尔生理学或医学奖。
　　大卫·塔尔梅奇（David Talmage，1919年9月15日—2014年3月6日）是一位美国免疫学家。他对克隆选择理论做出了重要贡献。

单一 B 细胞也无法拥有结合所有潜在抗原的全部抗体。

伯内特推翻了埃尔利希的理论。回顾一下，埃尔利希的观点是，每一个细胞都携带有大量抗体，就像一只长着无数根刺的刺猬，当它们与抗原结合时抗体就被选中。但是，伯内特推测，如果每个 B 细胞只展示一种与抗原结合的受体，在与抗原结合时被选择并增殖的是细胞而非抗体会怎样？蛋白质不会按照指令生长，但是细胞可以。B 细胞携带的单一抗体蛋白复合物位于细胞表面，一旦接收到适当的信号，即可精确地完成该过程。

伯内特认为，可以根据新达尔文主义的逻辑进行尖锐的比较。想象一下，在一个由雀类占据的岛屿上，每种雀都具有使其喙略有不同的突变，有些又大又扁，有些又薄又尖。然后再想象自然资源突然变得有限的情境：果树在一场风暴中被摧毁，所有的软果都消失了，剩下的仅有食物是带有硬壳的种子。能够弄碎掉落种子的粗喙雀，可能会在自然选择中生存下来，而食用果蜜的细喙雀则会死亡。

简而言之，就像个体细胞一样，这些个体雀类的喙的种类与数量并非无穷无尽，它们只是碰巧选择或适应了最优环境。更确切地说，自然选择会挑选那些恰好拥有理想喙的雀类个体来应对自然灾害。这种被选择的雀类数量不断增加。关于之前那场灾难的记忆将存在下去。

伯内特把这个类比延伸至 B 细胞。[12] 想象一下，人体中存在着大量 B 细胞，每个 B 细胞表面都有一种独特的受体，如果你愿意的话，可以把每个细胞视为拥有独特喙的雀类。把每个受体都想象成为抗体，只是它结合在 B 细胞的表面上（并连接到一个信号分子网络以激活细胞）。当某个抗原与此类 B 细胞（克隆）结合时，该细胞就会受到激活并开始比其他 B 细胞更快地生长。碰巧长着正确喙（或抗体）的雀类（或 B 细胞）被选中。这不是自然选择，而是克隆选择，即选择能够结合抗原的个体细胞。

当携带正确受体的 B 淋巴细胞与外来抗原相遇时，就会触发一种奇妙的过程。正如刘易斯·托马斯在其作品《细胞生命的礼赞：一个生物学观察者的笔记》（1974年）中所写的那样："当这种连接建立起来，携带特定受体的特定淋巴细胞与特定抗原相遇时，自然界中就会发生一场万众瞩目的微小奇观。细胞体积增大，开始以极快的速度制造新的DNA，并适当地转为所谓的母细胞状态。然后它开始分裂，将自己复制成全部细胞均带有相同受体标记的崭新集群。"[13] 最后，携带"正确"受体（最能与抗原结合的那种）的优势B细胞克隆会迅速增殖，并且在数量上超越所有其他细胞。这是一种类似于达尔文进化论自然选择的过程，就像拥有正确喙的雀类被上述方式"选中"一样。

正如埃尔利希在1891年所设想的那样，这些母细胞如今开始将受体分泌到血液中。摆脱B细胞膜的束缚后，它们漂浮在血液中，从受体"变成"抗体。[1] 当抗体与其靶标结合时，它可以调集一系列蛋白质来毒杀微生物，并招募巨噬细胞对其进行摄取或吞噬。数十年后，研究人员证明，其中一些活化的B细胞并不会简单地消亡。它们将以记忆细胞的形式持续存在于体内。用托马斯的话来说就是，"新细胞簇［受抗原刺激的细胞］同样携带了记忆"。一旦暴发性感染停止且微生物被清除，其中一些B细胞会变得更加安静，但是它们依然存在，就像蜷缩在洞穴里的雀类一样。当身体再次遇到抗原时，记忆B细胞被重新激活。它从休眠状态进入活跃分裂状态，发育成产生抗体的浆细胞，从而对免疫记忆进行编码。总而言之，免疫记忆的位点并非埃尔利希可能想象的一种持续存在的蛋白质，而是之前得到激活的B细胞，本身携带着既往暴露的记忆。

每个B细胞如何获得其独特的抗体呢？通过精子与卵细胞的突变，达尔文雀形成了它们各自的喙，突变决定了每种喙的形态。这些突变

---

1　虽然我在一定程度上简化了该过程，但这里体现了抗体产生的基本细节。这个过程可以概括如下：B细胞受体被抗原激活，该受体被分泌到血液中，抗体随时间推移逐渐完善，浆细胞持续分泌抗体，一些活化B细胞转变为记忆B细胞。就像我们将很快会看到的那样，一些分泌抗体的细胞，即浆细胞，也会变得长寿。两者似乎都有助于保存对先前感染的记忆。辅助性T细胞对这一过程至关重要，我们将在后续章节中讨论这些细胞。——作者注

发生在种系：它们存在于每个雀细胞的 DNA 中，并且可以完整地进行代际传递；因此，粗喙雀的后代是粗喙雀，以此类推。

20 世纪 80 年代，日本免疫学家利根川进 [1] 开展的一系列创新性实验表明，B 细胞也可以通过突变获得其独特的抗体，尽管此类精确调控的突变形式发生在这些细胞内，而不是在精子与卵子中。[14]B 细胞使一组抗体制造基因发生重排，就像搭配服装一样混合与匹配基因模块。虽然这个比喻过度简化了该过程，但是上述说法仍然具有其重要性。举个例子，一种抗体可能由三种混合基因模块组成，比方说一件复古外套搭配黄色裤子与黑色贝雷帽，而第二种抗体可能使用不同的模块排列，或许是一件深色外套搭配蓝色裤子与布洛克鞋。每个 B 细胞都有一个庞大的基因模块衣帽间；想象一下，其中有 50 件衬衫，30 顶帽子，12 双鞋，等等。要化身成熟的 B 细胞，它只需要打开衣帽间，选择一些独特的基因模块排列，并重新排列模块以产生抗体。

每个这样的基因重排也是一种突变，尽管它在 B 细胞中是一种精心调控的类型。有一种特殊装置在个体 B 细胞中实现了基因重排，从而赋予每个抗体一种独特的构象身份，使其对于结合和保持特定抗原具有独特的亲和力。每个成熟 B 细胞中独特的基因排列允许其在表面展示特定的受体。当抗原与它结合时，B 细胞就会被激活。它从在表面显示受体的状态转换为以抗体的形式分泌到血液中。此外，B 细胞中还会积累更多的突变，并进一步优化抗体与抗原的结合。[2] 最终，B 细胞发育为一种专门生产抗体的细胞，以至于其结构与代谢被改变以促进该过程。它如今是一种专门制造抗体的细胞，也就是浆细胞。其中一些浆细胞还会长期存活，同时保留着对感染的记忆。

对于 B 细胞、浆细胞与抗体的新认识以意想不到的方式影响了医学。我们已经讨论了先天性免疫系统（其中包括巨噬细胞和单核细胞）

---

1    利根川进（Susumu Tonegawa，生于 1939 年 9 月 5 日）是一位日本生物学家。1987 年，他因"发现抗体多样性的遗传学原理"而获得诺贝尔生理学或医学奖。

2    这个过程被称为亲和力成熟，它会一直持续到抗体对抗原具有极高的结合亲和力。——作者注在疫苗效果中的作用。但疫苗的最终活性取决于适应性免疫系统：制造抗体的是 B 细胞，而这些抗体通常负责长期免疫。（正如我们所知，T 细胞也对此有贡献。）巨噬细胞或单核细胞可能会呈递微生物的消化碎片，或者召唤 B 细胞到感染部位，但是真正起作用的是分泌抗体的 B 细胞，因为它可以与微生物的某个部分相结合。携带结合微生物受体的细胞被激活进行克隆性扩增，然后开始将抗体分泌到血液中。最终，该 B 细胞改变了其内部景观，成为记忆 B 细胞群的一部分，从而保留了对原始接种物的记忆。

除了疫苗之外，抗体的发现再次点燃了保罗·埃尔利希对魔弹的幻想：如果能以某种方式说服抗体攻击癌细胞或病原体，那么它将作为一种天然药物对细胞发挥作用。这将是一种与众不同的药物：一种为攻击和杀伤其目标量身定做的药物。


阿根廷科学家塞萨尔·米尔斯坦在剑桥大学解决了制造抗体药物的难题。米尔斯坦最初作为访问学生去那里研究细菌细胞中的蛋白质化学。实验室只有一个小房间。他需要一台 pH 计来测量其化学溶液的酸度，而隔壁的传奇蛋白质化学家弗雷德·桑格，仅在生物化学系的角落里有一台这样的仪器。通过闲聊与 pH 计值测量，两人成了亲密无间的好友。1958 年，桑格因解析蛋白质结构获得诺贝尔奖，这也是分子生物学领域的一项重要成就。1980 年，他因掌握 DNA 测序技术第二次获得诺贝尔奖。

1961 年，米尔斯坦回到阿根廷的马尔布兰研究所担任分子生物学系主任。但这次渴望回归的举动却很快演变为一场噩梦。阿根廷当时充斥着宗派主义与民族分裂主义。1962 年 3 月 29 日，在米尔斯坦于首都布宜诺斯艾利斯定居仅一年后，该国就遭受了另一场血腥政变的摧残，这是阿根廷的第四次政变，而接下来还有两次。

混乱的局面开始蔓延。犹太人被逐出大学，米尔斯坦的部门被部分解散，左派人士被肆意枪杀，平民，特别是犹太人，被投入监狱。

由于米尔斯坦有犹太名字与背景，以及自由主义的同情心，因此他生活在被捕与被指控为异见者或共产党员的恐惧中。桑格通过他精心维护的人脉，安排米尔斯坦偷渡离开阿根廷并回到剑桥。那台藏在实验室顶楼的共用 pH 计化身为护身符，竟然在无意中成为米尔斯坦返回英国的通行证。

回到剑桥后，米尔斯坦将其研究兴趣从细菌蛋白质转向了抗体。在抗体特异性的吸引下，他开始幻想着利用 B 细胞制造出魔弹。能否筛选出分泌单一、特定抗体的单个浆细胞，并将其转变为一个抗体工厂呢？这种抗体能否成为一种新药？

问题在于单个浆细胞无法永生。它们会生长几天，然后挣扎着维持生存，最终逐渐萎缩并死亡。米尔斯坦与德国细胞生物学家乔治斯·科勒[1]合作，提出了一个非常巧妙的另辟蹊径的解决方案：通过一种能将细胞黏附起来的病毒，他们将 B 细胞与癌细胞融合在一起。时至今日，我对这个想法仍然感到惊叹。他们是如何想到用不死之身来复苏垂死之物的呢？结果是产生了生物学中最奇特的细胞之一。这种浆细胞保留了其分泌抗体的特性，而癌细胞则赋予了它永生的属性。他们把此类奇特的细胞称为 hybridoma（杂交瘤），源自 hybrid（杂交）与 carcinoma（癌）的后缀 oma 的混合体。这种永生的浆细胞如今能够持久分泌同一种抗体。我们将上述单一类型的抗体（换句话说，也就是克隆）称为单克隆抗体。

1975 年，米尔斯坦与科勒的论文发表在《自然》杂志上。[15] 在发表前几周，英国政府主管的国家研究发展公司（National Research Development Corporation，NRDC）被提醒要注意这种抗体的广泛商业应用前景；它们可能成为新型高特异性药物的基础。但 NRDC 选择不为该方法或任何材料申请专利。NRDC 在一份书面声明中表示："很难

---

1　乔治斯·科勒（Georges Köhler, 1946 年 4 月 17 日—1995 年 3 月 1 日）是一位德国生物学家。1984 年，他与尼尔斯·杰尼和塞萨尔·米尔斯坦因建立免疫系统调节机制理论和开发产生单克隆抗体的方法而获得诺贝尔生理学或医学奖。

立即确定这些抗体有任何直接的适用性。"然而，在此后的数十年里，这种对单克隆抗体适用性的草率判断很可能使 NRDC 与剑桥大学损失了数十亿美元的收入。

这些抗体的实际应用效果立竿见影。单克隆抗体，缩写为 MoAb，现在可以被用作检测试剂或细胞标记物。但它们在医学领域的应用最为重要、最有利可图且最为人熟知：它们可能合成一系列全新的药物。

药物一般通过与其靶点结合发挥作用，使其功能失活或偶尔激活，正如保罗·埃尔利希指出的那样，这个过程就像钥匙插入锁一样。例如，阿司匹林将自己嵌入环氧合酶的锁里，而这是一种参与血液凝固与炎症的酶。按照同样的逻辑，被设计用来结合其他蛋白质的抗体也可以被制成药物。假如抗体可以结合癌细胞表面的蛋白质并召唤级联反应对它进行杀伤，或者识别导致类风湿性关节炎的超活跃免疫细胞的蛋白质并将其精准清除呢？

1975 年 8 月，一位来自波士顿的 53 岁男性 N.B. 注意到，他腋下与颈部的淋巴结变得肿胀与疼痛。[16]此外，他还出现了夜间盗汗与持续疲劳的症状。但是直到整整一年后，他才最终前往波士顿的西德尼·法伯癌症研究所[1]就诊。肿瘤专家在对他进行检查时发现，除了淋巴结肿胀之外，N.B. 的脾脏也异常肿大，以至于他们在触诊其腹部时能摸到脾脏的外缘。

接下来，他们检查了一些实验室数值。患者的白细胞计数略微高于正常水平。然而，引人注目的是血液中白细胞的分布：不仅淋巴细胞的数量升高，而且它们似乎还是恶性的。一根细长的活检针被插入肿胀的淋巴结提取组织样本，然后这些样本会被送到病理学家那里进行分析。N.B. 被诊断为淋巴瘤，一种弥漫性、低分化的淋巴细胞性淋巴瘤（或称 DPDL）。

---

1　该医疗机构现在被称为丹娜-法伯癌症研究所。——作者注

晚期 DPDL 是一种预后不良的疾病，伴有脾脏、淋巴结与循环淋巴细胞肿大。这位男性充满恶性细胞的脾脏被手术切除，然后他开始接受化疗。一种又一种的细胞毒性药物通过静脉输注。但没有一种药物起作用。白细胞计数仍在不断攀升。

该研究所的肿瘤学家李·纳德勒[1]起草了一份新计划。淋巴瘤细胞在其表面具有多种蛋白质。只要将这些细胞注射到小鼠体内，动物就会产生针对恶性细胞的抗体。纳德勒对米尔斯坦和科勒的方法进行了调整，他利用 N.B. 的癌细胞制备了针对其肿瘤细胞的抗体，然后将含有其中一种抗体的血清注射给患者，希望能够取得治疗效果。这是个体化癌症治疗的一个典型案例，或者更准确地说，是个体化癌症免疫治疗。

第一剂血清，25 毫克，似乎被淋巴瘤轻松闪躲。第二剂血清，75 毫克，使他的白细胞计数明显下降。肿瘤做出了应答，但很快出现反弹。第三剂血清，150 毫克，再次引发了应答：血液中的淋巴瘤细胞几乎减少了一半。然而随后 N.B. 的肿瘤细胞产生耐药并停止应答。这种被纳德勒称为血清疗法的疗法被中止，随后 N.B. 也不幸去世。

但纳德勒博士坚持寻找淋巴瘤细胞膜上可能成为抗体靶点的蛋白质。最终，他找到了一个名为 CD20 的理想候选者。但针对 CD20 的抗体能否作为一种治疗淋巴瘤的药物呢？

在三千英里之外的斯坦福大学，免疫学家罗恩·利维[2]也在寻找一种能够攻击淋巴瘤细胞的抗体。20 世纪 70 年代初，利维从以色列魏茨曼科学研究所休假归来。那里的一位研究员诺曼·克莱因曼开发了一种方法，可以分离出能够产生抗体的单个浆细胞，前述抗体可能具有抗癌作用，但这些细胞的寿命非常短，因此看起来希望十分渺茫。利维告诉我："我们可以分离出产生某种抗体的单个浆细胞，可是这些细

---

1　李·纳德勒（Lee Nadler，生于 1947 年 5 月 22 日）是一位美国医生与科学家。他在干细胞移植与肿瘤免疫领域取得了突破。
2　罗恩·利维（Ron Levy）是一位美国医学家，专注于肿瘤学与癌症研究。利维教授的研究主要集中在免疫治疗领域，特别是针对淋巴瘤的免疫疗法。他是临床试验与开发新型癌症治疗方法的先驱之一。

胞将会不可避免地走向死亡。"[17]

"然后，"利维继续说道，"1975 年，突然间，米尔斯坦与科勒提出了这种将浆细胞和癌细胞融合的方法。这种融合使产生抗体的细胞能够永生。"利维的表情变得生动起来，他用手敲着桌子。"这是一个启示。一个天赐良机。具有讽刺意味的是，我们可以利用癌细胞的永生性（与浆细胞融合）来制造产生抗癌抗体的永生细胞。我们能够以毒攻毒。"

利维开始寻找针对 B 细胞淋巴瘤（B 细胞肿瘤）的抗体。最初，他专注于个体化抗体治疗，也就是说为每个患者定制一种独特的抗体。他找到了一家名为 IDEC 的公司来生产这些抗体。然而，尽管一些患者对所生产的抗体有所应答，但 IDEC 与利维很快意识到这种方法难以维系：一家公司可能针对多少独立抗原制备多少种抗体呢？

第二轮免疫接种产生了针对 CD20 的单克隆抗体，纳德勒发现该分子存在于正常与恶性 B 细胞的表面。利维承认他对此并不看好。他认为这种实验性干预"可能会破坏免疫系统而且并不安全"，他告诉我，"但他们（IDEC）还是说服我们必须进行临床试验"。

利维犯了错误，但又非常幸运。机缘巧合的是，人类可以在 B 细胞不表达 CD20 的情况下生存，部分原因是一旦 B 细胞成熟为分泌抗体的细胞或浆细胞，它们的表面就不再表达 CD20，因此会对这种抗体产生抵抗。攻击表达 CD20 的淋巴瘤细胞将不可避免地引发对正常 B 细胞的连带攻击，使患者的免疫力部分受损，但是并不会导致生命危险；他们仍会保留浆细胞以产生抗体。利维表示："它起作用的希望非常渺茫。"1993 年，他招募了两名研究员，大卫·马洛尼与理查德·米勒，来进行这项研究。

W.H. 是最早接受该抗体治疗的患者之一，她是一位口齿伶俐且善于表达的内科医生。她患有滤泡性淋巴瘤，这是一种进展缓慢的癌症，或者说是一种惰性肿瘤，其特征是 CD20 表达阳性。利维博士回忆说："她对第一剂药物产生了应答。"然而，她在仅仅一年之后就出现了复发，只得接受试验性单克隆抗体治疗。这一次 W.H. 获得了完全缓解，肿瘤消失得无影无踪。然而病情依然会反复：1995 年，在经历了第三次复发后，她接受了单克隆抗体与化疗的联合治疗，并再次产生了应答。

1997 年，FDA 批准了一种叫作利妥昔单抗的药物，以美罗华（Rituxan）为商品名进行销售。同年，W.H. 的淋巴瘤复发。虽然利妥昔单抗取得了显著的疗效，但肿瘤在 1998 年、2005 年与 2007 年又卷土重来。在被确诊 25 年后，W.H. 仍然健在。从那时起，利妥昔单抗在治疗各种癌症与非癌症疾病中大显身手。它已经与化疗结合使用，治疗甚至治愈那些表达 CD20 的侵袭性致命淋巴瘤，以及罕见的淋巴系统恶性肿瘤。2000 年左右，我遇到了一位患有罕见 CD20 阳性脾脏恶性肿瘤的年轻男性。他每天都会出现高热，而且无法行走。我们通过手术切除了他肿大的脾脏，由于标本过大无法放入标准手术托盘，因此只能将其放在手推车上送往病理科。此后，他接受了一个疗程的利妥昔单抗治疗。淋巴结肿大缓慢消退，发热症状逐渐减轻。二十年后，他仍处于缓解状态。

利妥昔单抗是最早用于治疗癌症的单克隆抗体之一。类似的许多单克隆抗体已经出现在药典中，包括曲妥珠单抗（用于治疗某些类型的乳腺癌）、本妥昔单抗（用于治疗霍奇金淋巴瘤）与英夫利昔单抗（用于治疗克罗恩病与银屑病关节炎等免疫介导的疾病）。我提醒利维，英国的 NRDC 曾怀疑过抗体疗法的"实际适用性"。他笑着说："我甚至不确定我们当时是否知道它的潜力。"

"利用细胞来对抗细胞，"他惊叹道，"当我们制备出第一种抗体时，我们从未真正想过自己能做的一切。"

# 第十三章

# 识别的细胞：T 细胞的微妙智慧

几个世纪以来，胸腺始终是一个功能不明的器官。

——雅克·米勒，2014 年 [1]

1961 年，在伦敦求学的 30 岁博士生雅克·米勒发现了一种大多数科学家早已遗忘的人体器官的功能。[2] 胸腺（thymus）因其形状类似于百里香（thyme）植物的叶片而得名，正如盖仑所描述的那样，它是一个位于心脏上方的"庞大而柔软的腺体"。甚至在公元 2 世纪行医的盖仑也注意到，胸腺会随着人类年龄的增长逐渐退化。当这个器官从成年动物身上被移除时，并没有发生什么显著的变化。一个功能逐渐衰退且可有可无的器官，怎么可能对人类的生命至关重要呢？医生与科学家开始认为胸腺是进化过程中留下的残余结构，类似于阑尾或尾骨。

但是，胸腺会不会在胎儿发育过程中具有什么功能？在新生小鼠出生后大约 16 小时，米勒使用微型的镊子与最细的丝线将其胸腺切除。结果既出人意料又令人震惊：血液中的淋巴细胞（不包括巨噬细胞或单核细胞在内的循环中的白细胞）水平急剧下降，动物对常见感染变得越来越易感。B 细胞的数量减少了，但另一种白细胞（一种以前未知的类型）的数量下降得更为显著。许多小鼠死于小鼠肝炎病毒，还有许多的脾脏被细菌病原体定植。更奇怪的是，当米勒将一块异体皮肤移植到动物的侧腹时，移植物并没有被排斥，反倒保持着活力与完整，还长出了"浓密的毛发"。[3] 这就好像小鼠没有区分自身组织与外来组织的机制。它已经失去了对"自我"的感知。

到 20 世纪 60 年代中期，米勒与其他研究人员意识到胸腺远非退化器官。在新生儿中，它是一种不同类型的免疫细胞的成熟场所：不是 B 细胞，而是 T 细胞（T 代表胸腺）。

但是，如果 B 细胞通过生成抗体来杀灭微生物，那么 T 细胞的作用是什么呢？为什么缺乏 T 细胞的小鼠会被感染，为什么它们会如此顺从地接受本应立即被排斥的异体皮肤移植呢？它们是如何以及为何失去了对自身的感知？而"自我"到底是什么？

人体中一种最重要细胞的生理功能直至 20 世纪 70 年代末依然成谜，可见细胞生物学作为一门学科尚处于起步阶段。T 细胞的发现大约只有 50 年的历史。1981 年，也就是在米勒的实验完成仅仅 20 年后，这些细胞成了在人类历史上一种最具标志性的流行病的核心。


阿兰·汤森的实验室位于牛津大学分子医学研究所[1]陡峭的山坡上。1993 年秋季，当我作为免疫学研究生来到牛津大学跟随阿兰学习时，T 细胞功能的奥秘仍在被破译之中。研究所是一座现代主义风格的钢铁与玻璃建筑。前台的保安是一位操着浓重威尔士口音的女士，她在让你进去之前会检查身份证件。如果没有正确的通行卡，那么她会拒绝让你入内。在两年的时间里，我总是在口袋里摸索着卡片，直到最终鼓起勇气去面对这位保安。我已经在那里待了整整二十四个月。难道她还不认识我的脸吗？

---

1　现在称为韦瑟罗尔分子医学研究所（Weatherall Institute of Molecular Medicine）。——作者注

　　她一本正经地看着我："我只是在做我的工作。"我想，她的工作是发现闯入者，仿佛我就是詹姆斯·邦德式的人物，开着一辆阿斯顿·马丁沿山坡行驶，戴着穆克吉面具执行一项绝密任务，在晚上给我的 T 细胞喂食培养物。回想起来，我逐渐开始欣赏她的勤奋。她已经将免疫学的理念内化于心[1]。

　　在阿兰的实验室里，我被分派了一个始终令科学家们着迷与沮丧的问题：慢性病毒，例如单纯疱疹病毒（HSV）、巨细胞病毒（CMV）或 EB 病毒（EBV），是如何在人体内持续隐藏的？为什么其他病毒，例如流感病毒，可以在感染后被完全清除？为什么慢性病毒不能被免疫系统，特别是 T 细胞消灭呢？[2]

　　实验室是一个喧嚣的智力天堂，充满了我从未遇到过的狂热能量。下午四点，一台古老的铜钟叮当响起，整个研究所的人会成群结队涌到自助餐厅，品尝着平淡到难以入口的温茶水，以及坚硬到几乎无法咀嚼的饼干。免疫学的先驱之一伊塔·阿斯科纳斯[3]偶尔会在一角举行座谈会；剑桥大学的诺贝尔奖得主西德尼·布伦纳[4]也可能过来闲聊几句，每当我们告诉他一个新的实验结果时，他那异常浓密的眉毛就像一对毛毛虫一样，随着喜悦而扬起与摆动。

---

1　内化可以理解为她本能地采取了保护措施，就好像人体免疫系统在对抗病原体一样。

2　我们现在知道，这些病毒种群的每一种都进化出了一种规避免疫检测的特殊方法，而这种现象被称为病毒免疫逃逸。[4]就 EB 病毒而言，免疫学家玛丽亚·马苏奇（Maria Masucci）的研究与我自己研究生阶段的工作都趋于同一答案。EB 病毒的基因组编码了许多基因。但只要进入 B 细胞，除了 EBNA1 与 LMP2 这两个基因之外，EB 病毒就可以关闭大部分基因。EBNA1 蛋白是 T 细胞检测的理想候选者，然而令人惊讶的是，T 细胞无法检测到它。部分原因是 EBNA1 难以在细胞内被切割成碎片。正如我们即将了解的那样，阿兰·汤森发现 T 细胞只能识别多肽这种病毒蛋白质的片段，而该物质加载到一种名为主要组织相容性复合体（简称 MHC）的分子上。事实证明，EBNA1 并不产生任何多肽。LMP2 可能有其他免疫逃逸手段，但是其具体情况尚不为人知。单纯疱疹病毒依靠一种独特的免疫逃逸策略，使多肽被送到 MHC 分子上的机制失效。巨细胞病毒还有另外一种逃逸策略：它合成出一种可以破坏 MHC 的蛋白质，正是 MHC 这种分子使 T 细胞能发现感染 CMV 的细胞。——作者注

3　原名布丽吉特·艾丽斯·阿斯科纳斯（Brigitte Alice Askonas，1923 年 4 月 1 日—2013 年 1 月 9 日），她是一位著名英国免疫学家。阿斯科纳斯的研究主要涉及免疫系统对感染和疾病的反应，以及疫苗的开发和免疫治疗方法的研究。她对 T 细胞和抗体的相互作用进行了深入的研究，并对研究免疫系统中的记忆和免疫耐受性等过程做出了重要贡献。

4　西德尼·布伦纳（Sydney Brenner，1927 年 1 月 13 日—2019 年 4 月 5 日）是一位南非生物学家。布伦纳在英国剑桥工作期间，对遗传密码与分子生物学的其他领域做出了重大贡献。他以研究秀丽线虫为基础，成功地将其作为模式生物体进行开发，并为研究者提供了关于基因调控和发育的重要见解。2002 年，他获得了诺贝尔生理学或医学奖。

来自意大利的博士后文森佐·塞伦多洛[1]是我的直接导师。我们通常称呼塞伦多洛为恩佐，他个子不高，非常健谈，精力充沛。然而，在我加入实验室的头几周，他完全不搭理我；他在实验室里来回奔波，从我身边走过时就仿佛我是某台被放错了地方的碍事设备。他当时正忙于完成一篇研究论文，而向新手教授免疫学的烦琐细节似乎不值得他花费时间或精力。

恩佐的项目之一涉及制备感染小鼠与人类细胞的病毒。该病毒被设计为将基因传递到人类细胞，以便恩佐测试这些基因的功能。为了扩增病毒，也就是制备更多的病毒颗粒，你必须使其感染培养基中的一层细胞，然后将整个培养物置于试管中，通过三次精确冻融来提取病毒。这是一个需要缜密与耐心的过程。如果没有完成冻融过程，你就无法释放病毒颗粒；但如果过度执行该步骤，你就可能完全破坏病毒。在我刚到实验室不久的一个早晨，我发现恩佐正在为这样一个试管烦恼。一位同样是意大利人的研究技术员为他制备了病毒样本，但她离开去度假了，恩佐不知道病毒是否已经被提取出来，或放置在那里的试管中有没有病毒提取物。那是一个紧张的时刻。如果病毒数量过低，那么对其论文至关重要的整个实验将会彻底失败。他用意大利语低声抱怨道："该死。"

我问他是否可以看看试管，然后他就把试管递给了我。

试管底部的墨迹几乎难以辨认，我看出技术员写的是字母 C、S、C、S、C、S。

"意大利语冷冻怎么说？"我问他。

"congelare。"恩佐答道。

"那么解冻呢？"

---

1　文森佐·塞伦多洛（Vincenzo Cerundolo，1959 年 12 月 20 日—2020 年 1 月 7 日）是一位出生于意大利的免疫学家与肿瘤学家。他是牛津大学肿瘤免疫学教授，并且在肿瘤免疫学领域有着广泛的研究和贡献。塞伦多洛的研究主要涉及免疫系统对癌症的应答以及免疫治疗的开发。他对肿瘤免疫学中的抗原呈递、T 细胞激活与免疫监管等关键过程进行了深入研究，为开发新型免疫疗法奠定了重要的基础。

"scongelare。"

原来技术员写的是：冷冻、解冻、冷冻、解冻、冷冻、解冻。只不过是一种意大利版本的莫尔斯密码。C、S、C、S、C、S，冷冻、解冻各三次。

恩佐用锐利的目光看我。或许我并不是毫无用处。他完成了实验，然后问我是否想喝咖啡。他做了两杯。我们之间的某些隔阂似乎已经消融。

我们成了朋友。他教我病毒学、细胞培养、T细胞生物学、意大利俚语，以及制作美味博洛尼亚肉酱的秘诀。早上，我总会迎着绵绵的细雨骑车上山与他一起工作，然后晚上又冒雨骑车下山。我可以自由支配自己的时间，有时甚至会在半夜上山下山，因为我的研究正在实验室的培养箱中进行。

我的内心充满了对T细胞及其与慢性病毒相互作用的思考。我会在骑车下山时重新思考自己的实验，并通过回顾脑海中的数据，想象病毒在细胞内的生活。恩佐告诉我："要理解T细胞病毒学，就要学会像病毒一样思考。"于是我这样做了。我在某个下午"变成"了EB病毒，第二天又变成了单纯疱疹病毒。（后者需要有一定的幽默感。）

在我离开牛津后，恩佐仍与我继续合作并且共同发表论文。他给我寄来用于实验的细胞样本。我给他寄去母亲的食谱供其在厨房尝试。我们在世界各地的研讨会上相遇，每次我们都像从未中断一样继续之前的谈话。我们的兴趣几乎同时从免疫学转向癌症，最终又发展到癌症免疫学。多年以后，我逐渐从学生成长为他的同事与朋友。但我始终无法为恩佐做出一杯令他满意的浓缩咖啡。我试着做过一次，可是他吐了出来。就像沃尔夫冈·泡利所说的那样，它差到连错都算不上。

2019年初，我得知恩佐被诊断为晚期肺癌。他患病的消息让我十分震惊，我好几天都无法鼓足勇气给他打电话。过了一周，甚至两周，我终于从纽约拨通了他的电话。他立刻接起电话。他对自己的病情非常坦然。或许那些他一生都在揭示其内在奥秘的 T 细胞会找到一种方式来对抗他的癌症。关于恩佐，阿兰·汤森在《自然·免疫学》杂志中这样写道："我们经常听到'与癌症做斗争'这种说法，但是，此类描述对于那些挑战他的叛逆细胞来说，只是个体与其进行艰苦卓绝免疫斗争的苍白缩影。他运用自己在国内外能够调动的一切资源，充分发挥了他在该领域深厚的知识与经验。他做到了这一切……可以说是泰然自若，他从未缺席任何研讨会，并始终为其学生与同事提供帮助。这展现了至高的勇气。"[5]

2020 年，在我计划访问牛津大学发表演讲前的几周，我得知恩佐已经去世。于是我取消了行程。那天晚上，我静静地坐在实验室里，默默想念我的导师，我的博洛尼亚肉酱老师，我的朋友，我竭力抑制回忆，直到情绪稳定。我感到茫然、绝望，被阴霾笼罩。几个小时过去之后，悲伤才像涌动的潮水一样在我内心爆发出来。

冷冻，解冻。


细胞的内外世界由膜结构隔离。T 细胞在感染期间会做什么呢？想象一下，从人体免疫系统的角度看，存在两个微生物的病理世界。其中一个是微生物的"外部"世界，细菌或病毒漂浮在细胞外，存在于淋巴液、血液或组织中。同时，还有一个微生物的"内部"世界，病毒嵌入并生存于细胞内。

正是后面这个世界引出了一个形而上学问题，或者更确切地说是一个物理学问题。细胞，就像我们之前所说的那样，是一个由膜结构将其与外界隔离的自主实体。它的内部，例如细胞质与细胞核，是一处封闭的圣地，从外部来看基本上深不可测，除非细胞选择向其表面发送信号或受体。

但是，如果病毒已经寄居在细胞内，例如，流感病毒渗透到细胞内，劫持了其蛋白质合成器官，以产生与细胞自身无法区分的病毒蛋白质呢？这就是病毒的做法：它们会"融入宿主"。流感病毒将其宿主变成了一座名副其实的流感工厂，每小时可以产生成千上万的病毒颗粒。抗体不能进入细胞，那么它们要如何识别这些伪装成正常细胞的流氓细胞呢？是什么阻止了各种病毒将我们身体中的每个细胞都用作理想的微生物庇护所呢？

我很快就会找到这些问题的答案，它们都隐藏在那种具有迷人歌声的细胞中，把我从加利福尼亚一路带到牛津大学的阿兰·汤森实验室；那种细胞具有奇迹般的敏感性，可以分辨出其他细胞是否受到病毒感染，还能识别出自我与非我的细胞。这就是微妙、智慧、敏锐的T 细胞。

20 世纪 70 年代，在澳大利亚工作的免疫学家罗尔夫·辛克纳吉与彼得·多尔蒂[1]发现了破译 T 细胞识别的第一条线索。[6] 他们从所谓的杀伤性 T 细胞入手：这种 T 淋巴细胞能够识别病毒感染的细胞，并且可以释放毒素直至其萎缩死亡，从而清除藏匿在其中的病原微生物。这些细胞毒性（细胞杀伤）T 细胞，在其表面携带了一种特殊的标记：名为 CD8 的蛋白质。

辛克纳吉与多尔蒂发现，这些 CD8 T 细胞的奇特之处在于，它们有一种只能在自身背景下识别病毒感染的能力。思考一下这个观点：你的 T 细胞只能识别自身而非他人体内被病毒感染的细胞。[2]

杀伤性 T 细胞的第二个特征同样令人费解。尽管 CD8 T 细胞可以识别同一体内的细胞，但它只会杀伤来自同一体内已被感染的细胞。

---

1  罗尔夫·辛克纳吉（Rolf Zinkernagel，生于 1944 年 1 月 6 日）是一位杰出的瑞士免疫学家。他与彼得·多尔蒂共同发现了免疫系统中的 T 细胞识别机制，即通过主要组织相容性复合体（MHC）分子呈递抗原，并由 T 细胞受体进行识别。这项重大发现有助于我们理解免疫系统如何识别和攻击病原体，也为疫苗研发和免疫治疗提供了重要的指导。1996 年，他与多尔蒂一起荣获诺贝尔生理学或医学奖。
   彼得·多尔蒂（Peter Doherty，生于 1940 年 10 月 15 日）是一位澳大利亚免疫学家与病毒学家。1995 年，他获得了阿尔伯特·拉斯克基础医学研究奖。
2  如果 T 细胞与靶细胞"不匹配"，也就是说它们来自不同的身体，且其表面携带不同的蛋白质标记，那么无论它们是否被感染，免疫系统都会杀死它们。这就是移植排斥的基础：如果你将一位陌生人的细胞植入你的身体，那么这些细胞将遭到排斥。我们将在后续章节中回顾这种"非我"识别。——作者注没有病毒感染，就不会发生杀伤。仿佛 T 细胞能够提出两个独立的问题。首先：我正在监视的细胞是否属于我的身体？换句话说，它是不是自我的一部分？其次：它是否被病毒或细菌感染？自我是否发生了改变？只有当这两个条件同时满足时，即细胞属于自我且发生了感染，T 细胞才会杀伤其靶标。

简而言之，T 细胞已经进化出识别自我的机制，特别是那些因感染而发生改变的自我。可这是如何实现的呢？通过使用遗传技术，辛克纳吉与多尔蒂将对自我的识别追溯到一组被称为 MHC Ⅰ 类的分子。[1]

这就好比说 MHC 蛋白是一个框架。如果没有正确的框架或背景（"你自己"），那么 T 细胞就连画面都看不到，哪怕是"自我"的扭曲版本。而如果没有框架中的画面（可能是病毒的某个部分，一个被感染的自我），T 细胞也不能识别感染的细胞。它需要病原体与自我，也就是画面与框架，两者缺一不可。[2]

辛克纳吉与多尔蒂已经解决了这个谜题的一部分：T 细胞能够识别被感染的"自我"。但第二部分问题同样棘手。MHC Ⅰ 这个分子确实参与其中，但是细胞如何发出信号表示它是一种经过改变的自我，换句话说，发出关于携带感染的自我的信号呢？CD8 细胞如何找到携带流感病毒的自我细胞？

阿兰·汤森是我的前任导师，多年来已成为我的亲密朋友，他在 20 世纪 90 年代开始研究这个问题，先是在伦敦的米尔希尔[3]，然后是在牛津大学。阿兰是我所见过的最杰出与最有远见的科学家之一。他有时就是牛津学者的刻板典范。他不愿去异国他乡参加学术会议。热带

---

1　MHC（major histocompatibility complex）的全称是主要组织相容性复合体。MHC Ⅰ 类蛋白存在成千上万的变体。我们每个人都携带一种独特的 MHC Ⅰ 类基因组合。T 细胞首先检测的就是这种自身 MHC。如果被感染细胞与 CD8 T 细胞来自同一个人（具有相同的 MHC Ⅰ 类蛋白），那么就会发生识别，且感染细胞将被消灭。——作者注

2　其中可能存在着深刻的进化逻辑。由巨噬细胞或单核细胞展示的肽段表明了一次真正的感染。而自由漂浮的肽段没有吞噬细胞所提供的框架，并且无法得到适当的呈递，它可能是偶发的碎片，或者更糟糕的是，来自人体细胞的片段。对于"自我"片段产生免疫应答将引发自身免疫性疾病，而这就是 T 细胞免疫导致的破坏性后果。——作者注

3　米尔希尔指的是坐落在此的英国国家医学研究所（National Institute for Medical Research）。

这个词会激起他的反感。他几乎每天午餐都吃柔软松脆的肉馅饼，并且他还擅长使用英国人极度委婉的语言。如果他认为一个想法很愚蠢，或者不科学，他会迷离地望向远方，停顿一下，然后说道："哦！这个想法似乎有点……嗯……呃……相当微妙。"我必须承认，在实验室会议上，我也经常表现得相当微妙。

　　20 世纪 80 年代末与 90 年代初，汤森等人开始揭示杀伤性 T 细胞如何检测病毒感染的细胞。汤森的实验从 CD8 杀伤性 T 细胞入手。他特别关注感染流感病毒的细胞。这些感染细胞是如何被识别与清除的呢？正如辛克纳吉与多尔蒂之前证明的那样，汤森发现 CD8 T 细胞会杀伤来自同一体内已被流感病毒感染的细胞，换句话说，它们依赖于对自我的识别。但是如前所述，自体细胞必须携带感染且表达病毒蛋白才会被杀伤。被识别的病毒蛋白是什么？研究人员发现，在被流感病毒感染的细胞内，某些杀伤性 T 细胞能够检测到一种名为核蛋白（NP）的流感蛋白。[1]

　　但这就是谜团的根源所在。这是一个由内而外的问题。阿兰告诉我："那种蛋白质，也就是核蛋白，从未到达细胞表面。"[7] 当时，我们坐在伦敦的一辆出租车里，刚刚从一场讲座中返回。那是一个黄昏，伦敦的黄昏，伴随着突如其来的英国斜阳，我们穿过摄政街与伯里街，两旁是一排排没有尽头的房子，窗户半明半暗且大门紧闭。除非在逐户走访时，侦探碰巧看到要找的那个人把头伸出窗外，否则怎能找到住在其中的某位居民呢？

　　T 细胞在细胞膜的限制下无法进入细胞内部，但 T 细胞如何评估感染细胞内部的组分呢？

　　"核蛋白总是在细胞内。"阿兰继续说道。当他回忆起这些实验时，

---

1　核蛋白是一种在细胞内合成的流感蛋白。然后它被包装进入流感病毒颗粒。这种蛋白质没有能使其到达细胞表面的信号，因此阿兰·汤森对 T 细胞如何可能检测到它感到困惑。——作者注

他的眼睛里闪烁着光芒。他进行了一系列最敏感的测试，并且反反复复持续了数周时间，以寻找流感病毒感染细胞表面核蛋白最微弱的痕迹，而这里是 T 细胞可能检测到其存在的位置。但是，他一无所获。核蛋白从不将头伸出细胞膜。他说："就细胞表面蛋白而言，检测核蛋白的 T 细胞什么也没看见。核蛋白在细胞表面是看不见的，甚至可以说根本不存在，但对于 T 细胞来说完全可见。"出租车停在一处闪烁的灯光前，仿佛在等待某一个答案。

那么，T 细胞是如何检测核蛋白的呢？关键的发现诞生于 20 世纪80 年代末期。阿兰发现，CD8 杀伤性细胞并未识别出伸到细胞外的完整核蛋白。相反，这些细胞检测到的是病毒肽段，即病毒蛋白 NP 的小碎片或片段。至关重要的是，这些肽段必须在正确的"框架"内"呈递"给 T 细胞。在这种情况下，此类肽段由 MHC Ⅰ 类蛋白携带或装载，并被带到细胞表面。这就是"自我"，但发生了改变。

MHC Ⅰ 类蛋白实际上是一种载体、肽段携带者与"框架"，也是辛克纳吉与多尔蒂在研究杀伤性 T 细胞应答时所涉及的蛋白。MHC 将细胞内部展示到外部，不断地释放出细胞内部的样本。

让我们把它设想成间谍，比方说美国安插在哈瓦那的内线，它发出关于细胞内部的信号，以供免疫系统识别感染。T 细胞需要正确的间谍，因此有自我识别的需求。同时它还需要正确的信号，因此细胞内要有外来病原体。而这是生物学编码系统的又一个实例。有了正确的内线与正确的信号，也就是携带病毒肽的自身 MHC，T 细胞就会执行杀伤功能。

在生物学中，很少有比分子结构与其功能融为一体更令人感慨的时刻：分子的外观与其功能完美地结合在一起。让我们以 DNA 标志性的双螺旋结构为例。它看起来好似一个信息载体，由四种化学物质 A、C、T 与 G 组成，具有独特的序列（ACTGGCCTGC），就像一种由四个字母编写的莫尔斯密码。此外，双螺旋结构还使我们能够理解复制发生的机理。DNA 双链是互补的阴阳关系：一条链上的 A 与另一条链上的 T 配对，C 与 G 配对。当细胞分裂产生两份 DNA 拷贝时，每条链都充当模板来制造另一条。阴决定阳的形成，而阳则塑造了阴，于是产生了两条全新的阴阳双螺旋 DNA 链。

推动精子向卵子蠕动的鞭毛好似一条尾巴，但实际上它是由一系列蛋白质组装而成的。使尾部旋转的马达类似于引擎，具有一组排列成圆圈的运动部件。而连接上述马达与精子尾部的钩状结构，将圆周运动变成精子的螺旋桨式游泳运动，看起来就像一个专门实现这种转化的钩子。

同样的情况也出现在 MHC Ⅰ 类蛋白上。其结构最终被晶体学家帕梅拉·比约克曼[1]（目前在加州理工学院任职）解析后，我们发现 MHC Ⅰ 类蛋白似乎与它的功能完美地协调一致。[8] 该分子看起来，嗯，你也许能想到，就像一只手托着分成两半的热狗面包。MHC 分子的两个蛋白螺旋在中间形成了完美的凹槽。即将被呈递的病毒肽段就像夹在面包凹槽里的香肠，等待着被呈递给 T 细胞。

阿兰说："一切都凝聚在那张图里。一切都恰到好处。"外部元素（凹槽中的病毒肽段）与自身元素（MHC 分子的螺旋状边缘）都对 T 细胞可见。阿兰注视着那个结构，深为感动，他几乎能够想象出病毒肽段向 T 细胞呈递的场景。 阿兰在《自然》杂志上写道："当首次看到展示出的 MHC 分子结合位点的三维结构时，每位免疫学家都会感到心跳加速。"[9] 因为这将解释抗原识别的"结构基础"。那张 Ⅰ 类分子的图像回答了免疫学家的许多问题，但同时也招致了更多新的争议。阿兰引用了威廉·巴特勒·叶芝的部分诗句作为其 1987 年文章的标题：那些图像会持续衍生出新的创意。[10]

实际上，MHC 与其结合肽段的图像的确衍生出了新的创意。

---

1　帕梅拉·比约克曼（Pamela Bjorkman，生于 1956 年）是一位美国生物化学家。她的主要贡献是开创了 MHC 的晶体学研究。

MHC I 类分子是如何促成 T 细胞识别的呢？既然 MHC I 类蛋白，也就是载体蛋白，是一种同时展示自身与外部元素的分子平台，那么 T 细胞表面上同源识别分子的结构是什么样呢？检测载体 MHC 肽段复合物的蛋白质又是什么样呢？

几乎在 MHC I 类蛋白分子结构被解析的同时，包括斯坦福大学的马克·戴维斯、多伦多的麦德华与休斯敦的吉姆·艾利森[1]在内的几个团队聚焦于编码 T 细胞受体的基因，T 细胞受体是 T 细胞上识别与肽段结合的 MHC 的分子。[11]当它的结构最终被解析时，结构与功能的完美匹配再次得到了印证。

T 细胞受体看起来就像两根伸出来的手指。这两根手指的一部分接触"自我"，即 MHC 分子沿肽段两侧凸起的铰链，另一部分则触及其凹槽中携带的外源性肽段。这个结构允许同时识别自我与外源物质，包含了检测感染细胞的两个要素。"手指"的一部分与自我接触，另一部分与外源性物质接触。当两者均被触及时，识别过程就完成了。

形态与功能的匹配是生物学中最美妙的理念之一，最早由亚里士多德等思想家在数千年前首次阐述。在 MHC 与 T 细胞受体这两种分子的结构中，人们可以辨识出免疫学与细胞生物学的基本主题。我们的免疫系统建立在对自我及其变异的识别上。它可以通过进化设计来检测变异的自我。正如阿兰在其开创性的文章中所总结的那样："现在 T 细胞识别可以用一种理性的方式来探索。"


让我们暂时放下结构与功能匹配的问题。汤森知道，T 细胞识别问题的解决引发了另一个问题。它衍生出新的图像：像核蛋白这种在

---

1    马克·莫里斯·戴维斯（Mark Morris Davis，生于 1952 年 11 月 27 日）是一位美国免疫学家。他率先鉴定了 T 细胞受体基因。
      麦德华（Tak Wah Mak，生于 1945 年 10 月 4 日）是一位加拿大遗传学家、肿瘤学家与生物化学家。他因 T 细胞受体与免疫学遗传学方面的开创性工作而广为人知。
      吉姆·艾利森（Jim Allison，生于 1948 年 8 月 7 日）指的是美国免疫学家詹姆斯·帕特里克·艾利森（James Patrick Allison）。2018 年，他与本庶佑共同获得诺贝尔生理学或医学奖。

细胞内合成的病毒蛋白质，是如何被转运到 T 细胞可能发现的区域的呢？

随着他们对分子研究的深入，汤森与其他研究者开始揭示一种精密的内在机制，它会精确地完成将细胞内部翻转展示给外界的任务。我们现在知道，这个过程始于病毒蛋白质在细胞内合成之时。细胞不知道该蛋白属于其正常合成物还是外源物质，病毒蛋白并没有可以将其识别为"病毒性"的特征。

因此，像所有的蛋白质一样，核蛋白最终被送入细胞固有的废物处理机制，细胞粉碎机，也就是蛋白酶体，将把它们分解成更小的碎片（肽段），接着将这些肽段排放到细胞内。然后，利用特殊通道，这些肽段被转运到一个可以加载到 MHC Ⅰ类分子上的隔间，并将其呈递给 T 细胞。正如它们的结构所示，Ⅰ类分子就像分子托盘一样，不断给 T 细胞呈递内部信息，仿佛为 T 细胞监测提供零食。

这是重新利用细胞内在分子机制的绝妙方法之一：它利用人体的天然废物处理工厂，把病毒蛋白视同任何其他需要处理的蛋白质，然后将它装载到蛋白质载体上，使其经过通道排放至细胞表面。

现在内部已经展现给了外界。细胞已对外发送其内在生活的样本，只要它们被加载到正确的框架中，就可方便免疫系统进行调查。当 CD8 细胞经过，嗅探细胞表面时，它会发现大量来自细胞内部的肽段加载在其表面，其中当然包括来自病毒的肽段。只有当这种外源性肽段由自身 MHC（变异的自我）呈递时，它才会触发免疫应答杀伤被感染的细胞。

到目前为止，我们一直专注于细胞的"内部"世界，也就是说寄宿在细胞内的病原体。但是当病原体在体内自由漂浮时，也就是在细胞外的情况下，它们的"外部"世界也提出了自己的问题：细胞外的病毒与细菌如何激活 T 细胞应答？

原则上来说，在病毒感染其目标细胞之前，例如当病毒还在血液中或在淋巴系统中移动时，就激活 T 细胞应答，对于生物体而言会有很多优势：这可以为即将发生的感染准备好免疫应答的方方面面。这可以在体内触发警报，例如发热、炎症与抗体产生，所有这些都是为了在早期阶段挫败感染。

正如我们已经讨论过的那样，先天性免疫系统的细胞，即巨噬细胞、中性粒细胞与单核细胞，不断在巡视身体以发现受伤与感染的迹象。一旦检测到这样的感染，这些细胞就会蜂拥来到感染部位，摄取或吞噬细菌细胞或病毒颗粒。它们吞噬入侵者，把它们内化，然后将其引导至特殊的隔间。这些隔间里含有溶酶体，充满了可以将病毒降解为更小片段的酶，这些更小的片段就包括那些被称为肽段的蛋白质碎片。

尽管这种内化不会引起感染，但这也是一种"内化"的形式。病毒在这里明显是一种异物，注定要被消灭。它尚未进入细胞，制造新的病毒颗粒，"融入宿主"。前面讨论的阿兰·汤森的工作重点是病毒在细胞内隐匿后引发的 CD8 T 细胞应答。但是，当身体的监控系统检测到病原体时，又该如何为 T 细胞应答做好准备呢？

20 世纪 90 年代，现为华盛顿大学医学院教授的埃米尔·乌纳努埃 [1] 开始探索 T 细胞对细胞外微生物的应答。[12] 他发现，这种免疫检测形式遵循了与汤森发现的相似的原理。

一旦被吞噬，被引导至溶酶体降解，细菌与病毒就会被切成肽段。[2] 正如 MHC Ⅰ 类分子将细胞内的肽段以某种方式呈递给 T 细胞一样，一类被称为 MHC Ⅱ 类分子的蛋白质主要将外部肽段呈递给 T 细胞。它的结构与 MHC Ⅰ 类分子很相似：一只手托着分成两半的热狗面包，中间有一条容纳肽段的凹槽。

---

1　埃米尔·拉斐尔·乌纳努埃（Emil Raphael Unanue，1934 年 9 月 13 日—2022 年 12 月 16 日）是一位古巴裔美国免疫学家。他曾担任美国国家科学院微生物学与免疫学分会的主席。
2　这里需要注意一点：来自细胞内部的少量肽段（通常是废物），也会被送往溶酶体进行分解，并呈现在 MHC Ⅱ 类分子上。——作者注

过程大体如下：

内部蛋白

⟶ 在细胞内降解 ⟶ 加载到 MHC Ⅰ 类分子上 ⟶ 由 CD8 T 细胞感知

外部蛋白

⟶ 在内体 / 溶酶体中被分解为肽段 ⟶ 加载到 MHC Ⅱ 类 分子上 ⟶ 由 CD4 T 细胞感知

　　但正是在这个阶段，免疫应答开始分化，引入了第二种攻击手段。正如辛克纳吉与多尔蒂发现的那样，由 MHC Ⅰ 类分子所呈递的内部肽段，被一组名为 CD8 的杀伤性 T 细胞发现。你可能还记得，CD8 细胞会杀伤被感染的细胞，并且将在此过程中清除病毒。

　　相比之下，大多数来自细胞外病原体的肽段（以及少数来自细胞内部最终进入溶酶体的肽段）是由 MHC Ⅱ 类分子呈递的。它们被称为 CD4 细胞的第二类 T 细胞检测到。[13]

　　CD4 T 细胞并非杀伤性细胞。（这也是有合理性的。病毒已经死亡并被切割成碎片，为什么要杀伤提醒 T 细胞注意死亡病毒的细胞呢？）这种 T 细胞是协调者。在感知到 MHC Ⅱ 类分子肽段复合物后，CD4 细胞开始协调免疫应答。它激发 B 细胞开始合成抗体。它分泌物质增强巨噬细胞吞噬的能力。它导致局部血流激增，并召唤包括 B 细胞在内的其他免疫细胞来应对感染。

　　在缺乏 CD4 细胞的情况下，先天性免疫与适应性免疫之间的过渡，即检测到病原体与 B 细胞产生抗体之间的过程将会崩溃。鉴于所有这些特性，尤其是对 B 细胞抗体应答的支持，这种类型的细胞被称为"辅助性"T 细胞。它的作用是衔接先天性与适应性免疫系统,一端是巨噬细胞与单核细胞,另一端是 B 细胞与 T 细胞。[1]

作为 T 细胞识别的主要步骤,抗原处理与呈递给 CD4 和 CD8 细胞是一个缓慢而艰难的系统过程。与抗体那种渴望和城镇中心分子罪犯对峙的持枪警长不同,T 细胞就像是一位挨家挨户搜寻隐藏在内部的罪犯的侦探。刘易斯·托马斯在《细胞生命的礼赞:一个生物学观察者的笔记》中写道:"淋巴细胞就像黄蜂一样,天生具有探索的本能,但它们似乎被允许拥有不同的独立想法。它们在组织中游荡、感知与监测。"[14]然而,与 B 细胞不同,T 细胞并不寻找从酒馆里冲出来的持枪罪犯。T 细胞就像是拿着烟斗和雨伞的神探福尔摩斯,努力在体内寻找蛛丝马迹。体内变化留下的痕迹如同一封被撕毁的信,其中带有名字的碎片被扔在外面的垃圾桶里。(你可以把垃圾桶里那张揉皱的纸看作呈现在 MHC 分子上的肽段。)

免疫系统中存在两种不同的识别系统:一种无须细胞背景(由 B 细胞与抗体构成),另一种仅在外来蛋白质在细胞背景中被呈现时触发(由 T 细胞构成)。正是这种二元性确保了病毒与细菌不仅会被抗体从血液中清除,并且还会被 T 细胞从它们可能安全隐藏的感染细胞

---

1 我们与病原体的战斗是如此艰苦,以至于连免疫系统的"助手"也需要"帮手"。许多不同类型的细胞,例如我们之前遇到的单核细胞、巨噬细胞与中性粒细胞,都可以呈递肽段/MHC 复合物,这些分子平台承载着它们的内部物质,以便和辅助性与杀伤性 T 细胞相互作用;毕竟,这只是一个针对病毒感染细胞的通用监控系统。但有一种特殊的细胞非常敏锐地调节与 T 细胞的互动,它天然就专门用于抗原呈递,其主要且唯一的功能可能就是检测病原体并引发免疫应答。这种细胞是由科学家拉尔夫·斯坦曼(Ralph Steinman)发现的,它主要存在于脾脏中并且发出数十条分支,简直是在召唤 T 细胞前来查看。斯坦曼在 20 世纪 70 年代通过显微镜发现了它们,然后花了将近 40 年的时间来解读它们的功能。这种细胞具有高效的病毒与细菌捕获机制、出色的肽段/MHC 复合物呈递处理系统、用以激活 T 细胞的丰富表面分子集合,以及强大的分泌分子警报系统功能,可以同时激活适应性与先天性免疫应答。之所以借用希腊语中的"树枝"称它为"树突状细胞"(dendritic cell),是因为其身体发出许多分支与指状突起。(人们几乎可以想象这些分支进化出来是为 T 细胞创建独立的停靠点。)但在隐喻的意义上,它也具有多种功能,它可以协调复杂免疫系统的各个方面,并且使其对感染做出应答。树突状细胞或许是最早启动对病原体免疫的应答者之一。拉尔夫·斯坦曼于 2017 年 9 月 30 日在纽约去世,而诺贝尔奖委员会在几天后就对其发现授奖(有一段时间,遗憾地出现过奖项存在但获奖者缺失的情况。诺贝尔奖不会追授给逝者,但授予斯坦曼奖项的决定早在他去世之前就已经做出,因此这项荣誉还是颁发给了他)。科学家、医生与斯坦曼的学生纷纷发出讣告与悼念。但我觉得最能引起共鸣的是西雅图免疫学家菲尔·格林伯格(Phil Greenberg)所写的一篇颂辞,它的标题将我们带回细胞生物学的起源,其中就包括列文虎克、胡克与菲尔绍,他们透过显微镜揭示了生物学的新宇宙。这篇文章名为《拉尔夫·M. 斯坦曼:一个人、一台显微镜、一个细胞及更多》。[15]这本书中几乎每一位研究者的故事都可以用下面三个短语来概括:一位科学家,一台显微镜,一个细胞。

中清除。

　　这与阿兰描述的微妙相反，实际情况相当复杂。

　　1979 年和 1980 年，首批患者涌入医院与诊所。那是 1979 年的冬季，洛杉矶的一位医生乔尔·韦斯曼注意到，来其诊所就诊的年轻男性人数激增，他们通常年龄在二三十岁，患有一种奇怪的疾病："类似于单核细胞增多症的症状，表现为高热、体重减轻与淋巴结肿大。"[16] 在美国的另一端，类似的异常患者群体也突然出现。1980 年 3 月，在纽约，一位名叫尼克的患者得了一种奇怪的消耗性疾病："疲倦，体重减轻，并且全身逐渐衰弱。"[17]

　　到了 1980 年初，患者数量持续增加，主要还是纽约与洛杉矶的年轻男性，其中许多人感染了一种以前只在免疫系统严重受损患者中见过的肺炎，它是由一种在教科书之外几乎闻所未闻的病原体肺孢子虫引起的。这种疾病很罕见，以至于治疗它的唯一药物喷他脒只能通过联邦药房来提供。1981 年 4 月，美国疾病控制与预防中心（CDC）的一位药剂师注意到，医疗机构对于这种抗真菌药物的需求几乎增加了两倍，并且所有的申请似乎都来自纽约与洛杉矶的各家医院。[18]

　　1981 年 6 月 5 日是一个具有里程碑意义的节点，CDC 记录全国疾病的每周报告《发病率与死亡率周报》[1] 公布了五例患有肺孢子菌肺炎（PCP）的年轻男性病例，同时指出了这些病例都发生在洛杉矶，且彼此距离只有几英里的特殊事实。[19] 他们后来发现，这些患者通常是会与其他男性发生性接触的人。报告指出："这五位既往健康的个体在临床上没有明显的潜在免疫缺陷，因此在他们身上发生肺孢子菌肺炎实属非比寻常。"[20] 报告还指出："所有经过检测的三位患者均显示免疫功能异常，四位患者中有两位报告最近有过同性亲密接触。所有上述观察结果都表明，细胞免疫功能障碍可能与共同暴露有关，这使个体容

---

1　《发病率与死亡率周报》的全称是 *Morbidity and Mortality Weekly Report*，缩写为MMWR。

易受到机会性感染的影响。"[21]

随后，在美国的东西海岸，患有罕见皮肤与身体黏膜癌症的男性开始出现在诊室。卡波西肉瘤在美国很少见，这是一种后来发现与病毒感染有关的惰性恶性肿瘤。它通常表现为紫蓝色的皮肤病变，偶尔会出现在地中海地区的老年男性与非洲亚赤道地区流行带的患者中。但是在纽约和洛杉矶，这些肉瘤却成了气势汹汹的侵袭性癌症，侵蚀皮肤的紫色伤痕布满了手臂与腿部。1981 年 3 月，《柳叶刀》杂志发表了一篇包含八例此类病例的报告，这又是一个匪夷所思的患者群体。[22] 那时，患有消耗性疾病的尼克已经死于由弓形虫引起的脑空洞病变。弓形虫是一种常见且典型的非侵袭性病原体，可以出现于包括无害家猫在内的所有生物中。

到了 1981 年夏末，此前仅在免疫系统严重受损患者中出现的怪病似乎突然蔓延开来。周复一周，《发病率与死亡率周报》报道了一场由看似无关的疾病组成的复杂严峻疫情：肺孢子菌肺炎，隐球菌性脑膜炎，弓形虫病，年轻男性体内出现的深紫色肉瘤，突然变得活跃与致命的神秘病毒，以及来源不明的罕见淋巴瘤患者数量激增。

这些疾病唯一共同的流行病学联系是，它们对于男同性恋者具有强烈的偏爱。然而，到了 1982 年，研究明确发现那些经常接受输血的人也面临着风险，例如患有凝血功能障碍的血友病患者。而且在几乎每一个病例中，都出现了以细胞免疫崩溃为主的灾难性免疫崩溃迹象。在 1981 年的某期《柳叶刀》杂志上，一封致编辑的信建议将其命名为"同性恋缺陷综合征"。[23] 有些人称它为"与同性恋有关的免疫缺陷"[24]，或者更过分地（带有明显的歧视倾向）称之为"同性恋癌"。1982 年 7 月，当医生们仍在拼命寻找病因时，这种疾病的名称被改为获得性免疫缺陷综合征，简称艾滋病。[25]

但这种免疫系统崩溃的原因是什么呢？早在 1981 年，纽约与洛杉矶的三个独立小组就对患者进行了研究，他们发现患者的细胞免疫系统已经被彻底摧毁。[26]（甚至 1981 年 6 月的《发病率与死亡率周报》

也指出了"细胞免疫"的崩溃。）通过筛选每种类型的免疫细胞，很快就确定了一个关键性缺陷，即功能失调且数量较少的 CD4 辅助性 T 细胞。正常情况下，CD4 计数在每立方毫米血液中为 500 ～ 1500 个细胞，而完全型艾滋病患者只有 50 个，甚至是 10 个。正如一组研究人员所描述的那样，艾滋病是"首个以选择性丧失特定 T 细胞亚群，即 CD4+T 辅助性 / 诱导细胞为特征的人类疾病"。[27] 艾滋病的诊断阈值被设定为每立方毫米血液中的 CD4 辅助性 T 细胞数低于 200。

　　一种可能是病毒的传染因子很快就被发现了。它可以通过同性间与异性间的性行为传播，亦可通过输血以及被感染的针头引入血液传播，而后者主要见于非法静脉注射毒品。常规检查没有发现任何已知的病毒或细菌。这种来源不明的未知病毒导致的感染碰巧攻击了细胞免疫系统。这也是一场完美风暴，因为从生物学与隐喻的角度来看，这种病毒是一种卓越的病原体，它摧毁了旨在消灭自己的系统。

　　艾滋病致病病毒的身份最终在 1983 年 3 月 20 日被揭晓，当时法国科学家吕克·蒙塔尼耶与弗朗索瓦丝·巴尔-西诺西[1] 合作，在《科学》杂志上发表了一篇论文，描述了从几位艾滋病患者淋巴结中分离出的一种新型病毒。[28] 在接下来的一年里，当这种疾病席卷欧洲与美国并造成数千人死亡时，病毒学家们仍在争论这种病毒是否就是艾滋病的病因。1984 年，生物医学研究员罗伯特·加洛[2] 在美国国家癌症研究所的实验室彻底解决了这场争论：该团队在《科学》杂志上发表了四篇论文，提供了这种新型病毒导致艾滋病的确凿证据。[29] 它被命名为人类免疫缺陷病毒，或 HIV。[30] 加洛的实验室描述了一种培养该病毒的方法，并研发出了为首次感染检测奠定基础的抗体。[31]

---

1　吕克·蒙塔尼耶（Luc Montagnier，1932 年 8 月 18 日—2022 年 2 月 8 日）是一位法国病毒学家。他是首位发现人类免疫缺陷病毒（HIV）的科学家之一，与弗朗索瓦丝·巴尔-西诺西共同获得了 2008 年的诺贝尔生理学或医学奖。
　　弗朗索瓦丝·巴尔-西诺西（Françoise Barré-Sinoussi，生于 1947 年 7 月 30 日）是一位法国病毒学家。她与吕克·蒙塔尼耶合作，共同发现了人类免疫缺陷病毒。她的工作对于我们理解病毒性疾病和疫苗研发具有重要意义。此外，她也是一位致力于促进全球艾滋病防治工作的倡导者和教育者。
2　罗伯特·查尔斯·加洛（Robert Charles Gallo，生于 1937 年 3 月 23 日）是一位美国生物医学家。他以确立 HIV 作为艾滋病的传染因子与推动 HIV 血液检测的发展而闻名。

我们通常认为艾滋病是一种病毒性疾病。但它同样也是一种细胞性疾病。CD4 阳性 T 细胞位于细胞免疫的十字路口。将它称为"辅助性"细胞就像把托马斯·克伦威尔[1]称为中层官僚；与其说 CD4 细胞是辅助者，不如说它是整个免疫系统的主要策划者、协调者，是几乎所有免疫信息流经的中央枢纽。它有不同的功能。正如我们之前读到的那样，当它检测到被加载至 MHC Ⅱ 类分子并由细胞呈递的病原体肽段时，CD4 细胞的工作就开始了。然后它启动免疫应答，激活免疫系统，发出警报，使 B 细胞成熟，并招募 CD8 T 细胞到病毒感染部位。它分泌因子促使免疫应答的各个分支相互沟通。它是先天性免疫与适应性免疫之间的中心桥梁，连接着免疫系统的所有细胞。因此，CD4 细胞的崩溃会迅速演变成整个免疫系统的坍塌。

那位周五下午找我看病的瘦高男士只有一个主诉：他的体重正在下降。没有发热，没有寒战，没有盗汗。但是他的体重却一直在急剧下降。每天，他站在家里的秤上都会发现又少了一磅。他站起来向我展示：在过去的六个月里，他的皮带扣越收越紧，直到最后一个扣眼。然而他的裤子还是从腰间滑落。

我深入了解了一下。他是一位来自罗得岛的退休房地产经纪人。他结过婚，但是现在独居。这位男士的情感表达方式有些不同寻常：他对自己的医疗症状与风险非常坦率，但是他对其个人生活却守口如瓶，只提供了最模糊的细节。

"静脉注射毒品吗？"我问道。

"不。"他强调说。"从来没有。"

"家族中有癌症史吗？"

有，他的父亲死于结肠癌，他的母亲患有乳腺癌。

---

1　托马斯·克伦威尔（Thomas Cromwell，约 1485 年—1540 年 7 月 28 日）是一位英国政治家与改革家。克伦威尔在政治上扮演了重要角色，曾担任亨利八世的首席部长和顾问以及国王的首席秘书。他在内政和外交事务上具有极大的影响力，推动了英国宗教改革和亨利八世与教廷的决裂。克伦威尔还领导了重要的法律和行政改革，对英国政府和社会结构产生了深远的影响。

"不安全的性行为？"

他看着我，好像我疯了一样。

"没有。"他声称已经独身多年。

我给他进行了体格检查。没有发现什么明显问题。我说："让我们来进行一些基础检查吧。"无症状体重减轻是一个复杂的医学难题。我们将检查是否有隐性出血或任何癌症的迹象。结核病似乎不大可能。他感染艾滋病病毒的风险较低，但是我们后续可以再关注这一点。

我们交谈结束后，他起身准备离开。他光脚穿着运动鞋。我在他转身的时候从眼角的余光看到，鞋子上方的脚踝处有一处蓝紫色的病变。

"稍等一下，"我对他说，"请把你的运动鞋脱掉。"

我仔细检查了这处病变。那是他皮肤上的一个小隆起，大约有芸豆那么大，颜色呈深紫色。它看起来像卡波西肉瘤。"让我们加一个CD4 计数，"我说，然后小心翼翼地补充道，"再做个 HIV 检测？"他看起来毫不在意。

一周后，检查结果出来了：他患有完全型艾滋病。他的 CD4 计数是我们认为正常水平的十分之一，并且那个蓝紫色病变的活检结果也呈阳性，正如我之前怀疑的那样，他确实患有卡波西肉瘤，即艾滋病的确诊疾病之一。

我把这位男士转给一位艾滋病专科医生。下一次他来见我时，他仍然极力否认与艾滋病相关的任何危险行为：没有与男性或女性发生不安全的性行为，没有静脉注射毒品，没有输血。就好像病毒是凭空出现的一样。再进一步追问也毫无意义。我们之间有一层无法逾越的隐私屏障。萨尔曼·拉什迪 [1] 在他 1981 年的小说《午夜的孩子》中写到，有位医生只被允许通过白色孔巾来检查年轻的女性患者。[32] 有时

---

1　艾哈迈德·萨尔曼·拉什迪（Ahmed Salman Rushdie，生于 1947 年 6 月 19 日）是一位印度裔英美籍小说家。他的作品经常将魔幻现实主义与历史小说相结合，主要涉及东西方文明之间的联系、中断与迁移。

候，我似乎也只能通过孔巾来观察患者。这是为什么？恐同？否认？性羞耻？成瘾？我们开始对他进行抗逆转录病毒治疗。他的 CD4 计数开始缓慢上升，虽然比我们预期的要慢，但是毕竟在一天天好转。他的体重在一段时间内趋于平稳。

然后，他的体重又开始下降。发生了一个不同寻常的转折，他的手臂上突然出现了两处新的紫蓝色病变。新的瘀血？更多的卡波西肉瘤？但这在时间上并不合理。到那时，他已经开始出现幽灵般的发热和寒战。他的腋下出现了肿块，那两处新的蓝黑色病变也在扩大。几天后的下午，他又回到了急诊室。

从那时起，情况迅速走向失控。他的血压急剧下降，脚趾也变成了蓝色。他的血液培养物检测出了艾滋病患者中常见的巴尔通体杆菌。这个错综复杂的案例又迎来了新的波澜：其皮肤上重新长出的蓝黑色病变根本不是卡波西肉瘤，而是由巴尔通体杆菌引起的血管炎导致的肿瘤状突起。同一患者身上出现两种完全相同的病变，却有两个完全不同病因的概率有多大呢？有时医学谜题的深度要远超我们的想象。

我们使用多西环素与利福平对他进行治疗，直到其症状缓解。他在医院住了两周。我在他住院的第一周去探视，他又回到了沉默寡言的状态。巴尔通体病几乎总是由猫抓伤引起的；通常情况下，该病由跳蚤侵入被抓伤的皮肤传播。

我们在沉默中静坐了一会儿，似乎我们两人都在为这场相互隐瞒的战斗制定策略。

"是猫吗？"我问他，"你从来没有告诉我你养猫。"

他困惑地看着我。没有猫。

没有 HIV 的风险因素。没有毒品。没有不安全的性行为。没有猫。没有抓痕。我耸了耸肩，然后放弃了。

幸运的是，这名男士从其感染中恢复了。抗逆转录病毒药物正在发挥作用，他的 CD4 计数已经恢复正常。但是导致这一切的原因仍然不明。有时人类的奥秘要比医学问题更深邃。

　　由三到四种药物组成的联合抗病毒疗法，已经改变了 HIV 治疗领域的格局。针对该病毒的药品目录在逐年增加。有些药物能够阻止病毒高效复制，有些能够阻止病毒复制其 RNA 或整合到宿主基因组中，有些能够阻止病毒成熟为具有传染性的颗粒，还有些能够阻止病毒与易感细胞融合，总共有五六种独立类别的药物。这些药物的疗效非常显著，HIV 感染者可以在没有任何病毒迹象（按照医学术语来说就是未检测到）的情况下生活数十年。他们并没有被治愈，但疾病得到了有效控制，病毒载量微乎其微，以至于他们无法感染他人。

　　全球各地的实验室正在寻找可能完全预防 HIV 感染的疫苗，从而消除对于长期多重用药治疗的需求。事实上，一些极具影响力的药物试验已经从治疗转向预防。在一项研究中，HIV 阳性的母亲在分娩前服用两剂抗病毒药物奈韦拉平，且新生儿在出生后三天内服用一剂，即可将传播的风险从 25% 降至约 12%。其成本大约为 4 美元。[33] 为了预防孕妇或高风险个体在性接触后传播，人们几乎每个月都在进行更强效药物组合的试验。

　　但在我们等待 HIV 疫苗的过程中，至少有一种治愈细胞疾病的途径可能涉及细胞疗法。2007 年 2 月 7 日，HIV 阳性男子蒂莫西·雷·布朗[1] 接受了一次骨髓移植手术。[34] 布朗来自西雅图，他在 1995 年于柏林读大学时被诊断为 HIV 阳性。他曾接受过抗病毒药物治疗，包括当时新研发的蛋白酶抑制剂，并且已经无症状生活了十年。他的 CD4 计数略低于正常水平，他的病毒载量未检测到。

　　然而，到了 2005 年，他突然开始感到疲惫与虚弱，无法完成平常的自行车骑行。尽管他的 HIV 病情得到控制，但检查发现他有中度贫血。骨髓活检显示蒂莫西患有急性髓系白血病，而这是一种致命的白细胞恶性肿瘤。（布朗碰巧非常不幸。这种癌症与 HIV 感染关系较弱。

---

1　蒂莫西·雷·布朗（Timothy Ray Brown，1966 年 3 月 11 日—2020 年 9 月 29 日）是一位美国公民，也被称为"柏林病人"。他是第一位被治愈的艾滋病患者。1995 年，布朗被诊断出患有艾滋病，后来患上了白血病。2007 年，他接受了骨髓移植与干细胞移植。移植后，布朗的艾滋病进入了缓解状态。他的案例为寻找艾滋病治愈方法提供了宝贵的见解，并在该领域开辟了新的研究方向。

HIV 感染者罹患某些淋巴瘤的风险较高，且罹患急性髓系白血病的风险增加了一倍，但仍需进一步研究加以确认。）

　　他最初接受了标准化疗，但在 2006 年白血病复发了。对于下一步的治疗，他的肿瘤专家建议采用高剂量化疗来清除恶性细胞，同时摧毁他对疾病的防御能力，然后再从匹配的供体那里进行骨髓移植。这种匹配的供体通常很难找到，但令人惊讶的是，布朗在国际注册库中有 267 位匹配的供体。因此，在面临众多选择时，他的医生，一位倾向于试验治疗的柏林血液病专家吉罗·许特尔[1]，建议寻找一位同时拥有 CCR5 自然突变的供体，而 CCR5 是 HIV 用来进入 CD4 细胞的辅助受体。在一些人中，包括 CD4 细胞在内的所有细胞，都有一种叫作 CCR5-delta 32 的 CCR5 基因自然突变，这正是中国遗传学家贺建奎试图通过基因编辑在露露与娜娜身上创造的相同突变。拥有两份这种突变 CCR5 基因拷贝的人对 HIV 感染具有抵抗力。所以，布朗的移植手术不仅是一种创新的医疗手段，也是一次千载难逢的临床试验。

　　许特尔知道之前有一位停用抗艾滋病药物的患者也来自柏林，这位患者被认为先天遗传了一种对 HIV 具有抵抗力的基因。即使在停用了抗艾滋病药物后，该患者的病毒载量也没有反弹。这是一种暗示性的证据，但并不能确凿证明患者的遗传背景可能改变其对 HIV 的易感性。

　　许特尔知道，布朗的案例将代表一个重大的飞跃。首先，供体的干细胞，而非宿主，将提供抗性基因。虽然移植的主要目标是治愈蒂莫西·布朗的白血病，但许特尔的考虑是，为什么不尝试在同一次细胞治疗中击败 HIV 感染呢？

　　不幸的是，白血病在移植一年多后复发，需要使用来自同一供体的干细胞进行第二次尝试。这是一种非常痛苦的折磨。2015 年是布朗被确诊患有艾滋病的第 20 年，他在一篇反思性的文章中写道："我

---

1　吉罗·许特尔（Gero Hütter，生于 1968 年 12 月 18 日）是一位德国血液学家。

变得神志不清，将近失明，并且几乎瘫痪。"[35] 康复花了数月，然后是数年。渐渐地，他重新学会了行走，视力也得以恢复。正如首次移植后计划的那样，他没有继续服用抗艾滋病药物。拥有自然抗性版本 CCR5-delta 32 基因的新型细胞被移植到体内后，他的 HIV 检测结果保持为阴性。他的白血病被治愈了，或许更令人惊讶的是，他的艾滋病也被治愈了。

布朗的案例在医学界仍然被广泛讨论。最初被匿名称为"柏林病人"的布朗，于 2010 年初决定在媒体和科学期刊中披露自己的身份，而那也是他返回美国的那一年。他保持了 13 年的 HIV 阴性状态，并且开始自称为"被治愈者"。2020 年，54 岁的蒂莫西·雷·布朗死于白血病复发，但是其血液中仍然没有 HIV 的迹象。

让我们明确一个事实：世界范围内的 HIV 大流行不可能通过带有 CCR5-delta 32 突变的供体细胞骨髓移植来解决。这种疗法成本过高，毒性太大，并且劳动强度惊人，无法被视为大规模人群的实用选择。

然而，布朗的故事中蕴含着特殊启示与未解之谜，这些对疫苗与抗病毒药物的研发至关重要。首先，改变血液中 HIV 的细胞库有可能治愈这种疾病，或者至少在病毒血症方面达到深层永久控制。继蒂莫西·布朗的艾滋病被治愈之后，伦敦的一位患者也通过骨髓移植治愈了艾滋病。除非这两个案例是事出反常，否则不可能存在血液以外的"秘密"储库，即停药后 HIV 可能藏匿与被重新激活的地方。当然这也是数十年来研究人员担心的潜在问题。（请注意，我说的是血液，而不仅是 CD4 T 细胞。例如，同样来自血液的巨噬细胞亦可作为 HIV 的储库。）

我们很难确定在布朗所谓的治愈之后，他的身体里是否还存在休眠的 HIV 储库，但事实是他已经无病毒生活了十几年。如果他残余的巨噬细胞中存在这样的储库，那么或许病毒无法感染他的 CD4 阳性 T 细胞，就像被永远锁在封闭地窖门后的人一样。

哪些因素促成了这种潜在的治愈？特定的 HIV 毒株？移植前的低病毒载量？移植后对布朗免疫系统的"改造"？这些问题的答案将指导下一代的 HIV 疗法。我们将了解病毒在何处藏身，如何攻击其储库，以及细胞如何抵御感染。最重要的是，我们将了解免疫系统如何被教导识别这种最狡猾的病原体。

# 第十四章

# 耐受的细胞：
# 自我、恐怖自体中毒与免疫疗法

我所理解的事物你也可以认同，

属于我的每一个原子也属于你。

——沃尔特·惠特曼，《自我之歌》，1892 年 [1]

现在是时候回到这个问题了：什么是自我？就像我之前所提到的那样，生物体是由不同单元组成的联合体，就像细胞组成的议会。但是这个联合体的起点与终点在哪里？如果一个外来细胞试图加入这个联合体呢？它必须携带何种护照才能通过？正如《爱丽丝梦游仙境》中的毛毛虫问爱丽丝的："你是谁？" [2]

海底的海绵将其分支向彼此延伸，但是一旦某个海绵接近一个邻居，分支就会停止生长。正如一位海绵生物学家所描述的那样："一个明显的非融合边缘将不同的物种或［甚至］属于同一物种的不同样本分开。" [3] 是什么阻止了细胞在海绵或人体之间相互转移呢？海绵是如何认识自我的呢？

上一章中隐含的一个相关问题必须得到回答：我写道，T 细胞可以识别改变后的自我。[1] 但是如果你仔细分析这句话，它就变成了一个问题的集合，各种复杂情况都会纷至沓来。让我们把这句话分成两部分。首先，T 细胞如何识别改变后的自我？换句话说，它是如何知道在病毒或细菌肽段呈递时杀伤目标，而在自身肽段呈递时选择不进行攻击的呢？细胞不会像账簿一样记录每个重叠的自身肽段，一个细胞中所有可能的肽段数量将超过数亿。那么，存在何种机制来确保 T 细胞不会攻击自身？其次，自我是什么？T 细胞如何知道携带肽段的框架，即 MHC 分子，源于其自身而非他处？

　　首先来谈论自我这个问题。乍一看，这似乎是一个相当抽象的问题。人类几乎不需要担心来自其他同类的细胞入侵、占据我们的身体并试图伪装成我们自身的细胞（尽管这种幻想仍然不断激发着恐怖电影与书籍的创作灵感）。但是对更为原始的多细胞生物，例如海绵来说，竞争性生存是一种日常挑战，每一点食物都极为珍贵，生存环境的恒定性受到威胁，领地同样是有限的资源，因此另一个自我的潜在入侵非同小可。这样的生物体必须不断地确认：我在哪里结束，你从哪里开始？它的自我只能存在于其边界被严格划定的情况下。这样的生物体必须持续询问其每个细胞："你是谁？"

　　早在细胞生物学诞生之前，亚里士多德就把自我想象成存在的核心，即身体与灵魂的统一体。[4] 他提出，自我的物理边界由身体及其结构定义。但自我的整体性是身体容器与占据它的形而上学实体的统一，即由灵魂填充的身体。原则上，亚里士多德或许也会担心物理容器被外来灵魂入侵。事实上，"附体"经常被通灵者用来解释心理与行为崩溃，但他似乎并没有过多纠结这个问题：一旦身体容器被一个灵魂占

---

1　在细胞生物学中，"自我"与"非我"之间的辨识不仅仅是 T 细胞面临的问题。怀孕的母体内也携带着一个"非我"的胎儿。是什么让她的身体不排斥这个非我？我们的肠道中有数以亿计的微生物，它们生活在免疫耐受性的保护伞之下。为什么这些细菌能够被耐受，而入侵的病原体会遭到攻击？细胞生物学家们仍在寻找这些问题的答案。随着我们对于免疫耐受性的理解不断加深，或许这本书的后续版本会涉及这些问题。目前，T 细胞的耐受性在细胞生物学中得到了最好的理解，并且将继续成为这本书的重点所在。——作者注

据，另一个灵魂的潜在入侵或融合并不会困扰他。

在公元前 5 世纪至公元前 2 世纪间，某些印度吠陀哲学家的作品持截然相反的观点，他们赞成个体自我的消解及其与宇宙的融合。[5] 他们否定了希腊人提出的身体灵魂二元论，实际上也否定了个体身体与宇宙灵魂的二元论。他们称自我为阿特曼。（除了阿特曼之外，梵文中还有许多表示自我的词，但这是其中含义最为丰富的一个。）相对而言，无处不在的自我是梵。对于这些哲学家来说，自我是阿特曼与梵的理想融合，或者更准确地说，是普遍自我通过个体自我的无缝流动。然而，这种融合 / 流动被视为一种灵性修行的目标。有一种宇宙生态将个人与精神凝聚成一个整体。"那就是你"（Tat Tvam Asi）这个短语贯穿于奥义书，表达了渗透在单一肉体与整个宇宙中的无限自我。奥义书宣称，你，也就是自我，被普遍性的存在渗透与贯穿。在一个理想的身体中，普遍性的存在通过个体得以流动。（显然要避免使用具有贬义的"入侵"一词。）

在科学中，个体主体与宇宙整体的这种无限性最近在生态学中找到了共鸣。我们可以说，生态系统中的所有生物通过一系列关系相互连接，并且在某种程度上消解了个体自身的明确边界。例如，人体、树木以及栖息在树上的鸟类，都通过此类网络相互连接，而生态学家们则刚刚开始破译这些网络。鸟类吃树上的果实并通过其粪便传播种子，树木反过来则为鸟类提供了栖息之地。生态学家们坚持认为这不是入侵，而是相互关联。

但生态中的相互关联并非物理或竞争层面的关联，而是建立在关系与共生之上，而这是我们将要回头讨论的一个话题。但是，对于细胞生物学家来说，物理融合仍然是一个基本难题。嵌合体的概念，即物理自我的融合，并不是新纪元的幻想，而是一个古老的威胁。细胞个体并不特别喜欢与其他细胞个体混合。为什么海绵要费尽周折地限制与其他海绵融合，而不是形成一个无边无际的宇宙海绵之梵？

现在将同样的挑战延伸到 T 细胞上。请记住，当外源肽段呈递到细胞表面的 MHC 蛋白上时，T 细胞就会被激活，但前提是它由来自同一个体的 MHC 所呈递。就好像只有在框架或背景正确的情况下，T 细胞才会被激活。这里的"正确"是指框架源于自我，而所携带的内容来自外界。但 T 细胞是如何辨识自我的呢？

甚至就连早期的生理学家也注意到，排斥非我与严格定义边界是人体组织的一种特征。印度的外科医生，特别是生活在公元前 800 年至公元前 600 年间某个时代的妙闻，[1]曾将前额的皮肤移植到鼻子。[6]（这在古印度并不罕见，因为罪犯与持不同政见者经常会被砍掉鼻子作为惩罚，以至于医生不得不想办法对其进行重建。）但是当早期的外科医生尝试同种异体移植，也就是将皮肤从一个个体移植到另一个个体时，他们发现受者的免疫系统会攻击并排斥移植皮肤，导致它变成蓝色并出现坏疽，最终退化死亡。

第二次世界大战期间，人们重新对移植背后的科学产生了兴趣。由于士兵与平民经常被炸弹和大火炸伤、烧伤或烫伤，因此皮肤移植的需求非常迫切。英国政府在医学研究委员会内设立了一个战伤委员会，以鼓励对伤口与愈合进行研究。

1942 年，一位 22 岁的女性因"胸部、右肋与右臂大面积烧伤"被送入格拉斯哥皇家医院。[7]外科医生托马斯·吉布森与牛津大学动物学家彼得·梅达瓦[2]合作，将患者兄弟的一小块皮肤移植到她的伤口上。不幸的是，移植的组织很快遭到排斥，在这位女性的伤口上留下了焦黑与斑驳的痕迹。当他们再次尝试时，排斥反应甚至更为迅速。通过对移植物的连续活检与浸润细胞的检查，梅达瓦与吉布森开始理解排斥是免疫系统的作用，更确切地说是后来确定为 T 细胞的免疫细胞所

---

1    妙闻（Sushruta）是一位古印度外科医生，阿育吠陀学者，《妙闻本集》的主要作者。
2    托马斯·吉布森（Thomas Gibson，1915 年 11 月 24 日—1993 年 2 月 13 日）是一位著名苏格兰整形外科医生。他的研究为现代组织移植技术奠定了基础。
     彼得·梅达瓦（Peter Medawar，1915 年 2 月 28 日—1987 年 10 月 2 日）是一位在巴西出生的英国生物学家。他与弗兰克·麦克法兰·伯内特一起获得了 1960 年的诺贝尔生理学或医学奖。1960 年，彼得·梅达瓦致信吉布森表示"深深的感激"。他在信的结尾写道："感谢上帝，我很幸运能与你合作。"

致。梅达瓦认为，非我物质被自身的免疫系统识别了出来。[8]

梅达瓦了解到英国免疫学家彼得·戈尔[1]与美国遗传学家克拉伦斯·库克·利特尔[2]彼此独立开展的工作，他们分别将一只小鼠的组织移植到另一只小鼠身上。如果供体与受体小鼠来自同一品系，那么移植的组织，通常是肿瘤，会被"接受"并生长；但是当肿瘤进行跨品系移植时，它们就会遭到免疫系统排斥。（利特尔对"遗传纯度"的兴趣有时显得过于执着和痴迷。他培育了近交系小鼠用于移植实验，而这是T细胞耐受领域研究的关键。利特尔还曾经尝试培育狗进行实验，并保留了一些近交腊肠犬作为宠物。然而，同样的本能或许使他成为美国优生学的狂热支持者，正是这一立场导致他作为科学家的声誉受损。[3]）

然而，是什么因素决定了这种相容性或耐受性，也就是对自我与非我的识别呢？1929年，为了寻找一个适合安静思考的地方，远离大学院系频繁发生的关于相容性与肿瘤移植的争论，克拉伦斯·利特尔在缅因州巴尔港大西洋沿岸一片40英亩的营地上建立了杰克逊实验室[4]。他在那里可以安静地饲养成千上万只小鼠。窗外的景色非常壮美，漫长的夏季使园区洋溢着北大西洋的清澈光芒。相比之下，移植领域仍然是一团乱麻，移植是一个复杂的生物学谜题，其中堆积了数百个纠缠不清的观察结果。而这对于利特尔来说毫无意义。

通过跨品系连续移植肿瘤，利特尔意识到参与移植免疫排斥的不是一个，而是多个基因。到了20世纪30年代初，杰克逊实验室已经成为移植研究者的天然避风港，他们在这里寻找定义自我与非我的神

---

1　彼得·阿尔弗雷德·戈尔（Peter Alfred Gorer，1907年4月14日—1961年5月11日）是一位英国免疫学家、病理学家与遗传学家，他也是移植免疫学领域的先驱。

2　克拉伦斯·库克·利特尔（Clarence Cook Little，1888年10月6日—1971年12月22日）是一位美国遗传学家。1922年，33岁的利特尔接受了缅因大学校长的职位，成为当时美国最年轻的大学校长。几年后，他离开缅因，成为密歇根大学校长。他曾经担任过美国控癌协会会长以及美国优生学协会主席。

3　尽管是移植领域的巨擘，但利特尔在20世纪50年代因与烟草制造商勾结备受批评，他当时参与了一个坚称香烟安全的烟草研究所的活动。——作者注

4　杰克逊实验室当时名为罗斯科·杰克逊纪念实验室，旨在通过研究哺乳动物来发现癌症与其他疾病的原因。实验室的初始资金来自亨利·福特的儿子埃德塞尔·福特与曾任哈德逊汽车公司董事长的罗斯科·杰克逊。

秘相容性基因。年轻科学家乔治·斯内尔[1]被吸引到实验室，以深化利特尔在移植研究领域的工作。作为达特茅斯学院与哈佛大学的毕业生，斯内尔饲养了一代又一代的小鼠，以培育出可以接受或排斥彼此移植物的动物。他少言寡语，喜欢独处，静如海水，坚持不懈：有一次，一群至少繁殖了十四代的小鼠死于实验室火灾，斯内尔只是掸掉工作服上的灰尘，重新开始饲养小鼠。

在监测自我与非我耐受性的同时，这种选择性繁殖取得了成功。从免疫学的角度来看，斯内尔最终创造了多个孪生的同类：这些小鼠的组织彼此完全兼容。你可以将这样一只小鼠的皮肤或其他组织植入其兼容的同类中，它将被"接纳"，被耐受，就像它来自自身一样。最关键的是，近交实验产生了两种基因几乎完全相同的品系，唯一的区别是它们相互排斥来自对方的移植物。

斯内尔利用这些动物来分析自我与非我的遗传学。[9]到了 20 世纪 30 年代末期，在戈尔研究的基础上，他逐渐将范围缩小到一组决定耐受性的基因上。斯内尔将其命名为 H 基因，即组织相容性基因（histocompatibility genes），其中 histo 表示来自组织，compatibility 则表示它具有使外来组织被接纳为自身的能力。斯内尔意识到，正是这些 H 基因的某些版本定义了自身免疫的边界。如果生物体共享 H 基因，组织就可以在生物体之间移植。否则，移植物就会遭到排斥。

在接下来的数十年里，更多的组织相容性基因在小鼠中被确认，它们全都密集地位于 17 号染色体上。（在人类中，它们主要位于 6 号染色体上。）当这些 H 基因的身份最终被揭示时，或许是这个领域最深刻的进步发生了。它们中的大多数被证明编码了功能性 MHC 分子。回顾一下，正是这些分子与 T 细胞如何识别其靶标有关。

---

1　乔治·戴维斯·斯内尔（George Davis Snell, 1903 年 12 月 19 日—1996 年 6 月 6 日）是一位美国遗传学家与基础移植免疫学家。1980 年，他与巴茹·贝纳塞拉夫和让·多塞获得了诺贝尔生理学或医学奖。

让我们稍事停顿。免疫学与任何其他学科领域一样，当看似独立的结果与无法解释的现象指向同一机械性答案时，就会出现一些重要的高光时刻。自我是如何认识自己的呢？因为你体内的每个细胞都表达一套与陌生人细胞不同的组织相容性（H2）蛋白质。当陌生人的皮肤或骨髓被植入你的体内时，你的 T 细胞会将这些 MHC 蛋白识别为异物，也就是非我，从而排斥这些入侵的细胞。

这些编码蛋白质的自我与非我基因是什么呢？它们正是斯内尔与戈尔发现并称为 H2 的基因。人类有多个"经典"的主要组织相容性基因，并且可能还有许多其他基因，其中至少有三个，甚至可能更多，与移植物相容性与排斥反应密切相关。例如，一个名为 HLA-A 的基因有一千多种变体，其中有些常见，有些罕见。你从自己的父母那里分别继承了一个这样的变体。另一种这样的基因 HLA-B 也有数以千计的变体。你可能已经猜到，仅仅是两个如此高度变异基因之间的排列组合数量就令人难以置信。你与在酒吧里随机遇到的陌生人有同样的这种"条形码"的概率微乎其微（因此更不能与他或她分享个人信息）。

当不排斥来自陌生人的移植物与细胞时，这些蛋白质还有其他功能吗？这种情况至少在人类中（但在海绵或其他生物中可能并非如此）明显是一种人为干预的现象。正如阿兰·汤森等人所展示的那样，这些蛋白质的主要作用是使免疫系统能够检测细胞的内部成分，从而发现病毒感染。

简而言之，H2（或 HLA）分子有两个相互关联的作用。它们将肽段呈递给 T 细胞，使 T 细胞能够检测到感染与其他入侵者并发起免疫应答。同时，它们也是区分不同的人的细胞的决定因素，从而定义了生物体的边界。移植物排斥（可能对原始生物很重要）与入侵者识别（对复杂的多细胞生物很重要）合并成单一系统。这两种功能都依赖于 T 细胞识别 MHC 肽段复合物，或者识别发生改变的自身细胞的能力。

现在让我们转向这个难题的另一半：关于"略微改变的"自我的问题。正如我之前提到的那样，T细胞利用MHC分子来识别自我并排斥非我。但它如何辨别由自身MHC呈递的肽段是来自正常细胞（换句话说，它是细胞正常肽段名册的一部分）还是来自外部的入侵者（例如一种进入细胞内并"融入宿主"的病毒）呢？我已经写了很多关于免疫系统战争的内容，包括对病原体的毒性攻击、对移植物的排斥。那么，和平又是什么呢？为什么满载毒素并渴望复仇的免疫细胞不会反过来攻击我们自身呢？

这种自身耐受现象同样令免疫学家感到困惑。20世纪40年代初期，在威斯康星州的麦迪逊市，作为奶农之子的遗传学家雷·欧文[1]进行了一项实验，从某种意义上说，这项实验与彼得·梅达瓦试验的概念完全相反。在梅达瓦的试验中，他曾试图理解排斥现象，或者说对非我的不耐受性：为什么姐妹的免疫系统会排斥其兄弟的皮肤？而欧文则提出了相反的问题：T细胞为何不攻击自己的身体？它是如何对自身产生耐受性的？[10]

欧文在农场工作时就知道，奶牛偶尔会产下与两头不同公牛交配所生的双胞胎：一头根西母牛可能产下与根西公牛和赫里福德公牛交配所生的双胞胎，因为两头公牛碰巧在同一繁殖期内使母牛受精。这种从根西-赫里福德公牛受精而来的双胞胎共用一个胎盘。但它们拥有不同的红细胞，并且携带不同的抗原。通常情况下，非双生根西公牛会排斥来自赫里福德公牛的血液。但在罕见的共享胎盘双胞胎中，欧文并没有发现这种排斥现象。这就好像胎盘中的某些物质影响了一种动物的免疫系统，使其对另一种动物的细胞产生了"耐受"。

欧文的想法基本上被忽视了。但是在20世纪60年代，随着免疫学家开始认真对待耐受问题，他们开始关注其研究成果。胚胎时期暴

<hr/>

1　雷·大卫·欧文（Ray David Owen，1915年10月30日—2014年9月21日）是一位美国生物学家。1961年至1968年，欧文担任加州理工学院生物学部主席。他为诱导免疫耐受与早期组织移植的研究铺平了道路。

露于某种抗原可能会使免疫系统产生耐受，从而将该抗原识别为自我且不会攻击呈递这个抗原的细胞。在 1969 年出版的一本名为《自我与非我》的书中，麦克法兰·伯内特（当时已因其抗体克隆理论而获得诺贝尔奖）用一种激进的理论发展了欧文的成果："只有在抗原决定簇不曾在*胚胎期*存在于体内的情况下，免疫系统才可以将其识别为外源性物质。"[11]（斜体为本书作者所加）而伯内特写的这句话认可了欧文的早期实验。

这种耐受性的基础是，对"自身"细胞产生应答的 T 细胞，也就是攻击我们自身（源自我们自身细胞并呈递在我们自身 MHC 分子上的蛋白质片段）的免疫细胞，在婴儿期或产前发育阶段就被以某种方式从免疫系统中删除或移除。免疫学家称这些自身应答性细胞为"禁忌克隆"[1]，被禁是因为它们曾敢于对某个自身肽段产生应答，因此在成熟并攻击自身之前就被免疫系统删除了。伯内特将它们比喻为免疫应答中的"漏洞"。这是免疫学上的一个哲学谜题，即自我在很大程度上存在于否定之中——就像是识别外源性物质时的漏洞。自我部分是由禁止攻击它的要素界定的。从生物学角度来看，自我并非由主张的特征界定，而是由源自无形的内容所划分，它是免疫系统无法感知的部分。正如奥义书所说："那就是你。"

但是，这些禁忌的漏洞是在哪里产生的呢？免疫细胞，例如 T 细胞，是如何在它们的识别范围中留下一个漏洞，从而不至于将自身蛋白，例如红细胞或肾细胞表面的抗原，识别为外源性物质的呢？

以下一系列实验提供了答案。正如雅克·米勒所揭示的那样，T 细胞作为幼稚细胞在骨髓中诞生并迁移至胸腺成熟。科罗拉多州的免疫学家夫妇菲莉帕·马拉克与约翰·卡普勒[2]，强制在包括胸腺细胞在内

---

1 胚胎期与相应抗原接触而被排除或失活的特定淋巴细胞克隆，可使机体失去针对相应抗原的应答能力从而形成耐受。

2 菲莉帕·马拉克（Philippa Marrack，生于 1945 年 6 月 28 日）是一位英国免疫学家。她以其有关 T 细胞的研究和发现而闻名。
约翰·卡普勒（John Kappler，生于 1943 年 12 月 22 日）是一位美国免疫学家。1983 年，他们夫妇与埃利斯·赖恩赫兹（Ellis Reinherz）和詹姆斯·艾利森（James Allison）一同发现了 T 细胞受体。

的小鼠细胞中表达了一种外源蛋白。[12] 通常情况下，这种蛋白质应该会被 T 细胞识别并排斥。但是，就像伯内特所预测的那样，他们发现识别这种蛋白片段的幼稚 T 细胞，也就是那些攻击自身的 T 细胞，在胸腺中通过一种称为负选择的过程被删除。这些被删除的 T 细胞从未成熟。它们留下了伯内特在研究自身应答性细胞时提出的"漏洞"。

之所以胸腺中的 T 细胞删除被称为中枢耐受机制，是因为它在其中枢成熟过程中影响了所有 T 细胞，但是这并不足以保证免疫细胞最终不会攻击自身。除了中枢耐受外，还存在一种称为外周耐受的现象，一旦 T 细胞离开胸腺，就会产生耐受性。[13]

其中的机制涉及一种名为调节性 T 细胞（T reg）的神奇细胞。它看起来与 T 细胞几乎没什么两样，区别在于 T reg 抑制而非激发免疫应答。调节性 T 细胞锁定炎症部位并分泌可溶性因子，而这种抗炎信使物质可以抑制 T 细胞的活性。它们活动的最确切证据就是其消失时所引发的疾病。在人类中，一种罕见的突变将破坏这些细胞的形成，导致一种可怕的进行性自身免疫性疾病，其中 T 细胞会攻击皮肤、胰腺、甲状腺与肠道。受 X 连锁多内分泌腺病肠病伴免疫失调（IPEX）综合征[1]影响的儿童，患有顽固性腹泻、糖尿病，以及牛皮癣状、易碎、脱屑的皮肤问题。他们遭受了自身攻击，因为控制其他 T 细胞的 T 细胞，即监督警察的督察，在行动中失踪了。

免疫系统的一个未解之谜是：赋予主动免疫并引发炎症的细胞类型（T 细胞），以及抑制这些过程的细胞类型（调节性 T 细胞）均源自相同的母细胞，即骨髓中的 T 细胞前体。事实上，除了遗传标记上的细微差异之外，T 细胞与调节性 T 细胞在结构上几乎无法区分。然而，它们在功能上是互补的。免疫应答与其对立面是一对孪生兄弟：炎症

---

1　X 连锁多内分泌腺病肠病伴免疫失调综合征（Immunodysregulation polyendocrinopathy enteropathy X-linked syndrome）是一种罕见的自身免疫性疾病。IPEX 是由 FOXP3 基因突变所引起。FOXP3 被广泛认为是调节性 T 细胞的主要调控因子。

的该隐与耐受的亚伯 1 紧密相连。或许在将来的某个时候，我们会理解为什么进化选择让这些细胞配对。但调节性 T 细胞仍然是一个谜，这种细胞看起来可能会激活免疫，但实际上却会对它产生抑制作用。

海地有句谚语："山外有山。"失控的 T 细胞可能对身体造成严重毒性，以至于需要系统之外的备用系统来防范应对。当主要的调节力量无法阻止免疫系统攻击自身时会发生什么？大约在 20 世纪初，杰出的生物化学家保罗·埃尔利希将其称为"恐怖自体中毒"（horror autotoxicus），即身体自我中毒。[14] 这个名字非常贴切。自身免疫的毒性从轻微到非常严重不等。在斑秃这种自身免疫性疾病中，T 细胞被认为会攻击毛囊细胞。某位患者可能只会发现一个秃斑，而在另一些人身上，T 细胞可能会攻击每个毛囊，从而导致全秃。

2004 年，当我还是一名亚专科阶段的内科住院医师时，我自愿担任临床免疫学研究生课程的助教。我的工作是在医院里寻找患有自身免疫性疾病的患者，并在征得他们同意的情况下，与研究生讨论他们的症状体征、发病原因与治疗方式。我对埃尔利希生动短语的唯一异议在于他使用的单数形式。恐怖自体中毒，或自身免疫性疾病，具有许多不同的表现与类型，它不是以单一形式存在，而是表现为各式各样。

我们遇到过一位三十多岁的女性硬皮病患者，这是一种免疫系统攻击皮肤与结缔组织的疾病。该疾病通常始于一种叫作雷诺病的现象，患者的手指与脚趾暴露于寒冷环境时会变蓝，她这个病例也是如此。"然后，"她告诉学生们，"即使没有暴露于寒冷环境，当我情绪紧张或疲劳时，我的手指也会开始变蓝。"我的思绪回到了莎士比亚戏剧《爱的徒劳》中描写冬季的诗句"牧羊人迪克吹着他的指甲"[15]，而狂风

---

1　该隐（Cain）是《创世记》中的人物。他是亚伯的哥哥，亚当与夏娃的长子。
　　亚伯（Abel）是《创世记》中的人物。他是该隐的弟弟，亚当与夏娃的次子。他是一个牧羊人，选出头胎小羊献祭给上帝。上帝接受了他的祭品，但没有接受该隐的祭品。该隐出于嫉妒杀了亚伯。

则在他的身旁呼啸。但是这位患者的寒冷源于内部，由手与脚的血管痉挛引起，仿佛自身免疫造成了内在寒冬。

这位女性的身体遭到了陌生的袭击：随着免疫系统对其结缔组织发起进攻，她身上的皮肤开始一片片绷紧。这些绷紧的皮肤区域发出光泽，似乎被某种无形的力量牵引着，并且一直延伸至她的骨骼。她的嘴唇绷紧且伤痕累累。她接受了免疫抑制剂的治疗，并使用皮质类固醇来减轻炎症，但这使她变得异常兴奋。"感觉就像我被自己的皮肤所束缚，仿佛保鲜膜包裹在我的身体周围。"

接下来是一位患有系统性红斑狼疮（SLE，通常简称为红斑狼疮）的男性患者。这种疾病的名称里有"狼"，原因可能是罗马医生认为这种恐怖自体中毒导致的皮肤病变使他们想起了狼咬伤，或者更可能是因为横跨面部、穿过鼻梁且覆盖眼睛下方的皮疹类似于狼皮的斑纹。此外，阳光还可能会加剧皮疹，这往往迫使患者生活在黑暗中，他们只有在月光下才会现身，于是这个有邪恶意味的名字就流传了下来。病房的窗帘已经被拉上，只留下一束斜射的光线。我们一起聚集在他的周围，仿佛置身某个阴森的墓室。

这位患者出现了轻微的皮疹，他已经开始戴上墨镜来遮盖，但是他的肾脏也受到了攻击。他身上承受着剧烈的游走性疼痛，从肘部一直延伸到膝盖。红斑狼疮是一种捉摸不定的疾病。它可能只影响一个器官系统，例如皮肤或肾脏，也可能突然同时影响多个系统。这位患者自愿参加了新型免疫抑制剂的临床试验，它似乎在一定程度上减轻了病情。确切地说，免疫系统在红斑狼疮中具体攻击的目标依然成谜，但它通常涉及细胞核中的抗原、细胞膜上的抗原以及与DNA结合的蛋白质上的抗原。有时，遭受攻击的器官不断增加：疾病从关节转移到肾脏再到皮肤。它就像吞噬自己的火焰：一旦自我的屏障被突破，所有属于自我的东西都会受到攻击。

恐怖自体中毒隐藏着一项深刻的科学教训，尽管免疫学家要花数十年时间才能接受它。自身免疫，也就是对自身细胞的攻击，带来了一个显而易见的问题：如果免疫毒性可以针对癌细胞发生作用呢？毕竟，恶性细胞占据了自我与非我的模糊边界；它们源自正常细胞并拥有许多常态的特征，但它们也是恣意横行的入侵者，它们在一种观点中是犀牛，在另一种观点中是独角兽。19世纪90年代，纽约外科医生威廉·科利[1]曾试图用一种由细菌细胞制成的混合物来治疗癌症患者，这种混合物后来被称为科利毒素。[16]他希望引发一种可能针对肿瘤的强大免疫应答。但是治疗产生的效果无法预测。随着20世纪50年代细胞毒性化疗药物的发展，对癌症进行免疫攻击的想法逐渐淡出视野。

但是，随着标准化疗后癌症复发的情况不断出现，免疫疗法的概念又重新焕发了生机。请回想一下那些使身体不被自身T细胞吞噬的机制。在T细胞成熟过程中，本应会对正常组织产生应答的"禁忌"克隆细胞被迫消失了。此外，还存在可以抑制免疫应答的调节性T细胞。

20世纪70年代，科学家们又发现了T细胞被人体耐受而不攻击自身的其他机制。为了杀伤其目标，例如，病毒感染的细胞或癌细胞，仅仅让T细胞受体与MHC-肽段复合物结合是不够的。T细胞表面的其他蛋白质也必须被激活以引发免疫攻击。其中并非只存在一种调控机制，而是有许多种调控机制。这些相互叠加的备用系统就像枪支中的扳机锁与保险开关，它们已经进化到确保T细胞不会误将友军火力对准正常细胞。这些扳机锁将作为检查点，防止我们自己的细胞被滥杀。

但是在理解与禁用这些扳机锁之前，人们面临的首要挑战是特异性的不确定性。人类T细胞应答能否直接对抗癌症？在马里兰州贝塞

---

1　威廉·布拉德利·科利（William Bradley Coley, 1862年1月12日—1936年4月16日）是一位美国外科医生，他以对癌症免疫疗法研究的早期贡献而闻名，被公认为癌症免疫治疗之父。

斯达的美国国家癌症研究所，一位名叫史蒂文·罗森伯格[1]的外科肿瘤学家从恶性肿瘤（例如黑色素瘤）中提取了初始 T 细胞，他认为浸润到肿瘤中的免疫细胞必然具备识别与攻击肿瘤的能力。罗森伯格的团队培育了这些肿瘤浸润淋巴细胞，将它们的数量扩增到几百万，然后将其回输至患者体内。[17]

治疗中曾经出现过一些有效的应答：接受罗森伯格转移 T 细胞治疗的黑色素瘤患者看到他们的肿瘤萎缩，有些患者甚至经历了肿瘤的完全消退，并在长时间内保持了这种状态。但这些应答也是时好时坏。从患者肿瘤中获取的 T 细胞可能已经训练自己去对抗肿瘤，但它们也可能只是旁观者，或是在犯罪现场徘徊的被动目击者。它们可能已经变得筋疲力尽，也就是对肿瘤产生了耐受性。

虽然癌症的种类繁多，但它们均有一些共同的特征，其中之一是对免疫系统的隐身性。原则上，T 细胞可以成为对抗肿瘤的强大免疫武器。早在 20 世纪 30 年代，克拉伦斯·利特尔与彼得·戈尔就已证明，当肿瘤被移植到基因不匹配的小鼠身上时，来自受体小鼠的 T 细胞会将肿瘤排斥为"异物"。但是利特尔与戈尔选择的肿瘤 / 受体系统严重不匹配：肿瘤在其表面携带着一种 MHC 分子，可以立即被识别为"异物"而被排斥。最近，在埃米莉·怀特黑德的病例中，她的 CAR-T 细胞被特异性修饰以识别其白血病细胞表面的蛋白质。

然而，大多数人类癌症对于免疫系统来说是更为微妙的挑战。诺贝尔奖获得者、癌症生物学家哈罗德·瓦慕斯[2]称癌症是"我们正常自我的扭曲版本"。事实的确如此：除了在个别情况下，癌细胞产生的蛋白质与正常细胞产生的蛋白质相同。癌细胞只是扭曲了这些蛋白质的功能，并挟持细胞以促使其向恶性生长转化。简而言之，癌症可能

---

1  史蒂文·罗森伯格（Steven Rosenberg，生于 1940 年 8 月 2 日）是一位美国肿瘤学家与外科医生。他是免疫治疗领域的先驱，开创了首个有效的免疫疗法并推动了基因治疗的发展。
2  哈罗德·瓦慕斯（Harold Varmus，生于 1939 年 12 月 18 日）是一位美国科学家。1989 年，他与迈克尔·毕晓普因发现逆转录病毒致癌基因的细胞起源获得诺贝尔生理学或医学奖。

是一种叛逆的自我，但它无疑仍是自我的一部分。

此外，最终在人类身上形成临床相关疾病的癌细胞是通过进化过程产生的。经过多次选择循环后留下的细胞可能已经具备了逃避免疫的能力，就像山姆的免疫细胞多年来对他体内的肿瘤毫不关心，与之擦肩而过，无视它的存在，然后继续前进。

癌症与自身的亲缘关系及其在免疫系统中的隐蔽性是肿瘤学家面临的两大挑战。要通过免疫方式攻击癌症，首先必须使其对免疫系统重新可见（创造的新词是 re-visible）。其次，免疫系统必须在癌症中找到某种独特的标志，从而在不破坏正常细胞的同时启动攻击。[1]

史蒂文·罗森伯格的实验提供了早期的指引，表明上述两项挑战或许都可以被克服：在少数情况下，肿瘤可以被免疫系统检测到，并且它们能够被 T 细胞消灭。但是，癌细胞究竟是如何做到隐身的呢？这些细胞是否利用了与正常身体防止自身攻击相同的机制，也就是激活扳机锁系统来预防自身免疫应答呢？

1994 年冬季，在加州大学伯克利分校工作的吉姆·艾利森进行了一项实验，其部分目的是揭示抑制 T 细胞的机制，从而使免疫治疗领域重新焕发活力。作为一名训练有素的免疫学家，艾利森始终在研究一种位于 T 细胞表面的名为 CTLA4 的蛋白质。这种蛋白质早在 20 世纪 80 年代就已为人所知，但它的功能仍然是个谜团。

艾利森在小鼠身上植入了众所周知对免疫应答有抗性的肿瘤。肿瘤像预期的那样顽强地生长，对于任何免疫排斥都置之不理。20 世纪

---

1　还有第三个日益重要的研究领域，涉及癌症抵抗药物与体内自然机制破坏的能力。癌细胞会进化形成独特的细胞环境，通常是将自身包围在正常细胞当中。这种环境或者无法被药物渗透，或者能够主动引起耐药。同样，这样的细胞环境可以通过阻止 T 细胞、NK 细胞与其他免疫细胞进入癌细胞附近而使它们失活，或通过扩张血管为恶性细胞提供营养。使用各种药物阻断癌症血液供应的试验只取得了有限的成功。迫使免疫细胞在癌症"微环境"中保持活性的试验也是如此。我最近看到的最令人恐惧的科学图像之一是，肿瘤被没有激活 T 细胞的正常细胞构成的外壳包围。T 细胞无法穿透环绕着癌细胞形成的细胞外壳。免疫学家鲁斯兰·麦哲托夫提出了"客户细胞"假说：癌细胞假装或更准确地说是进化成类似于它们所生长的器官的"客户"细胞，就像窃贼可能假装成被盗商店里的客户，而警察（在这种情况下是免疫系统）却把目光投向了其他地方。——作者注

90 年代，免疫学家麦德华与阿琳·夏普[1] 进行的实验提示，CTLA4 可能是抑制激活 T 细胞的扳机锁之一；他们删除小鼠体内的相关基因后，T 细胞失控了，小鼠则患上了致命的自身免疫性疾病。艾利森重新构思了这个实验，但是想法与之前有所变化：与其完全删除 CTLA4 基因，不如通过药物诱导阻断 CTLA4 来释放 T 细胞对抗癌症。

艾利森给一些小鼠注射了阻断 CTLA4 的抗体，而这实质上是阻断了该蛋白质的功能。[18] 在接下来的几天里，注射了 CTLA4 阻断剂的小鼠体内的免疫抗性肿瘤消失了。他在圣诞节期间重复了这个实验。同样，后来注射 CTLA4 阻断剂的小鼠体内的恶性肿瘤也消失了。他后来发现，这些恶性肿瘤被高度激活的 T 细胞浸润并吞噬。

艾利森与其他几位研究人员对 T 细胞激活拮抗肿瘤很感兴趣，他们花了十多年时间来尝试加深对于这种蛋白质功能的理解。正如所有早期实验所显示的那样，他们发现 CTLA4 是一种防止恐怖自体中毒的系统，相当于一种 T 细胞的扳机锁。在正常情况下，当激活的 T 细胞上的 CTLA4 遇到其同源配体 B7 时，[2] 安全开关就会打开。B7 存在于淋巴结细胞表面，而这里是 T 细胞成熟的地方。成熟的 T 细胞无法攻击自身，但是也无法排斥肿瘤。然而，如果阻断了这种禁用途径，那么安全锁将被关闭，耐受性也会被超越。CTLA4 是失活 T 细胞与激活 T 细胞之间的屏障。之所以它被称为检查点，是因为这种蛋白质控制着 T 细胞的激活。[3]

我这么写，仿佛所有这些重要的认知都发生在瞬间，但这实际上是数十年辛勤与热爱的成果。我在几年前于纽约遇到了艾利森，我们谈到了发现 CTLA4 功能的曲折科学之路。他爽朗地笑了起来，仿佛他

---

1　阿琳·海伦·夏普（Arlene Helen Sharpe，生于 1953 年）是一位美国免疫学家。她于 2016 年至 2017 年担任美国免疫学家协会第 100 任主席。
2　我尽量避免在书中使用大量的免疫学术语。B7 实际上是由 CD80 与 CD86 这两种分子组成的复合物。此外，还有其他备用系统防止 T 细胞被不适当地被激活。其中一种最初由免疫学家克雷格·汤普森（Craig Thompson）发现的蛋白质 CD28，也成为我与其他实验室重点关注的对象。——作者注
3　随着时间推移，研究人员已经发现 T 细胞具有多个检查点。每个检查点都充当着保险开关的角色，以防止过度激活的 T 细胞攻击自身。——作者注

在这个项目上花费的十年艰苦岁月只是遥远的记忆。"没有人相信我，"他说，"没有人认为还有另一种方法可以让 T 细胞对抗癌细胞。但我们始终坚持不懈，直到问题迎刃而解。"

在艾利森揭示 CTLA4 功能的同时，一位在京都工作的名为本庶佑的日本科学家，正专注于研究另一种神秘蛋白质 PD-1 的功能。与艾利森一样，本庶佑经过十年的努力，只得到了匪夷所思且经常是自相矛盾的结果。但是本庶佑的团队逐渐明确了 PD-1 的功能。[19] 他们发现，这种蛋白质与 CTLA4 类似，也是一种耐受剂。此外，PD-1 与 CTLA4 同样都在 T 细胞上表达。PD-1 的同源配体，实际上是其"关闭"开关，叫作 PD-L1。PD-L1 以低水平存在于全身正常细胞的表面。如果你把 T 细胞上的 CTLA4 想象成枪械上的保险开关，那么正常细胞上的 PD-L1 就是穿着橙色外套的无辜旁观者，上面写着："不要开枪。我是无害的！"[1]

在数十年的时间里，科学家发现了两种新型外周耐受系统及其可能失活的方法：T 细胞上 CTLA4 的结合使它们失效，正常细胞上 PD-L1 的存在使它们隐匿。在免疫失效与肿瘤隐匿的复杂组合中，存在着防止身体自我吞噬的双重机制。

我们现在知道，癌症可以利用这两种机制来掩盖自身，使其免受免疫攻击。从本质上讲，某些表达 PD-L1 的癌细胞是在为自己缝制橙色隐身外套："不要开枪。我是无害的！"本庶佑发现，当 PD-1 抑制剂被注射到小鼠体内时，T 细胞就被激活去攻击哪怕是穿着"橙色外套"且具有免疫抗性的肿瘤；癌症的伪装被识破了。本庶佑与艾利森独立地得出了相同的结论：只要关闭 T 细胞上的安全锁，或者剥去癌细胞的"橙色外套"，那么免疫应答实际上可以对抗癌症。他们已经成功地绕过了检查点。

---

1　事实上，PD-L1 不单是橙色的安全服。它甚至能诱导 T 细胞死亡，从而完全阻断 T 细胞攻击。——作者注

这项研究产生了一类新型药物，其中就包括抑制 CTLA4 与 PD-1 的抗体。[20] 这些新药的首批临床试验显示了其效力。对化疗耐药的黑色素瘤出现逐步消退。转移性膀胱肿瘤受到了攻击与排斥。[1] 一种新型癌症免疫疗法诞生了，这种手段被称为"检查点抑制"，即消除 T 细胞上的耐受性检查。

然而，这些疗法也有其局限性：一旦解除扳机锁的限制，高度激活的 T 细胞可能会转向攻击正常细胞。正是这种对肝细胞的自身免疫攻击，最终限制了我的朋友山姆对治疗的应答。检查点抑制剂确实释放了 T 细胞去对抗他的黑色素瘤，从而使其恶性增长得到控制，但是它们也对山姆的肝脏发起了我们根本无法控制的攻击。这是一种由医学诱发的恐怖自体中毒。他陷入了对抗癌症与维系自身的两难境地。最终，肿瘤逃脱了治疗的影响存活下来。山姆的病情再没有得到改善。

我在一个周一早上完成了这部分书稿，而周一正好是我留出来观察血液涂片的日子。我离开了自己平时写作的办公室，然后沿着走廊来到显微镜室。令人欣慰的是，这里既空旷又安静。灯光暗了下来，镜头开始闪烁。桌子上放着一盒玻璃载玻片。我将其中一张放到显微镜上，接着转动调焦旋钮。

血液，一个由细胞组成的宇宙。躁动者：红细胞。守护者：启动免疫应答最初阶段的多叶中性粒细胞。治愈者：曾经被认为是无关紧要碎片的微小血小板，重新定义了我们针对身体损伤的应答方式。防御者、识别者：制造抗体导弹的 B 细胞；T 细胞，挨家挨户上门的漫游

---

1 癌细胞为何以及如何能够规避旨在识别与消灭它的 T 细胞？这个问题始终困扰着目前的免疫疗法。实体瘤的某种特性，或许是它自身形成的环境，可以规避与抑制哪怕是最强效 T 细胞的再激活。这种"特性"是什么？最有力的证据（而非言过其实）是免疫攻击癌症只有在实体瘤内形成完全活跃的淋巴器官时才会发生。这种淋巴器官包含有中性粒细胞、巨噬细胞、辅助 T 细胞、杀伤性 T 细胞以及有序的细胞结构。这种次级淋巴器官（SLO）就像通常在 T 细胞攻击病毒或病原体时形成的淋巴结，只不过在这种情况下，它是针对肿瘤形成的。无法形成这种 SLO 的肿瘤对于免疫疗法具有抗性，而能够形成这种器官的肿瘤对于免疫疗法一般敏感。但这只是两者之间的一种相关性。具体导致这种现象的因果关系，以及能否形成此类 SLO 的机制尚未被揭示。一旦我们了解了这些因果关系与形成机制，即可研发出新一代免疫疗法或药物组合来攻击癌细胞。——作者注

者，它们可以检测到入侵者的蛛丝马迹，而其中就可能包括癌症。

我的目光在细胞之间游移，我同时思考着这本书的脉络。我们的故事在发展。我们的词汇在更新。我们的隐喻在改变。在之前的章节中，我们曾将细胞想象成一艘孤独的宇宙飞船。然后，在"分裂的细胞"这章中，细胞不再是单一个体存在，而是成为两个细胞的前体，接着又分裂成四个细胞。它是组织、器官与机体的奠基者和发起者，实现了一个细胞变成两个与四个的梦想。随后细胞转变成一个集落，进而构成了发育中的胚胎，并在生物体内部安居乐业。

血液是什么？它是一种器官的组合体，也是一系列系统的集成。它为其军队（淋巴结）构筑了训练营地，为其细胞运动建造了大街小巷（血管）。它拥有不断被其居民（中性粒细胞与血小板）监测与修复的堡垒和城墙。它发明了识别其公民并驱逐闯入者的身份认证系统（T细胞），并且打造了一支保护自身免受入侵者伤害的军队（B细胞）。它已经进化出语言、组织、记忆、结构、亚文化与自我识别。一种全新的比喻浮现于我的脑海。或许我们可以将其视为一种细胞文明。

第四部分

# 知识

第十五章

# 大流行

意大利最美丽的名城佛罗伦萨暴发了致命的瘟疫。它……几年前曾出现在东方部分地区……如今却不幸地向西方蔓延……无论是医生的忠告还是药物的功效似乎都无济于事。只要碰到患者的衣物或任何其他被患者触摸过或使用过的物品，疾病似乎就会自发地传给接触者……每个人都想要保护自己免受感染。有些人……住在远离他人的地方，把自己关在那些从未有人患病且生活条件最好的房子里。

——乔万尼·薄伽丘，《十日谈》[1]

在我们的自信于 2020 年初那个冬天被颠覆之前，我们似乎对人体所有复杂细胞系统中的免疫系统最为了解。2018 年，艾利森与本庶佑因发现肿瘤逃避 T 细胞免疫的方式而被授予诺贝尔奖，那时，该奖项似乎标志着我们对免疫学，或许是对整个细胞生物学的理解达到了巅峰。尽管依然存在一些基础性的未解之谜，但是该发现催生了强效肿瘤免疫疗法的诞生。这个系统是如何产生强力免疫应答对抗病原体的同时，确保此类应答不会对我们自身造成伤害，即如何使对抗微生物入侵者的战斗不沦为恐怖自体中毒的内战，仍然是一个相当深奥的谜题。（在山姆的案例中，我们始终无法控制癌症免疫疗法引发的自身免疫性肝炎。）但这个谜题的核心部分似乎已经逐渐明朗。几年前，我曾与一位从大学转到生物技术公司的博士后研究员交谈，当时这家公司正计划研发针对癌症的新型免疫疗法。他告诉我，研究人员越来越多地将免疫系统想象成一台可了解的机器，拥有可移动、可操纵、可破译、可改变的齿轮、排挡与零件。而我感觉到他的乐观主义并未带有任何傲慢。2020 年，FDA 批准的大约 50 种药物中有 8 种涉及免疫应答；2018 年，59 种中有 12 种涉及免疫应答；几乎五分之一正在研发的人类药物与免疫系统有关。我们似乎正很自信地从基础免疫学迈向应用免疫学。

然后，用《圣经》中的话说，我们跌倒了。

2020 年 1 月 19 日，一位三十多岁的男性从国外乘飞机抵达美国没几日，就因咳嗽走进了华盛顿州斯诺霍米什县的一家诊所。阅读当年 3 月发表在《新英格兰医学杂志》上的首份病例报告，即会感受到一种逐渐升级的恐慌气氛。[2]

"进诊所登记后，患者就在候诊室戴上了口罩。"

谁在那个房间里站在他旁边？过去几天他传染了多少人？在这架飞往西雅图的航班上，谁坐在患者的过道对面？

"在等待了大约 20 分钟后，他被带入一个检查室进行评估。"

检查他的医生戴口罩了吗？给他测体温的护士呢？他们如今在哪里？

"他透露自己在前往国外探亲后于 1 月 15 日返回了华盛顿州。"

1 月 20 日，鼻拭子与咽拭子（以及随后的粪便样本）被送往 CDC。两者均对一种新型冠状病毒 SARS-CoV2 检测呈阳性。

在他患病的第 9 天，也就是住院的第 5 天，他的病情开始恶化。其血氧水平下降到 90%，而这对于既往没有肺部疾病的年轻人来说明显异常。胸部 X 光片显示，他的肺部出现了模糊、暗淡的条纹，表明肺炎正在加重。他的肝功能血液检测显示异常，同时高热来去不定。他曾濒临死亡，但最终还是得以康复。

从那位咳嗽的男性走进西雅图那间诊所算起，已经过去了两年多的时间。当我在2022年3月撰写本章的时候，全球已经记录了近4.5亿个感染病例，大约600万个死亡病例（鉴于缺乏可靠的病毒检测与死亡报告，这两个数字很可能都被严重低估了）。疫情已在全球范围蔓延，几乎没有角落可以幸免。携带新型突变的病毒株层出不穷，其中一些比其他毒株更具致命性，例如阿尔法、德尔塔，以及现在的奥密克戎。目前有60多种疫苗正在进行临床试验。美国已经批准了3种，世界卫生组织批准了9种，还有几种正在研发中。

拥有成熟卫生保健与服务系统的发达国家不堪重负。英国已经有超过16万人死亡。在美国，官方公布的死亡人数为96.5万。死者、患者、受害者、流浪者、破产者、丧亲者的数字还在不断增加。情况持续恶化。

我无法摆脱大流行的画面或声音。谁又能独善其身呢？橙色的尸袋在临时停尸间里叠放成堆，就像厄瓜多尔的乱葬岗。我所在的医院外不断传来救护车的警报声，它们融合在一起，直到形成一片连续的尖叫声；2021年春季，急诊室里人满为患，担架摆满了走廊；患者喘息着被自己分泌的体液淹没；重症监护室每天都在争取更多的床位。每天晚上，精疲力竭的医生与护士行尸走肉般穿过我办公室外的人行横道，他们的脸上带着换班后的空洞表情与N95口罩边缘勒出的特征性印记。城市变得一片萧条荒凉，街道上飘荡着牛皮纸袋。当地铁上有人咳嗽或打喷嚏时，乘客会露出怀疑或恐惧的表情。

这是一张朋友堂兄的照片，他是一位40多岁的巴西男子，平日里身体健康且精力充沛。两年前拍摄的这张照片上，他在里约热内卢的海滩上欢快地将双臂高高举过水面。2021年，他感染了这种病毒。接着他的肺炎出现了恶化。呼吸频率上升到每分钟30多次。我只能想象出另一幅画面：同一个人躺在重症监护室的病床上艰难地呼吸，以至于可以看见其颈部绷紧的带状肌与发绀的嘴唇。他再次举起了双臂，但却是挣扎着挥动，这并非为了表达喜悦，而是传递对生存的渴望。我与朋友连续几个晚上互发紧急信息，并且我一度还感到有些安心。他的堂兄正在使用呼吸机，虽然进展缓慢，但是在好转。然后，我在4月9日深夜收到了最后一条信息："我很遗憾，他去世了。"

2021年4月席卷印度的第二波疫情比第一波更为致命。[3] 该病毒已经变异成一种如今被称为德尔塔的毒株，比曾经流行的原始毒株更具传染性且可能更致命。德尔塔毒株在印度肆虐横行，摧毁了已经支离破碎的公共卫生体系，暴露出无序混乱应对的残酷现实。德里封城，导致数百万外来劳工陷入困境。我母亲成了城市公寓里孤立的囚徒。在漫长的封锁期间，她发给我的每日短信逐渐缩短成了一种莫尔斯密码般的安慰："今天：还好。"

我无法从脑海中抹去这样一幅画面：一位来自新德里的民工跪在医院外，为他的家人乞求一瓶氧气。一位来自勒克瑙[1]的65岁记者在推特上说他被感染了，伴有发热与呼吸急促，但他给医院与医生打电话都无人理睬。[4] 这些推文在网络空间中迅速传播，描绘了一系列不断恶化的绝望情景。在世人惊恐不安的注视下，这位记者发布了自己血氧水平下降的照片，52%，31%，而这些数值已经不适合生存。在最后一条推文中，有一张他泛蓝的手指夹着脉搏血氧仪的图片。血氧水平：30%。然后，就再也没有任何消息了。

有些日子，我都不敢打开报纸。就像我们重新经历了悲伤的阶段：愤怒变成指责，然后又是无助。印度的疫情恶化得如此之快，以至于每一个体系、每一个网格都崩溃、腐蚀与熔化了。

我有时会想到一个传说。魔王巴利已经征服了三界，即地界、冥

---

1　勒克瑙（Lucknow）是印度北方邦首府。

界与天界。一位身材矮小且目光深邃的执伞男性，即毗湿奴的化身筏摩那出现在他面前，请求巴利满足他一个愿望。魔王巴利的傲慢变成了慷慨，他同意了筏摩那的请求。筏摩那的请求实在是不值一提：一块以其三步大小为边界的正方形土地。筏摩那有两只手臂那么高吗？他想要从一个延伸至无限的王国中得到几平方英尺土地？巴利对此一笑置之；是的，当然，这个小矮人可以拥有他那块微不足道的土地。

然后，巴利惊恐地发现筏摩那开始变大。筏摩那的身体以指数级别膨胀，刺入苍穹。他的第一步跨越了整个地界，他的第二步延伸至天界，第三步画出弧线覆盖了冥界。王国再也没有土地可以授予了。他把脚踩在巴利的头上，并将其推到地狱的深处。

这种类比在某些方面显然不够贴切。筏摩那是一位神，而病毒绝不是来自神的干预。遗憾的是，我们的失败完全源自人类的局限性：全球公共卫生体系脆弱僵化，准备工作严重缺乏，误导性信息像病毒一样在国家之间蔓延，供应链问题导致人们难以采购防护口罩与一次性医用防护服，原本强势的政要在应对病毒传染时表现得软弱无力。

但踩在我们头上的脚是真实存在的。就在我们觉得自己掌握了免疫系统细胞生物学的奥秘，信心也达到巅峰时，科学家们却仿佛被推入地狱深处。

当一种渺小的微生物开始跨越世界，从一个大洲转移至另一个大洲时，其中似乎有很多事情不合乎常理。正如耶鲁大学病毒学家岩崎明子告诉我的那样，类似于新冠病毒的冠状病毒已经在人群中传播了数千年，但是没有一种病毒造成过如此严重的破坏。[5] 尽管一些近亲病毒，例如 SARS 与 MERS[1]，比新冠病毒更为致命，但它们已被迅速遏

---

1  中东呼吸综合征（MERS）是一种由中东呼吸综合征冠状病毒引起的新型人畜共患呼吸系统传染病。患者常见的症状为发热、咳嗽、咽痛或胸痛、腹泻或呕吐。

制。新冠病毒与人体细胞之间相互作用的哪些特征使它能够引发全球大流行呢？

德国一家诊所的医疗报告提供了两条线索，乍一看，几乎没有什么不祥的预兆。2020 年 1 月（现在回想起来，我们在那短暂的平静中，是多么天真、多么自信；一个小矮人走三步，能从王国中要到多大的土地呢？），一位来自慕尼黑的 33 岁男士与一位来自国外的女士进行了商务会谈。[6] 几天后，他生病了，出现了发热、头痛与类似流感的症状。他在家里休养，然后回去工作，与其他几个同事开会。发热、头疼，然后很快康复。这是一种司空见惯的感染。一个普通感冒的典型病例。

几天后，慕尼黑的医院联系了这位男士：那位来自国外的女士在返回的航班上发病。她的新冠病毒检测呈阳性。但问题在于：她在与其见面时没有任何症状，她当时看起来非常健康，直到两天后她才病倒。简而言之，她在出现症状前将病毒传染给了那位男士。没有人能够告诉这位女士，或是那位暴露于病毒的男士，她当时是病毒的携带者。任何基于症状的隔离或检疫都无法阻止病毒传播。

在对该男士进行测试时，情况变得更加扑朔迷离。那时他的症状已经缓解，他已经返回工作岗位并且感觉良好。但是当检测其痰液中的病毒时，人们却发现他是一个巨大的传染源：每毫升痰液中有一亿个具有传染性的病毒颗粒，只需几声咳嗽就能让房间充满高浓度、无形却极具传染性的气溶胶。因此，他即使没有明显症状也可以传播病毒。

随着对接触者追踪工作的继续，病毒的第二个不祥特征也浮出水面：这位男士已经传染了另外三个人。这种病毒的"传染数"，即决定感染增长过程的关键因素至少为 3。如果一个人可以传染三个人，那么感染必然是指数式增长。3，9，27，81。经过 20 个循环，这个数字就会达到 3 486 784 401，大约是全球人口的一半。

无症状 / 症状前传播，指数式增长，这两个构成大流行风险的关键因素已经在那份看似无害的报告中得到确认。第三个关键因素很快就会显现出来：不可预测的神秘致命性。随着感染的蔓延，全世界都开始意识到其可怕的致命性：在西雅图、纽约、罗马、伦敦与马德里，重症监护室人满为患，死亡人数不断攀升。问题也随之而来：症状前感染的基础是什么？一种在某些人中引起相对轻微感染的病毒，怎么会在另一些人身上变得如此致命呢？

你可能会问，为什么新型冠状病毒感染大流行的医学之谜会在一本关于细胞生物学的书中成为重要议题呢？因为细胞生物学正是这些医学之谜的核心。对于我们之前掌握的关于细胞及其相互作用的全部知识，都必须进行重新思考和剖析，例如，先天性免疫系统如何对病原体做出应答，免疫细胞之间如何相互沟通，这种在肺细胞内顽强生长的病毒，如何在不惊动周围其他细胞的情况下导致症状前感染，胃肠系统细胞如何可能成为对抗病原体的第一应答者。我们不仅应该对这场大流行的各个方面进行分析，而且还有必要对细胞生物学知识进行全面审视。因此我撰写这部作品时，无法避免谈及新冠病毒感染。[1]

2020 年，一组荷兰研究人员在寻找可能增加重症新冠肺炎易感性的基因时，发现了一丝线索。[7]这个研究小组确定了来自不同家庭的两对兄弟，共计四位年轻男性，他们均患有非常严重的新冠肺炎。基因测序显示，其中一对兄弟遗传了 TLR7 基因的失活突变（一般而言，亲兄弟会有一半基因相同）。令人惊讶的是，另一对兄弟也遗传了降低该基因活性的突变（虽然具体的突变不同，但它位于同一个基因）。

那么如何解释 TLR7 基因与新冠肺炎感染严重后果的关系呢？回顾一下先天性免疫系统，它在感染的最初阶段对细胞发出的危险模式

---

1 我不是想建议通过纯技术或"技术官僚"的方式解决全球大流行。应对像新冠肺炎这样的大流行（以及减轻所有疾病的负担）的许多责任落在公共卫生倡议、改善医疗和卫生条件，以及生活方式与行为调整上。但本书关注细胞生物学，我将在这里专注于病毒感染的细胞生物学与免疫学，同时怀着适当的谦卑承认，理解与解开病毒大流行的免疫奥秘在预防大流行方面起着独特的作用。——作者注

或信号做出应答。在先天性系统被激活之前，细胞必须先检测到入侵。结果发现，TLR7（Toll 样受体 7）是病毒入侵的关键探测器之一。它是一种嵌入细胞的分子传感器，当细胞被病毒感染时就会"启动"，进而激发细胞的危险信号，其中包括一种叫作 I 型干扰素的分子，以提醒其他细胞增强其抗病毒防御能力，并且启动免疫应答。

这个理论认为，两对兄弟的 TLR7 基因突变以某种方式使该蛋白质失活或降低了其功能，这导致危险信号 I 型干扰素的分泌受到抑制。入侵没有被察觉，警报从未被触发，先天性免疫系统根本未能做出充分的应答。早期先天性免疫细胞对病毒感染的某些应答功能受损，使这两对荷兰兄弟很容易感染最严重的新冠肺炎。

随着科学家们争相研究新冠病毒及其与免疫系统的相互作用，更多具有指向性的线索也开始出现。在纽约的本·特诺弗（Ben ten Oever）实验室，研究人员发现，感染后不久，病毒就会对被感染细胞进行"重编程"。[8] 2020 年 1 月，我采访了在西奈山医院工作的 40 岁的免疫学家特诺弗。他告诉我："病毒几乎就像是劫持了这些细胞。"[9]

这种细胞"劫持"涉及一种极其狡猾的伎俩：病毒在将细胞转化为生产数百万病毒颗粒的工厂的同时，也阻止了被感染细胞分泌 I 型干扰素。在纽约的洛克菲勒大学，让-洛朗·卡萨诺瓦（Jean-Laurent Casanova）也得出了同样的结论：他发现新冠病毒感染最严重的病例通常见于男性患者，他们在感染后缺乏诱导功能性 I 型干扰素信号的能力。[10] 有时，细胞生物学会产生最奇特与最意外的结果。这些患有重症新冠肺炎的男性预先存在针对 I 型干扰素的自身抗体，即他们的身体在感染前就已经开始攻击这种蛋白质并使其失去了功能。这些患者本来就存在 I 型干扰素应答缺陷，但这直到病毒袭击时才体现出来。对于他们来说，新冠肺炎感染揭示了一种长期未被察觉的自身免疫性疾病，一种处于休眠状态且无法预知的恐怖自体中毒（针对 I 型干扰素，即病毒的警报），而这种情况只有在感染新冠病毒后才被发现。

这些研究仿佛拼图游戏的零片一样逐渐拼到了一起：当病毒感染

了早期抗病毒应答被功能性瘫痪的宿主时最为致命，正如一位作者所描述的那样，病毒"就像闯入未锁房屋的入侵者"。[11]简而言之，新冠病毒的致病性或许恰恰在于它诱骗细胞相信其无害的能力。

更多的研究数据不断涌现。由于被感染的宿主细胞无法有效发送初始危险信号，因此它更像是一间双重警报系统失灵的未锁房屋。这些细胞无法发出早期警报，其中就包括 I 型干扰素等信号，但是当细胞处于危险之中时，它会触发另一个强大的警报系统，释放出一系列不同的危险信号，即细胞因子，来召唤免疫细胞。这是一支由乌合之众组成的细胞大军，到处充斥着困惑与懵懂的士兵，它们涌入感染部位开始地毯式轰炸。然而为时已晚。那些暴躁的免疫细胞释放出大量毒素来遏制病毒。最终，对抗病毒的战争，与病毒本身一样，变成了一场持续加剧的危机。

患者的肺部被液体淹没，死细胞碎片堵塞了肺泡。岩崎告诉我："对抗新冠肺炎的免疫途径似乎存在一个决定疾病转归的分岔路口。如果你在感染早期阶段产生了强大的先天性免疫应答［可能是通过完整的 I 型干扰素应答］，那么你就能控制住病毒，疾病的症状将会较为轻微。如果你没有产生这种先天性免疫应答，那么病毒复制就会在你的肺部失控，［……］从而加剧导致重症疾病的炎症过程。"[12]岩崎用了一个特别生动的短语来描述这种过度活跃、功能失调的炎症，她称之为"免疫失调异常触发"。

病毒为何，或者如何，导致"免疫失调异常触发"？我们不知道。它是如何操控细胞的干扰素应答的呢？虽然存在一些线索，但尚无确切的答案。免疫应答发生的时机，即早期阶段的损害与随后晚期阶段的过度活跃，是主要问题所在吗？我们不知道。那些在感染细胞中检测到病毒蛋白片段的 T 细胞起什么作用呢？它们能在一定程度上避免严重的病毒感染吗？有证据表明，T 细胞免疫可以减轻感染的严重程度，但是其他研究并不支持这种保护程度。我们不知道。为何病毒在男性中引发的疾病比在女性中引发的更严重？同样，虽有一些假设性的答案，但我们并没有确切的答案。为何有些人在感染后会产生强效的中和抗体，而其他人却没有呢？为何有些人会在感染后出现长期的后遗症，包括慢性疲劳、头晕、"脑雾"、脱发与呼吸困难等一系列症状呢？我们不知道。

千篇一律的回答让人感到惭愧与沮丧。我们不知道。我们不知道。我们不知道。

大流行教会了我们流行病学的知识，同时它们还教会了我们认识论的概念：我们如何了解我们所知道的内容。新冠病毒迫使我们把最强大的科学力量集中在免疫系统，这个细胞社群及细胞之间传递的信号受到了可以说是有史以来最严格的审查。但或许我们对新冠病毒的理解仅限于我们现有的免疫系统知识，也就是我们已知的已知（the known knowns）。我们无法洞察未知的未知（the unknown unknowns）。

或许这场大流行揭示了我们认知上的另一个差距：或许其他病毒也会像新冠病毒一样，以意想不到的方式来影响免疫系统的细胞，使其产生致病性，而我们只是忽视了这些更深层次的解释（事实上，我们已经知道巨细胞病毒或 EB 病毒等病毒中存在这种机制）。关于新冠病毒为何如此狡猾地劫持了我们的免疫系统，我们自认为了解的故事或许根本不完整。我们对于免疫系统真正复杂性的理解又部分回到了原点。

科学始终在追寻真理。在扎迪·史密斯[1]的某篇文章中有一个令人难忘的画面，内容是一幅查尔斯·狄更斯被其所创作人物环绕的漫画：胖子匹克威克先生穿着不合身的马甲，热爱冒险的大卫·科波菲尔戴

---

[1] 扎迪·史密斯（Zadie Smith，生于 1975 年 10 月 25 日）是一位英国小说家与散文家。

着高顶礼帽，还有衣衫褴褛、天真无邪的小耐尔。[13]

史密斯是在描述作家，特别是小说家完全投入自己创造的角色的思想、身体与世界时所经历的超然感受。这种熟悉或亲近感仿佛就是一种"真实"体验。史密斯在提及那幅漫画时写道："狄更斯看起来并不担心，也不感到羞愧，似乎并没有怀疑自己可能患有精神分裂或其他疾病。他为自己的状态起了一个名字：小说家。"

现在让我们去想象另外一些角色，它们周围环绕着某种模糊的光环。其中一些"角色"，例如 1 型干扰素、Toll 样受体或中性粒细胞，大部分能够被我们发现，但是它们处于若隐若现的光线中。我们以为自己知道并且了解它们，但实际上并非如此。有些只是投下阴影，有些则是完全不见，有些会误导我们对其身份的认知，而且周围还有其他我们几乎无法感知的存在，我们甚至还没有见过它们，也没有给它们命名。

我也为探索这些奥秘的人起了一个名字：科学家。我们观察，我们创造，我们想象，但即使是对那些可能通过自己的工作（部分）发现的现象，我们也只能找到不完整的解释。我们还是无法深入理解它们的本质。

新冠病毒感染揭示了与我们周围各种角色共存所需的谦卑态度。我们仿佛史密斯笔下的狄更斯，但围绕我们的是阴影、幽灵与谎言。正如一位医生告诉我的那样："我们甚至不知道有哪些事情自己不知道。"

关于这场大流行，我们还可以从另外一种角度，即胜利叙事来思考。它是这样描述的：免疫学家与病毒学家基于数十年对细胞生物学和免疫学的研究，以史无前例的速度开发出了针对新冠病毒的疫苗，有些甚至在输入病例进入西雅图诊所后不到一年就完成了。其中许多疫苗采用了全新的免疫诱导方法，例如改变 mRNA 的化学形式，而这也是利用了数十年来积累的关于免疫细胞如何检测外源蛋白质，以及它们如何抵御感染的知识。

　　然而，面对 600 多万人的死亡，胜利叙事显得苍白无力。虽然这场大流行促进了免疫学的进步，但它也暴露了我们在理解上的巨大缺陷。它让我们获得了一种必要的谦逊。我想不出还有哪个科学时刻能够揭示出如此深刻且根本的知识缺陷，而我们原本以为自己对于某一生物系统的了解已十分透彻。我们已经获得了许多知识。但我们仍有很大的努力空间。

# 第五部分

# 器官

我们已经谈论了很多关于器官的内容，但我们实际上还没有真正接触到一个器官。作为细胞合作与通信的模型，血液并不是一个简单的"器官"。更确切地说，血液是一个器官系统：其中一部分用来输送氧气（红细胞），另一部分负责应对损伤（血小板），还有一部分针对感染与炎症。它的一些系统中还包含其他系统，例如相互配合的先天性免疫系统（具有检测和杀伤病原体内在能力的中性粒细胞与巨噬细胞）与获得性免疫系统（能够适应并学习对病原体做出特定免疫应答的 B 细胞与 T 细胞）。

在生物学中，"器官"被定义为一种结构或解剖单位，细胞在其中聚集以共同完成某种功能。在小型动物中，即使是少量细胞集合也能实现这种目标。秀丽隐杆线虫是许多生物学家研究的对象，它拥有一个由 302 个神经元组成的神经系统。这个数量大约是人类大脑中神经元数量的三亿分之一。

随着生物体变得更大更复杂，器官也必然变得更大更复杂。但器官的基本定义特征，也就是细胞的共同目标，即菲尔绍构想的细胞"公民身份"始终未变。在动物中，器官是按照这种概念被解剖学定义的，也就是说，驻留在器官内的细胞可以协同行动，作为公民细胞来实现生理机能。

正如我们将看到的那样，器官中的细胞仍然会遵循细胞生物学的基本原则，来实现蛋白质合成、新陈代谢、废物处理与自主功能。但是每个器官中的每个细胞都有自己的特长：它获得了一种为整个器官提供服务的独特功能，并最终参与协调了人体生理学功能的某些方面。因此，人类器官及其细胞必须获得越来越多的特化功能。线虫可以通过皮肤呼吸，可人类需要肺进行氧合。在像人类这样的巨型细胞生物中，信息传递需要跨越遥远的距离：胰腺在每次心跳时都会向脚趾的细胞输送胰岛素，而这比大多数线虫一生中移动的距离还要长。

作为器官的细胞生物学标志，细胞特化与公民身份造就了人体生理学中深刻的"涌现"特性，即只有在多个细胞协调其功能并共同工作时才能出现的特性，例如心跳、思维，以及恢复身体恒定，也就是稳态的调节过程。

因此，要了解人类生物学，我们就需要了解器官。而要了解器官、它们在疾病中的功能失调以及重建的可能性，我们就必须了解使其运作的细胞的生物学。

第十六章

# 协作的细胞：归属的优势

> 人群，突然出现在之前空无一人的地方，这是一种神秘而普遍存在的现象。或许只有几个人聚在一起，五个、十个或十二个，不会更多；没有任何预告，没有任何期待。瞬间到处都挤满了人，大家从四面八方涌来，仿佛街道只有一个方向。
>
> ——埃利亚斯·卡内蒂，《群众与权力》[1]

> 因为血液循环概念没有破坏，而是推进了［……］传统医学的发展。
>
> ——威廉·哈维，1649 年 [2]

在纽约疫情初期令人窒息的日子里，我发现自己有几个月根本无法写作。作为医生，我被视为"关键岗位员工"，因此"关键工作"仍需继续进行。2020 年 2 月至 8 月期间，当新冠疫情像狂暴的龙卷风一样在城市肆虐时，我回到自己位于哥伦比亚大学医学中心的诊室，戴上防护必备的 N95 口罩，照护那些需要治疗的患者（虽然工作人员很少，但癌症中心仍在运行。无论如何，我们还是设法按计划完成了必要的化疗、输血与手术）。我的一些患者感染了这种病毒，其中包括一位患有白血病前期综合征[1]的60多岁女性，以及一位被迫推迟干细胞移植的骨髓瘤患者。但幸运的是，仅有两位患者需要住进重症监护室，他们均幸免于难。而其他人也都得以康复。

但我的动作非常僵化，我的头脑一片空白：我盯着屏幕，经常工作到深夜一两点，才写出一两段文字，然后到了早上就把它们扔进垃圾桶。我感受到的不是写作障碍，而是创作的枯竭。没错，我是在写，可我写的每一句话似乎都缺乏生机与活力。我所担忧的是国家体系与稳态的崩溃，而这是我在危机最严重时期的美国，以及随后在全球范围内目睹的现象。

当我的沮丧情绪达到顶点时，我几乎不假思索地写出了一篇后来发表在《纽约客》上的文章。它部分是发自心灵的呐喊，部分是对变革的呼吁，部分是对我在疫情中所见的剖析。我写道，医学不只是带着黑色提包的医生。[3] 医学是一个由系统与流程组成的复杂网络。我们原本认为这些系统像健康人体一样能够自我调节与自我纠正，但事实证明它们就像危重患者的身体一样对动荡非常敏感。

我几乎花了一年的时间思考身体如何屈服于疾病，以及细胞系统如何准备好与入侵者战斗的问题。然而随着 2021 年春季的临近，持续的战斗隐喻让人深感疲惫。我想要了解人体的正常状态与康复过程，以及构成人体生理基础的细胞系统概念（并反过来思考未来如何修复与恢复已经失效的人体系统）。我想要撰写关于稳态与自我纠正的内容。我对身体如何识别病毒等不属于自身事物的思考感到筋疲力尽。我想要转向对公民身份与归属感的研究。

心脏在身体的所有器官中最能代表归属感。我们会用"归属"这

---

1　白血病前期综合征在这里指的是骨髓增生异常综合征（MDS，myelodysplastic syndromes）。这是一种血液疾病，有时候被视为白血病的前期阶段。

个词来表示依恋或者爱意，而心脏几千年来一直是这种情感的重要标志（尽管我们现在知道，情感生活主要源自大脑）。当你说"我的心属于你"的时候，你是在暗示该器官与依恋之间的联系。

在孩童时期，我的心属于自己的母亲。我的父亲是一个遥远的存在，他可靠而温和，但是有些冷漠，似乎难以接近。他的母亲，即我的祖母与我们住在一起。分治[1]期间的搬迁给她留下了创伤，她独自住在一个房间里，自己做饭并且自己洗衣，仿佛房子只是一处随时可能被剥夺的临时庇护所。她的物品仍然用报纸裹着，基本上没有动过，放在她从东巴基斯坦跨越边境运到印度的钢制行李箱里。除了一张床与一个破旧的床垫外，她的房间里什么都没有；她已经与分离的可能性划清了界限。我不记得她碰过我。祖母的心已经碎了。

我在成年后与父亲的关系发生了变化。在斯坦福大学求学时，我在那个没有手机与电子邮件的时代开始给他写信。起初，我们的信件简短生硬，但是随着时间的推移，它们变得越来越长且更加温暖。我开始用一种全新的视角去理解他。父亲对失去家园的感受似曾相识。1946 年，他年仅十几岁时就被迫离开家乡，挤进一艘开往加尔各答的夜航渡轮，而这座城市正处于精神崩溃的边缘。20 世纪 50 年代末期，他作为一名年轻的管理人员再次搬迁，这次是搬到德里，对于一个来自东孟加拉邦的年轻人来说，这座城市在文化与社会方面都显得非常陌生，就像我看加州宿舍里玩飞盘、吃酸奶冰激凌与喝啤酒的活动一样。1989 年，在我入学刚满五周时，旧金山遭受了洛马·普雷塔地震[2]。这次地震的震级是如此之大，以至于当我站在宿舍门框下时，我看到走廊发生扭曲，水泥地面呈波浪状，仿佛我就站在一条突然被唤醒的巨蛇背上。父亲在听到这个消息后立即给我写信。1960 年，当他正在德里建造自己的第一座房子时，地震摧毁了他倾其所有建造的那座

---

1　指的是印巴分治。
2　1989 年 10 月 17 日星期二下午 5 时 04 分（太平洋夏令时），在美国加利福尼亚州洛马·普雷塔（Loma Prieta）圣克鲁斯山地表面下约 18 千米深处发生了里氏 7.1 级的地震。

单层房屋。他告诉我，他此前从未对任何人说过，那时他整夜都坐在地基上，四周全是破碎的梁柱，他只能在那里默默流泪。

我渴望回家，哪怕时间很短。一天下午，我去取邮件，发现了一个沉甸甸的包裹：父亲给了我一个惊喜，送我一张那个冬季返回德里的机票（我原本计划在加州待到第二年夏季）。那是一次长达十六小时的飞行，而我则一直在睡觉，直到浓雾笼罩的城市灯光映入眼帘，着陆前，飞机在轮舱打开时发出大象般的尖叫声。那次旅行之后，我又往印度飞了四十多次，而这种声音仍然会让我的内心充满奇特的喜悦。

海关的人向我要了点小费，不过我有点想拥抱他；我终于回家了。当我走出机场时，我还能感受到心脏怦然跳动的声音。我可以告诉你我所经历的神经级联反应：记忆仿佛潮水般奔涌，血液中肾上腺素释放。虽然刺激是在大脑中触发，但这种体验是在我心里感受到的。我的父亲就在那里，每年我回来时他都是这样，他的身上裹着一条白色披肩，还多带了一条给我围上。我回来了，找到了归属感。

在修辞意义之外，心脏实际上是一个对细胞间归属与公民身份非常重要的器官。心脏细胞的特殊之处是什么？是什么让它们能够每时每刻执行我们理解为心跳的精密协调活动呢？思考一下心跳这个许多人可能认为是日常生活缩影的现象。心脏在一个普通人的一生中会跳动 20 多亿次。而实际上，这是细胞生物学中一项神奇而复杂的壮举。心脏是细胞协作、公民身份与归属感的典范。

亚里士多德等人认为心脏在众多器官中首屈一指，是所有器官中最重要的成员与体内生命力的核心。[4] 他提出，聚集在心脏周围的其他器官不过是加热室与冷却室。肺就像风箱一样，通过扩张与收缩来保持引擎冷却。肝脏被称为散热器，它将最重要器官产生的多余热量排出以免过热。盖仑进一步发展了这个理念："心脏可以说是动物体内调控温度的炉灶与固有热源。"[5]

但当心脏在人类生命中的地位是如此重要，以至于所有其他器官只是其引擎的冷热管道时，一个问题就产生了：这个器官的功能是什么？伊本·西拿（或称阿维森纳）[1]是一位生活在公元1000年左右的中世纪生理学家，他试图在一本其命名为《医典》（al-Qanun fi'at-Tibb，Qanun一词也可译为"规律"，伊本·西拿试图寻找支配生理学的普遍规律）的鸿篇巨制中解决这个问题。[6]伊本·西拿专注于脉搏研究，并观察到它具有波动的特征，以及与心脏搏动的相关性。当脉搏不规律时，心跳也会如此，而心悸将引起晕厥或倦怠等症状。当心跳变微弱时，脉搏也会如此，而这样的症状预示着死亡。焦虑会使脉搏与心跳同时加快。此外，伊本·西拿指出，"相思病"，即对渴望或归属的强烈感受，也是如此。一位朋友给我讲了他去拜访一位擅长脉诊的藏医的故事。医生问了他几个敷衍的问题，然后检查了他的脉搏。医生说："你刚刚经历了一次可怕的分手，你的生活不会再像以前一样了。"这位藏医没说错：脉搏的某些特征，包括快速和迟缓，提供了关于渴望与归属的线索。我朋友经历的分手使他的生活被永远改变。

伊本·西拿将心脏描述为脉动的源头，并且认为它的实质是一种类似于泵的装置，而这是对其功能进行描述的最早尝试之一。然而直到17世纪，英国生理学家威廉·哈维才全面描述了人体中心脏泵血的循环机制。[7]哈维在帕多瓦接受了医学培训，然后回到剑桥继续其医学研究。1609年，他被任命为圣巴塞洛缪医院的医生，年薪33英镑。哈维身材矮小，面部圆润，"其眼睛又小又圆，深黑且充满活力；头发乌黑卷曲"。[8]他是一个生活简朴的人。尽管医生的身份使其能够住进医院附近两栋更大的房子，但哈维还是选择住在破旧的勒德门[2]附近的一

---

1　伊本·西拿（Ibn Sina，也被称为Avicenna，阿维森纳，约980年—1037年）是一位波斯医学家、天文学家、哲学家和文学家。他被认为是伊斯兰文化中最重要的哲学家之一，被尊为"东方亚里士多德"。

2　勒德门（Ludgate）是伦敦城墙上最西侧的大门。此处得名于勒德王（King Lud），他在罗马帝国统治大不列颠岛之前就建成了伦敦城。勒德门始建于罗马时期，后经历数次重建，最终于1760年被彻底拆除。

栋小房子里。人们很容易将其物质生活的简朴与实验方法的简洁联系起来。哈维仅使用绷带与止血带，以及偶尔夹住动脉或静脉，就解决了困扰生理学家几个世纪的问题。

在胚胎学与生理学领域，我们已经见识过哈维颠覆传统观念以及充满探究精神的思维：他是胚胎在子宫中"预先形成"或血液是暖体油观点最强烈的批评者之一。但哈维在心脏与血液循环方面的开创性工作才是他最重要的科学贡献。当时哈维没有强大的显微镜技术作为支撑，所以他只能利用最简单的生理学实验来了解心脏的工作原理。他先是刺破动物的动脉，然后发现在血液从动脉中流出后，静脉中的血液最终也会被排空。因此，他推论，动脉与静脉必然连接形成一个循环。当他阻断主动脉时，心脏就会充血膨胀。当他阻断主要静脉时，心脏的血液会被排空。因此，主动脉必然将血液引出心脏，而静脉则必然将血液引入心脏，这个结论对于洞悉血液循环的原理至关重要，以至于很难想象它曾让数代生理学家困惑不解。

最重要的是，当他检查心脏左右两侧之间的室间隔时，他发现室间隔太厚且没有任何孔洞：因此，来自右心的血液在重新进入左心之前必须先经过肺部（这是对盖仑与早期解剖学家信念的直接挑战）。哈维观察心脏跳动时，看到它在收缩与舒张：因此，心脏必定是将血液从动脉送到静脉并在全身循环的泵。

1628 年，哈维在一套七卷本的系列著作中发表了他的结论，而这部如今被称为《心血运动论》的作品颠覆了当时心脏解剖学与生理学的基础。哈维认为，心脏是一个将血液从动脉到静脉循环往复输送的泵。他写道，这些观点"有些人喜欢，有些人反感：有些人［……］诽谤我，认为我敢于背离所有解剖学家的原则与观点是一种犯罪；还有些人希望对于这些新观点进行更为深入的解释，他们认为这些内容既值得考虑又可能具有重要用途"[9]。

从哈维对心脏解剖学的研究中，我们现在部分了解到，心脏实际上是由一左一右两个泵组成的，它们就像子宫里的双胞胎一样并排放置。

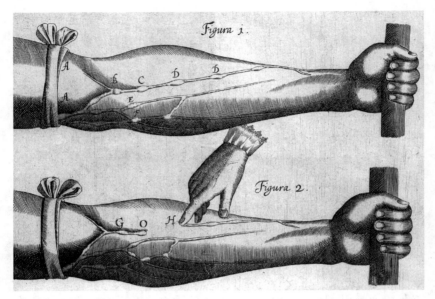

威廉·哈维绘制的素描（来自《心血运动论》）展现了一些简单的实验步骤，例如通过阻断静脉与动脉来说明血液如何从静脉流入心脏，以及从动脉流出心脏。

　　由于这是一个循环过程，因此让我们从右心开始。右侧的泵收集来自身体静脉的血液。在将氧气与营养输送到器官之后，资源耗尽的"静脉"血（通常是深红色而非鲜红色）涌入名为右心房的右上腔。然后，它通过一个瓣膜进入泵室，也就是右心室。右心室强有力的收缩将血液泵到肺部。这就是右心血液的循环过程，即从静脉流入心脏再到肺部。

　　肺部从心脏的右侧接收血液之后，对血液进行氧合并清除二氧化碳。氧合与净化后的血液呈明艳的鲜红色，开始继续向左心移动。它聚集在心脏的左心房。然后它被推入左心室。正是这个左心室拥有体内或许最不知疲倦的肌肉，它将血液强有力地泵到宽阔的主动脉弓里，而主动脉是将氧合血输送到身体与大脑的主要血管。

　　周而复始，循环往复。哈维写道："血液循环概念没有破坏，而是推进了［……］传统医学的发展。"

　　但是，把心脏机械地想象成一个泵，就意味着忽略了其中的核心难题：你如何通过细胞来构建一种泵呢？毕竟泵是一种高度协调的机器。它需要借助信号来扩张与压缩。它需要阀门来确保液体不会倒流。它需要一种机制来确保收缩的泵囊不会无目的或无方向地摇摆。一个功能失调的泵与一个摇摇晃晃的气球没有什么不同。

　　亚历克西·卡雷尔是一位在纽约洛克菲勒研究所工作的法国科学家。[1]1912 年 1 月 17 日，他从一只 18 天大的鸡胚心脏上切下一小块组织，然后将其置于液体培养基中进行培养。[10] 他记录道："这块组织碎片在最初的几天里有规律地跳动并且扩张生长。在第一次洗涤后［……］培养物再次迅速扩张生长。"[11] 卡雷尔将一部分组织取出并再次培养，他发现它仍然能够有规律地跳动：同年 3 月，即把组织从鸡胚心脏中取出将近 3 个月后，"它［仍然］以每分钟 60 ～ 84 次的速度跳动［……］"。最终，"在 3 月 12 日，这块组织碎片的跳动出现紊乱，它连续跳动了 3 ～ 4 次，然后停止了大约 20 秒"。在大约 3 个月的时间里，培养皿中的这块鸡胚心脏组织已经产生了大约 900 万次心跳。

　　卡雷尔的实验被广泛认为是器官可以在体外生存并发挥功能的证据，但它也提出了一个同样重要的观点：在体外培养的心脏细胞具有自主进行节律跳动的能力。细胞本身的某些特性使它们能够进行"泵样"的协调脉动。同年，哈佛大学的生理学家波特[2]证明，切断狗心脏的神经不会影响心室自主搏动，这是对卡雷尔在培养皿中所做实验的"活体"演示。[12]

　　心脏细胞的协调脉动引起了生理学家的极大兴趣。19 世纪 80 年代，德国生物学家弗里德里希·比德尔[3]指出，心脏细胞"通过分支与

---

1　亚历克西·卡雷尔（Alexis Carrel，1873 年 6 月 28 日—1944 年 11 月 5 日）是一位法国医生与生物学家。1912 年，他因在血管缝合技术领域的贡献获得诺贝尔生理学或医学奖。
2　威廉·汤森·波特（William Townsend Porter，1862 年 9 月 24 日—1949 年 2 月 12 日）是一位美国内科医生、生理学家与医学教育家，他的大部分职业生涯都在哈佛大学医学院度过。
3　弗里德里希·比德尔（Friedrich Bidder，1810 年 11 月 9 日—1894 年 8 月 27 日）是一位德国生理学家与解剖学家。

相互联系，形成一种连续体系统"。[13]它们形成了一种类似联盟的结构，就像是由细胞组成的公民团体。它们的收缩力似乎源自其相互依存与归属。

　　但这种收缩力是如何产生的呢？20世纪40年代，出生于匈牙利的生理学家圣捷尔吉·阿尔伯特[1]，开始研究细胞如何获得收缩与舒张的能力。[14]那时，他自己已经成为同辈人中最杰出的生理学家之一：他因发现维生素C而获得诺贝尔奖，并且研究了细胞如何产生能量。我们对线粒体反应产生能量分子的了解大多来自他的工作。他是一个信念坚定且求知若渴的人。圣捷尔吉在第一次世界大战期间被征入医疗队，由于他厌恶屠杀，对战争感到幻灭，因此他朝自己的手臂开枪，并声称是被敌军炮火所伤，从而得以继续他的科学与医学研究。他频繁地在不同的大学、实验室和城市间迁移，包括布拉格、柏林、剑桥与马萨诸塞州的伍兹霍尔，他研究细胞呼吸的生物化学、体内酸碱平衡的生理学，以及生命所必需的维生素与生物化学反应。

　　到了20世纪40年代，他那充满无限好奇的头脑已经转向了对心肌的研究。他关注的问题对于理解心脏功能至关重要：心脏的泵送力是如何产生的？圣捷尔吉的研究始于菲尔绍的理念：如果一个器官能够收缩与扩张，那么其细胞也必然能够收缩与扩张。圣捷尔吉思索道，在每一个肌肉细胞内部，必定存在一些或一组特化分子，它们能够产生一种定向力，从而缩短细胞并使其收缩。他写道："为了创造一个能够进行收缩的系统，自然界必须使用细长的蛋白质颗粒。"那时，其中一种"细长的蛋白质"已经被确认。他写道："自然界用来构建收缩物质的线状、纤细蛋白质颗粒就是'肌球蛋白'。"[15]

　　但这种细长的蛋白质只相当于一根绳索。如果能够把这根绳索系在细胞的两端，你就开始拥有构成收缩装置的基本元件。然而这个绳

---

1　圣捷尔吉·阿尔伯特（Albert Szent-Györgyi，1893年9月16日—1986年10月22日）是一位匈牙利生物化学家，1937年获得诺贝尔生理学或医学奖。

索系统是如何被拉紧与放松的呢？圣捷尔吉及其同事发现，肌球蛋白纤维与另一种细长纤维组成的致密网状结构紧密相连，而那些纤维主要由一种叫作肌动蛋白的蛋白质组成。总之，肌肉细胞内存在肌动蛋白与肌球蛋白两种相互连接的纤维系统。

　　肌肉细胞收缩的关键在于这两种纤维相互滑动，而肌动蛋白与肌球蛋白就像是两套绳索网络。当细胞受到刺激收缩时，部分肌球蛋白纤维会与肌动蛋白纤维上的位点结合，仿佛手从一根绳索上松开去抓住另一根绳索一样。接着肌球蛋白与肌动蛋白解离，前往下一个位点结合，就像悬挂在绳索上的人用手抓住并拉动另一根绳索。抓紧、拉动、松开、抓紧、拉动、松开。

　　每个肌肉细胞都有成千上万条这样排列的绳索，其中的肌动蛋白束与肌球蛋白束呈平行分布。[1] 当这些并排的绳索开始相互滑动，重复抓紧、拉动、松开的过程时，细胞边缘就会受到牵引产生收缩。这个过程当然需要消耗能量，而每个心脏细胞与肌肉细胞都充满了线粒体，可为两种纤维滑动提供所需的能量（顺便提一下：这个系统的一个特殊之处在于，消耗能量的不是两种纤维的结合，而是肌球蛋白释放肌动蛋白的过程。当生物体死亡，能量来源中断时，这些肌肉纤维将无法解离，永久陷入持续的收缩状态。每块肌肉中的细胞绳索都会绷紧。身体收缩成死亡的僵硬状态，我们将这种现象称为尸僵）。


　　但以上这段话只是描述了一个细胞的收缩过程。为了使心脏能够作为一个器官发挥作用，所有细胞都必须按照协调的顺序进行收缩。而这正是比德尔的观察变得关键的地方，他认为心肌细胞似乎构成了一种"连续体"。20 世纪 50 年代，显微镜学家发现心脏细胞通过名为间隙连接的微小分子通道相互连接。换句话说，各个细胞天生就能与

---

1　人体有三种基本类型的肌肉细胞：心肌，这是本章的主要内容；骨骼肌，可以根据指令移动手臂的那类肌肉；以及平滑肌，那种不受意志控制，但稳定运动的肌肉类型，例如让肠道中的液体保持移动的肌肉。这三种肌肉都使用肌动蛋白／肌球蛋白系统的变体，以及少量其他蛋白质来实现肌肉收缩。——作者注

相邻细胞进行通信。尽管数量众多，但是它们步调一致。收缩刺激在一个细胞中产生后，会自动传到相邻细胞，使这些细胞产生刺激，最终使全部细胞协同收缩。

这种"刺激"是什么？它是离子（主要是钙离子）通过心脏细胞膜上特殊通道进出细胞的运动。在静止状态下，心脏细胞中的钙离子水平较低。当它受到刺激收缩时，钙离子会涌入心脏细胞，然后引发收缩。钙离子的进入是一种自我增强的循环：它的进入会释放更多来自心脏细胞的钙，使钙离子水平急剧飙升。这些细胞之间的连接，即20世纪50年代被识别出的那些"连接"，将离子信息从一个细胞传递至另一个细胞。一个带动多个。群体产生力量。器官，即由细胞组成的连续体，从此作为整体发挥作用。

心脏还有最后两种对于其功能至关重要的细胞元件。第一，心脏房室之间有确保血液不会反流的瓣膜。心房（收集室）细胞率先收缩将血液排入心室。房室之间的瓣膜关闭时，发出拍击的声音，即第一心音：咚。此后，心室细胞以类似的协调方式收缩。心室出口的瓣膜关闭，发出第二心音：嗒。咚-嗒，咚-嗒，这是细胞齐心协力、共同努力的声音。

泵的最后一种元件是节律发生器或节拍器。生理学家发现，位于心脏中的特殊神经样细胞能产生有节律的电脉冲刺激收缩。而其他神经，就像快速传导的电线一样，将这些脉冲传遍整个心脏，首先到心房，然后到心室。一旦脉冲到达一个细胞，细胞之间的连接会确保所有细胞一起收缩。

其结果是一种奇迹般的协调。心房收缩。心室收缩。心脏的细胞形成了一个有序的公民团体。心肌中的每个细胞都保持着自己的身份。但是由于每个细胞均与相邻细胞紧密相连，因此心脏收缩在脉冲到来时表现得井然有序。心脏在接受脉冲刺激后不会摇摆不定，其心室会在强有力的推动下进行收缩。我们可以想象这个器官的行为几乎就像一个专注的细胞。

第十七章

# 沉思的细胞：多能的神经元

头脑——比天空更辽阔——

因为——把它们——并排放置——

一个将会容纳另一个

轻松自如——而你——就在旁边

头脑比海洋更深邃——

因为——把它们——并列比较——

一个将会吸收另一个——

仿佛海绵——水桶——那样自然

——埃米莉·狄金森，约 1862 年 [1]

如果说心脏是专注的，那么大脑就是多元的。让我们先承认一项挑战：即使用整本书也无法说清一个功能如此复杂的器官的功能，更不用说是其中一章了。

然而，让我们先从结构开始，暂且将功能搁置一边。我在医学院做解剖实验时，学生们被分成几个小组。我所在的小组总共有四名学生，分到了一个被福尔马林浸泡过的柔软人脑，这是一位四十多岁的男性留给医学的礼物，他在死于车祸前选择捐献自己的器官。拿着一个尺寸与形状和大号拳击手套相似的器官，把它想象成记忆、意识、言语、性情、感觉与情感的储存器，是一种非常奇特的感受。热爱、嫉妒、憎恨、怜悯，所有这些都曾寄托在某些神经元的缠结中。我想，我手里拿着的就是这个我永远不会知道名字或身份之人的大脑。在该器官的某个地方，存在着曾经记住他母亲脸庞的神经元。在该器官的其他地方，保存着他对车辆冲出公路前的最后记忆，以及他最喜欢歌曲的旋律。

　　从外表看，这个最不同寻常的器官异常无趣，只是一团被凹凸不平的灰质覆盖的组织。小脑位于大脑下方，其两侧脑叶大小如孩子的拳头。大脑两侧有凸起，从侧面看就像拳击手套的"拇指"。一个被切断的茎状组织块曾是它连接脊髓的地方。

　　但是，当我从侧面切开脑组织时，我仿佛打开了一个神奇的盒子。这里有似乎无穷无尽的结构，神经环路、充满液体的脑室、囊状结构、腺体与被称为核团的密集神经细胞簇。垂体是人体中少数不成对的腺体之一，它就像一颗小浆果悬挂在脑部中央。被笛卡尔认为是灵魂所在的松果体也镶嵌在此。每个腺体与核团都包含一组特殊的细胞，专门执行某种特定且通常独特的功能。这种无尽的结构阵列与细胞阵列（神经元、产生激素的细胞，以及神经胶质细胞，即支持神经功能的非神经细胞）如何最终实现大脑的深奥功能，其复杂性根本无法被一本关于细胞生物学的书完整呈现。然而，作为大脑整体最基本单元的神经元，或许是我们理解大脑的起始点。

　　在19世纪后期的数十年里，人体中最多能与最神秘的细胞甚至没有被归类为细胞。事实上，大多数显微镜学家都看不到神经元：其结构在很大程度上处于隐藏状态。1873年，在帕维亚工作的意大利生物学家卡米洛·高尔基发现，如果将硝酸银溶液加入半透明的神经元组织切片，就会发生化学反应，导致一些神经元内积聚黑色的沉淀物。[2]

在显微镜下，高尔基看到了一种蕾丝样的网状系统。他认为该系统代表了一种连续的连接，而他将其称为"网状结构"。细胞理论本身在当时还处于萌芽阶段（施旺与施莱登在 1838 年和 1839 年才提出所有生物体都是细胞的集合），而高尔基想知道整个神经系统是不是一种"细胞附属物"组成的网状结构，就像一位作者所说的那样，是一种由相互连接与彼此相邻的细胞延伸构成的"复杂缠结"。[3] 这是一个匪夷所思的理论：在高尔基的设想中，整个神经系统就像是一张由大脑发出的细长延伸物组成的渔网。

　　然而，一位来自西班牙的叛逆年轻病理学家挑战了高尔基的理论。圣地亚哥·拉蒙-卡哈尔[1]擅长体操、田径，还是狂热的绘图家。一位传记作者将他的性格特点描述为"害羞、孤僻、神秘、莽撞"。[4] 卡哈尔的父亲是解剖学教师，他会按照维萨里的传统，带着年幼的儿子去镇上的墓地解剖标本。[5] 卡哈尔自幼就以其精心设计的恶作剧而闻名。他创作的第一本"书"的内容是弹弓制造，可以说融合了他对精确的热爱与对权威的蔑视。他酷爱绘画，对各种形式的自然物体都充满兴趣，例如鸟蛋、鸟巢、树叶、骨骼、生物标本与解剖结构等，他会把它们都画在笔记本上。他后来将这种绘画习惯称为"不可抗拒的狂热"。[6] 卡哈尔曾在萨拉戈萨的医学院就读，最终搬到了巴伦西亚，他在那里被任命为解剖学与病理学教师。他在马德里偶遇了一位刚从巴黎回来的朋友，而这位同道恰好在巴黎学习了高尔基染色法。

　　许多科学家曾尝试重复高尔基的染色法，但这是一种反复无常且难以预测的反应，通常只会留下一团被染成黑色的组织。当染色起效时，它通常会照亮，或者更确切地说是勾勒出密集的网状结构，这种结构曾让高尔基把神经系统想象成由连续线条组成的复杂结构。但卡哈尔的天赋在于持续对这种方法进行完善，他再次将精确与对既往权

---

1　圣地亚哥·拉蒙-卡哈尔（Santiago Ramón y Cajal，1852 年 5 月 1 日—1934 年 10 月 17 日）是一位西班牙病理学家、组织学家与神经学家。他对大脑微观结构进行了研究，这使他成为现代神经科学的先驱。

威的蔑视结合起来。他将硝酸盐滴定至精确的稀释度，将组织精确地切割成极薄的切片，并使用最精密的显微镜来观察被"黑色反应"染色的神经元。卡哈尔看到的是一种与高尔基所见大相径庭的细胞结构。神经系统中没有缠结的"网状结构"，也没有杂乱无章的细长延伸部分。相反，这里存在着独立的神经元细胞，它们拥有复杂精细的解剖结构，可以连接其他独立的神经元细胞。

他用黑色墨水手绘出它们的草图，创造了科学史上最美丽的画作之一。有些神经元就像枝叶茂盛的树木，上面有许多密密麻麻的分支，中间是金字塔形的细胞体，下面是类似于茎的延伸结构。有些神经元呈星形，有些像九头蛇。有些具有纤细的多指状延伸。有些形态非常紧凑，有些从大脑表面延伸到更深处。

然而，卡哈尔发现，尽管它们有着深不可测的多样性，但是神经元往往存在共同的特征。它们拥有一个细胞体，也叫作胞体，从这里通常会长出数十、数百，甚至成千上万个被称为树突的分支状突起。它们拥有一条输出通道，也就是"轴突"，向邻近细胞延伸。值得注意的是，神经元的轴突，即它的输出点，与其他神经元之间存在一种最终被称为"突触"的间隙。没错，虽然神经系统彼此相连，但"线路"是由细胞至细胞的连接组成的，它们之间存在间隙。

卡哈尔利用这些既柔美又精准的画作，提出了一种关于神经系统结构的理论。他认为信息在神经中是单向传递的。树突，也就是他想象中从神经元胞体伸出的突起"接收"脉冲。然后脉冲穿过神经元胞体，依次通过轴突以及突触，传递至下一个神经细胞。而下一个细胞也会重复该过程：其树突接收脉冲，将它传递至胞体，接着脉冲沿着轴突输出到下一个细胞。以此类推，无穷无尽。

因此，神经传导的过程就是脉冲在细胞之间的运动。既没有高尔基提出的那种单一的网状"细胞附属物"，也没有像心脏那样由公民细胞组成的合胞体。相反，神经细胞彼此存在"交流"，它们接受输入（通过树突）并产生输出（通过轴突）。正是这种细胞的交流，或者更确切地说是细胞间交流，产生了神经系统的深层特性：知觉、感觉、意识、记忆、思维与情感。

1906 年，卡哈尔与高尔基因阐明神经系统结构而共同获得诺贝尔奖。[7]这或许是诺贝尔奖历史上最奇特的奖项之一，因为它更像是一种停战协定而非学术奖励。卡哈尔与高尔基关于神经系统结构的理念截然相反。随着时间推移与更强大显微镜的发明，卡哈尔关于独立神经元彼此通信，以及脉冲在细胞之间定向传递的理论将被证明是正确的。神经系统由纤维与回路组成，但这些"纤维"并非连续的网状结构，而是有能力收集信息并将其传递给另一组神经元的独立细胞。

卡哈尔留给我们的遗产之一是，他从未做过一项细胞生物学实验，或者至少没有做过传统意义上的实验。看到他绘制的神经元画作，就会意识到仅仅通过观察就可以获益匪浅。[8]这会让人想起达·芬奇或维萨里等把绘画视为思考的人物：敏锐的观察者与绘画者能像实验干预者一样提出科学理论。卡哈尔勾勒出他所看到的内容，他对神经系统"运作方式"的理解完全源自绘制细胞并得出结论的过程。甚至就连"得出结论"（draw a conclusion）这个短语，也揭示了思考与绘画之间的联系："绘画"不仅是为了展示，也是为了探索实质，并且发现真理。正是卡哈尔那种"不可抗拒的狂热"，即对描绘事实与揭示真理的热情，为神经科学奠定了基础。

让我们暂时回到卡哈尔关于神经元的概念：它是一个独立的细胞，能够向另一个细胞传递脉冲或信息。信息是什么，信使又是谁？

几个世纪以来，科学家们一直认为神经是类似于管道的中空导管，一些通过它们流动的液体或空气（气息）携带着信息波，从一个神经传递至另一个神经，然后再从神经传递至肌肉，最终使得肌肉收缩。根据所谓的"气球论"，肌肉好似一个气球，被充入气息时，它就像充满气的膀胱一样膨胀。

　　1791 年，意大利生物物理学家路易吉·伽伐尼[1]用一项改变了神经科学进程的实验反驳了"气球论"。据传说，他的助手在用手术刀解剖一只死青蛙时不小心碰到了神经。[9]附近的电火花接触到了手术刀，然后死去动物的肌肉发生抽搐，仿佛它又活过来了一样。

　　惊讶之余，伽伐尼又用几种不同的方法重复了这项实验。他用一根临时制作的导线将青蛙腿与其脊髓连接，其中一段导线为铁制，而另一段为铜制。当他使这两段导线接触时，电流会通过电极产生火花，再次导致青蛙腿发生抽搐。（伽伐尼认为，从脊髓到肌肉的电流由动物本身产生，而他把这种现象称为动物电。他的同事亚历山德罗·伏特[2]对其实验非常着迷，伏特后来发现电的真正来源不是动物本身，而是浸泡在死青蛙体液中两种金属之间的部分接触。后来，伏特利用该想法设计出了最早的原始电池。）

　　伽伐尼一生中大部分时间都在探索"动物电"，他认为这种独特的生物能是其最激动人心的发现。但是伽伐尼的主要发现被证明适用范围非常有限。除了电鳗与电鳐之外，大多数动物并不释放生物电。而伽伐尼的次要发现却被证明具有革命性意义。这个观点是，神经与神经、神经与肌肉之间传递的信号不是空气而是电流，也就是带电离子的流入与流出。

　　1939 年，刚从英国剑桥大学本科毕业的艾伦·霍奇金[3]，受邀与生理学家安德鲁·赫胥黎[4]一起在普利茅斯的海洋生物协会研究神经传导。[10]实验室是一座位于城堡山上的大型砖砌建筑，其走廊上吹拂着令人心

---

1　路易吉·伽伐尼（Luigi Galvani，1737 年 9 月 9 日—1798 年 12 月 4 日）是一位意大利内科医生、物理学家、生物学家与哲学家。

2　亚历山德罗·伏特（Alessandro Volta，1745 年 2 月 18 日—1827 年 3 月 5 日）是一位意大利物理学家与化学家，被认为是电池的发明者与甲烷的发现者。

3　艾伦·霍奇金（Alan Hodgkin，1914 年 2 月 5 日—1998 年 12 月 20 日）是一位英国生理学家与生物物理学家。他与安德鲁·赫胥黎和约翰·埃克尔斯共同获得了 1963 年诺贝尔生理学或医学奖。

4　安德鲁·赫胥黎（Andrew Huxley，1917 年 11 月 22 日—2012 年 5 月 30 日）是一位英国生理学家与生物物理学家。他出生于显赫的赫胥黎家族，是著名生物学家托马斯·亨利·赫胥黎的孙子，作家阿道司·赫胥黎同父异母的兄弟。

旷神怡的海风。实验室所在的地理位置非常关键。从俯瞰普利茅斯湾的海景窗户中，研究人员可以看到渔船上的捕捞物。在所有从海里捞上来的东西中，有一样对于他们来说最为珍贵，那就是鱿鱼。恰好，鱿鱼的神经元在动物界中属于最大的那一类，是卡哈尔在其笔记本中绘制的一些纤细微小神经元的近百倍。

霍奇金已经在伍兹霍尔的海洋生物实验室学会了如何解剖出鱿鱼的神经元。这个二人组合使用比针尖还要锐利的微小银电极穿刺细胞。他们学会了发送脉冲并记录输出，以及监听单个神经元的"交流"。

1939 年 9 月，就在霍奇金与赫胥黎记录轴突的脉冲时，纳粹入侵波兰，将欧洲大陆推入了战火。这两位科学家完成了自己对电传导的首次记录，匆匆忙忙地将论文提交给《自然》杂志。[11]这是一项与众不同的研究，文章内容仅有两张图表，其中一张展示了实验装置，包括鱿鱼轴突与插入其中的一小段银丝。

然而，真正令人叹为观止的是第二张图表。他们看到先是一个小型电脉冲（迷你波）到来，随后是一大波带电离子进入神经元。随着波峰消退与下降，系统被复位至正常状态。当他们一次又一次刺激轴突时，他们看到同样的电荷峰值上升，然后又恢复到正常状态。他们由此观察到了神经之间传导信号的动态过程。

战争使霍奇金与赫胥黎的合作中断了近 7 年。霍奇金作为技术工程师，被派去为飞行员制造氧气面罩与雷达；而赫胥黎作为数学家，被派去使用方程式来提高机枪的精度。1945 年，战争结束后不久，他们在普利茅斯恢复了自己的工作，继续搜寻鱿鱼并深入研究神经系统，以寻找更准确的方法来测量进入神经元的电荷流，最终建立了描述离子进入神经细胞的运动的数学模型。

将近 70 年后，神经科学家们仍在使用霍奇金与赫胥黎的方程式及其实验方法来理解神经系统。神经元"交流"方式的大致轮廓现在已经被厘清。或许我们可以把卡哈尔的一幅画当成模板来阐明信号在神经中的传递过程。首先，假设神经处于"静息"状态。在静息状态下，神经元的内环境含有高浓度的钾离子与极少量的钠离子。将钠离子排出神经元内部对维持静息电位至关重要；我们可以将这些钠离子想象为城堡外的人群，他们被拦在城墙外不断拍打大门试图进入。自然化学平衡会驱动钠离子流入神经元。在静息状态下，细胞会主动阻止钠离子进入，并且利用能量将钠离子排出。其最终的结果是静息的神经元带有负电荷，就像霍奇金与赫胥黎在 1939 年的原始实验中所发现的那样。

现在让我们将注意力转向树突，即卡哈尔绘制的多分支结构。树突是神经元内"输入"信号的起点。当一种刺激，通常是一种被称为"神经递质"的化学物质，到达其中一个树突时，它会与膜上的同源受体结合。而正是从这时起，神经传导的级联开始了。

这种化学物质与受体的结合会导致细胞膜上的通道开放。城堡的大门被推开，钠离子涌入细胞。随着更多的离子涌入，神经元的净电荷发生变化：每次离子流入都会产生一个小型正脉冲。随着越来越多的递质结合，以及更多这样的通道开放，脉冲的振幅也在逐步增加。累积的电荷沿着胞体传播。

现在想象一下，入侵的离子大军，也就是一股电荷（实际上确实如此），沿着树突向神经元的细胞体（胞体）行进，并到达一个名为"轴丘"的神经元枢纽点。正是在这里，支持神经传导的关键生物循环启动了。如果到达轴丘的脉冲超过设定的阈值，那么离子就会开始一个自我强化的循环。而离子也将刺激轴突开放更多的通道。在生物学中，当一种化学物质刺激释放相同的化学物质时，离子就会启动一个持续递增的正反馈回路。离子敏感的离子通道是轴突传导的关键：这些通道具有自我传播的特点，仿佛是一个不断扩大的群体，砸开更多通往城堡的大门，让越来越多的同伴进入。更多的钠离子经过通道涌入，而钾离子，即另一种离子则涌出。

这个过程不断放大：入侵的离子大军打开了更多的大门，更多的钠离子涌入。随着越来越多的通道被打开，钾离子在钠离子潮水般涌入的同时流出，产生了霍奇金与赫胥黎在 1939 年首次观察到的强烈正电冲动。轴突的净电荷由负转为强正。传导的级联一旦触发，就势不可当：它沿着轴突不断地扩展。[1] 这个过程具有自我传播的特点。一组通道开放与关闭，就会产生一个电冲动。第一个电冲动打开了神经元下方几微米处的另一组通道，在距离稍远的地方产生了第二个电冲动，然后再往下几微米产生第三个电冲动，以此类推，直到脉冲到达轴突的末端。[2]

然而，一旦电冲动通过神经元，就需要重新恢复平衡。随着细胞完成电冲动，离子通道开始关闭。神经元开始复位，将钠泵出并将钾泵入，恢复它们之间的平衡，最终返回其静息下的负电荷状态。

如果你仔细凝视卡哈尔画作中曲折深邃的部分，那么你可能会发现另一个不同寻常的特征。在他切割与绘制的最薄的切片以及最精致的素描中，那些神经元之间并不存在相互重叠。在一个神经元的末端［其脉冲终止的地方（在其轴突的末端）］与下一个神经元的始段之间存在微小的间隙，而后者是触发第二个脉冲的地方（在其树状树突的始段）。

让我们再仔细观察一下，例如看看下页插图中标记为"g"的部分的细节。标记一个神经元末端的突触小体几乎触碰到下一个神经元的树突。但是它们并没有完全接触。诗人凯·瑞安 [3] 曾写道，"留白需要勇气" [12]，而卡哈尔，这位绘图师兼科学家，绝不是胆小怕事之人。这个留白空隙的大小为 20 ～ 40 纳米，非常小，几乎可以忽略不计。或许它是显微镜或染色的产物。但就像中国画中的留白一样，那个空隙可能代表着整幅画作中最重要的元素，甚至可以说是全部神经系统生

---

1　这种神经元内部的传导机制，即钠通道开放与钠离子涌入，并非适用于所有神经元。一些神经元使用其他离子，例如钙离子，作为它们传导信号的机制。——作者注
2　大多数神经元都包裹着一层类似于电线周围塑料绝缘层的鞘。沿轴突走行的绝缘鞘每隔几微米就会中断一次。神经元膜的这些"裸露"部分是离子通道的所在地。电冲动就是在这些地方产生的。然后，电冲动沿着神经元移动几微米到达下一个"裸露"部位，并在那里产生下一个电冲动。——作者注
3　凯·瑞安（Kay Ryan，生于 1945 年 9 月 21 日）是一位美国诗人与教育家。她是第 16 届美国桂冠诗人，麦克阿瑟奖与普利策奖获得者。

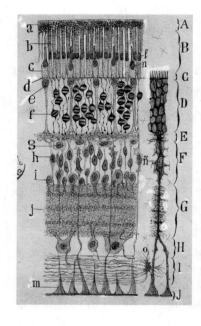

这是圣地亚哥·拉蒙-卡哈尔的一幅画作,展现了视网膜切片中不同层次的神经元细胞。请注意一些神经元以突触小体结束(例如,在标记为"F"的层次中),而这种结构是突触的一部分。还要注意的是,轴突的末端通常不与树突(下一个神经元的精细过程)发生物理接触。这个空白间隙代表突触,后来人们发现其中携带着可以激活或抑制下一神经元的化学信号(神经递质)。这些空白间隙及其与下一个神经元树突分支的毗邻关系,在标记为"f"的神经元中尤为明显。

理学的核心。这立即引发了为何存在此类留白这个问题:如果按照安装一盒电线的方式来搭建神经系统,那么哪个愚蠢的电工会在电线之间留下空隙呢?但卡哈尔确切地绘制出自己所见,也就是观察之马引导着理论之车。而正像这段历史中的许多事情一样,人们正是通过观察才开始质疑。

霍奇金与赫胥黎所描述的神经冲动穿过神经后,如何传递到下一个神经? 20世纪40年代与50年代,著名神经生理学家约翰·埃克尔斯[1]在神经递质领域占据主导地位,他强烈主张信号传递的唯一手段就是电信号。埃克尔斯认为,神经元是电导体,即"电线",那么电线在传递信号时怎么会使用电脉冲之外的方式呢?谁曾听说一种布线方法可以改变电线之间的传输模式?在1949年出版的一本教科书中,埃

---

1　约翰·埃克尔斯(John Eccles, 1903年1月27日—1997年5月2日)是一位澳大利亚神经生理学家。他于1963年因在神经细胞膜的周围和中心部分发现与兴奋和抑制相关的离子机制而获得诺贝尔生理学或医学奖。

克尔斯的同事、另一位生理学家约翰·富尔顿[1]写道："化学介质在神经末梢释放并作用于另一个［神经元］或肌肉的想法在许多方面不能令人满意。"[13]

在科学中，可能有必要区分两大类问题。第一类问题，我们可称其为"沙暴中的眼睛"，指的是在某个领域存在极大的混乱，以至于无法看清任何模式或路线图。无论你往哪里看，都是漫天的沙尘，因此你需要一种全新的思维途径。量子理论就是一个很好的案例。20世纪初，随着原子与亚原子世界被发现，牛顿物理学的启发性原理已经无法提供充分的解释，关于这个原子／亚原子世界，需要进行范式转变以走出沙暴。

第二类问题是上一类的对立面，我们可称其为"眼睛里的沙子"。一切都看似非常合乎逻辑，除了一个与美好的理论格格不入的丑陋事实。这让科学家就像眼睛进了沙子一样恼火，她问自己，为什么，为什么，这个令人不快的矛盾事实为什么不能消失？

20世纪20年代与30年代，对于英国神经生理学家亨利·戴尔与他的终身同事奥托·勒维[2]来说，神经元之间的间隙这个问题已经变成了眼睛里的沙子。[14]是的，他们同意神经元之间的传输是通过电脉冲完成的，霍奇金与赫胥黎通过监听神经元脉冲看到的信号无可争辩。如果我们将神经元之间的连接比作一盒电线，那么又该如何解释神经元之间的间隙呢？

戴尔的经历在他的时代显得与众不同，他在剑桥大学接受了医学培训，接着在法兰克福的埃尔利希实验室工作了一小段时间，他起初

---

1　约翰·富尔顿（John Fulton, 1899年11月1日—1960年5月29日）是一位美国神经生理学家与科学史学家。

2　亨利·哈利特·戴尔（Henry Hallett Dale, 1875年6月9日—1968年7月23日）是一位英国药理学家与生理学家。由于发现了与神经冲动化学传递相关的机制，他与奥托·勒维一起获得1936年的诺贝尔生理学或医学奖。
　　奥托·勒维（Otto Loewi, 1873年6月3日—1961年12月25日）是一位德国出生的美国药理学家与心理生物学家，他发现了乙酰胆碱作为内源性神经递质的作用。

离开了自己认为难有建树的学术职位，然后在英格兰的惠康实验室担任药理学家。[15] 在那里，他以约翰·兰利和沃尔特·狄克逊[1]的工作为基础，开始分离对神经系统有深远影响的化学物质。有些化学物质，例如乙酰胆碱，注入猫体内后会使其心率减慢。而另一些化学物质则可以加速心脏跳动。还有一些可以作为肌肉神经细胞活动的兴奋剂。1914 年，戴尔成为位于伦敦郊外米尔希尔的英国国家医学研究所所长。戴尔谨慎地推测，这些化学物质是神经元之间或神经元与其支配的肌肉细胞之间的信息"传递者"。他们给猫注入的物质刚好能够刺激支配心脏的神经，从而引起心跳减缓与心跳加速的活动。接着这些化学物质又重启了下一次电脉冲。戴尔一直在反复思考这个观点。除了电流之外，化学物质也可将脉冲从神经传递至肌肉，甚至可能从神经传递至神经。

在奥地利的格拉茨，另一位神经生理学家奥托·勒维也认同化学神经递质的概念。[16] 在两次世界大战之间的短暂和平时期，1920 年复活节前夜，他梦到了一项实验。勒维几乎不记得这个梦的具体内容，但或许它涉及青蛙的肌肉与神经。他写道："我醒了，打开灯，在一小张薄纸上草草写下几句。然后我又睡着了。早上 6 点，我突然想起自己夜里写下了一些重要的东西，但是我无法辨认这些潦草的字迹。第二天凌晨 3 点，这个想法又出现了。这是一份实验设计方案，可用以确定我 17 年前提出的化学传递假说是否成立。我立即起床，来到实验室，根据夜间的设想在青蛙心脏上做了一个简单的实验。"[17]

复活节的凌晨三点多，勒维跑到他的实验室。首先，他切断了一只青蛙的迷走神经，从而将其与心跳的主要驱动因素之一隔离开。由于迷走神经会发出减缓心跳的脉冲，因此，正如预期的那样，缺乏迷走神经控制的青蛙出现了心跳加速。然后，他刺激了第二只青蛙的完

---

1    约翰·纽波特·兰利（John Newport Langley，1852 年 11 月 2 日—1925 年 11 月 5 日）是一位英国生理学家。他在神经系统与分泌方面有重大发现。
    沃尔特·欧内斯特·狄克逊（Walter Ernest Dixon，1871 年 6 月 2 日—1931 年 8 月 16 日）是一位英国药理学家与英国皇家学会会员。

整迷走神经，使青蛙心跳变慢。而这也是预料之中的事情：刺激抑制性神经，心跳就应该减缓。

但在受刺激的完整迷走神经中，是什么因素引起了心跳减缓呢？如果它是电脉冲，就像埃克尔斯坚决主张的那样，它按理无法在神经元之间传递（电离子在传递过程中会扩散与稀释）。这项实验的关键在于传递过程：当勒维收集从受刺激的迷走神经中产生的化学物质（"灌注液"），并将其转移至心跳加速的第一只青蛙的心脏时，那只青蛙的心跳也会减缓。由于他已经切断了神经，因此改变心跳速度的因素不可能来自青蛙自身的迷走神经，而只可能来自灌注液。

简而言之，从迷走神经释放出的某些化学物质（而非电脉冲），可以从一只动物转移到另一只动物以控制后者心脏的跳动速率。这种化学物质是一种神经递质，后来被确认为亨利·戴尔鉴定出来的乙酰胆碱。

到了 20 世纪 40 年代末期，随着越来越多的证据支持戴尔与勒维的假说，就连埃克尔斯也被说服了。1936 年获得诺贝尔奖的戴尔与勒维写道，埃克尔斯的皈依就像"扫罗在通往大马士革之路上转变信仰，当时'突然有光照耀且鳞片从他的眼中脱落'[1]"。[18]

我们现在知道，神经元释放的化学物质，也就是神经递质，被储存在轴突末端的囊泡（膜囊）中。一旦电脉冲到达轴突末端，这些囊泡就会通过释放它们的载荷对其到来做出反应。这些化学物质穿过相邻细胞的间隙，即突触，接着重新开始刺激过程。它们与下一个神经元树突上的受体结合后打开离子通道，并在第二个（受体）神经元中重新启动脉冲。[2] 如今信号传递至第三个细胞。一个喋喋不休、深思熟虑的神经元

---

1　出自《圣经·使徒行传》第 9 章。
2　动物体内确实有少数神经元通过电刺激在彼此之间传递脉冲。[19] 这些神经元并不释放神经递质，而是通过被称为间隙连接的专门孔道直接电连接在一起，其功能类似于心脏细胞中的连接孔道。这种神经元之间的距离更近，甚至化学突触比其大十倍。虽然存在"电突触"，但是它们相当罕见。它们的优势主要在于速度，电流能够迅速在细胞之间传递，因此它们经常出现在速度至关重要的细胞回路中。例如，海蛞蝓（或者更专业地说，海兔）在逃跑反应中利用电路喷射墨汁以躲避捕食者。——作者注

已经在与下一个神经元"交流"。神经元的两种复调旋律就像交织在一起的儿童歌谣：电脉冲、化学物质、电脉冲、化学物质、电脉冲。

这种通信形式的一个关键特征是，突触不仅能够激发神经元放电（例如上面的例子），而且它还可能是一种抑制性突触，使下一个神经元不太容易被激发。单一神经元可以接受来自其他神经元的兴奋性输入与抑制性输入。它的工作是"整合"这些输入。正是这些兴奋性与抑制性输入的总和决定了神经元是否放电。

我已经勾勒出神经元运作的大致轮廓，以及这种功能与大脑建构的关系。但这只是最简单的草图。在人体的所有细胞中，神经元或许是最微妙与最神奇的所在。这个简化的原则是：我们应该把神经元想象成主动的整合器，而非被动的"电线"。[1]一旦把每个神经元看作一个主动的整成器，你就可以想象利用这些活跃的连接构建非常复杂的回路。你或许会推测，这些复杂回路可能是构建更复杂计算模块的基础，那些模块可以支持记忆、意识、情感、思维与感觉。[20]这种计算模块的集合可以聚合成人体中最复杂的机器。这台机器就是人类大脑。

生物学家爱德华·威尔逊[2]曾经建议："如果一个学科［……］散发出迷人的光环，如果其从业人员是拥有大笔资助的获奖者，那么就

---

1　这里提出了一个哲学与生物学问题：为什么神经元回路不完全采用电信号传递？为什么不按照埃克尔斯的想法建立一个简单传导电流的布线系统，而是选择一个不断在电信号与化学信号之间循环的系统呢？答案或许（一如既往地）在于进化与神经回路的发育。神经回路不仅仅是一条将信号从大脑传输到身体其他部位的电线。正如我在上面写的那样，它是一个生理学的"整合器"。有时心跳可能需要加速或减缓。或者在一个更复杂的领域：情绪或动机可能需要上下调节。如果神经元回路被禁锢在一个电路系统的"密闭盒子"中，那么将它们与身体其他部分的生理学机能整合将非常烦琐，而且可能根本无法实现。此外，除了整合之外，化学突触还有"增益"或放大信号及减弱信号的能力，这些现象使它们更适合构建适应神经系统复杂性所需的回路。想象一下你的笔记本电脑：一个内部遍布电路系统的密闭盒子。笔记本电脑无法"知道"你什么时候感到沮丧或烦躁，什么时候需要加快工作速度，或什么时候需要减缓速度；它是由电路系统与回路组成的盒子，与你的情绪或精神状态间没有突触。器官不可能被密封在盒子里。信号在神经元、激素与血液及其他神经元携带的神经递质之间传递时，必须能够与其他信号交叉以修改和调节其功能，从而整合神经元与身体其他部分的生理功能。而可溶性化学介质就是一个理想的解决方案。它可以加快或减缓电路的活动。这就是一台反应灵敏与功能复杂的"智能"笔记本电脑：告诉你它心情不好，它可以给你反馈，阻止你发送那些之后会后悔的愤怒电子邮件；给它一个截止日期，它就会加快速度。——作者注

2　爱德华·奥斯本·威尔逊（Edward Osborne Wilson，1929 年 6 月 10 日—2021 年 12 月 26 日）是一位美国昆虫学家、博物学家与生物学家。他以对生态学、进化生物学与社会生物学的研究而闻名，被誉为"社会生物学之父"和"生物多样性之父"。

远离这个学科。"[21] 对于探索大脑的细胞生物学家来说，神经元是如此迷人，如此神秘莫测，如此难以捉摸，如此功能繁多，形态如此千变万化，以至于神经元几乎掩盖了一直潜伏在它周围的伴随细胞。这种细胞就是神经胶质细胞，或称胶质细胞，它就像电影明星的助手，永远受困于名人的阴影。甚至它源自希腊文中"胶水"一词的名称 glia，也标志着一个世纪以来的疏忽：胶质细胞被认为只是将神经元粘在一起的胶水。20 世纪初卡哈尔在大脑切片中描述了它们之后，一小群执着的神经科学家就开始研究这些细胞。而其他人则认为其无关紧要，它们不是大脑的实质，只是大脑的填充物。

胶质细胞遍布整个神经系统，其数量与神经元大致相同。[22] 有一段时间，它们的数量被认为是神经元的 10 倍，这助长了"大脑填充物"的假说。与神经元不同的是，胶质细胞不产生电脉冲，但与神经元一样的是，它们在结构与功能上极其多样。[23] 有些胶质细胞具有富含脂肪的分支状突起，它们将自己包裹在神经元周围形成鞘。这些包裹物被称为髓鞘，它们就像包裹电线的塑料一样为神经元提供电绝缘。有些胶质细胞是游荡者与清道夫，专门清除大脑中的碎片与死细胞。还有一些为大脑提供营养，或者清除神经元突触中的递质，以重置神经元信号。

胶质细胞从神经科学的幕后走上研究的中心舞台，标志着神经系统细胞生物学中一次举足轻重的飞跃。几年前，我去哈佛大学贝丝·史蒂文斯[1]的实验室拜访，她在胶质细胞研究领域已经有十余年的从业经历。与历史上的许多神经生物学家一样，史蒂文斯也是通过神经元找到了研究胶质细胞的方法。2004 年，史蒂文斯开始在斯坦福大学担任博士后研究员，研究眼睛中神经回路的形成。

眼睛与大脑之间的神经连接早在出生前就已经形成，这建立了允

---

1　贝丝·史蒂文斯（Beth Stevens，生于 1970 年）是美国哈佛医学院神经学系与波士顿儿童医院神经生物学中心的副教授。

许婴儿在刚脱离子宫时就能开始感知世界的布线与回路。[24] 早在眼睑打开之前很久，即在视觉系统早期发育阶段，一波又一波自发活动从视网膜传导至大脑，犹如舞者在演出前练习动作。这些自发活动波塑造了大脑的布线，仿佛在排练它未来的回路系统，并加强与放松了神经元之间的连接。（发现这些自发活动波的神经生物学家卡拉·沙茨[1]写道："一起放电的细胞连接在一起。"[25]）这种胎儿期的热身行为，即在眼睛真正开始发挥功能之前神经连接的形成，对于视觉系统的表现至关重要。世界在被感知之前必须先梦后见。

在这个热身期间，神经细胞之间的突触（化学连接点）会大量生成，只是在后续的发育过程中会被修剪掉。为了形成突触，神经元在其轴突的末端有通常被视为微小膨大的特化结构[2]，它们这里储存了用于向下一个神经元传递信号的化学物质。突触"修剪"被认为涉及去除这些特殊结构，从而消除该部位的突触连接，类似于去除或切断两根电线之间的焊点。这是一种奇特的现象，我们的大脑建立了大量的连接，然后我们又修剪掉多余的部分。

对突触进行这种修剪的原因是一个谜，但突触修剪被认为能改善与加强"正确"的突触，同时去除脆弱与多余的突触。波士顿的一位精神科医生告诉我："它强化了一种古老的直觉。学习的秘密在于系统性地消除冗余。我们主要通过新陈代谢来成长。"[26] 我们的神经系统天生就不是一成不变的，这种解剖可塑性或许是我们思维可塑性的关键。

但是谁来对突触进行修剪呢？ 2004 年冬季，贝丝·史蒂文斯加入了斯坦福大学的神经科学家本·巴瑞斯[3]的实验室。她告诉我："当我开始在本的实验室工作时，人们对特定突触被消除的原因知之甚少。"

---

1 卡拉·沙茨（Carla Shatz，生于 1947 年）是一位美国神经生物学家。她以在大脑发育和可塑性方面的开创性研究而闻名，特别是神经回路在塑造视觉与感知的作用。
2 指的是神经元轴突末梢分支末端膨大部分形成的突触小体。
3 本·巴瑞斯（Ben Barres，1954 年 9 月 13 日—2017 年 12 月 27 日）是美国斯坦福大学的一位神经生物学家。其研究重点是神经系统中神经元与神经胶质细胞之间的相互作用。从 2008 年开始，他担任斯坦福大学医学院神经生物学系主任。他于 1997 年变性为男性，并于 2013 年成为美国国家科学院第一位公开变性的科学家。

史蒂文斯与巴瑞斯将注意力集中在视觉神经元上：因为眼睛是大脑感知世界的门户。

2007 年，他们宣布了一个惊人的成果。[27] 史蒂文斯与巴瑞斯发现，神经胶质细胞负责修剪视觉系统中的突触连接。这项发表在《细胞》杂志上的研究获得了极大的关注，但同时也引发了一系列新的问题。哪种特定的胶质细胞负责修剪？修剪的机制又是什么？第二年，史蒂文斯搬到波士顿儿童医院，建立了她自己的实验室。当我在 2015 年 3 月一个寒冷的早晨去拜访她时，实验室里热闹非凡。研究生们俯身盯着显微镜。一位坐在自己工作台上的女士，正努力将一片新鲜的人脑活检碎片捣成单个细胞，以便在组织培养瓶中对它们进行培养。

史蒂文斯身上有一种自然流露的活力：当她说话时，她的手与手指勾勒出思想的弧线，在空中完成了突触的形成与解构。她说："我们在新实验室中探讨的问题是我在斯坦福大学提出的问题的直接延续。"[28]

到了 2012 年，史蒂文斯及其学生们已经创建出研究突触修剪的实验模型，并且确定了导致这种现象的细胞。人们知道被称为小胶质细胞的特化细胞，形状类似于蜘蛛并且有许多分支，在大脑中爬行并搜寻碎片，而它们在清除病原体与细胞废物方面的作用，已经被科学界研究了数十年。但史蒂文斯还发现它们缠绕在被标记为要消除的突触周围。小胶质细胞啃噬神经元之间的突触连接并将其修剪。正如一份报道所说的那样，它们是大脑的"常驻园丁"。[29]

或许突触修剪最引人注目的特点在于，它利用了一种免疫机制来消除神经元之间的连接。免疫系统中的巨噬细胞可以吞噬（吃掉）病原体与细胞碎片。大脑中的小胶质细胞则使用一些类似的蛋白质与过程标记将被蚕食的突触，只不过，它们吞噬的不是病原体，而是参与突触连接的神经元片段。这是另一个引人入胜的再利用实例：原本用于清除体内病原体的蛋白质与途径被重整，用于微调神经元之间的连接。小胶质细胞已经进化到可以"吞噬"我们自己大脑的碎片。

"一旦我们知道小胶质细胞参与，各种各样的问题就涌现出来了，"史蒂文斯说道，"小胶质细胞是如何知道要消除哪些突触的呢？
［……］我们知道突触之间存在竞争，并且只有最强的突触会获胜。但
最弱的突触是如何被标记要接受修剪的呢？我的实验室如今正在研究
所有这些问题。"

胶质细胞对神经连接的修剪已经成为关注的焦点，而此类研究并
不只是局限在史蒂文斯的实验室里。近期的实验结果表明，胶质细胞
修剪功能障碍可能与精神分裂症有关，或者说精神分裂症是一种与修
剪异常有关的疾病。[30] 不同胶质细胞的其他功能与阿尔茨海默病、多
发性硬化症和孤独症有关。史蒂文斯告诉我："我们研究得越深，我们
发现的越多。胶质细胞似乎在神经生物学的各个方面都发挥着作用。"

我从史蒂文斯的实验室走到冰雪覆盖的波士顿街头，心中默念着
肯尼斯·科赫[1]的诗《一列火车可能会隐藏另一列火车》：

> 在一个家庭中，一个姐妹可能会隐藏另一个姐妹，
> 因此，当你求爱时，最好把她们都考虑一遍［……］
> 而在实验室里
> 一项发明可能会隐藏另一项发明，
> 一个夜晚可能会隐藏另一个夜晚，一片影子，阴影的巢穴。[31]

数十年来，神经元在细胞生物学舞台上独领风骚，以至于将胶质
细胞隐藏在其光芒背后。但当你追求科学洞见或进行发明创造时，最
好是将所有的细胞都纳入视野，不要仅仅关注那些摇曳生姿的细胞。
胶质细胞已经从阴影中走了出来。就像它的一种亚型一样，胶质细胞
像鞘一样把自身包裹起来，覆盖整个神经生物学领域。它不再是名人
的助手，而是该学科的新星。

---

1    肯尼斯·科赫（Kenneth Koch，1925 年 2 月 27 日—2002 年 7 月 6 日）是一位美国诗人与剧作家。

2017 年春季，我被自己所经历过的最严重的抑郁波浪所淹没。我特意用了"波浪"这个词：抑郁终于在我身上暴发之前，已经缓慢潜行了数月，我感觉自己好像淹没在无法摆脱或穿越的悲伤潮水中。从表面上看，我的生活似乎一切尽在掌控，但在内心深处，我却感到悲痛万分。有些日子，起床，甚至只是去门外取报纸，似乎都变得极其困难。那些简单的快乐时光，例如孩子画的趣味鲨鱼，或者一碗美味的蘑菇汤，似乎都被锁进了箱子，而钥匙被丢进了海洋深处。

为什么呢？我说不上来。或许其中部分原因是，一年前父亲去世令我难以释怀。在他去世后，我又狂热地投入工作，没有给自己留出哀悼的时间与空间。还有部分原因是要面对不可避免的衰老。我还有几年就五十岁了，凝视着深不见底的深渊。我的膝盖在跑步时疼得咯吱作响。腹股沟疝不知从哪儿冒了出来。那些我曾经能凭记忆背诵的诗歌呢？我现在只能在脑海中寻找那些消失的词语（"当我死去的时候，我听到一只苍蝇在嗡嗡作响 / 我房间里的寂静 / 就像"[1]……嗯……像……像什么？）。我逐渐变得支离破碎。我正式步入了中年。开始松弛的不是我的皮肤，而是我的大脑。我听到一只苍蝇在嗡嗡作响。

事情变得越来越糟。我选择用忽视来应对它，直到它完全达到巅峰。我就像寓言中锅里的那只青蛙，在水沸腾之前，都没有察觉到温度在逐渐上升。我开始服用抗抑郁药（这有些帮助，但效果一般），并开始看精神科医生（这有很大帮助）。然而，这场突如其来的抑郁症及其顽固的特性让我感到困惑。我所能感受到的只是作家威廉·斯泰伦[2]在《看得见的黑暗》中描述的"沉闷无趣"。[32]

---

1　出自埃米莉·狄金森的一首无题诗。
2　小威廉·克拉克·斯泰伦（William Clark Styron Jr.，1925 年 6 月 11 日—2006 年 11 月 1 日）是一位美国小说家与散文家，著有《纳特·特那的自白》《苏菲的选择》等。1985 年，他第一次患上了严重的抑郁症。从疾病中恢复过来后，斯泰伦开始撰写回忆录《看得见的黑暗》。斯泰伦的作品通常涉及人类的心理和情感问题，探索内心的痛苦、挣扎和心理疾病。他的写作风格富有深度和情感力量，被认为是现代美国文学的重要声音之一。

我给洛克菲勒大学的保罗·格林加德[1]教授打了个电话。我几年前在缅因州的一次静修会上认识了格林加德，我们互相认出对方是同行的科学家，然后在海风吹拂的白色鹅卵石沙滩上走了一英里，谈论着细胞与生物化学，从那时起我们成了亲密的朋友。他的年龄要比我大得多，我们见面时他已经 89 岁了，但他的心态似乎永远年轻。我们经常在纽约共进午餐，或在约克大道以及大学校园里悠闲地散步。我们的谈话范围很广，涵盖神经科学、细胞生物学、大学八卦、政治、友谊、现代艺术博物馆的最新展览，以及癌症研究的最新发现。保罗对一切都感兴趣。

20 世纪 60 年代与 70 年代，格林加德的实验让他以一种新颖的方式来思考神经元通信。研究突触的神经生物学家通常将神经元之间的通信描述为一种快速过程。电脉冲到达神经元的末端（轴突末梢）时，引发化学神经递质释放到一个专门的空间（突触）。这些化学物质依次打开下一个神经元的通道，然后离子涌入，重新启动脉冲。这就是"电"脑，一个由电线与回路组成的盒子（神经递质作为一种化学信号进入两根电线之间）。

然而，格林加德认为其中存在着另一种不同类型的神经传递。神经元发出的化学信号还会在神经元内产生一系列"慢速"信号。神经元信号从一个细胞传递至另一个细胞，在受体细胞中引发深刻的生化与代谢变化。如今一种复杂的化学变化级联在受体神经元中被触发：新陈代谢、基因表达以及分泌到突触中的化学递质的性质与浓度均发生了变化。而这些"慢速"变化反过来又改变了神经之间脉冲的电传导。在数十年的时间里，这种慢速级联被认为是次要的（另一位研究人员在谈到格林加德的工作时说："哦，他最终会改变主意的。"[33]）。但是在神经元细胞中产生的生化改变，也就是"格林加德级联"，现

---

[1] 保罗·格林加德（Paul Greengard，1925 年 12 月 11 日—2019 年 4 月 13 日）是美国神经科学家，以研究神经元的分子和细胞功能而闻名。2000 年，格林加德、阿尔维德·卡尔松与埃里克·坎德尔因其在神经系统信号传导方面的发现而获得诺贝尔生理学或医学奖。

在已知分布于整个大脑，它不仅改变了神经元功能，还决定了其许多后续特性。

因此，我们可以将大脑的病变分为影响"快速"信号（神经元细胞的快速电传导）的、影响"慢速"信号（神经细胞中发生变化的生化级联）的，以及介于两者之间的类型。


抑郁症？当我告诉格林加德我正在经历的悲伤迷茫时，他邀请我与他共进午餐。那是 2017 年的深秋。我们在大学食堂吃饭，他吃得很慢、很细致，仿佛餐叉上的每块食物都是生物标本，而他在将其送入口之前均要进行检查，然后我们在洛克菲勒大学的校园里散步。他的伯恩山犬阿尔法在我们身边流着口水，步履蹒跚。

他说："抑郁症是一种慢性脑病。"[34]

这让我想起了卡尔·桑德堡[1]的诗："雾气悄然而至 / 仿佛小猫的脚步。/ 它就坐在那里 / 俯瞰着港口与城市 / 它默默地蹲守 / 然后继续前行。"[35]我的大脑似乎始终被雾气笼罩，仿佛某种生物缓慢无声地降临，并且它还不肯离去。

作家安德鲁·所罗门曾将抑郁症描述为"爱的缺陷"。[36] 但从医学角度来看，它是神经递质及其信号调节的问题，即化学层面的缺陷。

"哪些化学物质？什么信号？"我问保罗。

我知道神经递质 5-羟色胺与此有关。

保罗给我讲了抑郁症"脑化学"理论起源的故事。1951 年秋季，斯坦顿岛海景医院的医生们用一种新药异丙烟肼治疗结核病患者，他们观察到这些患者的情绪与行为突然发生了变化。[37]病房通常阴郁、寂静，患者奄奄一息、昏睡不醒。但"上周，男男女女的脸上都洋溢着幸福的笑容"，一位记者写道。患者的活力重现，食欲恢复。许多

---

1　卡尔·桑德堡（Carl Sandburg, 1878 年 1 月 6 日—1967 年 7 月 22 日）是一位美国诗人、传记作家、记者与编辑。他曾三次获得普利策奖。这里引用的诗句出自其作品《雾》。

患者曾因病重卧床数月之久，如今早餐要吃五个鸡蛋。当《生活》杂志派摄影师去医院调查时，患者不再麻木地躺在床上。[38] 他们在打牌，或在走廊里轻快地穿行。

研究人员后来发现，异丙烟肼有一种副作用是增加了大脑中 5-羟色胺的水平。而认为抑郁症是源自神经突触中神经递质 5-羟色胺不足的观点深深地影响了精神病学界。由于突触中没有足够的 5-羟色胺，因此对该化学物质做出反应的电路得不到充分刺激。这种对情绪调节神经元的刺激不足导致了抑郁症。

如果上面提到的这种观点就是抑郁症的全部原因，那么增加大脑中的 5-羟色胺应该可以解决危机。20 世纪 70 年代，瑞典哥德堡大学的生物化学家阿尔维德·卡尔松[1]，与瑞典制药公司阿斯特拉合作开发了一种名为齐美利定的药物，它可以提高大脑中这种神经递质的水平。[39] 这些早期药物为研发更具选择性的化学物质铺平了道路，而此类增加大脑中 5-羟色胺水平的物质被称作选择性 5-羟色胺再摄取抑制剂（SSRI），其中就包括百忧解与帕罗西汀。事实上，一些抑郁症患者在接受这些 SSRI 治疗后，确实经历了病情的显著缓解。在伊丽莎白·沃策尔[2] 出版于 1994 年的畅销回忆录《百忧解国度》中，作者描述了一段改变命运的经历。[40] 在她开始接受抗抑郁药治疗之前，她一直在"自杀幻想"中反复游荡。然而，就在开始服用百忧解的几周后，她的生活发生了变化。"我有天早上醒来时真的想活下去……仿佛抑郁的阴霾从我身上升腾而起，就像旧金山的雾霭在白天渐渐散去。是百忧解起了作用吗？毫无疑问。"[41]

但是患者对 SSRI 的应答远非普遍积极。SSRI 的实验与临床结果显示了相互矛盾的数据：在一些针对最严重抑郁症患者的试验中，接受药物治疗的患者相对于接受安慰剂治疗的患者在症状上有了可衡量

---

1 阿尔维德·卡尔松（Arvid Carlsson）是一位瑞典神经生理学家，因早期对神经递质多巴胺及其对帕金森病的影响的研究而闻名。他对化学物质左旋多巴（多巴胺的前体）的研究，促成了这种用于治疗帕金森病运动障碍药物的研发。——作者注
2 伊丽莎白·沃策尔（Elizabeth Wurtzel，1967 年 7 月 31 日—2020 年 1 月 7 日）是一位美国作家、记者与律师。

的改善；而在另一些研究中，治疗效果微乎其微，甚至几乎可以忽略。由于达到效果的时间通常是几周或几个月，因此这并不表明简单地提高 5-羟色胺的水平就能重置某些电路的水平，从而治愈抑郁症。我尝试帕罗西汀，然后是百忧解，但我脑海中的阴霾并未散去。有一点是显而易见的：仅仅通过改变情绪调节神经元突触中的 5-羟色胺水平不足以治愈疾病。

保罗点头表示同意。格林加德在洛克菲勒大学的实验室刚刚发现了一条由 5-羟色胺启动的"慢速"通路，它可能是导致抑郁症的原因。格林加德与其他研究人员发现，5-羟色胺不仅仅是一种"快速"传导信号的神经递质，而抑郁症也不只是一种可以通过增加突触中 5-羟色胺来重置的神经元回路障碍。相反，5-羟色胺会在神经元中释放一种"慢速"信号，或者说是某些悄然而至的生化信号，包括改变格林加德实验室已经确定的几种细胞内蛋白质的活性与功能。

保罗认为，这些调节神经元活性的蛋白质对于神经元中调节情绪与情感平衡的慢速信号传导举足轻重。在他之前的工作中，保罗已经证明了其中一种名为 DARPP-32[1] 的因子，对神经元对被称为多巴胺的另一种递质的应答方式至关重要，这种递质涉及许多其他的神经功能，包括我们的大脑对于奖励与成瘾的应答。[42]

"这不仅仅是 5-羟色胺水平的问题。"保罗强调道，同时在空中挥舞着手指。纽约的空气清新且寒冷刺骨，他呼出的气体在其身后留下了一缕飘动的雾气。他说："这种想法太简单了。更重要的是 5-羟色胺对于神经元的影响。它改变了神经元的化学成分与新陈代谢。而且这可能因人而异。"他转过身来面对我："根据你的情况，可能存在输入或遗传因素，使应答更难以维持或恢复。"

"我们正在寻找能够影响这一慢速通路的新药。"格林加德继续说

---

1　DARPP-32 是"多巴胺和 cAMP调节的磷蛋白，其分子量为 32千道尔顿"（dopamine-and cyclic-AMP-regulated phosphoprotein of molecular weight 32,000）的缩写。

道。他正在致力于探索一种全新的抑郁症发病机制，从而找到一种治疗这种疾病的新方法。

我们的散步结束了。他没有触碰我，但我觉得他似乎治愈了我内心无法调和的创伤。我挥手告别，看着他回到实验室。阿尔法已经筋疲力尽，但是保罗却充满活力。

抑郁症是爱的缺陷。但更根本的是，或许它也是神经元对神经递质慢速应答的缺陷。格林加德认为，它不仅是一种连接问题，而更像是一种细胞失调。由神经递质触发的信号以某种方式发生障碍，并且在神经元中形成了一种功能失调的状态。这是我们细胞中的缺陷，却演变成了爱的缺陷。

2019 年 4 月，保罗·格林加德因心脏病发作去世，享年 93 岁。我非常想念他。

2021 年 11 月的一个下午，我在纽约的西奈山医院见到了海伦·梅伯格。当我走向她的办公室时，寒风刺痛了我的脸庞。秋叶像雪花落在我的周围，预示冬季即将来临。梅伯格是一位专注于神经精神疾病的神经学家，她负责运营一家名为"高级回路治疗"的中心。梅伯格是脑深部电刺激技术的先驱之一，她采用手术将微小电极植入大脑特定部位。然后，通过这些电极向可能导致神经精神疾病的异常脑细胞发送微弱电流。梅伯格希望借助电刺激来调节这些大脑区域，以治疗那些对常规方法无效的最顽固的抑郁症。这可以被视为一种细胞疗法，或者更确切地说，是一种针对细胞回路的疗法。

21 世纪初，梅伯格摆脱了当时主要采用百忧解与帕罗西汀等药物治疗的潮流，开始使用各种技术来绘制大脑中可能导致抑郁症的细胞回路。[43] 当时脑深部电刺激技术已经被用于治疗帕金森病，研究人员注意到它可以改善患者的运动协调能力。但是脑深部电刺激技术尚未用于治疗顽固性抑郁症。通过运用先进的成像技术、神经元细胞回路映射与神经精神测试，梅伯格在大脑中发现了一个被称为布罗德曼 25

区（BA25）的区域，此处是调节情绪、焦虑、动机、动力、反省甚至睡眠的细胞的可能驻地，而这些症状在抑郁症患者中明显出现。梅伯格发现，BA25 在顽固性抑郁症患者中过度活跃。她知道，慢性电刺激可以减弱大脑区域的活动。这听起来可能有点矛盾，但事实并非如此；对神经元回路进行高频慢性电刺激会抑制其活动。梅伯格推断，对 BA25 细胞进行电刺激可能会缓解慢性严重抑郁症的症状。

布罗德曼 25 区并不是一个容易接近的地方。如果你将人脑想象成握拳状态的折叠拳击手套，那么 BA25 就位于掌心深处，也就是中指可能所在的位置（大脑的两侧各有一片区域）。正如一位记者所描述的那样："在被称为扣带回下区的一对淡粉色的迂曲状神经组织中，每一条扣带回的大小与形状都和新生儿弯曲的手指十分相似，而［布罗德曼］25 区则占据了指尖位置。"[44]2003 年，梅伯格与多伦多的神经外科医生合作发起了一项试验，他们在患有难治性抑郁症患者的大脑两侧插入电极以刺激 BA25。这似乎是一项无法完成的精细任务：就像轻挠新生儿的指尖以逗其发笑。

这项研究涉及 6 位患者：3 位男性与 3 位女性，年龄介于 37 岁与 48 岁之间。"我记得这些患者中的每一个人。"梅伯格告诉我。"第一位是一名有身体残疾的护士。她形容自己完全麻木了"，就像被永久麻醉了一样。"与我在她前后见过的许多患者一样，她用绝望的隐喻来形容自己的疾病。她身陷空洞与虚无。她已经跌入其中。还有些人会提到洞穴，谈论那些将他们推向某个状态的力场。我当时还没有意识到这一点，但倾听这些隐喻绝对至关重要。正是这些隐喻让我能够追踪患者是否做出应答。"[45]

为了将电极准确地定位到 BA25 区域，与梅伯格合作的神经外科医生安德烈斯·洛萨诺[1] 必须在患者头部周围安装一个框架（这个框架

---

1　安德烈斯·洛萨诺（Andres Lozano）是一位西班牙裔加拿大外科医生。他是加拿大多伦多大学神经外科主任。

就像一个三维全球定位系统，在外科医生将电极植入大脑时跟踪电极的位置）。当梅伯格旋紧立体定向框架的卡箍时，患者面无表情地看着她，既没有表现出恐惧，也没有表现出忧虑。"这位女性即将接受头部钻孔，开始一项完全未经测试的大脑手术，而她所能感受到的只是麻木。除此之外一无所有。那时我才意识到她的状况有多糟糕。"

梅伯格带她来到手术室。"天知道我们当时有多么担忧。我们不知道这种刺激会产生什么效果。"它会使血压下降吗？会启动神经科学家们一无所知的细胞回路吗？会引发一些人们意想不到的精神病吗？外科医生在患者颅骨上钻孔并插入电极。位置看起来没错，梅伯格接通了电流，慢慢提高了频率。

"然后它发生了。"梅伯格说，"当我们刺激到正确的位置时，她（患者）突然说：'你们做了什么？'"

"你是什么意思？"梅伯格问道。

"我的意思是你们做了什么，然后那种空虚感消失了。"

空虚感消失了。梅伯格关闭了刺激器。

"哦，或许我只是觉得有些奇怪。别在意。"

梅伯格又打开了刺激器。

空虚感再次消失。

"描述一下。"梅伯格敦促她。

"我不确定自己能描述出来。就像微笑与大笑之间的区别。"

"这就是为什么你必须倾听隐喻。"梅伯格告诉我。这类似于微笑与大笑之间的区别。她的办公室里有一张图片，画面展示了一条小溪，中间有一处深坑，而水从四面八方涌入。"一位患者给我寄来这张图片来描述她的抑郁症。"另一种虚无，或空洞。绝望且无法逃脱的陷阱。当梅伯格打开刺激器时，这位女性说，她看到自己被从深坑中抬出，坐在水面上的一块岩石上。她可以看到自己以前在洞里的样子，但她如今坐在一块高于洞口的岩石上。"这些图片、这些描述告诉你的远比抑郁症量表上的复选框更多。"在发布其数据之前，梅伯格又用脑深部

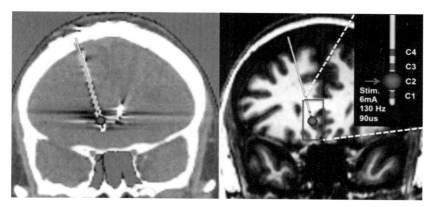

梅伯格论文中的一张图片显示了电极通过颅骨插入大脑深处的布罗德曼 25 区。对该区域的神经元进行慢性电刺激被用于治疗难治性抑郁症。

电刺激技术治疗了 5 位患者。以下是刺激器启动后发生的情况："［所有患者都］自发地报告出现急性效应，包括'突然平静或轻松'、'空虚消失'、意识提高、兴趣增加、'连接恢复'与房间突然变亮，包括对电刺激的应答中视觉细节的锐化与颜色感知的增强。"[46]

这些患者带着他们的电极与电池被送回家。6 个月后，6 人中有 4 人继续做出应答，他们的情绪有了显著与客观的改善。梅伯格后来告诉一位采访者："全部症状都得到缓解。在一些患者中，这种变化可能非常引人注目，而在另一些患者中，它需要时间才能显现出来，甚至可能长达一年或两年。还有一些患者似乎没有［从脑深部电刺激中］获益，其原因目前尚不清楚。"

梅伯格已经治疗了近百位患者。她告诉我："并非每个人都有应答，我们也不知道为什么。"但是在一些患者身上，效果几乎是立竿见影。一位女性患者，也是一位护士，将她的病情描述为完全丧失了体会情感甚至是感官联系的能力。"她告诉我，当她抱着自己的孩子时，她什么感觉都没有。没有感觉，没有安慰，没有快乐。"当梅伯格启动脑深部电刺激器时，这位患者转过头对她说："你知道奇怪的是什么吗？我感觉与你建立了联系。"另一位患者记得她发病的确切时刻。

"她正在湖边遛狗，感觉所有的颜色都消失了。它们变成了黑色与白色。或者只是灰色。"当梅伯格启动脑深部电刺激器时，患者看起来吃了一惊："颜色突然冒了出来。"还有一位女性描述她的反应就像换季。虽然现在还不是春季，但她感觉到了春天的气息，"鸢尾花刚刚绽放了"。

梅伯格继续说道："还有许多我不理解的谜团。你知道抑郁症与心理运动有关，患者通常无法活动。他们卧床不起，浑身变得僵硬。当我们启动脑深部电刺激器时，患者希望重新恢复日常活动，他们想从事的活动包括打扫房间、倒厨房垃圾以及洗碗。有一位患者在身陷抑郁之前，曾经是一个寻求刺激的人。他过去尝试过跳伞。当我们启动脑深部电刺激器时，他说他想重新动起来。"

"你想做什么？"梅伯格问他。

"我想打扫我的车库。"

目前随机、对照、多机构试验等更为严格的研究正在进行，重点关注脑深部电刺激用于治疗难治性抑郁症。值得注意的是，2008 年启动的一项关键研究（BROADEN，即布罗德曼 25 区脑深部神经调节）被叫停了，因为早期数据没有显示出接近梅伯格在其首次研究中所看到的疗效。[47]2013 年，大约 90 名至少进行了 6 个月脑深部电刺激治疗的患者的数据显示，他们的抑郁症评分并不比接受手术但未"启动"刺激器的对照组更好（更糟糕的是，有些接受植入手术的患者出现了多重并发症。有些人出现感染，有些人头痛难忍，有些人报告抑郁与焦虑加重）。这项试验的发起人，一家名为圣裘德的公司（后来被雅培公司收购）停止了试验。正如一位记者所写的那样："这次痛苦的经历使［梅伯格］回到了她最初的研究原则：仔细审查选择［脑深部电刺激］潜在候选者的标准；确定改进植入手术的方法以适应经验不足的外科团队；改进植入患者体内装置的调整方法；最重要的是，研究确定脑深部电刺激为何对某些患者可能无效，以及如何在手术前识别这些患者。此外，针对相反的方面的研究也在进行：在进行手术之前，需要确定哪些患者可能会获益，并且哪些患者可能会最快获益。"[48]

梅伯格认为 BROADEN 研究出现问题的原因有很多。"我们必须找到合适的患者、合适的区域，以及合适的方法来监测应答。我们在这方面仍有许多东西需要学习。"她的一些最严厉的批评者依然未被说服。（一位博主写道："电子疗法业已出现，药物治疗已经过时。"[49] 读者们都能感受到其中的尖酸讽刺。）

但耐人寻味的是，那些在研究被叫停后选择保持脑深部电刺激设备"启动"的患者，在几个月后开始体验到了明显与客观的应答。2017 年发表于《柳叶刀·精神病学》上的一篇论文称，当对患者的追踪时间从初步分析时的 6 个月延长至两年时，31% 的缓解率已经接近梅伯格在初步研究中记录的数据。[50] 因此，人们重新燃起了对使用脑深部电刺激治疗慢性严重抑郁症的热情。梅伯格说："我们只是必须以正确的方式进行研究。"这个领域经历了自己的周期性情绪波动：首先是绝望，接着是极度（或许过早）乐观，然后是重新陷入绝望，最终，再次升起谨慎的希望。在我看来，梅伯格于那个 11 月的下午已经开始感受到换季的预兆。西奈山医学中心外的花园里没有鸢尾花（毕竟现在是 11 月），但是我知道它们会在来年的 2 月绽放。

与此同时，脑深部电刺激，我喜欢称之为"细胞回路"疗法，正在被尝试用于治疗各种神经精神与神经系统疾病，包括强迫症与成瘾症等等。关键在于：电刺激细胞回路正在努力成为一种新型药物。有些尝试可能成功，有些尝试可能失败。但即便这些尝试只有一小部分获得成功，它们也会产生一种新型人类（和人格），即植入"脑起搏器"以调节其细胞回路的人。他们可能会随身携带可充电电池周游世界，并且在接受机场安检时说："我的体内有一块电极穿过自己颅骨的电池，它向我的脑细胞发送脉冲以调节我的情绪。"或许我也将成为他们中的一员。

# 第十八章

## 调控的细胞：稳态、恒定与平衡

每个细胞都有其独特的功能，
即使它从其他部分获得刺激。

——鲁道夫·菲尔绍，1858 年 [1]

现在我们将数到十二
而我们都要保持静止。
这是地球上的一瞬间，
让我们不说任何语言，
同时让我们停顿片刻，
不要过多地挥舞双臂。

——巴勃罗·聂鲁达 1，《保持静止》[2]

到目前为止，我们遇到的大多数细胞都是在局部相互通信，除了

---

1　巴勃罗·聂鲁达（Pablo Neruda，原名里卡多·埃利塞尔·内夫塔利·雷耶斯·巴索阿尔托，Ricardo Eliécer Neftalí Reyes Basoalto，1904 年 7 月 12 日—1973 年 9 月 23 日）是一位著名的智利诗人与外交家，1971 年获得诺贝尔文学奖。哥伦比亚作家加西亚·马尔克斯称其为"20 世纪最伟大的诗人"。这首诗写于 20 世纪 50 年代，发表于他去世之后的 1974 年。

免疫系统的细胞。在免疫系统中，一种细胞的信号可以召唤远处的细胞来到感染或炎症部位。除此之外，我们对能够横跨生物体广阔区域传递的细胞交流了解得不多。神经细胞通过突触向下一个神经细胞传递信息。由于心脏细胞之间在物理上紧密相连，因此细胞内的电脉冲可以通过连接处传播至邻近细胞。虽然有许多低声细语，但是很少有大声喧哗。

但是生物体不能仅仅依赖于局部通信。想象一下影响整个身体而非单一器官系统的事件，例如饥饿、慢性病、睡眠、压力。各个器官可能会对此类事件做出特定应答。可是回到菲尔绍的身体作为细胞公民的概念，这些器官之间的信息就必须获得统一调控。某些信号或脉冲必须在细胞之间传递，使细胞知道身体所处的全局"状态"。这些信号通过血液从一个器官传递到下一个器官。必须有一种方法使远隔的身体部分彼此"相遇"。我们称这些信号为"激素"（hormone），英文中的 hormone 一词源自希腊文单词 hormon，意思是推动，或者说引发某种行动。从某种意义上来说，它们促使身体作为一个整体行动。

胰腺是一个叶状器官，它隐藏在腹部弯曲处，夹在胃与迂曲的肠道之间。正如一位病理学家所描述的那样，它"神秘且隐蔽"。[3] 胰腺由两叶组成，分别被称为"头"和"尾"，中间由体部相连。生活在公元前 300 年左右的亚历山大解剖学家希罗菲卢斯[1]，很可能是最早将其确定为独特器官的人之一，但他并没有给该器官命名。[4]（诚然，没有命名就很难确认某项发现的归属。）"胰腺"这个名字曾出现在亚里士多德著作中的医学文献里，他有些不屑地写到"所谓的胰腺"，但这个词仍然没有反映出它的功能。它被简单地标记为"pan"（全部）与"kreas"（肉体），也就是全部由肉组成的器官。在希罗菲卢斯之后

---

[1]　希罗菲卢斯（Herophilos，约公元前 335 年—公元前 280 年）是古希腊的一位著名解剖学家与医生。他是第一个准确描述脑神经和脊髓的解剖学家，提出了一些关于神经功能和病理的理论。他的研究为后来的神经科学奠定了基础。希罗菲卢斯被认为是古代医学史上最重要的人物之一，被称为解剖学之父。

四百年，盖仑在其解剖研究中的某个时刻注意到胰腺内充满了分泌物。尽管这并不妨碍盖仑大胆猜测，但是他也无法确定胰腺的功能。"当静脉、动脉与神经在胃后部会合时，所有这些管道在分叉处都很容易受伤……因此自然界睿智地创造了名为胰腺的腺体，并将其置于所有器官的下方和周围来填补空隙，如此一来，它们就不会在没有支撑的情况下撕裂。"[5]

几个世纪后，维萨里绘制了该器官最详细的图解之一，展示了胰腺与胃和肝脏的解剖关系。他注意到胰腺看似一个"巨大的腺体"[6]，因此和一般的腺体一样，它必定是被设计用来分泌某些物质。但随后，维萨里与盖仑一样，又回到了它主要作为支撑结构存在的观念，他认为，胰腺的存在是为了防止胃将各种血管挤压到脊柱上。简而言之，胰腺就像一种充满某些液体的靠垫。或者说是一种经过美化的枕头。

似乎只有一个人反对把胰腺当作靠垫的说法，而他的逻辑只是基于简单的解剖学推理。16 世纪帕多瓦的生物学家加布里埃尔·法洛皮乌斯[1]无法理解这一切，他争辩道，在依靠四肢行走的动物中，胃后部的靠垫恐怕不会有什么价值。法洛皮乌斯写道："［ 这 ］对俯卧位行走的动物来说完全没用。"[7]然而他敏锐的推理方式，就像他质疑的器官一样，很快就被遗忘了。

胰腺细胞功能的发现始于两位解剖学家之间一次不光彩的争执，争执以一场谋杀案告终。两人中的年长者约翰·维尔松是帕多瓦一位备受尊敬的德国解剖学教授。1642 年 3 月 2 日，在圣方济各会教堂附属的一家医院里，维尔松解剖了一名被绞死罪犯的腹部以取出胰腺。包括他的学生莫里茨·霍夫曼[2]在内的几位助手参与了解剖。当维

---

1    加布里埃尔·法洛皮乌斯（Gabriel Fallopius，1523 年—1562 年 10 月 9 日）是一位意大利天主教神父、解剖学家与医生。法洛皮乌斯的作品包括《解剖观察》一书，收录了女性生殖和性器官的重要解剖学报告。fallopian tube（输卵管）一词就是源自他的名字。
2    莫里茨·霍夫曼（Moritz Hoffman，1622 年—1698 年）是一位德国解剖学家。他在维尔松遇刺五年后声称自己才是胰管的发现者。

尔松取出胰腺并进一步探查该器官时，他发现了一个之前没有被注意到的特征：有一条贯穿其中的导管（后来被称为主胰管）通向肠道。[8]维尔松发表了一系列描述其发现的医学素描，并将这些图版寄给了当时的顶尖解剖学家，但对这种导管的功能却几乎没有做出评论。（尽管人们可能会问：除非这个通道需要运送什么物质，否则导管为什么要穿过解剖学上的靠垫？）

维尔松对于其解剖学发现的主张可能点燃了一场积怨。1643 年8 月 22 日晚，维尔松宣布有关胰管突破性鉴定的消息后刚过一年多，他在帕多瓦自家屋外的小巷里散步时被一名比利时刺客[1]击杀。[9]他的生命以这种离奇残酷的方式结束的原因依然成谜，但至少有一个可能的动机显而易见。莫里茨·霍夫曼，维尔松的这位得意门生，卷入了一场与导师的激烈争执。霍夫曼声称，他曾向维尔松展示过鸟类中胰管的存在，而维尔松利用其发现在人体中确定了同样的导管，但却没有把功劳归于自己的学生。霍夫曼指责这位解剖学大师实际上是个高明的剽窃者。

有人或许会认为，维尔松被暗杀会让胰腺解剖学领域感到寒意（我想不到还有哪起谋杀案是由导管引起的），但实际上人们对胰腺功能的兴趣被点燃了。如果胰腺不是胃的靠垫，那么它的功能是什么？埋在其中的导管又在运送什么？ 1848 年 3 月 25 日，一个星期六的早晨，在巴黎创造了"稳态"概念的生理学家克劳德·贝尔纳进行了一项关键的实验。那并不是一个能让人专注于科学的轻松时期。革命正在欧洲蔓延。法国国王刚刚退位。军队正在街头巡逻，而贝尔纳却独自留在其实验室里。他更关心体内平衡的恢复，关心细胞如何保持稳定状态（与菲尔绍不同，贝尔纳对保持国家稳定并不特别感兴趣）。

贝尔纳从一只狗身上提取了胰腺的"液体"，并且在其中加入了一块蜡状脂肪。他发现，在大约八个小时后，这种液体已经将脂肪乳

---

1　刺客是一名叫作贾科莫·康比耶（Giacomo Cambier）的比利时学生。

化，也就是将其分解成小颗粒，从而使一层乳白色的液滴漂浮在上面。贝尔纳在其他生理学家之前工作的基础上发现，胰腺细胞分泌的胰液也能分解淀粉与蛋白质，本质是将复杂的食物分子转化为更简单、可消化的单元。1856 年，贝尔纳在发表的《胰腺论文》中阐述了其观点，即胰腺释放的这些液体可以促进消化。[10] 因此，维尔松发现的导管正是这些液体的中央通道：它将液体输送到消化系统，在那里将复杂的食物分子分解成简单的分子。贝尔纳终于发现了这个腺体的功能。

　　但世界也必须用眼睛来衡量。贝尔纳完成他对胰腺的生理学研究时，细胞理论正处于鼎盛时期，显微镜学家已经将他们的镜头对准了胰腺的微观结构。1869 年冬季，当生理学家保罗·朗格汉斯[1]透过显微镜观察胰腺组织切片时，他发现这个器官中隐藏着另一个惊喜。不出所料，他找到了维尔松所描述的管道，周围环绕着膨大的浆果状细胞，它们后来被确定为生产消化液的细胞，而这些细胞最终被称为"腺泡"（acinar）细胞（acinus 在拉丁语中是"浆果"的意思）。但当朗格汉斯透过显微镜观察腺泡细胞以外的区域时，他看到了另一种细胞结构。他发现，这些与腺泡细胞不同的小岛状细胞隐藏在胰腺内，并且它们在使用细胞染料染色后呈现出亮蓝色。这些细胞看起来与那些产生消化液的细胞完全不同。[2]它们往往彼此相隔甚远，像群岛一样漂浮在胰腺组织的海洋里。后来，这些细胞团被称为朗格汉斯岛。

　　该领域再次充满了关于这些细胞岛功能的问题与猜测。胰腺似乎是一个在源源不断分泌的腺体。

　　1920 年 7 月，弗雷德里克·班廷还是一位在多伦多郊区工作的外科医生。[11] 他的诊所规模很小而且难以维系，他常常独自坐在空无一人的诊室里。那年 7 月，他挣了 4 美元；9 月挣了 48 美元，只勉强够

---

1　保罗·朗格汉斯（Paul Langerhans，1847 年 7 月 25 日—1888 年 7 月 20 日）是一位德国病理学家、生理学家与生物学家，因发现分泌胰岛素的细胞而受到赞誉。
2　胰岛细胞产生一系列其他激素，包括胰高血糖素、生长抑素与胃生长激素释放素。——作者注

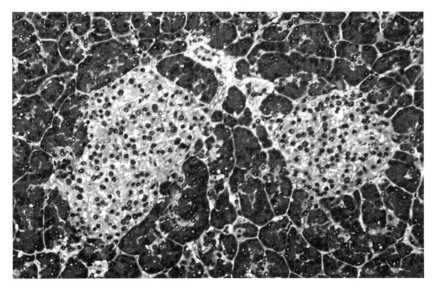

此胰腺的切片展示了两种主要的细胞类型。产生消化酶的较大的腺泡细胞围绕着较小的胰岛细胞的"小岛"，后者分泌胰岛素。

他维持基本的生活，更不用说继续经营他的诊所了。他开着一辆破旧的五手车，大约跑了 250 英里就散架了。随着债务与疑虑在那个秋季不断增加，班廷在多伦多大学找了一份医学演示员的工作，即给主讲者做助手。

1920 年 10 月的一个深夜，班廷在《外科、妇科与产科》杂志上读到一篇文章，文章描述了多种胰腺疾病发展为糖尿病的情况，其中就包括导致输送消化液的管道阻塞的结石。[12] 文章作者注意到，其中一些疾病，特别是那些导致管道阻塞的疾病，会引起产生消化酶的腺泡细胞退化。但奇怪的是，当导管堵塞时，腺泡细胞通常会在早期萎缩与退化，而胰岛细胞却能够存活更长时间。作者几乎是顺带提到，糖尿病一般直到胰岛细胞最终退化才会显现。

班廷对此很感兴趣。这些细胞岛的功能尚不明确。或许它们与糖尿病有某种关系。糖尿病作为一种糖代谢疾病令人费解，当身体不能感知或正确传递糖分存在的信号时，糖分就会在血液中积聚并且从尿液中溢出。班廷在一个不眠之夜辗转反侧地思考着这件事。或许胰腺这个由两叶组成的器官实际上具有双重功能。以贝尔纳为代表的几代生理学家都只是专注于它的外部功能，即分泌消化液。但如果胰岛细胞分泌了第二种化学物质（一种内部物质）来感知与调节葡萄糖呢？这些细胞的功能障碍将使身体无法感知葡萄糖，从而导致作为糖尿病基本特征的血糖水平飙升。班廷写道："我思考了那次讲座，我思考了那篇文章，我思考了自己的困境，以及我是多么想摆脱债务与烦恼。"于是他匆匆写下了一项实验的粗略框架。

如果他能够区分"外部"与"内部"的功能，即腺泡细胞的分泌与胰岛细胞的分泌，那么他可能会找到控制血糖的物质，而这才是理解糖尿病的关键。

"糖尿病。"他在那天晚上写道。

"结扎狗的胰导管。让狗活到腺泡退化并保留胰岛。

"尝试分离这些胰岛细胞的内部分泌物以缓解糖尿〔尿液中含糖，糖尿病的一种症状〕。"

著名的科学史学家卡尔·波普尔[1]讲述过这样一个故事：一个石器时代的人被要求想象在某个遥远的未来发明出的车轮。朋友说道："请描述一下这项发明将是什么样子。"这个人开始努力措辞。他说："它像一个坚固的圆盘。它会有辐条与轮毂。哦，还有一根连接另一个车轮的轴，它的外观同样是一个圆盘。"然后这个人停下来重新考虑他所做的事情。其实他在构思发明车轮的时候已经预见到它。

在日后的岁月里，班廷会将他在那个 10 月夜晚的笔记描述得很像发明车轮的故事。在他看来，他已经发现了控制血糖的激素，而这种物质后来被命名为胰岛素。

---

1　卡尔·雷蒙德·波普尔（Karl Raimund Popper，1902 年 7 月 28 日—1994 年 9 月 17 日）是一位出生于奥地利的英国哲学家、学者与社会评论家，被誉为 20 世纪最具影响力的科学哲学家之一。

但他应该在哪里进行实验来证明它呢？带着几分焦虑与好奇，他很快鼓起勇气去接近多伦多最资深的教授之一——严谨博学的苏格兰人约翰·麦克劳德[1]，班廷希望能在狗身上进行实验。

1920 年 11 月 8 日的首次会面是一场灾难。[13] 他们在麦克劳德的办公室里相见，一张桌子上堆满了成捆的文件，教授在交谈时心不在焉地翻阅着其中的一些。麦克劳德从事糖代谢研究数十年，是该领域的一位重要人物，既富有同情心又要求严格。班廷没有给他留下什么印象。或许他原本期望班廷对糖尿病与糖代谢反应有深入的了解，却发现班廷是个缺乏信心与研究经验的年轻外科医生，谈论着一个自己似乎知之甚少的器官，以及一个支离破碎的探索计划。尽管如此，麦克劳德还是同意让班廷在他的实验室里用一些狗进行实验。班廷不断地请求他。这项实验必须成功。最后，麦克劳德从两位学生中指派了一人来协助班廷。学生们则通过抛硬币来决定谁先与班廷一同工作。才华横溢的年轻研究员查尔斯·贝斯特[2]胜出。

班廷与贝斯特在 1921 年夏季的酷暑中开始了他们的主要实验，在医疗大楼顶层一间尘土飞扬、无人使用的柏油屋顶实验室里给狗做手术。5 月 17 日，麦克劳德向贝斯特与班廷展示了如何在狗身上进行胰腺切除手术，这是一个比期刊文章中描述的更为复杂的两步走过程。实验室的设备很简陋，而且酷热难耐。汗流浃背的班廷剪掉了实验服的袖子。他抱怨道："我们发现在炎热的天气里几乎无法保持伤口清洁。"

班廷设计的实验原理很简单，但是在实践中却异常复杂。在一些

---

1 约翰·詹姆斯·里卡德·麦克劳德（John James Rickard Macleod，1876 年 9 月 6 日—1935 年 3 月 16 日）是一位苏格兰生物化学家与生理学家。他因在多伦多大学任教期间发现与分离胰岛素而闻名，并因此与弗雷德里克·班廷一同获得 1923 年诺贝尔生理学或医学奖。
2 查尔斯·赫伯特·贝斯特（Charles Herbert Best，1899 年 2 月 27 日—1978 年 3 月 31 日）是一位加拿大生理学家，1921 年在多伦多大学作为弗雷德里克·班廷的助手与后者共同提取出胰岛素。

狗身上,他们会按照班廷所读外科论文的手术步骤将胰管缝扎,直到腺泡细胞萎缩死亡,但胰岛细胞保持正常。[14] 在第二组狗中,他们将把整个胰腺切除,既没有保留腺泡细胞,也没有保留胰岛细胞,因此不存在胰岛"物质"。其中一组保留胰岛,另一组没有胰岛,通过在两组之间转移分泌物,他们将确定胰岛细胞的功能以及它们分泌的物质。

最初的尝试以失败告终。[15] 第一只狗死于贝斯特使用的过量麻醉剂。第二只狗死于出血。然后第三只死于感染。经过多次尝试,班廷与贝斯特才成功让一只狗存活足够长的时间来进行实验的第一阶段。

那年夏末,气温仍在上升,编号为 410 的一只白色狆犬被切除了整个胰腺。[16] 正如预期的那样,它开始出现轻度糖尿病,血糖水平约为正常值的两倍。尽管这只狗并未出现最严重的糖尿病症状,但班廷与贝斯特认为这已经足够令人满意。接下来的步骤至关重要:他们将来自保留完整胰岛细胞的狗的胰腺磨碎,然后把提取的液体注射到这只狆犬的体内。如果"胰岛物质"存在,它应该能够逆转糖尿病。一小时后,这只狆犬的血糖恢复正常。他们又注射了第二剂,结果血糖再次恢复正常。

班廷与贝斯特一次又一次地重复这项实验。他们从一只保留完整胰岛的狗身上提取胰液。然后将提取物注射到患有糖尿病的狗体内并测量血糖水平。经过多次尝试,他们开始确信胰岛细胞分泌的某种物质可以导致血糖下降。他们为一种只在想象中见过的物质起了个名字。他们称之为岛素(isletin)。

岛素是一种难以处理的物质,非常善变、反复无常、不可预测。正如其名字所暗示的那样:与外界隔绝。虽然岛素的信号很微弱,但是麦克劳德开始相信班廷与贝斯特确实发现了一些重要的东西。他很快指派了另一位科学家詹姆斯·科利普[1] 参与这个项目,而这位年轻的

---

1　詹姆斯·伯特伦·科利普(James Bertram Collip,1892 年 11 月 20 日—1965 年 6 月 19 日)是一位加拿大生物化学家。

加拿大生物化学家已经证明了自己是生化提取的天才。科利普的工作是从班廷与贝斯特制备的胰液中纯化岛素这种难以捉摸的物质。

最初的尝试很粗糙，而且效果令人失望。科利普处理了大量研磨之后的黏稠胰腺提取物，试图追踪班廷与贝斯特在狗身上观察到的降糖活性线索。最终，他得到了第一个样本，虽然这种物质经过稀释且纯度不高，但仍然是从胰腺中提取出的一种制剂。

对于该提取物的关键测试是确定它能否逆转人类患者的糖尿病。这是一项紧张的临床试验。受试者伦纳德·汤姆森[1]是一位处于严重糖尿病危机的 14 岁男孩。糖分从他的尿液中倾泻而出。其身体极度虚弱憔悴，只剩下皮包骨头。他在昏迷与清醒之间飘忽不定。1922 年 1 月，班廷给他注射了这种粗提取物，但是结果令人失望。这位男孩有一个几乎难以察觉到的轻微反应，不过很快就消失了。

班廷与贝斯特感到十分沮丧：他们的第一次人体实验以失败告终。但是科利普继续研发高纯度提取物。只要这种“物质”存在于胰腺的某个地方，他就会找到某种方法对其进行纯化。他不断寻找新型溶剂与新型蒸馏方法，以及改变温度与酒精浓度来溶解该物质，直到他获得一种高纯度提取物。

1922 年 1 月 23 日，研究小组回到了汤姆森身边。这位男孩仍然病得很重，他被注射了科利普的高纯度提取物。效果立竿见影。血液中的糖分急剧下降。尿液中的糖分也消失了。他呼吸中酮体物质产生的甜果香味逐渐消散，而这是身体处于严重代谢危机的不祥警告。这位处于半昏迷状态的男孩醒了过来。

班廷现在想要更多的提取物来治疗更多的患者。但作为后来者的科利普拒绝向研究小组提供纯化方案；毕竟，他不是已经解决了这个难题吗？班廷如今在身心上已经几近崩溃，这个像亚哈[2]一样追逐这种

---

1　伦纳德·汤姆森（Leonard Thomson，1908 年 7 月 17 日—1935 年 4 月 20 日）是第一位接受胰岛素注射治疗 1 型糖尿病的患者。
2　亚哈是小说《白鲸记》（*Moby Dick*）中的船长。这部作品是 19 世纪美国小说家赫尔曼·梅尔维尔（Herman Melville，1819 年 8 月 1 日—1891 年 9 月 28 日）于 1851 年发表的一篇海洋题材的长篇小说。

物质长达四年的人，走进科利普的实验室并且抓住他的实验服。他把科利普扔到椅子上，用手扼住科利普的脖子，并且威胁要掐死他。如果不是贝斯特在适当的时候干预并将两人拉开，那么胰腺就会成为两起而非一起谋杀案的罪魁祸首。

最后，科利普、贝斯特、麦克劳德与班廷之间达成了脆弱的休战协议。他们将该纯化物授权给多伦多大学，并建立实验室以生产更多用于治疗患者的提取物。它的名字从岛素改为胰岛素。一项规模更大的临床试验取得了同样的巨大成功：注射胰岛素的患者血糖水平急剧下降。患有酮症酸中毒的半昏迷儿童醒了过来。虚弱憔悴的身体开始增重。很快，人们就意识到了胰岛素是糖代谢的主要调节器，这种激素负责感知血糖并向全身细胞发送信号。

1923 年，就在班廷与贝斯特进行第一次实验仅仅两年后，班廷与麦克劳德因发现胰岛素被授予诺贝尔奖。班廷对选择麦克劳德而排除贝斯特感到非常不安，他宣布自己会私下与贝斯特平分其奖金。麦克劳德回应说他会与科利普平分另一半。历史或许恰如其分地将麦克劳德推到了幕后，他在整个项目中一直在怀疑与支持之间摇摆。胰岛素的发现如今被普遍归功于班廷与贝斯特。

我们现在知道，胰岛素由胰腺中的 β 细胞（一种特殊胰岛细胞亚群）合成，其分泌受到血液中葡萄糖存在的刺激。然后它会传遍全身。几乎每一种组织都会对胰岛素做出应答。糖的存在意味着能量摄取，以及一切随之而来的事物，例如蛋白质与脂肪合成、储存供将来使用的化学物质、神经元放电、细胞生长，都可以进行。胰岛素或许是最重要的"长程"信息之一，作为中央协调器组织贯穿整个身体的新陈代谢。

1 型糖尿病是一种影响全球数百万患者的疾病，其特点是免疫细胞攻击胰腺的 β-胰岛细胞。[17] 如果没有胰岛素，即使血液中的糖分含量足够，身体也无法感知其存在。体内的细胞以为身体没有糖了，便开始四处寻找其他形式的燃料。与此同时，已经准备就绪的糖无处可去，只能在血液中危险性地飙升，并且溢出到尿液中。糖，到处都是糖，但细胞内却没有分子可以满足它们的需求。这是人体代谢系统的一种典型危机，即细胞在糖分充足时处于饥饿状态。

自胰岛素被发现以来的几十年里，数百万 1 型糖尿病患者的生活发生了改变。当我在 20 世纪 90 年代接受医学培训时，患者通常会采用检测外周血的方式来了解血糖水平，并且根据曲线为自己注射正确剂量的药物。现在，已经有了可以连续检测血糖的植入式监测仪，即连续血糖监测仪或称 CGM（continuous glucose monitor），以及自动分配正确剂量胰岛素的泵机。这是一个封闭循环系统。

但糖尿病研究人员的梦想是让人类拥有生物人工胰腺。如果 β 细胞能在植入式囊泡中培养，并且植入人体，那么这些细胞就可能自主地发挥作用：感知葡萄糖，分泌胰岛素，甚至可能分裂形成更多的 β 细胞。这样的装置需要血供来输送营养和氧气，还需要一个出口来释放胰岛素。最关键的是，它必须能够免受免疫系统的攻击，即免疫系统对胰岛细胞的自身免疫杀伤，而这正是引发糖尿病的根本原因。

2014 年，由哈佛大学的道格拉斯·梅尔顿[1]领导的团队发布了一种方法，通过逐步诱导人类干细胞样细胞形成产生胰岛素的 β 细胞。[18]梅尔顿在学术生涯的开始阶段是一位发育生物学家和干细胞生物学家，研究胚胎用于形成器官的信号以及干细胞如何对这些信号做出应答。

那时，梅尔顿的两个孩子都患上了 1 型糖尿病。[19]梅尔顿的儿子山姆在 6 个月大时开始出现颤抖与呕吐的症状，最后因病情严重被紧急送往医院。山姆的尿液中含有大量的糖分。梅尔顿的女儿艾玛比山姆早几年出生，最终也患上了这种疾病。正如梅尔顿告诉记者的那样，梅尔顿的妻子有一段时间就是他们孩子的胰腺，她需要每天四次刺破

---

1　道格拉斯·梅尔顿（Douglas Melton，生于 1953 年 9 月 26 日）是一位美国医学研究者，他是哈佛大学教授，在霍华德·休斯医学研究所担任研究员直到 2022 年。

他们的手指来监测血糖水平，并且给他们注射正确剂量的胰岛素。[20]
而多年下来，这段个人故事已经把梅尔顿变成了一位执着于糖尿病的
研究人员，他迫切希望制造出人类 β 细胞并将其植入人体以构建生物
人工胰腺。

梅尔顿的策略是重现人类发育过程。每个人的生命都始于单个多
能细胞（一种能够产生身体所有组织的细胞），并且最终芽生出一个
能够感知糖分与生成胰岛素的胰腺。如果这个过程能够在母体内完成，
那么只要按照正确的条件与步骤，梅尔顿相信它也能在培养皿中实现。
在接下来的 20 年里，梅尔顿实验室的许多科学家都在努力诱导人类多
能干细胞形成胰岛细胞。但它们总是在接近成熟的阶段停滞不前。

2014 年的一个晚上，一位叫作费利西娅·帕柳卡的博士后研究人
员在梅尔顿的实验室里熬夜做实验。[21] 她的丈夫已经给她打电话，请
她回家吃晚餐，但帕柳卡还有最后一个实验要完成。她在那些沿着胰
岛细胞路径诱导的干细胞中加入一种染料，希望它能够变成反映细胞
正在生成胰岛素迹象的蓝色。起初，她看到了淡淡的蓝色，但颜色随
后变得越来越深。她又看了一遍，然后再次确认她的眼睛没有误导自
己。这些细胞已经生成了胰岛素。

梅尔顿、帕柳卡与他们的团队在同年宣布了他们的成功。梅尔顿
的团队写道，他们培育的细胞"表达了在成熟 β 细胞中发现的标记物，
对葡萄糖的应答引起了钙离子流动［这是它们检测到糖分的迹象］，
将胰岛素包装成分泌颗粒，并在体外对多次连续的葡萄糖刺激产生与
成体 β 细胞相当的胰岛素量"。[22] 这是研究人员目前最接近成功制造
出的人类 β 细胞实例，它们可以存活与发挥作用，并能够被培育出数
以百万计的细胞。

由干细胞制备的胰岛素分泌细胞现在已经进入临床试验阶段。一
种策略是将这些数以百万计的胰岛细胞直接注入患者体内，同时给予
患者免疫抑制剂以防止细胞发生排斥反应。57 岁的布莱恩·谢尔顿是

一位来自俄亥俄州的 1 型糖尿病患者，而他作为首批接受注射的患者之一似乎已经实现了血糖控制，当然这也是衡量整个策略有效性的关键第一步。[23] 越来越多的患者正在迅速加入这项试验。

潜在的下一步是将这些细胞封装在一个具有免疫保护的装置中，它不仅能够在体内稳定，还可以作为营养物质的出入口。哈佛大学的杰弗里·卡普[1] 参与的一个团队正在设计有望实现这些目标的微型植入式机器。

在未来的某个时候，我们可能会见到一种新型糖尿病患者，他们不需要注射、电池或蜂鸣监测器（相反，他们将佩戴电池与监测器，就像那些接受脑深部电刺激治疗帕金森病或抑郁症的患者一样）。在经历了这么多曲折的坎坷与误解，包括一次谋杀，一次扼颈，一次诺贝尔奖奖金被四人平分，以及令人难忘的蓝色斑点在一簇细胞上扩散的那个时刻之后，我们可能已经解决了关于这个具有双重功能的器官的难题，并且将其打造成了一个生物人工自我。一旦这种新器官融入我们的身体，胰腺作为新陈代谢的中枢协调者，所有组织都产生应答的激素的制造者，将会不负其希腊名字所蕴含的意义。它将成为我们的一部分，一种新型的"血肉之躯"。

假如你在某天晚上外出用餐。地点或许是意大利威尼斯的一家豪华餐厅，位于贾尔迪尼，即圣马可海湾岸边的城市公共花园。你首先品尝的是鳕鱼慕斯，这是威尼斯人从葡萄牙人那里引入并加工成国家美食的盐腌鳕鱼混合物，还有一堆烤面包与一大碗通心粉，以及足够填满一条小运河的夏布利酒。

或许你在回去的路上没有意识到一个细胞级联已经被激活。暂且不提消化。在你走回酒店的过程中，代谢级联与化学平衡恢复构成了

---

1　杰弗里·卡普（Jeffrey Karp，或 Jeff Karp，生于 1975 年）是一位加拿大生物医学工程师。他在哈佛医学院担任医学教授。

细胞生物学在你体内展现的一个小奇迹。

来自面包与通心粉的碳水化合物被消化成糖分，并且最终被转化为葡萄糖。葡萄糖被从肠道里吸收，接着入血并进入循环。当血液到达胰腺时，它感知到血糖飙升，然后释放出胰岛素。而胰岛素则将糖分从血液运送到身体的所有细胞中，这些糖分可以按需储存，或者根据需要用于产能。大脑是这些信号的最终接收者：如果糖分下降到太低的水平，它就会发出相反的信号做出应答。此外，由不同细胞分泌的其他激素也开始行动，发出信号将储存的糖分释放到血液中。这些储备来自肝脏细胞，它们至少可以暂时通过释放其储存的葡萄糖来恢复平衡。

那么，那些盐分呢？你的身体刚刚受到了氯化钠的攻击。如果没有代谢级联与化学平衡恢复，那么日复一日，你的血液将慢慢变得像海水一样，盐度接近刚才你身边的运河。因此，或许你没有意识到，你感到了一阵口渴。你喝了一杯，两杯，或许是三杯水。现在，第二个代谢传感器开始发挥作用。为了理解盐分是如何被分配的，我们需要了解另一个调控器官，也就是肾脏的细胞生物学。

肾脏深处有一种叫作肾单位的多细胞解剖结构。肾单位由细胞解剖学家在 17 世纪末期首次发现，每个肾单位都可以被想象成一个迷你肾脏。肾单位是血液与肾细胞相遇之处，也是第一滴尿液产生的地方。血液循环将溶解在血浆中的多余盐分运送到肾脏。血管越分越细形成管壁极薄的动脉。最终，最细的动脉围绕自身旋转，形成一个精致与多孔的薄壁毛细血管巢，以至于血液中的液态非细胞部分（血浆）可以从血管漏至肾单位，即迷你肾脏中。

接下来，这些液体会穿越环绕血管的膜组织，最后通过由特化肾细胞壁形成的多孔屏障。从血管流出、通过膜进入以及穿越肾细胞壁，上述转换中的每一步都起到了过滤器的作用。蛋白质与细胞等大分子被选择性地留下，只允许盐、糖与代谢废物等小分子通过。这些液体在形成尿液后先是进入肾小囊，然后进入名为肾小管的细胞内衬管道系统。肾小管与汇入更大集合管的管道相连（就像支流汇聚形成河川一样），直到它们汇入将尿液引入膀胱的输尿管（大型管道）。

现在回到你所摄入的钠。过量的钠使得由肾脏与肾上腺（位于肾脏上方）调节的激素系统减弱其信号。肾小管中的细胞会对这些变化做出应答，将过量的钠排入尿液，通过弃盐使钠水平恢复正常。大脑中的特化细胞也能检测到盐分，它们可以监控血液中盐分的总浓度，而这种属性则被称为渗透压。这些细胞在感知到高渗透压时，会释放另一种使肾脏细胞保留更多水分的激素。随着更多水分被吸收到体内，血液中的钠水平被稀释且浓度也被重置，尽管这种方式是以保留更多水分为代价的。你可能会在第二天早上发现自己的脚肿了，但你或许会认为那份鳕鱼慕斯值得付出这样的代价。

那么非废物呢？为什么我们每次在排尿时不会丢失重要的营养分子或糖分呢？糖分与其他必需品被集合管中的细胞通过特殊渠道重新吸收到体内。这个问题的答案将我们带回了细胞经常使用的奇异策略之一：我们通过削减自己产生的过量物质来恢复正常。

那么酒精呢？这三种调控细胞（如果算上大脑的话，或许可以说是四种）中的最后一种是肝脏细胞（肝细胞）。肝细胞具有专门储存与处理废物、分泌、蛋白质合成等特化功能。废物处理对于人体至关重要，而肝脏在这方面又非常专业，因此它值得特别关注。

我们认为新陈代谢是一种产生能量的机制。但是换个角度看，它也是一种产生废物的机制。如上所述，肾脏通过尿液排出其中的一些废物。然而肾脏并不是一个解毒工厂：它对废物的主要处理计划只是将其冲进下水道。

相比之下，肝细胞已经进化出数十种解毒与排废机制。[24] 在其中一个系统里，它会产生一种将自己附着于潜在有毒物质上并使其失活的牺牲分子；然后，牺牲分子与毒素会被进一步分解直到毒素不再有害。对于其他废物，它会通过专门的反应来破坏化学物质。例如，酒精经过一系列反应被解毒，直到它被分解成无害的化学物质。肝脏内甚至有特化细胞来吞噬死亡或濒死细胞（例如，红细胞）。来自死亡细胞的可再利用产物会被回收。其他则被排放到肠道或通过肾脏排泄。简而言之，肝细胞也是"乐队"中参与调节与维持恒定的一员，但与胰岛细胞不同的是，它们只在局部进行调节。胰腺细胞维持代谢恒定，肾脏维持盐分恒定。而肝脏维持化学恒定。

2020 年初春，实验室由于新冠疫情在纽约与全球蔓延而被关闭。我在医院里只接诊有限的患者，部分原因在于他们尚未接种疫苗（疫苗还未获得批准），我担心把疾病传染给那些正在接受化疗的患者，因为他们的免疫系统无法对抗致命的病毒。我仍在照护那些病情最重以及身体最弱的患者。医院肿瘤科则在护士们的协助下顽强地运转着。

当我不在医院或实验室的时候，我会在一个俯瞰长岛海峡的悬崖上的房子里过周末。在晨曦中，纵横交织在草坪上的阳光就像从棱镜中射出一样，而我则会观察两只在那里筑巢的鱼鹰。它们会在海面上方飞翔，然后奇迹般地似乎在空中悬停，即使无常的阵风可能从任何方向吹来。作家卡尔·齐默[1]描述了蝙蝠身上的同样的现象。他写道，它们能在空中奇迹般地悬停是另一种稳态在发挥作用。[25]

肝脏、胰腺、大脑与肾脏是维持稳态的四个主要器官。[2]胰腺的 β细胞通过胰岛素这种激素控制代谢稳态。肾脏的肾单位通过控制盐分与水分维持血液中盐度恒定。肝脏的众多功能之一是防止我们受到乙醇等毒性产物的侵害。大脑则通过感知参数、释放激素与充当平衡恢复的主要调控者来协调该活动。

安静。数到十二。"现在我们将数到十二，而我们都要保持静止。"

---

1　卡尔·齐默（Carl Zimmer，生于 1966 年）是一位美国科普作家、博客作者、科学新闻记者，他也是耶鲁大学分子生物物理学与生物化学兼职教授。
2　请注意我写的是"主要"。身体每个器官中的每个细胞都有某种形式的稳态。正如我们在第一部分讨论的那样，有些是独一无二的，而有些是所有细胞共有的。——作者注

或许这是我们最被低估的品质之一。

　　当然，我们最终都可能因这些细胞系统中某种猛烈的病理剧变而偏离原位。但是维持稳态的四位守护者共同协作，它们就像鸟类的翅膀与尾羽系统一样，随着风向的变化而做出轻微调整，使生物体保持在原位。当这些系统成功运作时，生物体就拥有了稳定性。生命就得以存在。当它们不能维持运作时，微妙的平衡就会被打破。而鱼鹰也无法保持悬停。

第六部分

重生

菲利普·罗斯[1]写道："衰老是一场屠杀。"[1]但衰老事实上是一种消磨：持续不断的伤害，功能朝向失调的无法遏制的衰退，以及不可逆转的复原力丧失。

人类通过两个相互重叠的过程（修复与更生）来对抗这种衰退。我所说的"修复"是指受伤后开始的细胞级联反应。它通常是以炎症作为标志，然后是细胞生长以修复损伤。"更生"指的则是细胞的持续补充，它们通常来自干细胞或祖细胞库，以应对细胞的自然死亡与衰退。无论是干细胞的数量还是功能，都会随着年龄增长迅速下降。修复速度出现减缓。更生储备开始衰退。

细胞生物学遗留的一个未解之谜是，为什么在成年之后，有些器官可以进行修复，某些器官可以进行更生，而另一些却失去了这两种能力。造血干细胞可以使血液系统完全再生。但是神经元死亡几乎不会在原位再生。而另一些器官则将这两种过程混搭使用。骨骼或许是其中最复杂的一种，它通过修复与更生来对抗衰退。能够修复骨骼的细胞在整个成年期都得到保留，尽管其功能会随着年龄增长明显减弱。

---

1　菲利普·米尔顿·罗斯（Philip Milton Roth，1933 年 3 月 19 日—2018 年 5 月 22 日）是一位美国小说家与作家。

此外，关节中形成软骨的细胞也会随着年龄增长显著衰退。我的母亲曾经摔断过脚踝，骨折虽然愈合但非常缓慢。但是她的膝关节已不可逆地出现肿胀，永远无法回到她童年时攀爬番石榴树时的柔软度。

最后，我们转向一种抗拒衰退的细胞类型，癌细胞，或者更确切地说，各种癌细胞。这是因为某些癌症的行为就像拥有更生库的器官，即癌症干细胞吗？或者只是这些细胞在不断产生新细胞，就像器官在受伤后进行自我修复一样。癌症是一种修复性抑或更生性疾病，还是两者兼而有之呢？

然而，癌症的另一个持久之谜是，为什么一些恶性细胞在某些器官中生长，而在其他器官中却拒绝生长。周围细胞环境是否存在支持或排斥癌症的因素？是它们提供的营养物质有所不同吗？

显然，我们对于癌症细胞生态学的理解还存在缺失。因此，我们借用生态学的概念来结束我们关于细胞的故事。我们已经学习了细胞、细胞系统、器官与组织。但还有另一层组织结构有待学习：细胞生态系统。细胞生物学的未解之谜之一正是这种规律，它决定了细胞生物学的复杂性，也反过来决定了恶性病理学的复杂过程。

第十九章

# 再生的细胞：干细胞与移植的诞生

"不忙于求生便急于赴死"［……］

在生命的第一个漫长攀升阶段，你始终在忙于求生，然后，

在达到某个巅峰之后，你开始急于赴死：这就是本句的逻辑。

——蕾切尔·库什纳[1]，《坚韧的群体》[1]

干细胞并非只是通过将自身转化为其他细胞（这个过程被称为分化）以构建身体所需，然后在完成任务后默默消失。它们不仅是其他细胞的前体，还会在未成熟、未分化的状态进行自我复制，以便在血液系统需要重建时随时响应需求。

——乔·索恩伯格[2]，《梦想与尽职调查》[2]

1945 年 8 月 6 日上午 8 点 15 分左右，在日本广岛市上空 3.1 万英尺的高度，一架昵称为"埃诺拉·盖伊"的美军 B-29 轰炸机投下了一

---

1　蕾切尔·库什纳（Rachel Kushner，生于 1968 年）是一位美国作家。

2　乔·索恩伯格（Joe Sornberger）是一位加拿大渥太华的作家与编辑。

颗绰号"小男孩"的原子弹。[3] 原子弹下降用了大约 45 秒，然后在志摩外科医院上方 1 900 英尺的空中爆炸，当时医护人员正在工作，患者还躺在病床上。它释放的能量相当于 1.5 万吨 TNT，相当于 3.5 万个汽车炸弹同时爆炸。一个半径超过 4 英里的火圈从爆心扩散开来摧毁了一切。街道上的柏油沸腾了。玻璃像液体一样流淌。房屋仿佛被燃烧的巨手一扫而空。在住友银行的石阶外，一个瞬间蒸发的人在被大火烧成白色的石头上留下了自己的印迹。

随之而来的死亡浪潮有三个波峰。七万到八万人，接近该市人口的 30%，几乎瞬间被烤焦至死。飞机的一名尾炮手写道："我试图描述蘑菇［云］，这个变幻的庞然大物，我看到遍地都在燃烧，就像火焰在煤床上喷射［……］它看起来像熔岩或糖浆覆盖了整个城市，似乎向外流向山谷汇入平原的丘陵地带，到处都是火光冲天。"[4]

接着是辐射病（最初被称为"原子弹病"）造成的第二波。就像精神病学家罗伯特·杰伊·利夫顿[1] 所指出的那样："幸存者们开始注意到自己患上了一种奇怪的疾病。其症状包括恶心、呕吐与食欲不振，大便带血的腹泻，发热与倦怠，身体各部位因皮肤出血而导致紫斑……口腔、咽喉和牙龈出现炎症与溃疡。"[5]

但是，还有第三波破坏。那些接受最低辐射量的幸存者开始出现骨髓衰竭，这导致了慢性贫血。他们的白细胞计数起初只是波动，然后在几个月内迅速下降并崩溃。正如科学家欧文·韦斯曼与朱迪斯·志鹤[2] 所言，"那些死于最低辐射致死量的人几乎可以确定是死于造血功能［血液生成］衰竭"。[6] 这些幸存者并非死于血细胞的急性死亡。他们死亡，是因为他们无法维持血液的持续再生，或者说他们面对的是血液稳态的崩溃。再生与死亡之间的平衡已经被打破。套用鲍勃·迪

---

1　罗伯特·杰伊·利夫顿（Robert Jay Lifton，生于 1926 年 5 月 16 日）是一位美国精神病学家与作家。他以在心理学、精神分析与人类行为研究领域的贡献而闻名。其研究领域包括心理创伤、战争和暴力、人格形成和意义构建等。

2　欧文·韦斯曼（Irving Weissman，生于 1939 年 10 月 21 日）是一位美国斯坦福大学病理学与发育生物学教授。
　　朱迪斯·志鹤（Judith Shizuru）是一位美国斯坦福大学医学教授与儿科教授。

伦的话说就是：不忙于求生的细胞便急于赴死。[1]

广岛原子弹爆炸令人毛骨悚然，而它证明了人体拥有持续造血的细胞，该过程不仅发生在瞬间，而且还会延续很长时间，并且一直到成年阶段。如果这些细胞被杀伤（就像在广岛发生的那样），那么整个血液系统最终将会崩溃，无法平衡自然衰变与更生的速率。后来，这些能够使血液恢复活力的细胞被称为"血液形成"或"造血"干细胞与祖细胞。

我们对干细胞的理解源于一个悖论：在一场无法想象的极端暴力战争结束时，为恢复和平发起一场匪夷所思的暴力攻击。但干细胞本身就是一个生物学悖论。从表面上看，它们的两项主要功能似乎完全对立。一方面，干细胞必须产生功能性的"分化"细胞。例如，造血干细胞必须经过分裂才能产生构建成熟血液组件的白细胞、红细胞与血小板。但另一方面，干细胞也必须通过分裂来补充自身。如果干细胞只实现了前一种功能，也就是分化为成熟的功能性细胞，那么补充的储备最终将被耗尽。在成年期，我们的血细胞计数将会逐年下降直到归零。相反，如果它只实现了补充自身，即被称为"自我更新"的现象，那么血液细胞就不会产生。

正是自我保护与无私，即自我更新与分化之间的巧妙平衡，使干细胞对于生物体不可或缺，从而实现了血液等组织稳态的维持。散文家辛西娅·奥齐克[2]曾写道，古人相信蜗牛在行进过程中留下的湿润黏液痕迹是蜗牛自身的一部分。[7]随着黏液逐渐流失，蜗牛也会逐渐被消耗，直到生物体完全消失。干细胞（或者在蜗牛的例子中是产生黏液的细胞）是一种确保湿润黏液痕迹（新细胞）不断生成，还不会让蜗牛把自己消耗殆尽的机制。

---

1　出自鲍勃·迪伦 1965 年的歌曲 It's Alright, Ma (I'm Only Bleeding)。
2　辛西娅·奥齐克（Cynthia Ozick，生于 1928 年 4 月 17 日）是一位美国小说家与散文家。

请允许我做一个奇特的类比。这让人很容易把干细胞想象成曾曾曾祖父或曾曾曾祖母这样的祖先。它的后代会产生更多的后代，从而形成一个源于单一曾曾曾祖父细胞的庞大谱系。

但是，要成为一个真正的干细胞，这位曾曾曾祖父必须与众不同。它还必须生下一个维持谱系更新的自身拷贝。这位曾曾曾祖父除了生育一个孩子（将建立一个巨大的谱系）之外，还必须生育一个自己的拷贝，一个永远保持活力的双胞胎兄弟。一旦这个自我更新的曾曾曾祖父诞生，那么再生过程就可以变得无穷无尽。这种设定具有一种神话般的特质。事实上，在神话中，人们经常会发现强大的国王或神灵尝试制造备份的双胞胎"兄弟"（玩偶、巫毒物品、秘密储存在动物中的灵魂、锁在护身符中的双胞胎人格），以便在发生可怕的事情时重新让自己与他们的家族崛起。与大多数真正的干细胞一样，这些神话中的替身通常处于休眠状态（静止状态），直到发生灾难性事件才会被唤醒。然后它们就会苏醒并且重新繁育整个家族。其结果不是新生，而是重生。

所有成体生物都有干细胞吗？该细胞是存在于每种组织中，还是只存在于某些组织内呢？科学界与时尚领域一样，某些趋势在一段时间内非常流行，然后在下一阶段就会被抛弃。1868 年，德国胚胎学家恩斯特·海克尔[1] 提出，所有多细胞生物均起源于单个细胞，即第一个细胞。根据逻辑推演，第一个细胞必须具有分化为各种细胞类型的属性，例如血液、肌肉、肠道与神经元。[8] 正是海克尔使用术语干细胞（Stammzellen）描述了这种最初的细胞。但海克尔对"干细胞"一词的使用还不太准确：第一个细胞确实生成了完整的生物体，然而它是否生成了一份自己的拷贝呢？

在 19 世纪 90 年代的一段时间里，生物学家们争论是否存在一种

---

1　恩斯特·海克尔（Ernst Haeckel，1834 年 2 月 16 日—1919 年 8 月 9 日）是一位德国动物学家、博物学家、优生学家、哲学家、医生、教授、海洋生物学家与艺术家。

能够产生体内各种组织的细胞，而这样的一种全能细胞就隐藏在成体生物中的某个地方。（从某种意义上说，雌性拥有卵子这样一种细胞前体。一旦受精，它就可以产生新生物体的所有组织，尽管遗憾的是，它无法再生母体）。1892 年，正在研究剑水蚤（*Cyclops*）的动物学家瓦伦丁·哈克[1]发现其中一个细胞分裂成了两个，而这种多细胞淡水跳蚤得名于希腊神话中的独眼巨人库克罗普斯，原因是其身体像一只眼睛。[9]一个子细胞产生了构成部分生物体的组织层，另一个则成为生殖细胞，即一种在未来能够生成生物体所有组织的细胞，因此这就是一种干细胞。哈克还借用海克尔的术语将这些细胞称为干细胞。但与海克尔不同的是，哈克对该术语的使用更为准确：哈克提出，第一个细胞分裂产生的子细胞形成了剑水蚤的身体，而另一个子细胞也可以再次产生一只全新的剑水蚤。

那么哺乳动物呢？在哺乳动物体内发现的所有器官与组织中，唯一可能找到这种细胞的地方是血液。红细胞与一些白细胞（例如中性粒细胞）在不断死亡与得到补充；如果干细胞真的存在，那么它除了在血液中还会在哪里呢？19 世纪 90 年代末期，细胞学家阿图尔·帕彭海姆[2]在研究骨髓时，发现了多种类型的血细胞正在再生的细胞岛，仿佛单个中心细胞就能产生多种类型的细胞。[10]1896 年，生物学家埃德蒙·威尔逊[3]使用"干细胞"一词来描述一种能够分化与自我更新的细胞，[11]就像哈克在剑水蚤中所观察到的那样。

20 世纪初，随着"干细胞"的概念在生物学中逐渐普及，它变得更加等级分明。[12]"全能"（totipotent）细胞可以产生所有类型的细胞，包括生物体内的每一种组织（胎盘、脐带以及滋养与保护胚胎的结构）。在细胞更新的等级中位置较低的是"多能"（pluripotent）细

1 瓦伦丁·哈克（Valentin Hacker，1864 年 9 月 15 日—1927 年 12 月 19 日）是一位德国动物学家。
2 阿图尔·帕彭海姆（Artur Pappenheim，1870 年 12 月 13 日—1916 年 12 月 31 日）是一位德国内科医生与血液学家，因其在干细胞研究方面的开创性努力而被人们铭记。
3 埃德蒙·比彻·威尔逊（Edmund Beecher Wilson，1856 年 10 月 19 日—1939 年 3 月 3 日）是一位美国动物学家与遗传学家。他撰写了现代生物学中最具影响力的教科书之一《细胞》。1905 年，他发现了染色体 XY 性别决定系统。

胞，一种能够产生几乎所有生物体细胞类型的细胞（包括大脑、骨骼与肠道在内的胎儿体内的所有组织，但形成胎盘与连接胎儿和母体的支持性结构除外）。在这个等级中处于更低位置的是"多潜能"（multipotent）细胞，能够在某种特定组织（例如血液或骨骼）中生成所有细胞类型的细胞。

19世纪90年代至20世纪50年代初期，一些生物学家认为，包括白细胞、红细胞与血小板在内的各种血液组分，都起源于骨髓中同一种"多潜能"干细胞。另一些人则提出每种细胞类型均出自独特的干细胞。但由于在任何一个方向上都没有确凿的证据支持，人们对这种神秘的造血干细胞的兴趣逐渐消退。到了20世纪50年代，生物学文献中几乎不再提及干细胞。

20世纪50年代中期，两位加拿大研究人员欧内斯特·麦卡洛克与詹姆斯·蒂尔[1]启动了一项合作，旨在了解辐射后血细胞再生的生理学改变。[13]作为一对看似难以合作的搭档，蒂尔与麦卡洛克的背景完全不同。麦卡洛克的个头不高且身体粗壮，正如一位传记作者所描述的那样，他是一个"多伦多老钱"家族的后代。[14]他的思维活跃且富有创意："他习惯跳跃性思考，经常玩连线游戏。"麦卡洛克在多伦多总医院接受了内科培训。1957年，他被短暂地聘为安大略省癌症研究所的血液科主任，但他发现自己对枯燥的医学实践感到厌烦，于是便很快离开，成为一名全职研究人员。

相比之下，蒂尔高大瘦削，来自萨斯喀彻温省的农场工人之家，拥有耶鲁大学生物物理学博士学位。他思维敏锐，数学功底深厚，对于细节极为执着。他给麦卡洛克的创新狂热带来了方法。此外，他们在兴趣与专长上也存在互补。蒂尔接受过辐射物理学的培训，他知道

---

1 　欧内斯特·麦卡洛克（Ernest McCulloch，1926年4月21日—2011年1月20日）是一位加拿大多伦多大学的细胞生物学家。
　　詹姆斯·埃德加·蒂尔（James Edgar Till，生于1931年8月25日）是一位加拿大生物物理学家、干细胞与癌症研究人员。

如何校准辐射并测量其对身体的影响（他曾是以严苛著称的哈罗德·约翰斯的学生，后者致力于研究钴辐射的影响）。而麦卡洛克是一位血液学家，他对血液及其生成很感兴趣。

1957 年，当他们开始合作时，多伦多还是一个发展缓慢的地区性城市。科学信息逐渐涌入。而在原子弹爆炸之后，国际上掀起了一股研究身体与器官是否可以免受辐射致命影响的热潮。蒂尔与麦卡洛克特别关注辐射对血液的影响。但是他们如何量化这种影响呢？当他们将一只小鼠暴露在大剂量辐射下时，他们发现血液生成会在大约两周半的时间内停止，并且小鼠会像广岛第三波浪潮中的受害者一样出现死亡。拯救小鼠的唯一方法是将另一只小鼠的骨髓细胞移植给它。通过移植另一小鼠的骨髓细胞（造血器官），蒂尔与麦卡洛克可以拯救受辐射的小鼠，并且该动物将恢复其造血功能。正是这种拯救濒死动物的简陋实验，为干细胞生物学开辟出了一片新天地。

在 1960 年 12 月一个寒冷的周日（在圣诞节前几天）下午，蒂尔离开自己位于多伦多的家去实验室查看一项结果。这项实验的设计非常简单：小鼠受到足以破坏自身造血功能的高剂量辐射后，接受来自其他小鼠的骨髓移植。每只小鼠接受了不同数量的骨髓细胞（滴定剂量）以使其免于死亡。

蒂尔将小鼠处死并为尸检做好了准备，然后他小心翼翼地检查了每一个器官。骨髓、肝脏、血液、脾脏。从表面上看，这些器官没有什么异常。但当蒂尔仔细观察脾脏时，他发现了微小的白色隆起，即细胞集落。他运用数学思维，计算了每只小鼠体内的集落总数，并且将它们绘制在一张图表上。这些"隆起"几乎与移植的骨髓细胞数量完全一致。移植的细胞越多，形成的集落也就越多。这意味着什么呢？最简单的答案是，这些集落并不只是对偶然遇到脾脏的移植细胞的随机计数，而是对一种特殊类型细胞的定量测量。这种细胞必须具备在脾脏中形成集落的内在特性（再生的标志），并且它还必须以固定的比例存在于骨髓中（因此移植的细胞越多，产生的隆起状集落就越多）。

蒂尔与麦卡洛克很快发现，每一个隆起（集落）都是一个血细胞再生结节，但并非普通的再生结节。这些集落正在制造红细胞、白细胞与血小板的所有活性组分。而且它们很罕见：大约每一万个骨髓细胞中才有一个集落。

蒂尔与麦卡洛克将他们的数据发表在一篇标题（《正常小鼠骨髓细胞辐射敏感性的直接测量》，请注意其中甚至没有提到"干细胞"）平淡的放射生物学学术期刊论文中。[15] 蒂尔写道："你务必牢记，当时对这种工作感兴趣的是一个非常小的群体。距离那之后十年左右发生的种种巨变还有很久。"[16] 但直觉告诉蒂尔与麦卡洛克，他们的结果揭示了一个极其重要的原理：就像无畏的开拓者乘坐简陋的船只漂洋过海一样，一小部分移植的骨髓细胞迁移到脾脏形成孤立集落，重新生成了血液中的所有主要细胞组分。正如科学作家乔·索恩伯格所描述的那样："这篇论文代表了一种审视身体如何造血的全新方式，更不用说产生了一系列对其他生物学反思的潜在暗示，例如，如果对于血液是这样，那么身体是如何制造心肌或大脑组织的呢？但是它并没有立即撼动科学界的根基，并且在很大程度上未被更广泛的生物学界注意到。"[17]

20世纪60年代初，通过与卢·西米诺维奇和安德鲁·贝克尔的合作，蒂尔与麦卡洛克深化了对这些集落形成血细胞的研究。首先，他们确定了一些可以产生所有三种细胞（红细胞、白细胞与血小板）的集落，而这符合对"多潜能"细胞的定义。一年后，他们证明每个集落都源于单个的"创始"细胞。最后，当他们将从脾脏分离出的细胞集落移植到受辐射的小鼠体内时，他们发现这些集落能够重现其产生额外多潜能细胞集落的能力，而这是自我更新的标志。

实际上，他们发现了一种能够产生不是一种，而是多种血细胞谱系（红细胞、白细胞与血小板）的细胞：造血干细胞。欧文·韦斯曼如今是斯坦福大学干细胞项目的负责人，当他读到蒂尔与麦卡洛克有关辐射敏感性的第一篇论文时还是名学生。他后来说："真正的发现是把观念从'骨髓是一个黑箱，我们对此一无所知'转变为'骨髓拥有能够产生多种不同细胞类型的特定细胞'。"[18]

韦斯曼还记得这个实验是如何在细胞生物学领域引起轰动的。蒂尔与麦卡洛克"重塑了人们对血液这一生命之源的看法"。他继续说道："在蒂尔与麦卡洛克的实验之前，人们认为血液中每种不同的细胞类型都来自一个独特的母细胞。"韦斯曼告诉我："但是蒂尔与麦卡洛克证明了完全相反的情况。红细胞'母细胞'、白细胞'母细胞'与血小板'母细胞'均来自同一干细胞。这些干细胞不断产生越来越多的细胞（红细胞、白细胞与血小板），直到一个全新的血液系统被创造出来。这对于骨髓移植领域产生了非凡的影响。如果移植者能够找到这种细胞，他们就能使整个血液系统再生。"[19] 他们可以利用这种干细胞构建一个拥有全新血液系统的人。

韦斯曼开始寻找这种细胞。这些干细胞或祖细胞存在于何处？它们的行为、代谢、大小、形状与颜色是什么？受蒂尔与麦卡洛克实验的启发，韦斯曼开始使用一种叫作流式细胞术的技术来纯化这些细胞，该技术由斯坦福大学的莉奥诺·赫岑伯格与伦纳德（"伦恩"）·赫岑伯格夫妇团队开发。[20] 简而言之，流式细胞术就像用蜡笔给细胞着色，每个细胞基于其表面蛋白质的排列呈现不同的颜色组合（一个是蓝色与绿色，另一个是绿色与红色）。这些"蜡笔"就是抗体，携带着能发出不同颜色荧光的化学物质，它们可以识别细胞表面上的不同蛋白质。机器可以根据细胞被不同颜色组合染色的情况来分离细胞。

韦斯曼经过数十次尝试，最终找到了一种标记组合，可以纯化从小鼠骨髓中提取的造血干细胞。[21] 正如蒂尔与麦卡洛克所预测的那样，它们很罕见，比例不到细胞的万分之一，但是效能极高。随着韦斯曼的技术不断完善与添加更多的标记物，研究人员终于可以分离出单个造血干细胞，并且使小鼠的整个血液系统得到再生。他们还能够从该小鼠中提取此类细胞，然后使第二只小鼠的血液系统再生。20 世纪 90 年代初，韦斯曼与其他研究人员使用相同的技术鉴定了人类造血干细胞。

　　小鼠与人类造血干细胞的外观相似。它们都是小而圆的细胞，具有紧凑的细胞核。在静止状态下，它们基本保持休眠状态，即它们很少分裂。但是当它们被置于适当的化学因子环境中，或者在骨髓中接收到正确的内部信号时，它们就开始进入激烈的细胞分裂程序（20 世纪 60 年代，澳大利亚研究人员唐纳德·梅特卡夫 [1] 是最早发现这些化学"因子"的人之一，它们能使从干细胞中分化出的特定种类细胞得以生长 [22]）。一个干细胞可以产生数十亿个成熟的红细胞与白细胞，甚至产生动物的整个器官系统。

　　1960 年春季，一个名叫南希·劳里的 6 岁女孩病倒了。[23] 她有着深色的眼睛、乌黑的头发与齐眉的刘海。她的血细胞计数开始下降，其儿科医生注意到她患有贫血。其骨髓活检显示她患有再生障碍性贫血，这是一种骨髓功能衰竭的疾病。然而，南希的同卵双胞胎姐妹芭芭拉·劳里却完全正常。芭芭拉的血细胞计数正常，没有骨髓功能衰竭的迹象。

　　骨髓产生的血细胞需要定期补充，而南希的正在迅速减少。这种疾病的起源通常神秘莫测，可能是感染或免疫反应，甚至是对药物的反应，但是在其典型的形态中，幼稚血细胞应该形成的空间逐渐被白色脂肪球填满。

　　劳里一家住在绿树成荫且雨水充沛的华盛顿州塔科马市。南希在西雅图的华盛顿大学医院接受治疗，然而医生们对于接下来何去何从一筹莫展。他们尝试给她输注红细胞，但计数（红细胞）总会不可避免地再次崩溃。其中一人知道，一位名叫爱德华·唐纳尔（"唐"）·托

---

1　唐纳德·梅特卡夫（Donald Metcalf，1929 年 2 月 26 日—2014 年 12 月 15 日）是一位澳大利亚医学研究员。

马斯[1]的医学家曾尝试在人类之间进行骨髓移植。[24] 托马斯在纽约州库珀斯敦工作。西雅图的医生联系了他寻求帮助。

20 世纪 50 年代，托马斯尝试过一种新型疗法，他给一位白血病患者输注了其健康同卵双胞胎的骨髓细胞。有证据显示，来自捐赠骨髓细胞的造血干细胞一度"植入"患者的骨骼，但是患者很快就复发了。托马斯曾尝试在狗身上改进造血干细胞移植方案，并且取得了一些微不足道的成功。如今西雅图的医生劝说他在人体中再次尝试这种疗法。南希的骨髓日渐衰竭，但没有恶性细胞占据它。幸运的是，劳里姐妹是同卵双胞胎，具有完美的"组织相容性"，骨髓可以从双胞胎之一移植到双胞胎中的另一位而不会遭到排斥。来自双胞胎之一的骨髓造血干细胞能否被双胞胎中的另一位"接受"呢？

托马斯飞往西雅图。1960 年 8 月 12 日，芭芭拉被注射了镇静剂，其臀部与腿部被大口径针头穿刺了 50 次，以提取出她骨髓中的深红色沉淀物。骨髓经过生理盐水的稀释，随后被滴入南希的血流中。医生们开始了等待。这些细胞定植到南希的骨骼并逐渐开始产生正常的血液。当她出院时，她的骨髓几乎已经完全重建。从某种意义上说，南希的血液是属于她的孪生姐妹的。

南希·劳里经历了医学史上第一次成功的骨髓移植。这是细胞疗法在现实中成功应用的典型案例：其孪生姐妹的细胞，而不是药物或药丸，成为南希的"良药"。在多伦多，蒂尔与麦卡洛克通过他们在小鼠身上的发现描述了造血干细胞的特征。在斯坦福大学，韦斯曼最终学会了如何从人类骨髓中纯化它们。在西雅图，唐纳尔·托马斯将这些造血干细胞引入医学应用。他在人体中"活化"了这些细胞。

1963 年，托马斯永久地搬到了西雅图。他先在西雅图公共卫生服务医院建立了自己的实验室，十几年后又在新成立的弗雷德·哈钦森

---

1　爱德华·唐纳尔（"唐"）·托马斯（Edward Donnall "Don" Thomas，1920 年 3 月 15 日—2012 年 10 月 20 日）是一位美国内科医生与华盛顿大学名誉教授。1990 年，他因在细胞与器官移植方面的成就与约瑟夫·默里共同获得诺贝尔生理学或医学奖。

癌症中心（医生们称之为"哈钦森中心"）建立了实验室，他决心将骨髓移植用于治疗尤其是白血病这样的其他疾病。南希·劳里与芭芭拉·劳里是同卵双胞胎，其中一人的非恶性血液病可以被另一人的细胞治愈，这是一种极为罕见的情况。如果涉及例如白血病这种恶性血液病呢？如果供体不是双胞胎呢？骨髓移植的前景一直受到这样一种事实的阻碍，即我们的免疫系统倾向于将来自其他身体的物质排斥为异物；只有组织完全匹配的同卵双胞胎才能规避这个问题。

托马斯找到了一个解决这个问题的方法。首先，他将尝试用高剂量化疗与放疗来根除恶性血细胞，这会破坏正常骨髓，清除癌细胞与正常细胞。[25] 这种方法往往是致命的。但随后来自同卵双胞胎的供体骨髓干细胞将取而代之，产生健康的新细胞。

接下来的问题出现在尝试进行"异体"（allogeneic，allo 来自希腊语中意为"其他"的词）移植，即从非同卵双胞胎的人身上移植骨髓。1958 年，法国骨髓移植先驱乔治·马泰[1] 将一系列供体的骨髓移植给了一些南斯拉夫研究人员，后者意外地受到了有害剂量辐射，患上了暴发性骨髓衰竭。[26] 供体细胞曾短暂定植，可最终却踪迹全无。而且在移植后不久，马泰观察到了与他预期完全相反的情况：南斯拉夫研究人员的体内出现了一种急性消耗性疾病。

马泰推断，这种消耗性疾病是由供体骨髓中的免疫应答攻击移植患者身体所引起的。即客体攻击宿主。这种应答是维护生物体主权（与排斥入侵细胞）的古老系统作用的结果，但是这种主权的方向在骨髓移植中发生了颠倒。就像是一群哗变的船员强行登上一艘陌生的船，供体的免疫细胞将其周围的身体识别为异物展开攻击。非我（之前的移植物）变成了自我，而自我，事实上，也变成了非我。

器官移植领域的其他先驱已经了解到，如果供体与宿主之间的匹配度比较好，那么就可以减缓这些排斥反应。（回顾一下我们对组织

---

1　乔治·马泰（Georges Mathé，1922 年 7 月 9 日—2010 年 10 月 15 日）是一位法国肿瘤学家与免疫学家。

相容性基因发现的讨论，这些基因决定受体是否接受来自宿主的移植物。)现在有一些检测可以帮助预测相容性（或耐受性），以便于增加异体骨髓细胞定植的机会。如今，各种免疫抑制药物已被开发出来，可以进一步抑制宿主的抵抗力，从而使异体移植物（来自外部供体）被身体接受，或者防止客体攻击宿主。

在接下来的几年里，托马斯召集了一批推动骨髓移植向前发展的医生。[27] 其中有一位身材高大、出生于德国的赛艇爱好者赖纳·施托布[1]，他专注于组织分型与移植治疗；而他的妻子贝弗利·托罗克-施托布[2]是一位敏锐的临床医生。还有一位身材矮小、出生于西伯利亚的足球爱好者亚历克斯·费费尔博士[3]，他证明了免疫系统可以对抗小鼠体内的肿瘤（因此供体的免疫系统可以杀死白血病）；以及唐的妻子多蒂·托马斯[4]，她负责实验室与诊所的日常事务，被大家称为"骨髓移植之母"。

托马斯因其从事的这些研究获得了诺贝尔奖，他后来将这些研究描述为"早期临床实践的成功"。但是对于在西雅图照顾患者的护士与技术人员，以及患者本人来说，这种经历可能极其令人煎熬。其中一位医生告诉我："在早年接受移植的 100 位白血病患者中，有 83 人在最初的几个月内去世。"

在这一系列类似于《圣经》中灾祸的事件中，最终的劫难发生在供体骨髓产生的白细胞对患者身体发起强烈的免疫应答时，马泰在其早期移植患者中发现了这种被称为移植物抗宿主病的现象。[28] 它有时是一场短暂的风暴，有时表现为一种慢性过程。无论是急性还是慢性，该疾病都可能是致命的。

但正如进行首批白血病骨髓移植的医生团队成员弗雷德里克·阿

---

1　赖纳·施托布（Rainer Storb，生于 1935 年 6 月 26 日）是一位德裔美国血液学家与肿瘤学家，任职于弗雷德·哈钦森癌症研究中心。

2　贝弗利·乔·托罗克-施托布（Beverly Torok-Storb，1948 年—2023 年 5 月 5 日）是一位美国内科医生，弗雷德·哈钦森癌症研究中心临床研究教授。

3　亚历克斯·费费尔（Alex Fefer，1938 年—2010 年 10 月 3 日）曾是弗雷德·哈钦森癌症研究中心骨髓移植团队的一员。

4　多蒂·托马斯（Dottie Thomas，1922 年 9 月 18 日—2015 年 1 月 9 日）是一位美国血液学研究者与管理人员，因其在骨髓移植方面的工作而闻名。

佩尔鲍姆[1]，以及其他研究人员在分析数据时所发现的那样，对自身的免疫攻击，即移植物抗宿主病，也可能是对白血病的免疫攻击。[29]这场劫难的幸存者也是最有可能战胜白血病的人。这是表明外部供体能够植入体内"重启"免疫系统的最确凿证据，它可以通过排斥癌症来治愈致命血液系统恶性肿瘤的亚型。

这是一个令人震惊但发人深省的结果：毒药竟是良方。当我向阿佩尔鲍姆提及那些早期移植手术时，我在他眼中捕捉到了一种略带忧郁的神情，仿佛他在回忆每一位患者。[30]他身上散发着一种优雅的贵族气息，那是一种从多年失败中习得的谦卑。他回想起那些无人幸存的年月，接着是团队见证细胞疗法使致命疾病患者成为长期幸存者的时代。虽然他们取得了成功，但付出了高昂的代价。

我在芝加哥的一次会议上遇到了托马斯夫妇——唐与多蒂。他们已经变得瘦弱不堪，就像两张相互支撑的扑克牌一样彼此依偎；拿掉其中一张，另一张就会倒下。我穿过一众仰慕者走上前去，向细胞疗法的这对双亲致意。

唐步履蹒跚地走上讲台发言。他曾经以身材高大而闻名，如今讲话时却佝偻着身子，句与句之间还要停顿一下。会场座无虚席，将近五千名血液学家齐聚一堂聆听演讲，空气中弥漫着崇敬之情。唐追忆了骨髓移植的早期时光，以及那些最终促成了第一次异体骨髓移植的壮举，当然其中也包括第一批患者同样英勇的付出。

2019年，我飞到西雅图采访了在骨髓移植病房成立最初几年中工作过的护士。其中大多数护士已经退休，但仍有人与医院保持联系。我坐在一间会议室里，楼下几层就是那些闪闪发光的新型实验室，患者的细胞正在被用于制备基因疗法试验，例如那项用CAR-T细胞治愈

1 弗雷德里克·阿佩尔鲍姆（Frederick Appelbaum）是一位美国医生与作家。

了埃米莉·怀特黑德的试验。

护士们走进来时相互拥抱与亲吻。她们想起了对方的昵称，以及早年接受过治疗的全部患者的名字。她们中的一些人泪流满面。而这是一次即兴的重聚。[1]

"请给我讲讲首批患者的情况。"我说道。

"第一位是慢性白血病患者。"一位名叫 A.L. 的护士告诉我。"他是一位叫作鲍尔比［……］的老年男性，"她说道，然后又纠正了自己，"不，不，他当时才 50 多岁。他死于［……］感染。第二位是患有白血病的年轻人，然后是一个小女孩，他们两位都去世了。"

他们记得唐与多蒂、施托布夫妇、阿佩尔鲍姆和费费尔，这几位都是早期细胞疗法的坚定支持者与先驱。其中一位护士说："每天早晨，他们中的一位都会来查房，握着每位患者的手，询问晚上过得怎么样。"

另一位护士说："1970 年，我们收治了一位患有白血病的小男孩，他当时 10 岁。他活了下来，读完了大学，大约过了 10 年，但他一直在与肺部感染做斗争。后来还是不幸去世。"

我询问起医院的环境以及人们在那里的感觉。

另一位护士 J.M. 说："当时有 20 张床。护士站设在冷藏室里。我记得那里很小。空间十分紧凑。每个人都在互相支持。"

"有一个孩子每天晚上都想听同样的故事。讲的是一个男孩进入洞穴猎杀一只熊。"于是，夜复一夜，当化疗药物滴入他的静脉时，他都会伴随着那个故事入梦。

患者接受放疗（清除他们的血细胞并为新骨髓腾出空间）的地方位于几英里外的一个巨大水泥掩体。用于开展移植实验的狗的狗舍就在旁边，因此被关在水泥室里的患者在接受放疗时不得不听着它们的持续吠叫。

最初，用于杀伤骨髓的全部放疗剂量是一次性给予的。[2] 其中一位

---

1　我特意隐去了护士们的姓名。这不是为了贬低他们对骨髓移植的巨大贡献，而是为了保护他们的身份与尊重他们的隐私。——作者注

2　后来，放疗剂量分为几天给予，这明显减少了恶心感。例如枢复宁与凯特瑞等新型止吐药也极大地改善了由放疗引起的阵发性恶心。——作者注

护士说："在放疗进行到一半时，患者会感到极度恶心，这简直令人难以忍受。他们呕吐不止。我们只好打开掩体的门进去照顾他们。当时还没有任何强效的止吐药［……］，因此我们要带着清水、脸盆、擦嘴布与湿毛巾进去。这里面还包括一位 7 岁的男孩……"

她哽咽起来。另一个女士站起来拥抱她。

"告诉他们关于飞行员的事情。"其中一名护士催促道。

这位飞行员的名字是阿纳托利·格里申科。1986 年，当切尔诺贝利的核反应堆爆炸时，格里申科被派去乘坐直升机倾倒沙子与混凝土，以封堵正在喷射有毒放射性气体的反应堆通风口，实质上是将工厂变成一个水泥石棺。[31] 据说格里申科从头到脚都被铅屏蔽所覆盖，但放射性还是穿透了他的身体并直达骨髓。

1988 年，他被诊断出患有白血病前期综合征。1990 年，这种疾病发展成完全型白血病。人们在法国找到了一位配型几近完美的女性供者。哈钦森癌症研究中心的一位医生飞到巴黎监督骨髓提取，然后连夜将骨髓空运到格里申科接受移植手术的西雅图。

"但是他没能挺过去，"这位护士告诉我，"我们观察了他好几天，但最后，白血病还是复发了。"

事情就是这样发展的。"1970 年有一位幸存者，1971 年有三位，1972 年有一些。我们没有观察到很多长期幸存者，但其中一些人确实又活了 20 年、30 年、40 年。到了 80 年代中期，我们开始真正看到了长期幸存者。他们中有十几位、二十几位、几十位在移植后又生活了 5 年或 10 年。"

在楼下哈钦森癌症研究中心的大厅里，有一座象征着移植事业看似势不可当且稳步前进的螺旋形雕塑。[32] 我仔细观察了一下，注意到数字在逐年螺旋式上升，从 5 例、20 例、200 例、1000 例，直至 2021 年达到的数千例。而且致命疾病的治愈率也有所提高：在一项研究中，急性髓系白血病患者移植后的 5 年生存率介于 20% 和 50% 之间。

一位护士下楼与我一起瞻仰雕塑。她把手放在我的肩膀上。

她说："那时候并不容易。"她知道，那条平滑的螺旋线实际上是一串由偶尔成功点缀的失败记录。但随后成功的案例越来越多。如今每年用于治疗数十种疾病的骨髓移植手术数以千计。尽管骨髓移植的成功率各不相同，但它现在已经成为细胞治疗的主要支柱之一。在我自己的诊所里，我可以想到大量患有致命性白血病亚型的患者通过骨髓移植得到了治愈。

这位护士微笑着用手抚摸着光滑的曲线。我想到了直升机上的格里申科，他悬停在半空，被有毒的钚雾包围。我想起了那位进入洞穴猎熊的男孩。我能感觉到水泥室里那位幼童的强烈恐惧，他在弯腰呕吐之际，听到隔壁的狗在吠叫。我想起了那些拿着湿毛巾的护士，以及那些整夜守在患者身边、警惕感染发生的护士，还有那些整天握着患者的手，像对待自己孩子一样关心他们的护士。当这些护士离开医院时，许多医生与工作人员都在他们经过时起身致意。这是对他们众多贡献的默默认可。我意识到自己的眼中噙满了泪水。

血液系统疾病的细胞疗法经历了一场凤凰涅槃。

干细胞已在各种器官与各种生物体中被发现。但与其他任何类型的干细胞相比，或许最吸引人且最具争议的是胚胎干细胞（ES 细胞）与其更为独特的近亲，即诱导多能干细胞（iPS 细胞）。

1998 年，在威斯康星地区灵长类动物研究中心工作的胚胎学家詹姆斯·汤姆森[1]，获得了 14 个在体外受精过程中被废弃的人类胚胎。[33]他知道自己即将进行的实验从本质上讲具有争议，因此他在启动实验前咨询了两位生物伦理学家罗宾·阿尔塔·查罗与诺曼·福斯特[2]。这些

---

1  詹姆斯·汤姆森（James Thomson，生于 1958 年 12 月 20 日）是一位美国发育生物学家。他于 1998 年建立了最早的人类胚胎干细胞细胞系，1999 年当选美国国家科学院院士。
2  罗宾·阿尔塔·查罗（Robin Alta Charo，生于 1958 年）是美国威斯康星大学麦迪逊分校法律与生命伦理学荣誉教授，也是美国生命伦理学的权威。
   诺曼·福斯特（Norman Fost）是一位美国医学伦理学家与儿科医生。他是威斯康星大学麦迪逊分校的教授，并且曾在该校担任儿科学、医学伦理学与生物伦理学方面的职务。

人类胚胎在培养箱中培养，直到它们达到囊胚阶段，此时胚胎形成一个空心球。囊胚通常在子宫内生长，但它也可以在特殊条件下于培养皿中培养。这个中空球具有两种不同的结构。其中一种类似面纱的外层，最终将形成胎盘以及连接胚胎与母体的结构。而卷曲在外层内侧的一小块内层细胞隆起将形成胚胎。

汤姆森从这些胚胎中提取出内层细胞，并将它们培养在小鼠细胞构成的"饲养层"上，该层将为人类胚胎细胞提供营养与支持（这是一种常见的细胞培养技术。有些细胞在刚转入细胞培养的头几天内格外脆弱，以至于无法独立存活。它们在这些初始阶段需要饲养层细胞或辅助细胞来"照顾"它们）。在接下来的几天里，从这些胚胎中培养出了五株人类细胞系，其中包括三株"雄性"与两株"雌性"。它们在细胞培养基中增殖了数月，没有出现明显的基因损伤，其生长潜力也没有变化。

将这些细胞注射到免疫缺陷的小鼠体内，它们就会形成一系列成熟的人类组织层次结构，包括肠道、软骨、骨骼、肌肉、神经与皮肤成分。这些细胞在培养皿中显然能够进行自我更新，并且能够分化成多种（可能是所有）类型的人体组织。[1] 它们被称为"人类胚胎干细胞"或 h-ES 细胞（human embryonic stem cell）。其中一株具有 XX 染色体名为 H-9 的"雌性"细胞系，如今已经成为标准的胚胎干细胞。它已经在全球数百个实验室的数千个培养箱中生长，并且被用于数以万计的实验。

我自己曾经培养过 H-9 细胞系并见证了这些细胞的不断生长。我也目睹了它们分化成骨骼与软骨等各种成熟的细胞类型。即使在今天，这种细胞系的存在仍然让我感到吃惊：每次透过显微镜看装有这些细

---

1　在技术上需要指出的一点是：汤姆森获得的 ES 细胞来自（最终形成胚胎的）内细胞团，而不是来自（形成胎盘、脐带与其他被称为胚外结构的组织的）外层细胞。这些 ES 细胞并不是全能的，因为以胎盘为例，它是从外层细胞而非内细胞团发育而来。[34] 最新的研究表明，在某些培养条件下，一小部分 ES 细胞可以保持全能性，换句话说就是能够产生胚外组织。然而，大多数研究人员认为人类 ES 细胞具有多能性而非全能性，因为它们可以产生除胚外组织以外的所有组织。——作者注

胞的培养瓶，我都不由微微颤抖，而这种感觉类似于一种对未来的紧张憧憬。从理论上来说，这些胚胎干细胞的存在可以引发一种奇特的思想实验：如果能够逆转时间，将它们（小小的卷曲体）重新注入其来源的囊胚，然后将这个囊胚植入人类子宫，会怎么样呢？或许我们需要将它们与内细胞团的其他细胞混合在一起，但是如果它们现在回到了起源，还能再次形成一种人类吗？我们会给这种新型的细胞生物取个什么名字？海伦-9？如果将基因改变导入在培养皿中的 H-9 细胞，那么这个人现在有可能携带这种变化并将其传递给她的子孙吗？我们是否会见证一个从胚胎、囊胚、胚胎干细胞发育到人类，然后再次通过某种方式产生胚胎的新型生命循环呢？

1998 年发表在《科学》杂志上的汤姆森的论文 [35] 立即引起了轩然大波。许多科学家站在汤姆森一边，他们相信人类胚胎干细胞的内在价值：这些细胞不仅能够使我们更深入地理解人类胚胎学，而且还将成为具有宝贵治疗价值的工具。正如汤姆森在其开创性论文的结尾直言不讳地写下的：

> 人类胚胎干细胞应该能为无法在完整人类胚胎中进行的发育事件提供洞见，而这些事件在出生缺陷、不孕症以及流产等临床领域具有重要影响。[……]人类胚胎干细胞对于研究小鼠与人类之间不同组织的发育和功能将具有特殊价值。基于人类胚胎干细胞体外分化为特定谱系的筛选，可以用于确定新药的基因靶点、组织再生疗法的基因以及致畸或有毒化合物。
> 阐明控制分化的机制将促进胚胎干细胞向特定细胞类型高效、定向分化。对心肌细胞与神经元等人类细胞进行大规模纯化标准化生产，将为药物发现与移植治疗提供一种潜在的无限细胞来源。例如帕金森病与青少年糖尿病等许多疾病，均源自一种或几种细胞类型的死亡或功能障碍。

但是，主要来自宗教右翼的批评者对此坚决反对。[36] 他们主张，在这些细胞的制备过程中，人类胚胎已经被破坏（遭到了亵渎），而胚胎本身构成了人类。这些通过体外受精产生的胚胎尚未获得感知能力，没有器官，仅仅是一团可以被丢弃的未分化细胞球，然而这种解释并不能安抚他们；汤姆森的批评者认为，正是它们形成未来人类的潜力使其应在当前就被视作人类。2001 年，在胚胎干细胞研究反对者的压力下，时任美国总统乔治·沃克·布什签署了一项法律，限制联邦资金用于涉及已经获得胚胎干细胞（例如 H-9）的研究，任何制备新型胚胎干细胞的尝试都不会得到联邦政府的支持。[37] 在德国与意大利，对人类胚胎干细胞的研究也受到严格限制，在某些情况下还被禁止。

在大约十年的时间里，研究人员只能通过少数人类胚胎干细胞系来探索人类胚胎学与胚胎干细胞的组织分化。然后，在 2006 年与 2007 年，该领域经历了又一次重大的变革。在 21 世纪早期困扰该领域的问题是：干细胞有什么特殊之处？为什么例如皮肤细胞或 B 细胞不会在某天早上醒来后决定成为胚胎干细胞，然后使尽浑身解数逆流而上，并且让时间倒转回到它们的起源呢？

这个问题乍看起来似乎很荒谬。直到 20 世纪 90 年代，我所认识的胚胎学家都没有把胚胎学视为一条双向通道。向前发展，你会得到一个拥有成熟细胞（神经、血液与肝脏）的人。向后回溯，你可以取出一个成熟的细胞（神经、血液与肝脏），然后把它变成一个胚胎干细胞。一位研究人员告诉我："这简直是痴心妄想。"

然而至少对于一小部分胚胎学家来说，有一个事实让"双向通道"的奇想充满活力。我们几乎所有细胞中的 DNA 序列（基因组）都是相同的；[1] 正是心脏细胞或皮肤细胞中"开启"与"关闭"的基因子集决

---

1　我们现在知道，随着生物体成熟，体内单个细胞的基因组可能会因突变而略有改变。简而言之，人类是由基因组不同的细胞组成的嵌合体。这些差异的生物学意义仍有待确定。——作者注

定了其身份。如果我们能够改变这种模式，在皮肤细胞中"开启"与"关闭"干细胞基因呢？皮肤细胞现在是否会转化为不仅能够制造皮肤，而且还能制造骨骼、软骨、心脏、肌肉与脑细胞，即身体里每一种细胞的干细胞呢？又是什么阻止了皮肤细胞这样做呢？

2006年，在日本京都工作的干细胞研究人员山中伸弥[1]从成年小鼠尾尖获得了成纤维细胞，这是一种在身体各处以不同形式存在的纺锤形普通细胞，并且这些细胞对于干细胞研究领域而言司空见惯，随后他将四个基因导入这些细胞。[38] 山中使用这些基因并非偶然：之所以他花费多年时间研究与选择 Oct3/4、Sox2、c-Myc 和 KLF4，是因为它们具有将成体细胞属性"重编程"为类似于干细胞属性的能力。20世纪90年代末期，他从24个基因入手，比较每个基因与每种排列组合的效果，通过一次又一次的实验，将基因两两结合后再添加另一个基因，直到相关基因被缩减到关键的四种。（这些基因中的每一个都编码一个主控蛋白，即能够开启与关闭其他数十个基因的分子开关。）他已经确定，它们中的每一个都在维持人类与小鼠胚胎干细胞状态中起着关键作用。如果他取出一个成体非干细胞，例如一个普通的成纤维细胞，并且强行诱导它表达所有这四个赋予干细胞身份的主调控基因，那么会发生什么呢？

一天下午，山中实验室的博士后高桥和利通过显微镜观察了他强行表达四个关键基因的成纤维细胞。"我们有集落了！"这位博士后喊道。[39] 山中赶忙跑过去。确实是集落。这些细胞已经改变了它们的形态，外观从通常平平无奇的纺锤形细胞变成了可以发光的球状细胞团。山中后来发现，它们的 DNA 出现了化学变化，将 DNA 折叠与包装成染色体的蛋白质发生了变化。甚至细胞的新陈代谢也发生了变化。成纤维细胞已经变成了干细胞。与胚胎干细胞一样，它们在培养过程中不

---

1　山中伸弥（Shinya Yamanaka，生于1962年9月4日）是一位日本干细胞研究者。2012年，他与约翰·格登共同获得诺贝尔生理学或医学奖。他是京都大学 iPS 细胞（诱导多能干细胞）研究与应用中心的教授与名誉主任。

断自我更新。如果注射到免疫缺陷的小鼠体内，那么它们也可以形成多种人体组织，例如骨骼、软骨、皮肤与神经元。所有这些组织都来自皮肤成纤维细胞，而除了充当支架维持皮肤组织的完整性或修复伤口外，皮肤成纤维细胞这种发育完全的细胞似乎没有任何功能。[40]

　　这个结果令生物学家们震惊不已，就像撼动了干细胞领域根基的洛马·普雷塔地震。我记得系里一位资深化学生物学家从多伦多的一个研讨会回来后，明显对山中在那里展示的数据感到十分震惊与难以置信。他参会回来后告诉我："我简直无法相信。但这个结果已经被反复验证。这一定是真的。"山中伸弥从成纤维细胞中制备出了干细胞，这在生物学上曾经被认为是不可能的转变。就好像他突然间逆转了生物学时钟，他不仅将发育完全成熟的成年人变成了婴儿，而且还变成了胚胎。

　　2007 年，山中使用这项技术将人类皮肤成纤维细胞转化为胚胎干细胞样细胞。[41] 第二年，以人类胚胎干细胞研究闻名的汤姆森用另外两个基因替代了 c-Myc 与 KLF4，再次将人类成纤维细胞转化为胚胎干细胞（使用 c-Myc 表达来创建胚胎样干细胞尤其被认为是一种潜在的挑战，因为它恰好是一种致癌基因，生物学家们担心这些胚胎样干细胞最终会发生癌变）。该领域将这些细胞称为诱导多能干细胞（induced pluripotent stem cell）或 iPS 细胞，"诱导"是指通过基因操控使它们从成熟的成纤维细胞转化为 iPS 细胞。

　　自从山中伸弥因其发现于 2012 年获得诺贝尔奖后，数以百计的实验室已经开始研究 iPS 细胞。其诱惑力在于：你可以把自己的细胞提取出来，例如皮肤成纤维细胞或血细胞，然后让它逆时钟转化为 iPS 细胞。通过这种 iPS 细胞，你可以制备出任何你想要的细胞（软骨、神经元、T 细胞与胰岛 β 细胞），而且它们仍然是你自己的细胞。这样就没有组织相容性的问题了。无须使用免疫抑制剂，没有理由担心客体会对宿主产生免疫攻击。原则上，你可以无限次地重复这个过程，例如将 iPS 细胞转化为 β 细胞，然后逆向重复这个转化过程（公平地说，目前还没有人尝试过）。然而，这种递归性引发了对新人类的另一种幻想：每个退化的器官或组织都可以再生，反复再生，无穷无尽。

我有时会想到希腊神话中忒修斯之船的故事。这条船由许多船板构建而成。一块块船板逐渐腐烂，被新船板取代，直到所有的船板都被换过一次。那么，这条船改变了吗？它还是同一条船吗？

这些思考目前似乎还是形而上的，但它们可能很快就会变成现实。当我们利用诱导多能干细胞制备人类新部件（许多科学家已经在这样做了），并且尝试以递归方式从这些新部件中制备新部件时，我也会想到奥齐克笔下的蜗牛。蜗牛摆脱了自己被消耗殆尽的命运，但是当它进入变幻与未知的领域时，也在身后留下了一系列的形而上学问题。最后，当它全部被消耗与替换时，它还是同一只蜗牛吗？

# 第二十章

# 修复的细胞：损伤、衰退与恒定

温柔与腐朽共享一个边界。
腐朽是位咄咄逼人的邻居，
其斑斓的色彩在不断蔓延。

——凯·瑞恩，2007 年 [1]

丹·沃思利（Dan Worthley）是一位澳大利亚博士后研究员，他跨越了现实与理想的海洋来到我的实验室。他是一位训练有素的胃肠病学家，而我对这一学科领域知之甚少。他来到纽约哥伦比亚大学与蒂姆·王合作，专注于结直肠癌与结肠细胞再生的研究（王是哥伦比亚大学的教授，也是我的老朋友与合作者）。

现代小鼠遗传工程的标准技术如今允许我们获取单一基因进行修改，这样它编码的蛋白质就会携带有荧光标记。这种蛋白质现在变成了在黑暗中发光的灯塔，只要是这种蛋白质存在的地方，你随时可以用显微镜检测到。想象一下，如果你对控制细胞周期的 cyclin 基因采取这种方法，那么当某种特定的 Cyclin 蛋白产生时，你会看到细胞开始发出荧光，然后荧光随着蛋白质降解消失。如果你对构成细胞骨架的肌动蛋白采取同样的方法，那么几乎整只小鼠都将在黑暗中发光。T细胞受体只会在 T 细胞中发光。胰岛素只会在胰腺细胞中发光。顺便说一下，这些发光蛋白质源自水母；从遗传学的角度来看，这只小鼠的一小部分来自深海中摇摆游动的生物。

沃思利通过该技术对一只小鼠进行了基因改造，并且构建出一种名为 Gremlin-1[1] 的基因。每当细胞中产生 Gremlin-1 蛋白时，该细胞就会发出荧光，从而在显微镜下可见。根据之前的研究结果，沃思利预计 Gremlin-1 会在结肠细胞中出现。不出所料，他在一种特殊类型的结肠细胞中发现了它。然而，他性格中天生好奇与细致入微成分的组合促使他在其他组织中寻找这类 Gremlin-1 标记的细胞。其中一处细胞发光的地方位于骨骼细胞中。而这也是我们的合作关系开始的地方。

如果有一份被忽视但至关重要的人体器官的目录，或者有一份列举某个器官"真实世界"的重要程度与"科学忽视"程度之比的表格，那么骨骼很可能会列在这两份清单的前面。中世纪的解剖学家认为，骨骼就像是皮肤的衣架，或是身体中内脏的脚手架（然而反其道行之的维萨里绘制了精美的骨骼图，他的一些图版展示了各种骨骼的详细解剖学结构）。当我在 21 世纪初于麻省总医院担任住院医师之时，骨科住院医师们经常半开玩笑地称他们自己是"傻瓜"（boneheads）。而谁能忘记罗伯特·瑟维斯战时诗歌[2]中"傻瓜比尔"的悲喜剧式独白呢？作为一名被训练去麻木不仁地残害与杀戮的士兵："我的任务就是用自己的生命与肢体去冒险 / 而且……不论对错。"[2]

然而，骨骼实际上代表了最精致复杂的细胞系统之一。它在生长到一定程度后知道何时应该停止。它在整个成年生活中不断自我愈合，并且在受伤后迅速进行自我修复。它对激素具有敏感性，它甚至可能

---

1　格雷姆林（Gremlin）是一种起源于 20 世纪初的传说鬼怪或精灵，喜欢潜入机器内部引发故障。
2　《傻瓜比尔》（Bonehead Bill）是这首诗的名字。
　　罗伯特·瑟维斯（Robert Service，1874 年 1 月 16 日—1958 年 9 月 11 日）是一位英裔加拿大诗人与作家。

合成自己的激素。[1] 它的中心空腔（骨髓）是血液生成的白色温床。骨骼是骨关节炎与骨质疏松症的发生地，这两种主要衰老疾病与全世界数百万老年人的死亡密切相关。其实这也是我的痛苦之源：跌倒造成的颅骨骨折与出血最终导致我的父亲去世。

　　现在回到沃思利与他研究的骨骼。2014 年夏季的一个早晨，沃思利带着一盒骨切片乘电梯来到我的实验室，而他自己的实验室就在我的上面三层。我可以假装说自己立刻就产生了兴趣，但事实并非如此。来自各种实验室的研究人员总会找到我的博士后（以及我本人），请我们看看他们的样本，以了解骨骼中是否存在什么有趣的东西，这浪费了他们（与我）的不少时间。于是我礼貌地请沃思利下次再来。

　　但沃思利始终不肯放弃。他身材矮小，充满活力，富有激情，目标明确，具有强烈的动力与决心。他知道我对骨骼感兴趣。作为一名肿瘤学家，我治疗白血病，这是一种起源于骨髓的疾病，而造血干细胞就驻留在那里。数十年来，我一直在研究骨细胞与血细胞的相互作用。例如，为什么大脑或肠道中没有造血干细胞？骨骼到底有什么特别之处？作为一个学科领域的研究者，我们已经发现了一些答案：驻留在骨髓中的细胞会向维持其功能的血液干细胞发送特殊信号。这些年来，我也学会了理解骨骼的解剖学与生理学。现在有一种流行的观点，即你从事某种活动（比如投掷棒球）超过一万个小时后，你就会获得一种特定的专长。在细胞生物学中，这种活动可以转化为观察：我已经通过显微镜观察了一万多个骨骼标本。

　　还没过一个星期，沃思利又回来了，他拿着蓝色切片盒在走廊里徘徊，表现出一贯的殷勤与坚定的态度。他对我的冷淡毫不在意。我叹了口气，决定去看看。

---

1　由哥伦比亚大学的杰勒德·卡尔桑迪（Gerard Karsenty）及其同事主导的研究表明，骨骼不只是对激素做出应答，而且还能产生激素。早期的实验[3]证实，骨细胞制造的一种名为骨钙蛋白的蛋白质似乎可以调节糖代谢、脑发育与男性生育能力，尽管其中一些发现仍有待确认。——作者注

我把房间调暗,显微镜开始闪烁,发出弥漫整个房间的蓝绿色荧光。沃思利在房间的后面来回踱步,就像一只被关在笼子里的动物,嘴里嘀咕着有关小精灵格雷姆林的事情。这些切片经过显微切片机的精细加工,展示出骨骼的经典组织学结构。

从表面上看,骨骼可能像硬化的钙块,但事实上,它是由多种类型的细胞构成的。其中我们最熟悉的是软骨细胞(术语是chondrocyte),还有两种听起来比较陌生的细胞类型。第二种是"成骨细胞"(osteoblast),它们通过沉积钙与其他蛋白质形成分层钙化基质,然后这些细胞被困在自己的沉积物中形成新的骨骼。这是一种涉及骨骼生成与骨质沉积的细胞:通常情况下,成骨细胞会使骨骼增厚与延长(osteoblast 这个词里有 b,成骨,即 "bone making" 里也有 b,我是这么记词的)。

第三种是破骨细胞(osteoclast),这些是拥有多个细胞核的大型噬骨细胞。它们啃噬基质,或在其上打洞,移除与重塑骨骼,就像不断修剪的园丁一样(啃骨,即 "bone chewing" 里有 c,而 osteoclast 里也有 c,这样想好记)。成骨细胞与破骨细胞(制造骨骼与吞噬骨骼)之间的动态平衡是骨骼维持稳态的一种机制。没有成骨细胞,新骨不能形成。如果破骨细胞(吞噬骨骼)出现缺陷,那么骨骼就会增厚,正如早期病理学家所称的"石骨",尽管看似坚固,但是难以修复。随着内部空腔收缩,挤占了骨髓的空间,会发生一种名为骨硬化病的疾病。[1]

但骨骼不只是能变薄或增厚。它还能够变长。骨骼的生长过程中存在一个细胞之谜。前文提到了使器官变大的细胞集合。但细胞群的定向运动是如何使器官变得更长的呢?包括马里-弗朗索瓦-格扎维埃·比沙在内的早期解剖学家注意到,骨骼在早期发育阶段是一种由

---

1　我只是对骨骼中的细胞进行了分类。而驻留在骨髓中的细胞种类非常多。[4]这些细胞包括造血干细胞与造血祖细胞。有些基质细胞被认为对造血干细胞起着支持作用。还有神经元、储存脂肪的细胞(脂肪细胞),以及将血液带入与排出骨髓的血管(内皮)细胞。——作者注

黏性软骨构成的基质。接着，它会沉积钙盐并硬化形成我们认识的骨骼结构，然后开始变长。但长度的主要变化发生在骨骼的两端，"中间部分"相对恒定。18 世纪中期，外科医生约翰·亨特在一位发育中青少年的骨骼上钉入两颗螺钉。他注意到它们之间的距离没有变化。但如果他把螺钉移至骨骼的两端，那么他就会看到骨骼在不断变长，两颗螺钉随着时间的推移逐渐远离彼此，就像松紧带的两端在拉伸下渐行渐远。简而言之，骨骼的两端（而非中段）细胞能够产生延长骨骼的新细胞。

　　骨骼末端，即长骨的球形末端与骨干相交处有一个特殊的地方。在这个交界部位的骨骼深处，有一种被称作"生长板"的结构。如果你把自己的手成一个拳头，然后把你的下臂想象成长骨的骨干，而拳头就是它的末端，那么生长板就会位于你的手腕附近。

　　生长板存在于儿童与青少年中，你有时可以在 X 光片中看到它呈现为一条白线，但它在成年人身上会逐渐闭合。你可以把生长板想象成幼稚骨细胞的幼儿园。正是生长板生成了成熟的软骨细胞与成骨细胞。幼稚软骨细胞，然后是形成骨骼的成骨细胞从生长板中分离出来，迁移到靠近骨骼末端的区域，在骨骼末端与骨干之间沉积新的基质和钙，从而使骨骼变长。

　　而这正是沃思利的切片发挥作用的地方。"生长板"的存在数十年前就已经为人所知。但骨骼的生长是如何持续的，尤其是在可能每周都会长高一点的青春期？我们知道，完全成熟的软骨细胞（肥大软骨细胞）不会生长或分裂，那么是何种细胞在周而复始地生成骨细胞呢？是否存在一种不断产生幼稚软骨细胞与骨细胞的骨骼细胞库呢？沃思利在其小鼠身上标记出的那些细胞恰好位于生长板，它们就像一排整齐划一且略呈弯曲的完美牙齿。我看了又看。我现在对此非常感兴趣。

　　在科学家团队（通常是两位研究人员）的生活中，通常会有心有灵犀的时刻。当时，我与沃思利就经历了这样的时刻。语言，或者说至少是传统语言，消失了。我们凭借直觉交流。思想的信息素总是在我们之间无声地传递。我会在晚上熬夜踱步，思考我们接下来应该进行的实验。第二天早上，我来到实验室时，会发现他已经完成了我想做的实验。

最初的一系列实验很简单。这些细胞是什么？它们生活在哪里？它们处于哪个阶段？沃思利的首个实验标记出幼鼠生长板中表达Gremlin-1的细胞。在胎鼠身上，他发现荧光标记恰好浓聚在新骨与软骨形成的地方。想象一下，一只纤细的脚丫或一根微小手指正在形成。这些细胞就在那里疯狂地分裂。

然后，当他进一步追踪这些细胞时，一件令人惊诧的事情发生了：这些细胞从新生小鼠的骨骼尖端迁移至生长板，即骨干与长骨交汇的地方，它们在生长板处整齐地排列成一层。随着小鼠年龄的增长，骨骼延长完成，这些细胞数量逐渐减少。因此，这些细胞与骨骼的形成有关。

但具体是什么呢？沃思利创建的这种分子信标还有一个特殊属性。你可以使用该信标来追踪细胞分裂后的命运。这需要进行一些额外的工程处理，但你可以确保当细胞产生Gremlin-1蛋白（从而发出荧光）时，它的子细胞也会发出荧光，并且孙细胞也会在黑暗中发光，以此类推，无穷无尽。这项技术被称为谱系追踪，就像你可以用某种方式寻找庞大家族的每个成员，即使他们在时间与空间上散布在各处。这是一种以分子方式标记整个家族谱系的手段。

沃思利在一只早期幼鼠身上进行了这项实验。当他追踪表达Gremlin蛋白的细胞时，他发现它们生成了幼稚软骨。这种现象引起了我的兴趣，而软骨形成细胞一直是个谜。但随着他观察这些组织的时间越来越长，这些细胞的谱系变得越来越复杂。接下来出现的细胞是成熟软骨丰满臃肿的细胞。然后登场的是成骨细胞，即形成骨骼的细胞。最后，还有一种完全未知的细胞类型，这些功能不明的细胞具有向外延伸的细长纤维，我们称之为网状细胞。或许最值得注意的是，最初被 Gremlin 标记的细胞，即那些最早出现的细胞，至少在幼鼠中并没有消失。简而言之，沃思利发现了位于生长板中的一种细胞，其可以生成后来发育为成骨细胞的软骨细胞，这两者是构成骨骼的两个主要组成部分。我们将这些构成骨骼的细胞称为成骨（osteo）、软骨（chondro）与网状细胞（reticular），或"奥克"（OCHRE）细胞。

2015 年，沃思利、我与蒂姆·王在《细胞》杂志上共同发表了论文 [5]。与此同时，杰出的博士后研究员（现在是助理教授）查克·陈也发现了一种骨骼干细胞，而他曾经与斯坦福大学的欧文·韦斯曼合作。[6]

身材瘦高的陈看起来像个朋克摇滚乐手，他进入实验室的样子就像刚从彻夜狂欢中归来。然而，他在实验上的一丝不苟令人印象深刻。陈、韦斯曼与外科医生出身的科学家迈克尔·朗埃克将骨骼磨碎，并且用韦斯曼最喜欢的流式细胞技术纯化生成软骨与骨骼的骨骼细胞群。他们的论文和我们的论文一同发表在《细胞》杂志上。两组细胞在遗传学、生理学与组织学上具有惊人的相似性。有一段时间，我们在如何命名这些细胞上展开了友好的争论。但是"奥克"（OCHRE）这个名字似乎已经成为定论，这恰好也是我特别喜欢的一种颜色（赭色）。

沃思利与陈的原始论文也留下了一系列问题。目前还不知道这些 Gremlin 标记的细胞是否会首先生成幼稚软骨细胞（一种中间状态），然后再生成成骨细胞。还是说，两者同时生成？是否存在内在或外在的因素影响了这种决定？这种平衡（稳态）是如何维持的？这些细胞会自我更新吗？早期的实验将这些细胞移植到小鼠的骨骼中，结果表明它们能够自我更新。因此，Gremlin 标记的细胞将符合真正骨骼干细胞的要求，即能够分化为多种细胞类型，并且具有自我更新的能力。作为一种可能的骨骼祖细胞或干细胞，奥克细胞或许是我与我的实验室最自豪的发现。它们代表了一个潜在的答案或理论，解决了两个历史悠久的谜题。骨骼在青春期是如何生长的？在骨骼两端的生长板上有一种特殊的细胞群，它们能够生成使骨骼延长的软骨细胞与成骨细胞。

它们为什么会停止生长？因为这些细胞会随着时间的推移逐渐减少，且在人进入成年早期时就已经所剩无几。

　　但是请稍等。剧情将要出现另一个反转。在得克萨斯州，韦斯曼之前的研究生肖恩·莫里森[1]，也可以说是我认识的最顽强的干细胞生物学家，发现了另外一种驻留在骨髓内部的细胞类型，而这种细胞可以生成成骨细胞与沉积骨骼。与 Gremlin 标记的细胞不同，莫里森发现的细胞（因为它们表达了一种基因而被称为 LR 细胞）在成年后期生成，并且主要生成沿着长骨骨干沉积的骨骼，它们不是沉积在生长板上，而是沉积在两块生长板之间的长管状骨骼上。[7]它们不会生成软骨细胞或网状细胞。如果你的长骨在中间某处发生骨折，那么 LR 细胞就会迅速行动起来，生成修复受伤长骨的成骨细胞。

　　你可能会说，这可真复杂，但事实恰恰相反。骨骼不仅是一个拥有单一再生细胞供应的器官，它还是一个由多种更新机制构成的嵌合体。它至少具有两种来源的细胞，分别作用于两个不同的部位。其中一种是驻留在生长板内负责骨骼延长的 OCR（或奥克）细胞。它们在发育早期出现，然后随着年龄增长而衰退。另一种是在青春末期与成年期出现的 LR 细胞，它们参与长骨的厚度维持以及骨折修复。

　　因此，莫里森的数据代表了对第三个谜题的潜在解决方案。为什么在生长板已经减少或消失的情况下，成年人的骨骼还可以增厚并且修复骨折呢？其实，这可能是因为在骨髓中有一种不同的细胞储备库，它们不是驻留在生长板里，而是在执行这一功能的骨髓里。我们认为，第一批生成的细胞（沃思利发现的那些）在胎儿发育期间构建与延长骨骼，然后在成年时期承担维持生长板的有限角色。后来生成的细胞（莫里森发现的那些）就像第二支团队一样进入，它们修复骨折并且维持骨

---

1　肖恩·莫里森（Sean Morrison）是一位加拿大裔美国干细胞生物学家与癌症研究员。2015年至2016年，莫里森曾担任国际干细胞研究协会主席。

骼的完整性。这种"双管齐下"的解决方案将骨骼形成与骨骼维护分离开来。为什么是两支团队？我们不得而知。

沃思利于 2017 年回到了澳大利亚，这让我感到很失落，但随后他从大洋彼岸送来了另外一个惊喜。个头不高且精力充沛的吴佳[1]像沃思利一样专心致志，她于 2017 年来到实验室研究 Gremlin 标记的细胞。如果沃思利探讨的是生理学问题（骨骼与软骨是如何生长的？），那么吴关注的则是其病理学反面（它是如何衰退的？）。

骨关节炎是一种软骨退化的疾病。传统观念认为，骨骼之间持续的摩擦会侵蚀骨端（例如股骨）的软骨润滑层。关节表面的软骨细胞相继死亡，然后关节下面的骨头开始磨损。因此，吴佳使用沃思利在实验室里开创的技术研究患有骨关节炎的小鼠。

第一个惊喜与部位有关：位置、位置、位置。我们一直被生长板上正在生成新的软骨与骨骼的骨骼干细胞所迷惑，以至于我们没能发现它们所在的另一个位置。当以全新的视角重新审视时，我们发现 Gremlin 标记的奥克细胞也出现在骨端上方一层薄纱样的组织层中。它们闪烁着诱人的光芒，正好位于两块骨骼交会的关节处，也就是骨关节炎的发源地。

接下来几天的兴奋心情难以言表。我会在早晨匆匆喝下一杯咖啡，接着收拾好我的笔记本，火速驾车前往实验室并冲到显微镜室，而吴已经把前一天晚上切割好的标本制成载玻片（她通常工作到很晚，我则起得很早）。当显微镜打开之后，我开始观察与计数，目睹细胞的变化。

吴重拾沃思利的谱系追踪实验，即采取一种不可磨灭的分子文身来标记细胞、子细胞与曾孙细胞等等。而且，结果与沃思利的实验一样令人惊讶：当她第一次用 Gremlin 标记细胞时，它们（奥克细胞）位

---

[1]　吴佳（Jia Ng，音译）是一位澳大利亚阿德莱德大学的学者。

于关节表面一层薄纱样的组织层里。随着最初几周过去，它们开始在关节处形成一层又一层的软骨。一个月之后，我们看到软骨下面出现了骨细胞。

但是，这些细胞在关节炎期间可能会发生什么变化呢？我们共同申请了一项科研课题，提议将 Gremlin 标记的干细胞（或奥克细胞）作为再生储备库。我们推断，当小鼠患上关节炎时，奥克细胞将试图再生磨损的软骨，就像其他组织中的干细胞或祖细胞在组织被耗尽或损伤时的作用一样。骨关节炎是组织试图自我修复但失败的受挫表现。

在科学传承中，人们经常谈论到假设或理论被准确验证时的喜悦。20 世纪初，爱因斯坦提出的光速不变原理，充分验证了阿尔伯特·迈克耳孙与爱德华·莫雷的早先实验观察结果。[1]（爱因斯坦后来写道："如果迈克耳孙-莫雷实验没有让我们陷入极度尴尬，那么没有人会将相对论视为［某种程度上的］补救措施。"[8]）然而在科学中还存在另外一种喜悦：因精确证伪而产生的特殊兴奋。这是一种完全相反的喜悦感：当一项假设被某项实验证伪时，真相如同围绕中枢旋转一样，恰好指向完全相反的方向。

吴佳将关节炎引入小鼠体内三周后（实现这一目标的方法有很多，其中一种方法是利用某种机制削弱小鼠的股骨关节。这种诱发的损伤通常比较轻微，并且小鼠几乎都可以实现康复），我们回到显微镜前检查骨切片。我们原以为被荧光蛋白标记的奥克细胞会迅速增殖以减轻损伤，蓝绿色荧光将再次照亮整个房间。

我们完全错了。在没有诱发损伤的幼鼠中，预期中由 Gremlin 标记的奥克细胞层完整地位于关节面上，它们同样呈现为一行闪闪发光的细胞。而在诱发损伤的小鼠中，这些细胞并没有像我们预期的那样

---

1　阿尔伯特·迈克耳孙（Albert Michelson，1852 年 12 月 19 日—1931 年 5 月 9 日）是一位出生于普鲁士的犹太裔美国物理学家，以测量光速的工作而闻名，尤其是迈克耳孙—莫雷实验。1907 年，他获得了诺贝尔物理学奖，成为第一位获得诺贝尔科学奖的美国人。爱德华·莫雷（Edward Morley，1838 年 1 月 29 日—1923 年 2 月 24 日）是一位美国物理学家与化学家。1887 年 4 月至 7 月，迈克耳孙与莫雷在俄亥俄州克利夫兰的凯斯西储大学进行了迈克耳孙—莫雷实验。其结果否认了以太（绝对静止参考系）的存在，从而动摇了经典物理学的基础。

变得异常活跃与分裂以挽救关节，它们实际处于死亡或者濒死状态。这种损伤已经导致干细胞消耗殆尽，以至于它们无法再继续生成软骨。[1]

我关闭了显微镜的电源，但内心却点亮了一盏灯。或许，骨关节炎是一种干细胞流失的疾病。在骨关节炎的早期阶段，负责生成软骨的干细胞逐渐耗尽，以至于它们无法维系软骨的形成。生长与退化之间的平衡已被打破。损伤破坏了关节处软骨维持内部平衡的能力，即新软骨的生长（通过干细胞）与旧软骨的衰退（因年龄增长与损伤）之间的平衡。

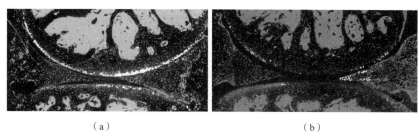

（a）               （b）

（a）由 Gremlin 标记的幼鼠细胞被荧光蛋白照亮。（b）相同关节在经历了诱发关节炎的损伤后，表达 Gremlin 的细胞逐渐死亡与消失。这些图片来自吴佳的文章。

随后学界进行了许许多多的实验来确认该观点。托格鲁尔·贾法罗夫是一位来自加拿大的博士后，行事谨慎的他注意到了吴佳的工作。他运用独具匠心的技术，学会了通过向膝关节注射化学物质来强行杀伤 Gremlin 标记的细胞，这从实质上说就是吴佳实验的逆向操作。（如果骨关节炎起源于 Gremlin 标记的细胞的死亡，那么杀伤 Gremlin 标记的细胞是否会导致骨关节炎？）令人惊讶的是，这些小鼠出现了骨关节炎。在其他方面都正常的情况下，即便是年幼、健康且行动自如的小鼠，也开始失去关节的完整性。它们在活动的时候一瘸一拐，直到细胞重新开始生成软骨。

贾法罗夫不断地探索着实验方向。他灭活了一个对于维持 Gremlin

---

1　这项工作仍在科学家们的评议中。——作者注

表达细胞至关重要的基因，从而在遗传层面上杀死了这些细胞。小鼠则再次患上了骨关节炎，这次甚至比我们见过的任何情况都要严重。（当我看到这些骨骼时，我不禁倒吸了一口气。骨骼某些部位的软骨已经被腐蚀到了极点，以至于骨端看起来就像被爆炸劈裂的山峰。骨骼下方的"岩石"裸露在外，看上去毫无遮掩且摇摇欲坠。）

他从动物中纯化出 Gremlin 阳性细胞，把它们培养在组织培养基中，接着将其移植到了小鼠体内。这些细胞开始分裂，生成更多 Gremlin 标记的细胞（尽管数量很少），然后开始重新生成骨骼与软骨。他添加了一种可以增加关节间隙中 Gremlin 标记细胞数量的药物。这些小鼠得以免受骨关节炎的影响。

2021 年冬季，贾法罗夫、吴、沃思利与我提交了发表论文所需的数据。我们提出了一项关于骨关节炎的全新假说。[9] 它不只是摩擦与撕裂导致的软骨细胞退化。骨关节炎首先是一种由 Gremlin 标记的软骨祖细胞死亡所引发的失衡，这些细胞无法生成足够的骨骼与软骨来满足关节的需求。因此，我们提出了一项理论来解释第四个古老的谜题。为什么成年人的关节软骨无法像骨折一样得到修复？因为修复细胞在损伤时会死亡。

损伤与修复拥有共同的边界，但是随着我们年龄的增长，损伤与再生能力的减弱不断加剧，逐渐越过了这道障碍。骨关节炎是一种源于再生障碍的退行性疾病。它是一种再生稳态的缺陷。


我们从这些实验中可以得出什么普遍性原则呢？细胞生物学中最匪夷所思的难题之一是，虽然器官的早期发生似乎遵循相对有序的模式，[1] 但成年后组织的维护与修复似乎是组织特有的。如果你把肝脏切成两半，那么剩余的肝细胞会继续分裂与生长，并且使肝脏恢复到几

---

1    正如我之前所提到的，胚胎的内细胞团分裂成三层，随后是脊索形成与神经管内陷。胚胎被划分为不同的隔间，随后器官沿着身体轴线形成，该过程受到诱导细胞适应命运的外部信号与整合这些信号的细胞内部因素调控。——作者注

乎完整的大小，而这种现象即便在成人身上也会发生。如果你发生了骨折，那么成骨细胞会沉积新骨并修复骨折，尽管该过程在老年人中会显著放缓。不过，有些器官受到的损伤是永久性的。大脑与脊髓中的神经元一旦停止分裂，它们就不会恢复分裂以再生神经元¹（它们处于"有丝分裂期后状态"，即不能再分裂）。当某些肾细胞死亡时，它们也无法再生。

正如沃思利、吴与贾法罗夫发现的那样，关节中的软骨处于某种中间状态。在成年小鼠中，关节中完全成熟的软骨细胞基本上处于有丝分裂期后状态。但是在幼鼠中，存在可以生成软骨的细胞储备库；随着年龄增长与损伤的增加，这个储备库会急剧缩小，直到完全消失。²

就好像每个器官、每个细胞系统，都选择了自己的组合进行修复与再生。鸟类如此，蜜蜂也如此，但它们的方式与方法是鸟类与蜜蜂（或肝脏与神经元）所特有的。是的，其中确实存在一些普遍性原则：器官拥有能够感知损伤与衰老的"修复"细胞。但是每个器官修复中的个体化差异表明，单个细胞的修复与再生源自不同的组合，且这种组合对每个器官来说都是独特的。为了理解损伤与修复，我们必须逐个器官、逐个细胞进行研究。或许我们仍然缺乏一项适用于阐明细胞修复机制的普遍性原则，类似于研究人员在其他细胞系统中发现的细胞生物学普遍性原则。

因此，从细胞生物学的角度来看，损伤或衰老可能更容易被抽象地想象为一场衰退与修复速率之间的激烈战斗，并且每一个细胞与每一个器官的速率都是独一无二的。在一些器官中，损伤压倒了修复。在另一些器官中，修复与损伤并驾齐驱。而在其他器官中，二者的速率之间存在微妙的平衡。身体在其稳定状态下似乎被维持在一种恒定

---

1　动物与人类中确实存在罕见的神经元再生案例。然而，绝大多数的神经元在受伤后不会分裂或再生。——作者注

2　亨利·克罗内伯格（Henry Kronenberg）及其同事最近发表的一篇论文表明，部分成熟的软骨细胞在得到正确的信号后可以"苏醒"并重新开始分裂。[10]这些细胞是否与沃思利、吴与贾法罗夫所发现的细胞相似还有待观察。——作者注

中。不要忙于下结论，静下来思考一下。但站在原地不动并非停滞不前，其实这是一个非常活跃的过程。所谓的"静止"（停滞）实际上是这两种竞争速率之间的动态战争。菲利普·拉金写道："你在死亡时化为乌有／那些曾经是你的碎片／开始永远地彼此分离／而且没有人会去注意。"[11]

但死亡并不是器官的分崩离析。它是损伤折磨与愈合喜悦之间的较量。正如瑞恩所说的那样，温柔是对抗腐朽的一种方式。

这场激战的核心角色是细胞，即组织与器官中死亡的细胞，以及再生组织与器官的细胞。让我们暂时回到稳态的概念，也就是在内环境中保持恒定。最初我们提出这个概念是为了理解细胞如何维持其内部的稳定性。然后我们用它来理解健康身体如何适应代谢与环境变化，例如盐负荷、废物处理以及糖代谢。如今我们将其应用于维持损伤与修复之间的平衡。死亡，作为最绝对的终极状态，实际上是衰退与再生之间的相对平衡。如果你使平衡向一侧倾斜，即当损伤的速率超过恢复或再生的速率时，那么你就会坠入深渊。就像在多变之风的冲击下，鱼鹰无法在半空中保持悬停。

第二十一章

# 自私的细胞：生态方程与癌症

那些没有接受过化学或医学培训的人可能不会意识到癌症问题的真正难处。它几乎（并非完全，但很接近）与找到某种只能够溶解左耳但不会损伤右耳的试剂一样困难。

——威廉·沃格洛姆 [1]，1947 年 [1]

最终，我们回到了能够无限再生的细胞——癌细胞。[2] 没有哪种细胞的诞生或再生得到如此深入或如此透彻的研究。然而，尽管经过了数十年的拼搏，我们试图阻止癌症发生与再生的努力却屡屡受挫。关于癌症起源、再生与扩散的某些特征的性质和机制已经日趋明朗。但是仍然有很多地方令人困惑。[2]

为了理解癌细胞的恶性分裂机制，我们可以从正常细胞的分裂开始。假设你的手上有一处伤口。我们可以把身体对伤口的应答描述为细胞事件的级联，而体内的稳态调节则能够在损伤后恢复组织的状态。

---

1　威廉·沃格洛姆（William Woglom，1879 年—1953 年）是一位美国医生与病理学家。
2　当然，单独的"癌细胞"并不存在。癌症是一组多样化的疾病，即使是同一种癌症也可能存在多种类型的细胞。我在这里尝试概括出一些大多数癌细胞共享的普遍原则。在后文中，我们将更清楚地了解到癌细胞在患者体内的差异。——作者注

血液从伤口流出。由组织损伤诱发的血小板与凝血因子聚集在伤口周围。感知到危险信号的中性粒细胞作为感染的首要响应者聚集在现场，它们时刻保持警惕，以确保病原体没有机会突破自身的边界。接着血凝块形成，伤口暂时被封堵。

然后愈合过程开始。如果伤口较浅，那么皮肤两端会自行贴合。如果伤口较深，那么来自皮下的成纤维细胞（几乎存在于每种组织中的椭圆形细胞）就会爬入伤口下方沉积蛋白质基质。接着皮肤细胞在基质上增殖以覆盖伤口，偶尔也会留下疤痕。一旦它们相互接触，细胞就会停止分裂。这个过程需要一系列细胞协调。至此伤口已经愈合。

但是这里存在一个细胞生物学难题：是什么让皮肤细胞开始生长的呢？与癌症更为相关的是，是什么使它们停止生长的呢？每次我们受伤后，为什么不像树木发出枝干那样长出新的附属器官呢？

部分答案可以追溯到本书的开头，即亨特、哈特韦尔与纳斯发现的控制细胞分裂的基因。当创伤发生时，来自伤口以及对其做出应答的细胞发出的信号（内部与外部信号），会激活一系列基因促使修复细胞开始分裂。当伤口愈合完成，皮肤细胞相互接触时，另一组信号会通知细胞退出细胞周期。你可以把这些信号想象成汽车中的油门与刹车：当道路畅通时（刚刚受伤时），汽车加速，但当交通拥堵时，细胞分裂逐渐放慢直到停止。这就是受到调控的细胞分裂，它每天在每个人的体内会发生数百万次。这是生物体从单细胞发育而来的基础。为什么某些胚胎不会迅速增长到其原来大小的20倍？这是胚胎发生的基础。为什么我们每次受伤都不会长出新的肢体？这是器官持续修复与再生的基础。为什么南希·劳里在移植了她姐妹的细胞后没有产生排斥？这是我们理解血液干细胞如何产生新的祖细胞，但在正常血细胞计数恢复后似乎停止的基础。

但是从某种意义上来说，癌症可以被视为内部稳态障碍，其特征在于细胞分裂失调。控制这些油门与刹车的基因已经损坏，也就是发生了突变，以至于它们编码的蛋白质，即细胞分裂的调节器，无法在适当的环境中发挥作用。油门被永久堵塞，或刹车彻底失灵。更典型的情况是，油门基因堵塞与刹车基因失灵这两项事件同时发生，驱动了癌细胞的异常生长。汽车在交通拥挤的道路上疾驰，彼此堵塞在一起形成肿瘤。或者它们疯狂地进入备用路线导致转移。我并不是要赋予癌细胞个性。这是一种达尔文式进化的过程，需要进行自然选择：最适合生存的细胞会成功。它们被自然选择为在异常环境与组织中生长和分裂的细胞。自然选择创造出了只遵循自行制定的法则，而违背所有其他归属法则的细胞。

正如我在上面所描述的那样，油门或刹车基因的"障碍"是由突变引起的，即使其功能失调的 DNA 的变化（由此导致蛋白质的变化），因此"油门"或"刹车"通常处于永久"启动"或永久"关闭"状态。堵塞的"油门"被称为癌基因，失灵的"刹车"被称为肿瘤抑制基因。大多数癌基因不是直接控制细胞周期的基因（尽管有些是）。相反，它们中的许多是调节器的上游分子：它们招募的其他蛋白质会进一步招募更多的蛋白质，直至细胞内的蛋白质信号形成恶性级联，最终驱使细胞进入一种疯狂的有丝分裂，也就是不受控制持续分裂。细胞相互堆积在一起，侵入不属于它们的组织。它们违反了细胞文明与公民社会的法则。

除了控制细胞分裂外，许多这类基因还具有多种功能，例如激活或抑制其他基因的表达。其中一些基因参与细胞的新陈代谢，使其能够利用营养物质来驱动癌细胞的恶性再生。还有一些基因改变了细胞相互接触时的正常抑制；即使正常细胞将停止分裂，癌细胞也会彼此堆积在一起。

癌症的一个惊人特征是，任何个体癌症样本都有其独特的突变组合。一位女性的乳腺癌可能有 32 个基因发生突变，另一位女性的乳腺癌可能有 63 个基因发生突变，其中只有 12 个基因相互重叠。在病理学家的显微镜下，这两例"乳腺癌"的组织学或细胞学外观可能看起来完全相同。但这两例癌症可能在基因上差异显著，因此它们的生物学行为也大相径庭，并且可能需要完全不同的治疗方法。

事实上，这种"突变指纹"（个体癌细胞所携带的突变集合）的异质性，甚至已经延伸到单个细胞水平。这位女性的乳腺肿瘤中有 32 个基因发生突变？它可能包含一个携带 12 个发生突变的基因的单个细胞，而该细胞身旁可能有一个携带 16 个发生突变的基因的细胞。其中有些重叠，有些则不重叠。因此，即使是单个乳腺肿瘤，实际上也是突变细胞的集合，或者说是异质疾病的集合体。

我们仍然没有简单的方法来区分哪些突变在驱动肿瘤的病理特征（驱动突变[1]），哪些只是作为肿瘤在分裂过程中积累的突变结果的附带结果而被固定在 DNA 上（乘客突变[2]）。[3] 有些突变，例如在多种癌症中普遍存在的 c-Myc，几乎可以确定是"驱动突变"。而另一些则只存在于特定类型的癌症，例如白血病或淋巴瘤的特定亚型。对于一些突变基因，我们知道它们如何导致细胞分裂失调与恶性生长。而对于其他突变基因，我们尚不清楚其作用机制。


2018 年 5 月，当我去医院看望山姆时，我被要求在外面等待。他因感到恶心而离开去上卫生间。山姆调整好自己的状态后，一位护士将他扶回床上。

当时天色已近黄昏，山姆打开了床头灯。他询问护士我们是否可以单独交谈。

"结束了，对吧？"他盯着我的脸说道，他的目光直接穿透了我的内心深处。"请如实相告。"他说道。

难道真的结束了吗？我反复思考了这个问题。我们遇到了最匪夷

---

1　驱动突变（driver mutation）指的是在肿瘤发展过程中发挥关键作用的基因突变。这些突变能够驱动肿瘤细胞的生长、增殖与转移，并对肿瘤的发展和进展起到重要作用。

2　乘客突变（passenger mutation）则是指在肿瘤细胞中存在的其他突变，但它们对肿瘤的发展与进展没有直接的功能影响。这些突变可能是由于基因组的不稳定性或其他原因而发生，但并不对肿瘤的生物学特性产生重要影响。

所思的病例，他的部分肿瘤对于免疫疗法产生了应答，而另一些肿瘤却仍然顽固地保持着抵抗。每当我们增加免疫药物的剂量时，自身免疫性肝炎（肝脏的恐怖自体中毒）就会让我们退缩。仿佛每一个转移瘤都制定了自己的再生与抵抗计划，每一个都在他的身体中各自找到了自己的藏身之处，每一个都表现得好像是被困在自己岛屿上的独立殖民地。我们同时在多条战线上作战，有些取得了胜利，有些遭遇了失败。每当我们对癌症施加进化压力，例如引入免疫治疗药物时，有些细胞就会逃脱这种压力，再次形成全新的抵抗集落。

我告诉了他实情。我说："我不知道答案。直到最后我也无法确定。"护士再次进来更换了正在报警的静脉输液器，而我们则换了个话题。我学到的一条癌症规则是，它就像固执的讯问者：它不允许你改变话题，即使你认为自己可以。

几个月前，当山姆还在报社工作的时候，我看到他与一群朋友制作了一个歌单。我借用这个歌单来举办自己的一个派对，结果发现它成了我最喜欢的歌曲集。

"你现在在听什么歌？"我问道。一时间，轻松的闲聊缓解了紧张气氛，房间里又恢复了正常的感觉。两个人在谈论歌单。摇滚，嘻哈，说唱。我们又聊了一个小时。然后，我感到无法再继续躲闪那些无法回避的问题。那个固执的讯问者回来了。

"有什么建议吗，医生？"他问道，"最后会怎样？"

最后会怎样？这是一个既古老又无解的问题。我回想起那些与他一样和病魔抗争的患者们，他们也经历过胜利、失败与再次胜利的过程，我开始思考他们在生命最后几周需要什么。我让他考虑三件力所能及的事情：去宽恕一些人，获得一些人的宽恕，以及告诉一些人他爱他们。

我们之间已经达成了一些默契。仿佛他明白了我来见他的目的。

他猝不及防地又感到一阵恶心。护士被叫了进来，手里拿着一个脸盆。"下次见，"他说道，"下周吗？"

"下次见。"我坚定地说。

我再没有见过山姆。他在那一周去世了。我不相信转世，但包括印度教徒在内的某些人相信。

癌细胞再生的奇特之处在于，使癌细胞维持恶性增长的遗传程序在某种程度上与干细胞共享。例如，如果你观察一下白血病干细胞中的"启动"与"关闭"基因，就会发现该基因子集与正常造血干细胞存在明显重叠（因此几乎无法找到一种既能杀死癌症又能保留干细胞的药物）。如果你观察一下骨癌细胞中的"启动"与"关闭"基因，你会发现在骨骼干细胞中也有类似的基因子集被"启动"与"关闭"。而且这种重叠的情况还在继续：在山中伸弥将正常细胞转化为胚胎干细胞样细胞（为他赢得诺贝尔奖的 iPS 细胞）而"启动"的四个基因中，有一个叫作 c-Myc 的基因，当该基因失调时就会成为多种癌症的主要驱动因素之一。简而言之，癌症与干细胞之间的关系异常紧密。

这引出了两个重要问题。首先，干细胞是否会发展成癌细胞？反过来说，体内的癌细胞群是否有一种负责癌症持续再生的细胞亚群，就像血液与骨骼内存在干细胞储备库一样呢？癌症持续再生的秘密是否在于一种神秘的细胞亚群充当其再生储备库呢？第一个问题涉及起源：癌细胞从何而来？第二个问题涉及再生：为什么恶性细胞不断生长，而其他细胞的生长受控与受限呢？

这些问题继续在肿瘤学家与癌症生物学家之间引发激烈的争论。以第一个问题为例。干细胞，或者它们的直系后代，确实可以在模型系统中发生癌变。研究人员在血液领域的工作表明，将单个基因引入小鼠的造血干细胞后代中可以产生致命的白血病。这个基因实际上是一种由两个基因融合而成的突变，可以编码一种序贯启动或关闭众多基因的多指蛋白，它可以驱动干细胞向侵袭性白血病发展。[4]随着细胞向白血病发展，细胞还会积累更多的突变。

但相反的情况很难实现：你能把一个完全成熟、分化良好的细胞，一个非常健康的公民细胞，变成一个恶性的癌细胞吗？答案是可以的，但需要大量的基因参与，例如向细胞添加一系列极其强大的致癌基因信号。还记得我们在前文谈到的作为神经系统辅助角色的胶质细胞吗？它们是完全成熟的，它们不会失控生长。在 2002 年进行的一项研究中，由当时就职于哈佛大学（目前在得克萨斯大学）的罗纳德·德皮尼奥[1]领导的科学家们取得了突破，他们从小鼠身上提取了成熟的胶质细胞，然后在该细胞中引入强有力的致癌基因，并将其转化为胶质母细胞瘤，也就是一种致命的脑肿瘤。[5] 那么，此类现象会在现实生活中发生吗？我们不得而知。

那么第二个问题呢？癌症是否有能够使其无限生长的干细胞作为储备库？在多伦多，约翰·迪克[2]的研究团队已经证明，骨髓中只有极少的白血病细胞能从头开始再生整个白血病，就像血液中的罕见细胞能够重新填充整个血液系统一样。（迪克称这些细胞为"白血病干细胞"[6]。）换句话说，在某些癌症中存在着"层级体系"，其中一小部分癌细胞具有独特的能力，它们可以广泛增殖并且推动疾病进展，而其余癌细胞的增殖能力很少或没有。这些癌症干细胞就像入侵植物的根。不去除根部就无法移除植物，根据同样的逻辑，不杀死癌症干细胞就无法消灭癌症。

但所有癌症都具有干细胞的理论也有其挑战者。得克萨斯大学的肖恩·莫里森认为，癌症干细胞模型与某些癌症（例如黑色素瘤）并不相关，因为某些癌症中大多数细胞都能够广泛增殖并促进疾病进展。[7]这些细胞保留了广泛增殖的能力，具有类似于干细胞的特性。对于这些癌症，治疗必须消灭尽可能多的癌细胞才能有成功的机会。

可能还有另一些癌症，癌症干细胞模型对其的适用程度因患者而异。例如，在一些乳腺癌与脑肿瘤中可能存在癌症干细胞和非干细胞，

---

1　罗纳德·德皮尼奥（Ronaid DePinho，生于 1955 年）是一位美国医生与科学家。
2　约翰·迪克（John Dick，生于 1954 年）是加拿大多伦多大学分子遗传学教授。

而在另一些乳腺癌与脑肿瘤中可能没有这种层级体系。因为癌细胞只需切换一些基因的开关就能实现巨大的流动性，[1]所以正常的生理规律与干细胞规律并不适用。

"请注意，"莫里森告诉我，"这一切将会变得更加复杂。包括髓系白血病在内的一些癌症，确实遵循癌症干细胞模型。但在另一些癌症中，并没有清晰的层级体系，而且无法通过针对一个罕见细胞亚群来治愈患者。这个领域还需要进行大量的工作，才能理清哪些癌症，甚至哪些患者分属哪一类别。"

然而，有一点是确定的：一些癌细胞与干细胞会以深刻的方式"重编程"细胞。细胞内的基因被启动与关闭以使其持续再生。不同的是，在癌症中，这个程序是永久锁定的，因为其突变的固定性不允许细胞改变其持续分裂的程序。在正常健康的干细胞中，这个程序是可塑的，因为细胞可以分化为成骨细胞、软骨细胞、红细胞与中性粒细胞。干细胞可以改变身份的程序；正如我之前所说的那样，它们在自私（自我更新）与自我牺牲（分化）之间取得平衡。相比之下，癌细胞则被困（囚禁）在一个持续再生的程序中。它是终极的自私细胞。

更糟糕的是，如果你施加了一种进化压力，例如使用药物来针对特定基因，那么癌细胞中的充足异质性与流动性将允许它们选择不同的基因程序来抵抗药物。有些携带耐药突变的细胞可能得以生长，另一些细胞只是遗传程序发生了轻微改变（这就是我所说的癌症遗传程序的"流动性"）。此外，还有一些细胞位于药物无法触及的不同转移部位，它们可能会激活抵抗检测与清除的新型遗传程序。

在过去的数十年里，我们一直努力针对癌细胞中的特定基因或特定突变来尝试攻击癌症。其中一些努力已经取得了显著的成功，例如，治疗 Her-2 阳性乳腺癌的赫赛汀，或治疗一种叫作慢性髓细胞性白血

---

1　需要明确的是，癌细胞没有使它们可以切换开关的感知能力或大脑。正是进化选择了那些启动特定持续再生基因的细胞。——作者注

病（CML）的格列卫。[8] 但是针对其他基因靶点突变的试验（个性化癌症治疗）已被证明疗效有限或者完全失败。部分原因是癌细胞获得了抗药性。部分原因是癌细胞的异质性。部分原因是癌细胞与正常细胞（特别是干细胞）之间的共性，这使得药物作用在对身体产生毒性之前自然地达到了一个上限。这是细胞生物学中可能被康德称为"恐怖崇高"概念的版本。

当我离开山姆的病房时，我想到了他制作的歌单。想象一下，细胞中的所有基因，即它的整个基因组，是一个固定的预设歌单。干细胞在从自我更新到分化的过程中，可以选择播放的歌曲与播放的顺序。当它们自我更新时，它们会播放特定的合集。当它们进行分化时，它们会播放不同的合集。

在癌症中，突变的固定性不允许歌曲的播放顺序改变。油门处于启动状态，刹车处于关闭状态。因此，与正常干细胞相比，身体几乎无法调节癌细胞的活动。歌单已经设置完毕。同一系列的歌曲被反反复复地播放，就像让人无法摆脱的邪恶旋律。当你施加一种选择性压力，例如药物或免疫疗法时，它会切换到一组新的基因列表，甚至打乱播放列表中的歌曲顺序，并将嘻哈与肖邦混音后疯狂重现，从而使恶性细胞逃脱药物的作用。然后这个过程会持续重复：如今，癌细胞已经深陷一种新型的恶性旋律，以至于它根本无力摆脱。

2005 年左右，当驱动癌细胞生长的基因综合清单被首次确认时，人们欣喜地认为我们已经找到了治愈癌症的关键。

我会告诉一位困惑的患者："你患有 Tet2、DNMT3a 与 SF3b1 突变的白血病。"我会得意扬扬地看着她，就像解出了周日报纸的填字游戏。

而她会用一种怀疑的眼神看着我。

然后她会问一个最简单的问题："那么，这意味着你知道哪些药物能治好我吗？"

我会满怀信心地回答道："是的，很快。"因为理想的叙事是这样的：分离出癌细胞，找到突变基因，将其与针对这些基因的药物相匹配，并在不伤害宿主的情况下杀死癌症。

因此，研究人员进行了两种试验来证明这个想法的正确性（它怎么可能不正确呢？）。[9] 第一种被称为"篮子"试验，即将碰巧具有相同突变的不同癌症（肺癌、乳腺癌、黑色素瘤）放在同一个篮子里，然后使用同一种药物对它们进行治疗。毕竟，突变相同、药物相同、篮子相同、应答相同，不是吗？但结果令人警醒。在 2015 年发表的一项具有里程碑意义的研究中，122 位患有几种不同类型癌症（肺癌、结肠癌、甲状腺癌）的患者被发现具有相同的突变，因此他们接受了同一种药物维莫非尼[1] 的治疗。[10] 这种药物对某些癌症有效，其中肺癌的应答率为 42%，但在其他癌症中则完全无效，例如，结肠癌的应答率为 0%。而且大多数的应答并不持久，让患者在短暂缓解后又回到了原点。

第二种试验与其相反，被称为雨伞试验。在该试验中，一种肿瘤，例如肺癌，会接受不同突变的检测，然后每种具有特定突变集合的肺癌都被置于不同的雨伞下。在其各自的"雨伞"下，每位独立的肺癌患者都会接受针对其特定突变组合的不同药物方案。毕竟：突变不同，雨伞不同，治疗不同，因此应该有特异应答，不是吗？但是这也没有起作用。一项名为 BATTLE-2 的大型试验也产生了令人警醒的数据，大多数癌症几乎没有产生应答。[11] 一位评审员沮丧地评论道："最终，该试验未能发现任何有前途的新型治疗方法。"[12]

麻省理工学院的癌症生物学家迈克尔·亚夫[2] 在《科学信号》杂志上写道："我们这些生物医学科学家对数据上瘾，就像酗酒者沉迷于廉价酒一样。就像老笑话中那个在路灯下寻找丢失的钱包的酒鬼，生物

---

1　维莫非尼（Vemurafenib）是一种用于治疗患有 BRAF V600E 突变的晚期或转移性黑色素瘤的药物。
2　迈克尔·亚夫（Michael Yaffe）是一位美国科学家、教授与外科医生。

医学科学家倾向于在测序路灯下'光线最亮'的地方［因为那是最容易看到的地方］寻找，也就是说，在那里可以尽可能快地获取最多的数据。就像数据迷一样，我们会继续寻求基因组测序技术的帮助，而真正对临床有用的信息可能隐藏在他处。"[13]

测序是一种诱惑。它提供数据，而不是知识。那么"真正对临床有用的信息"在哪里呢？我相信，它位于癌细胞携带的突变与细胞本身身份之间的某个交汇点。以下是背景信息。它的细胞类型（肺？肝？胰腺？），它生活与生长的地方，它的胚胎起源及其发育路径，赋予细胞独特身份的特殊因素，维持其生存所需的营养物质，以及它所依赖的邻近细胞。

或许新一代癌症疗法会让我们摆脱这种依赖。数十年来，我们一直把癌症想象为单个恶性细胞的后果。"癌细胞"已经变成这种疾病的恶性行为，以及细胞自主性失控的标志（甚至有一本科学杂志就叫作《癌细胞》）。癌细胞已经成为我们关注的焦点。杀死这些细胞，我们就能战胜癌症。一位外科医生在手术室里对另一位同行说："这个肿瘤正在侵入大脑。"（相比之下，谁会说"感冒找上了你"呢？）主语、谓语、宾语：癌症是自主的行动者、侵略者与推动者。宿主、患者则是沉默的观众、被折磨的受害者与被动的旁观者。患者所提供的背景信息，患者癌细胞的具体行为，它们的位置，它们灵活的移动性，以及患者对此的免疫应答，这些都有什么关系呢？

但是在山姆的案例中，每个转移灶的表现都各不相同；他的身体绝非被动的旁观者。其转移灶在肝脏中的行为与在耳廓的表现不同。虽然他的某些器官神秘地幸免于难，可另一些器官却被癌细胞密集地占据。

这个问题触及了癌症转移在某些部位存活的核心原因，而其他部位，特别是肾脏与脾脏，似乎从未吸引过转移灶。或许癌细胞，就像器官与生物体一样，也应该被想象成一个社群，而且是一个只能在特定地点与特定时间居住的社群。癌症的隐喻正在发生改变。癌症可以被视为一种发挥协同作用的聚集体。癌症也可以被视为一种生态系统的异常。癌症还可以被视为叛变细胞与它所处环境之间的罪恶盟约，以及一种细胞与它可以肆意妄为生长的组织之间的停战协议。1962 年，英国医生与癌症科学家大卫·沃尔德伦·史密瑟斯[1] 在《柳叶刀》杂志上写道："癌症并不只是细胞的疾病，就像拥堵并不只是汽车的问题。交通堵塞源于行驶的汽车与环境之间的正常关系的失衡，而无论车辆本身是否正常运转都可能发生这种情况。"[14] 史密瑟斯的言论有些激进。随之而来的骚动铺天盖地（其中一位最有影响力的癌症研究者鲍勃·温伯格告诉我这"完全是胡说八道"）。史密瑟斯的观点毫无疑问引起了纷争，但是他正在试图将注意力从癌细胞转移到这些细胞在其真实环境中的行为。

因此，我们正在为这种疾病创造新型隐喻。忘记基因突变。攻击新陈代谢。例如，一些癌细胞变得高度依赖（医学术语是"成瘾"）特定营养物质与特定代谢路径。20 世纪 20 年代，德国生理学家奥托·瓦尔堡[2] 发现，许多癌细胞利用一种快速而低效的葡萄糖消耗方式来产生能量。[15] 即使在氧气充足的情况下，恶性细胞也更倾向于无氧发酵，而不是我们在线粒体中遇到的深度慢速燃烧。相比之下，正常细胞几乎总是使用慢速与快速燃烧的组合，即通过依赖氧气与不依赖氧气的机制来产生能量。如果这种恶性细胞的独特代谢特性能够被用来开辟

---

1　大卫·沃尔德伦·史密瑟斯（David Waldron Smithers，1908 年 1 月 17 日—1995 年 7 月 20 日）是一位英国医生与伦敦大学的放射治疗学教授。
2　奥托·海因里希·瓦尔堡（Otto Heinrich Warburg，1883 年 10 月 8 日—1970 年 8 月 1 日）是一位德国生理学家与医生。1931 年，他因发现呼吸酶的性质及作用方式被授予诺贝尔生理学或医学奖。

杀死癌症的路径呢？[1]

另一项临床试验由我与康奈尔大学的一个团队以及坎特利[2]（目前在哈佛大学）合作进行，该试验旨在探究癌症不依赖于正常细胞的糖或蛋白质代谢的普遍规律。通过与坎特利合作，我们已经发现一些（但不是全部）癌细胞使用胰岛素（其释放是由葡萄糖引发的），作为一种抵抗其他有效抗癌药物的机制。换句话说，这些药物确实会对癌细胞产生毒性。但是就像狡猾的罪犯一样，它们学会了使用胰岛素来规避药物的毒性。这引出了癌细胞（突变除外）对某些特定营养物质的独特依赖性的问题。如果我们阻断癌细胞利用营养物质的特殊方式，然后对恶性细胞释放药物，那么它们最终是否会对药物"重新敏感"？还是说，我们可以耗尽体内的脯氨酸（这是一种某些癌症会对其上瘾的氨基酸），从而在营养上扼杀它们吗？

或者我们可以专注于免疫逃逸的研究。吉姆·艾利森与本庶佑采用了这样一种观点，即所有癌症在某个阶段都必须找到抵抗免疫系统的方法。只要揭开癌症的伪装，你就有了一种似乎不依赖于免疫系统的治疗方法。20 世纪 90 年代，研究人员朱达·福尔克曼[3]提出了切断癌症血供的理念。还有像埃米莉·怀特黑德的例子那样，通过基因工

---

1　没有人知道为何癌细胞更倾向于这种快速但效率极低的能量产生机制。毕竟，依赖氧气的呼吸（有氧呼吸）可以产生 36 个 ATP 分子，而不依赖氧的发酵（厌氧呼吸）只能产生 2 个 ATP 分子，前者是后者的 18 倍。当可以提取更多能量，并且资源不受限制时（例如，白血病细胞实际上是浸泡在血液中，有足够的营养物质与氧气进行有氧呼吸），为什么癌细胞要使用一种效率低下的能量生成系统呢？部分原因可能在于利用有氧呼吸产能会产生毒性副产物，这些对细胞有害的高活性化学物质需要被清除与净化。有氧呼吸产生的有毒副产物包括诱导 DNA 突变的化学物质，而 DNA 突变反过来会激活细胞内的一个装置使分裂停止（请记住 $G_2$ 检查点，细胞会在此检查以确保其 DNA 的质量）。癌细胞可能已经进化出"尽力而为"的策略，从而牺牲能量效率以远离这些有毒副产物。这只是众多假设之一。还有一些学者则认为癌细胞倾向于发酵产能另有原因。最近一些学者（例如拉尔夫·德贝拉迪尼斯）的研究结果表明，与癌细胞在真实体内生长的情况相比，瓦尔堡效应，即癌细胞使用非线粒体途径产生能量，可能被我们用来在实验室培养癌细胞的人工条件夸大了。[16]当我们在实验室中培养癌细胞时，我们通常向培养基添加高浓度葡萄糖，这可能会使代谢转向非线粒体途径。尽管如此，瓦尔堡效应仍然是真实存在的：有些在人体中生长的"真实"癌症，而不是在实验室中培养的癌细胞，确实使用非线粒体途径作为其主要能量产生机制，但我们可能高估了该效应的程度。——作者注

2　刘易斯·坎特利（Lewis Cantley，生于 1949 年 2 月 20 日）是一位美国细胞生物学家与生物化学家，他最著名的贡献之一是发现与研究了磷脂酰肌醇 3 激酶（PI3K）。

3　朱达·福尔克曼（Judah Folkman，1933 年 2 月 24 日—2008 年 1 月 14 日）是一位美国医学家。他认为抑制肿瘤血管生成可以有效地控制肿瘤的生长和转移，并发现了许多潜在的抑制肿瘤血管生成的药物。

程来创建攻击她体内白血病的 T 细胞。

但首先，我们要了解癌细胞在其生长环境下的生理机能，就像我们要了解其他每个细胞的生活方式一样：它所驻留的器官，它周围的支持细胞，它发出的信号，以及它的依赖性与脆弱性。

然而谜团之外还有谜团。基因工程 T 细胞对白血病与淋巴瘤非常有效，但是对卵巢癌与乳腺癌则无能为力。这是为什么？在山姆病例中使用的免疫疗法消除了其皮肤肿瘤，但是无法治愈他肺内的肿瘤。这是为什么？正如我自己的一位博士后研究人员所发现的那样，我们通过饮食控制胰岛素消耗的方法减缓了小鼠子宫内膜癌与胰腺癌的进展，但却加速了某些白血病的进展。这是为什么？我们对于未知的理解还十分有限。[1]

---

1　鉴于本章的重点是癌细胞及其行为、迁移与代谢，因此我有意识地选择不讨论癌症预防与早期检测。其中一些相关内容已经在我的早期作品《癌症传》（2016 年）中提及，而癌症预防与早期检测的更多新进展将在未来的版本中更新。——作者注

# 第二十二章

# 细胞之歌

我不知该选哪个，

是音韵变化之美

或暗示含蓄之妙，

是在乌鸦啼鸣时

或在刚刚结束后。

——华莱士·史蒂文斯，《十三种看乌鸦的方式》[1]


在阿米塔夫·高希[1]于 2021 年出版的生态与气候作品《肉豆蔻的诅咒》中，他讲述了一位著名植物学教授陪同一位来自当地村庄的年轻人穿越雨林的故事。这位年轻人能够辨认出每一种植物。他的眼力使教授大为惊讶，教授称赞他知识渊博。但是这位年轻人非常沮丧。他"目光暗淡地低头回答道：'是的，我学会了所有灌木的名称，但我还没有学会它们的歌曲。'"[2]

---

1　阿米塔夫·高希（Amitav Ghosh，生于 1956 年 7 月 11 日）是一位印度作家。高希的作品常常融合现实主义与魔幻现实主义的元素，展现出对人类命运、历史变迁和全球化影响的敏锐观察。他的小说多涉及印度次大陆的历史背景和人文风景，以及印度与世界其他地区的交流和冲突。他著有《理性环》《阴影线》《饿潮》以及"鸦片战争三部曲"（《罂粟海》《烟河》《烈火洪流》）等十余部作品。

许多读者可能会把"歌曲"这个词解读为隐喻。但在我看来，它远非隐喻。年轻人哀叹的是他还没有学到雨林中各种生物之间的相互联系，也就是它们的生态与相互依存情况，以及雨林作为整体如何运作与生存。"歌曲"既可以是一种内部信息（一种低声哼唱），也可以是一种外部信息：生物之间发送信息以表明相互联系与合作（歌曲通常是一起放声，或者互相为对方演唱）。我们可以命名细胞甚至细胞系统，但我们还没有学会细胞生物学之歌。

那么，这就是挑战所在。我们把身体划分为器官与系统，包括执行各种特定功能（例如肾脏、心脏、肝脏）的器官，以及实现这些功能的细胞系统（免疫细胞、神经元）。我们已经识别了在它们之间传递的信号，有些是短程的，有些是长程的。上述理念相对于胡克与列文虎克来说已经是巨大的进步，他们最初将身体想象为由独立生命单元构成的聚集体。这让我们更接近菲尔绍的观点，他把身体想象成一种公民社会。

但我们对细胞之间的相互联系还是存在理解上的空白。就像列文虎克所认为的那样，我们仍然生活在一个把细胞想象成"生命原子"的世界里，它们整齐划一、各自独立、彼此隔绝，仿佛只是漂浮在身体空间里的太空飞船。除非我们摒弃这种原子主义，否则许多事情我们无从知晓，比如英国外科医生斯蒂芬·佩吉特[1]所问的，为什么肝脏与脾脏大小相似、解剖部位相邻、血流几乎相同，但其中一个（肝脏）是癌症转移最常见的部位，而转移在另一个部位（脾脏）却几乎从不发生？或者，为什么某些神经退行性疾病（包括帕金森病在内）患者的癌症风险明显降低？或者，正如海伦·梅伯格告诉我的那样，为什么那些将自己的抑郁症描述为"存在性厌世"（她的原话）的患者通常对脑

---

1    斯蒂芬·佩吉特（Stephen Paget, 1855 年 7 月 17 日—1926 年 5 月 8 日）是一位英国外科医生。他提出了癌症转移的"种子与土壤"理论。他是著名外科医生与病理学家詹姆斯·佩吉特爵士的儿子。

深部电刺激没有反应，而那些将自己描述为"坠入垂直洞穴"的患者通常会对脑深部电刺激有反应？就像雨林中那位沮丧的年轻人，我们已经学会了所有灌木的名称，但没有掌握它们之间传递的歌曲。

多年之前，一位朋友给我讲了一个至今仍让我印象深刻的故事。当时他正在与从南非开普敦来访的祖父一起散步，祖父在马萨诸塞州牛顿市的一栋公寓楼前随机停下，那里住着许多第一代与第二代犹太人移民。我朋友的曾祖父是从立陶宛移民到南非的。朋友的祖父走到这栋楼前，想看看公寓门铃旁印着的名字。我的朋友抗议道："但是祖父，我们不认识住在这栋楼里的人。"祖父笑着停顿了一下。他说："哦不，我们认识住在这栋楼里的每一个人。"

为了从细胞中创造出新人类，我们需要的知识不仅是名字，还有名字之间的相互联系。不是具体位置，而是所处社区；不是身份信息，而是个性、故事以及与之相伴的历史。

或许，在本书接近尾声的时候，我们可以停下来反思一下 20 世纪科学最伟大的哲学遗产及其局限性。"原子论"认为，物质、信息与生物对象都是由单一物质构成的。而我在之前的一本书[1]中提到了原子、字节与基因。我们还可以加上一样：细胞。我们是由单一模块构成的，尽管在形状、大小与功能上极为多样，但是本质上仍然相同。

为什么呢？答案只能是推测性的。因为在生物学中，通过对单一模块进行排列组合形成不同器官系统更易进化出复杂生物体，从而在保留所有细胞共同特征（代谢、废物处理、蛋白质合成）的同时使每个器官系统均具备特化功能。心脏细胞、神经元、胰腺细胞与肾脏细胞都依赖于这些共性：线粒体产生能量，脂质膜定下边界，核糖体合成蛋白质，内质网与高尔基体输出蛋白质，跨膜孔道用于传递信号，细胞核容纳其基因组。然而，尽管拥有这些共性，它们在功能上却大相

---

1　指的是《基因传》。

径庭。心脏细胞利用线粒体能量收缩起到泵的作用。胰腺中的 β 细胞利用这种能量合成与分泌胰岛素。肾脏细胞使用跨膜通道来调节盐分。神经元则使用一组不同的膜通道来发送信号，使感觉、知觉与意识成为可能。想象一下，你可以用一千块形态各异的乐高积木搭建出多少种不同的结构。

或许我们可以从进化的角度来重新定义答案。回顾一下，单细胞生物进化为多细胞生物，其间经历了不是一次，而是许多次独立的进化。我们认为，推动这种进化的动力包括逃避捕食的能力，更有效地争夺稀缺资源的能力，以及通过特化与多样化节能的能力。通过结合通用程序（代谢、蛋白质合成、废物处理）与特化程序（例如肌肉细胞的收缩能力，或胰腺 β 细胞的胰岛素分泌能力），单一模块（细胞）找到了实现这种特化与多样化的机制。细胞发生聚集，重新调整定位，变得更加多样，并且最终获胜。

然而，我们已经知道，尽管"原子论"可能很强大，但它正在接近其解释极限。通过原子单元的进化聚集，我们可以解释物理、化学与生物世界的许多问题，但是这些解释均已经到达了它们的极限。仅靠基因显然无法充分解释生物体的复杂性和多样性，我们需要添加基因-基因以及基因-环境的相互作用来解释生物体的生理学与命运。作为一位比同时代人超前数十年的遗传学家，芭芭拉·麦克林托克[1]将基因组称为"细胞的敏感器官"。[3]20 世纪五六十年代的遗传学家对于"器官"与"敏感"两个词体现的理念完全陌生。麦克林托克反对遗传学家偏爱的逐个基因分解的研究方法，她提出基因组只能作为一个整体来解释，就像对其环境做出应答的"敏感器官"。

按照同样的逻辑，细胞本身无法完全解释生物体的复杂性。我们需要考虑到细胞与细胞之间的相互作用，以及细胞与环境之间的相互

---

1　芭芭拉·麦克林托克（Barbara McClintock, 1902 年 6 月 16 日—1992 年 9 月 2 日）是一位美国科学家与细胞遗传学家，她于 1983 年获得诺贝尔生理学或医学奖。

作用，从而将整体论引入细胞生物学。我们拥有描述这些相互作用的基本术语，例如生态学、社会学、"互作组"，但仍然缺乏理解它们的模型、方程与机制。我经常思考，也许疾病是对细胞之间社会契约的破坏。

部分问题在于"整体论"这个词在科学上已经失去了原有的价值。它就像是把我们所理解的一切放进一台刀片钝化（以及迟钝）的破旧搅拌机中搅拌。以奥威尔的风格重述就是：一个等式好，四个等式糟。[1]

然而情况变得更为复杂。后现代科学思想的一个分支将这些等式连同书写它们的黑板一起扔进了垃圾桶，可是重要的内容也会随之损失。但这也是一种平等与对立的荒谬：掷入牛顿空间的牛顿球确实会遵循牛顿定律。球体的运动规律与宇宙初现时一样真实具体。按照同样的逻辑，细胞与基因是真实存在的。只是它们并非孤立存在的"真实"。它们本质上是合作、整合的单位，它们共同构建、维系与修复生物体。我无法帮助你同时在脑海中持有这两种想法。但或许一些非西方哲学的经验可以在这里有所帮助："合作"与"统一"，无私与自私，并不是互斥的概念。它们以平行的方式存在。

简明扼要的普世原理（"一个等式好"）让我们感到满意，因为其满足了我们对有序宇宙的信仰。但为什么"秩序"必须如此严格，如此单调，如此一致（而非多样）呢？或许细胞生物学未来的一个宣言是整合"原子论"与"整体论"。之所以多细胞生物的进化反复发生，是因为细胞在保持它们边界的同时，发现了在公民社会中的多重益处。或许我们也应该开始从单一走向多元。与任何其他因素相比，这都更有利于我们理解细胞系统，以及超越细胞系统的细胞生态系统。我们需要了解住在这栋楼里的每一个人。

1902 年 1 月，以种族与生物人类学伪科学为基础的德国宗派分裂

---

1　典出乔治·奥威尔《动物庄园》中的口号"四条腿好，两条腿糟"。

恐怖之舞开始在他周围肆虐，正在匆忙赶赴下一个约会的鲁道夫·菲尔绍在柏林莱比锡街从一辆电车下车时失足。他摔了下来，导致大腿受伤。

他的股骨骨折了。那时，他已经变得虚弱不堪。正如一位助理所写的那样："一位个头不高、皮肤发黄、猫头鹰脸、戴着眼镜的男士，他的眼神格外犀利但略带蒙眬，睫毛明显比较稀疏。眼皮像羊皮纸一样薄［……］当我们进去时他正在吃黄油面包卷，在他的盘子旁边放着一杯牛奶咖啡。这就是他的午餐；他在早餐与晚餐之间的唯一茶点。"[4]

一系列细胞病理学改变被引发。股骨骨折可能是骨骼脆性增加的结果，而骨骼脆性源于老化的骨细胞无法维持或修复股骨结构的完整性。

他花了整个夏天的时间来康复，但是接着又出现了更多的问题：免疫系统衰弱导致感染（另一种细胞改变），随后发展为心力衰竭（心脏细胞功能故障）。一个系统接着一个系统出现障碍，曾经维系人体的细胞社会逐步崩溃。他于 1902 年 9 月 5 日去世。

直到他生命的最后时刻，菲尔绍依然致力于研究细胞生理学及与其相对的细胞病理学。他的工作激发出了许多重要思想，并在随后数十年中不断发展繁衍，这些都是他的永恒遗产与对本书的启示。他提出的细胞生物学创始性原则已拓展为至少十条，而随着我们对细胞的理解不断深入，可能还会有更多。

1. 一切细胞来源于细胞。

2. 第一个人类细胞产生了所有人类组织。因此，原则上，人体中的每个细胞都可以从胚胎细胞（或干细胞）产生。

3. 尽管细胞在形态与功能上千差万别，但它们之间存在深刻的生理相似性。

4. 这些生理相似性可以被细胞重新用于执行特化功能。免疫细胞利用其分子装置进行吞噬以摄取微生物，胶质细胞则利用类似的途径来修剪大脑中的突触。

5.通过短程与长程信息相互沟通，具有特化功能的细胞系统可以实现单个细胞无法企及的强大生理功能，例如伤口愈合、代谢状态信号传递、感知、认知、稳态与免疫。人体的功能通过合作细胞的公民身份正常运转。这种公民社会的解体会使我们从健康走向疾病。

6.因此，细胞生理学是人体生理学的基础，而细胞病理学是人体病理学的基础。

7.个体器官的衰退、修复与再生过程是特异的。某些器官中的特化细胞负责持续修复与再生（尽管速率降低，但血液在人类成年后仍能再生），但其他器官则缺乏这样的细胞（神经细胞很少再生）。损伤/衰退与修复/再生之间的平衡最终决定器官的完整性或退化。

8.除了理解单个细胞之外，破译细胞社会的内在规律，即耐受、通信、特化、多样性、边界形成、合作、生态位、生态关系，最终将催生出一种新型细胞。

9.利用我们的基本构件，即细胞，来创造新人类的能力，如今在医学领域已经可以实现；细胞重编程可以改善甚至逆转细胞病理学。

10.细胞工程已经允许我们利用重编程细胞重建部分人体。随着我们对这个领域的理解不断深入，新的医学与伦理难题将会出现，加强与挑战我们对自我的基本定义，以及我们希望实现自身改变的程度。


时至今日，这些原则仍在激励着我们，推动着我们，甚至给我们带来惊喜。作为医生，我们学习这些原则。作为患者，我们的生命体现着这些原则。作为进入新型医学领域的人类，我们必须学会如何接受它们，挑战它们，并将其融入我们的文化、社会与自我。

# "更好版本的自我"

如果我们能褪去人性的枷锁

如果我们能挣脱既定的束缚

并且发现我们的空间没有被

我们未曾——但本应——面对的

变化填满，又有谁不向往呢？

——凯·瑞恩，《我们自己设定的考验》，2010 年 [1]


但我也做了尝试

或许有天会成为

更好版本的自我。

——沃尔特·施兰克，《各种规模的战斗呐喊》，2021 年 [2]


在保罗·格林加德去世前几周，我们又一次在洛克菲勒大学光滑的大理石路面上散步。我们走过乔治·帕拉德曾经开始其地下实验室研究的大楼，他在此用生物化学与电子显微镜解剖了细胞的各个结构与子结构。部分校园被围了起来，并且搭起了脚手架；工人们正在修建一座新的实验室。我很想与格林加德讨论创造新人类的问题。

"你是说从遗传角度吗？"他问道。[3]

他指的是包括基因编辑在内的新技术，这使像贺建奎这样的研究人员能够尝试刻意改变人类基因组。

但我并不是指遗传学上的改变，或者至少不是指基因上的改变。想想埃米莉·怀特黑德，她的免疫系统通过武装 T 细胞杀伤癌症得以重建。还有路易丝·布朗，第一位通过体外受精技术出生的婴儿。或者蒂莫西·雷·布朗，他是一位曾经接受 HIV 抗性供体骨髓移植的艾滋病患者。他也是通过新细胞重建了自己。南希·劳里的生命依赖于姐妹捐赠的骨髓造血。海伦·梅伯格的首批患者被植入了微小的电刺激器，而电极与能量脉冲则会经此通过他们大脑中的神经元。

为什么不把构建人体组织扩展到其他细胞系统呢？例如，用产生胰岛素的细胞重建 1 型糖尿病患者衰竭的胰腺，或者用新的软骨替换女性关节炎患者磨损的关节。我告诉他有关维尔夫公司的情况，以及它如何试图用肝细胞创造可以永久降低胆固醇的人类。

格林加德点了点头。他刚刚听了一个关于神经类器官的研讨会，这些器官是一种微小的神经细胞簇，可以在实验室中用类基质溶液培养，并且它们会自我组织成球状。研究人员已经开始称它们为"迷你大脑"。毫无疑问，这种说法有些夸张。但不可否认的是，看着这些带有人类神经元的微球相互触发与通信确实有些诡异。是否有什么混乱的思维活动发生在这样的细胞器中？如果我们戳它们，它们会有感觉吗？

一天早晨，我实验室的博士后托格鲁尔·贾法罗夫向我展示了他从小鼠身上收集到的表达 Gremlin 蛋白的细胞培养物。这些细胞因荧光水母蛋白（GFP）已经被插入它们的基因组而发出绿色荧光。

起初，什么都没有发生；细胞顽固地驻守在培养瓶中。但随后，它们开始分裂，先是缓慢，接着迅猛。它们在自身周围形成微小的软骨旋涡。

当培养瓶中充满了数百万个细胞时，贾法罗夫将它们抽取到一根细针中，其粗细大约与两根人类头发相仿，然后将它们注射到小鼠的膝关节中。他花几个月的时间研究并完善了这个流程：他必须在针头不造成任何伤害的情况下进入关节，就像一位完美的跳水运动员滑入水中而不造成水花飞溅。

几周后，他向我展示了小鼠的膝关节。这些细胞已经在关节处形成了一层薄薄的软骨。我们构建出一种嵌合细胞膝关节，其细胞中携带有荧光水母蛋白，可以在小鼠体内静静地发光。虽然只有少数细胞移植成功，结果远非完美，但这显然是构建新型细胞关节的第一步。

在石黑一雄与众不同的小说《别让我走》中，我们被投射到人类克隆已经合法化的未来。[4] 我们遇见了一群学童。他们住在一所名为黑尔舍姆的寄宿学校，或许这只是暗指他们所在的虚假学校。渐渐地，学生们发现其唯一使命是为克隆出他们的成年人充当供体。他们身上的器官被一个个摘除，并"捐赠"给比他们年长的克隆人。一旦器官被摘除，这些孩子将不可避免地死去。

在小说的某个场景中，名叫凯西的孩子见到了朋友兼未来恋人汤姆的一些画。"我感到很吃惊，"[5] 她说，"每一幅画作的细节都是如此密集。事实上，要过一会儿才能看出它们是动物。第一印象就如同你把收音机的背板拆开一样：细小的管道、交织的肌腱、微型螺丝与齿轮都被画得异常精细，只有当你将纸张拿远时，你才能看到这是某种犰狳，或者是一只鸟［……］尽管它们充满了繁复的金属特征，但是这些画仍然散发出一种甜美，甚至是脆弱的感觉。"[6]

这些"细小的管道、交织的肌腱、微型螺丝与齿轮"或许是对解剖结构（器官与细胞）的隐喻，它们被重新构想为可移动的固件，可以像积木一样从一个人身上拆下，并且重新组装转移到另一个人身上。

正如评论家路易斯·梅南德[1]在《纽约客》中所写的："《别让我走》中的模糊背景是基因工程及其相关技术。"[7]但是这并不完全正确。其背景实际上是细胞工程。

当我在阅读石黑一雄的小说时，贾法罗夫正从一只小鼠身上采集软骨细胞，并将它们转移到另一只小鼠身上。第一只老鼠只能被牺牲。这项实验并非徒劳无功：他正在寻找治疗人类关节炎的方法，而这是一种导致成千上万人失去行动能力的致残性疾病。但我在写下这些时，只要一想到这项实验，就会感到一阵懊悔与对未来可能性的不安的战栗。

我们在这本书中遇到了"新人类"。我们还接触到了利用细胞逐步创造更先进人类的想法。其中一些想法或许会在遥远的未来实现。但是还有一些进展在我写作时正在发生。正如我之前所描述的那样，包括杰弗里·卡普与道格拉斯·梅尔顿在内的一组研究人员正在制造"人工胰腺"，他们希望将这种新器官植入 1 型糖尿病患者体内。福泰（Vertex）与维亚塞特（ViaCyte）这两家公司已经开始招募患者，将由干细胞转化的胰岛素生成细胞注入他们的身体。在梅奥诊所，科学家们正在用肝细胞制造一种生物人工肝脏。[8]心脏曾经只能从尸体上采集，但是目前有一项雄心勃勃的细胞工程计划，涉及将源自干细胞的心肌细胞安装到类似心脏的胶原蛋白支架，从而构建由细胞组成的生物人工心脏。

石黑一雄的作品被描述为科幻小说。其内容确实是虚构的：我无法想象我们会使用克隆技术并牺牲人类，将其当作器官供体。但是如果把细胞工程作为人类增强的手段呢？托格鲁尔·贾法罗夫正在实验室尝试进行的一项实验是，将骨软骨干细胞注射到早期小鼠的四肢与

---

1 路易斯·梅南德（Louis Menand，生于 1952 年 1 月 21 日）是一位美国作家、学者与文化评论家。他以其对美国文学、知识史和文化批评的贡献而闻名。

关节中。它们会长得更加高大吗，会不会具有像长耳大野兔一样的四肢，只不过保留了小鼠的身体？"鼠兔"？我再次强调，这不是一项徒劳无功的实验。有些人身材非常矮小，其中一些想长得更高。但并非所有人都这样：有些身材矮小的人认为他们的生活很好。有些人感到健康与快乐。他们认为将他们归为"残疾"（disability），就是在说其他人具有一些独特的"能力"（ability。身高可以被理解为一种能力吗？）。

但是，如果一个"正常"人想通过细胞疗法来增高呢？这似乎并不是科幻小说，它可能存在于我们对朦胧未来的想象之中。我们会阻止他们吗？如果会，为什么？

哲学家迈克尔·桑德尔[1]思考这个问题已经有一段时间了。[9]多年前，我在科罗拉多州阿斯彭与桑德尔有过短暂的会面，当时他正在参加一场关于将基因工程与人类克隆视为对完美的追求的研讨会。那是一个美好的下午，群山环绕，白杨树叶颤动。桑德尔身着蓝色夹克与领带，显得十分整洁且颇具教授风范。（他的确是哈佛大学哲学系教授。）这次演讲充满了火药味。桑德尔质疑了人类对增强的追求，他的论点最终建立在已故神学家威廉·梅[2]所称的"对未预期之物的开放态度"[10]之上。

桑德尔认为，"未预期之物"，即机会带来的变化，或是意外的恩赐，对于人性至关重要。我们的孩子以其天赋给我们带来惊喜，如果我们每个人都去追求增强与完美，那么这些惊喜以及我们对它们的反应就会消失。放弃"未预期的恩赐"将违背人类精神的一个重要部分。最好是与这些变幻莫测的事物抗争并尽力利用它们。

2004年，桑德尔在一篇题为《反对完美》的文章中整合了他的观

---

1    迈克尔·桑德尔（Michael Sandel，生于1953年3月5日）是一位美国政治哲学家，他是哈佛大学政治哲学教授，美国文理科学院院士，社群主义的代表人物。
2    威廉·弗朗西斯·梅（William Francis May，1927年10月25日—2023年10月27日）是一位美国伦理学家、学者、神学家。他的工作主要集中在医学与生物伦理学等领域。

点，并且很快将其扩展成一本书。伦理学家威廉·塞尔坦[1]在《纽约时报》上评论该书时写道："［桑德尔］更深层次的担忧是，某些类型的增强违反了人类实践中的固有规范。例如，棒球本应培养与颂扬各种天赋，但类固醇扭曲了这项运动。父母应该通过无条件和有条件的爱来培养孩子，而选择婴儿性别背离了这种关系。"[11]

为了反对人类增强的观点，塞尔坦继续写道："桑德尔需要一些更深层次的东西：一种关于体育、艺术和育儿方面各种规范的共同基础。桑德尔认为自己已经在天赋的概念中找到了它。在某种程度上，成为一名优秀的父母、好运动员或表演者，就是要*接受与珍惜你被赋予的原料*[2]［斜体为本书作者所加］。强健你的体魄，但要尊重规律。让孩子面对挑战，但要给予她关爱。赞美自然。不要试图控制一切［……］我们为什么要把命运当作天赋来接受呢？因为失去这种敬畏将改变我们的道德景观。"

我曾经觉得桑德尔的论点很有说服力，但随着遗传学与细胞工程的联合力量触及人体与人格的新深度，"道德景观"已经发生了根本性的变化：摆脱疾病蹂躏（身材极度矮小或肌肉萎缩性恶病质）与增强人类特征（增加身高或增强肌肉）之间的边界正在变得模糊。增强已经成为新的解放。而疾病与增强之间的边界越模糊，塞尔坦描述的"原"料就越容易被视为"原始"，被视为有待被塑造成其他形态，也就是一种重新构建的新人类。与"原始"（raw）相反的"人工"（cooked），带有增强的含义，但也暗示着欺骗。但增强是欺骗吗？如果它被用于预防可能发生或可能不会发生的疾病呢？在膝盖老化患上骨关节炎之前，也就是在疾病前状态，是否应该向其中注射软骨形成干细胞呢？

在距离白血病患儿等待移植以产生全新血液的斯坦福医院不远的硅谷，一家名为安布罗西娅的初创公司提供了输注匹配血浆的服务，

1　威廉·塞尔坦（William Saletan）是一位美国作家与伦理学家。
2　此处原料（raw material）指的是个人的身体、才能与特质，或是构成人体的基本组成部分或要素。

而这些血浆"从16岁至25岁的年轻人身上采集"[12]，据说可以使年老体衰的亿万富翁们的身体焕发青春。与传统的从死者身上抽取陈旧血液不同，该方法是将年轻人的血液注入老年人体内，相当于一种反向的防腐处理（我很想把它比作吸血鬼，但或许我们会为这种冷酷的细胞再生尝试找到一种新的委婉说法，"重新防腐"或"去木乃伊化"）。一升"年轻血液"的价格为8 000美元，两升的优惠价为1.2万美元。2019年，FDA以缺乏益处为由对该项目发出了严厉警告，尽管安布罗西娅公司辩称该疗法是有效的。

"接受与珍惜你被赋予的原料。"什么原料？桑德尔与塞尔坦的讨论集中在基因上。事实上，基因治疗、基因编辑与基因选择在过去的十年里一直是伦理学家、医生和哲学家关注的焦点。但是基因脱离细胞就失去了生命。人体真正的"原料"不是信息，而是信息通过细胞被激活、解码、转化与整合的方式。桑德尔写道："基因组革命引发了一种道德眩晕。"[13]但实现这种道德眩晕的是细胞革命。

威廉·凯是一位患有古老疾病的年轻人。我在波士顿当血液科住院医师时见过他，先是在医院的病房，然后是在我的诊所。他当时21岁，患有镰状细胞贫血。他大约每个月都会因"危象"入院一次，这是一种涉及骨骼与胸部剧烈疼痛的综合征，以至于只有持续静脉滴注吗啡才能缓解。

镰状细胞贫血是一种我们在细胞与分子水平上理解的疾病。它是一种血红蛋白病，而血红蛋白是红细胞中的携氧分子，它可能是进化设计的最复杂的分子机器之一。血红蛋白是由四种蛋白质组成的复合物，形状很像四叶草。其中两片"叶子"由一种名为α-珠蛋白的蛋白质形成，而其余两片是由另一种名为β-珠蛋白的蛋白质构建。

每个蛋白质的中心都嵌套着另一种化学物质：血红素。而在血红素的中心有一个铁原子。这是一种环环相扣的套娃结构。红细胞含有携带血红素的血红蛋白分子，而血红素反过来又紧紧地固定着铁原子。

正是这些铁原子参与氧气的结合与释放。

围绕血红蛋白分子中四个铁原子构建的精密装置具有独特的分子功能。红细胞不能简单地与氧气结合并保持在一起，它们必须释放氧气。红细胞从肺部毛细血管中提取其有效载荷氧气，并将它们送往身体各处。当红细胞到达体内缺氧的环境时，随着心肌持续不断地收缩与推动，血红蛋白实际上是通过扭曲释放了铁原子结合的氧气。血红蛋白是血液中隐藏的秘密，这种蛋白质复合物对于我们作为生物体的存在至关重要，以至于我们已经进化出一种主要工作是将其像手提箱一样随身携带的细胞。

但如果作为携氧载体的血红蛋白出现异常，那么这种氧气输送系统就会失效。镰状细胞贫血患者会遗传两份 β-珠蛋白基因拷贝的突变。这种突变非常微妙，它会导致 β-珠蛋白中一个氨基酸发生改变。可是其影响是毁灭性的：这种单一改变产生的蛋白质不再是"球状"，而是在缺氧环境中聚集成纤维状团块。这些纤维团块使红细胞的形状发生了改变。与轻松漂浮在血液中的硬币状细胞相比，血红蛋白的纤维团块会造成细胞膜拉扯。这种红细胞会皱缩成新月形，就像无法在血液中轻松漂浮的镰刀。在含氧量低的组织中，它很容易聚集并堵塞血管，例如骨髓深处、手指与脚趾的末端，或者肠道的深处。这种毛细血管堵塞产生的疼痛就像开瓶器钻进骨头一样（威廉描述每次发作就像被迫进入刑讯室，"然后你周围的所有门都被锁上了"）。这就像骨髓或肠道的心脏病发作一样。医学上称这种综合征为"镰状细胞危象"。

威廉每个月都会有一次这样的发作。他会被送进医院，痛苦地辗转反侧。当疼痛部分缓解后，他就会带着口服止痛药出院回家。但是这对孪生恶魔，即对阿片类药物成瘾的可能性与对下一次危象的预期，在对他造成困扰的同时，也萦绕在我的心头。作为他的主管医师，我的工作就是驾驭这些恶魔，给他足够的药物控制其疼痛，而且还不能超过限度。

2019 年至 2021 年，多个独立团队报道了治疗镰状细胞贫血的试验基因疗法策略。[14] 其中一种策略是像标准移植手术一样采集患者的造血干细胞。然后使用病毒将矫正后的 β-珠蛋白基因拷贝送入干细胞中。这些带有矫正基因拷贝的造血干细胞现在被移植回患者体内，而由造血干细胞产生的血液细胞现在永久地携带矫正的基因。（虽然有几位患者接受了治疗并且显示出获益，但该试验因两位患者出现白血病样疾病而被中止。目前尚不清楚白血病是病毒还是移植所需的化疗所致。[15]）

另一种策略则是巧妙地利用了人类生理学中的一个特点。胎儿血细胞与成人红细胞不同，它们表达一种不同形式的血红蛋白。胎儿浸泡在氧气含量极低的羊水中，胎儿需要从经由脐带进入的母体血细胞中积极提取氧气（在后期，一旦胎儿的肺部开始发挥正常功能，其红细胞就可以转化为成人血红蛋白）。因此，胎儿血细胞携带一种特殊形式的血红蛋白，即胎儿血红蛋白，专门设计用于在胎儿环境中提取氧气。与成人血红蛋白一样，胎儿血红蛋白也有四条链，包括两条 α-珠蛋白链与两条 γ-珠蛋白链。但由于其所有蛋白链都不是由 β 血红蛋白（镰状细胞贫血患者中的突变基因）编码的，因此不会发生导致镰状细胞贫血的突变；胎儿血红蛋白的功能完全正常，不具有红细胞变形的特性。而且事实上，它能够在低氧环境中特别有效地发挥作用。

斯图尔特·奥尔金和大卫·威廉斯 [1] 与研究团队和细胞治疗公司合作，找到了一种永久激活造血干细胞中胎儿血红蛋白的方法，这可以取代患者体内成人血红蛋白的镰刀状形态。[16] 他们从镰状细胞贫血患者身上提取造血干细胞，通过操控基因编辑在成人体内"重新表达"胎儿血红蛋白，然后再将这些细胞移植回患者体内。从本质上讲，成人红细胞转变为胎儿细胞，且不再容易发生镰状变形。死气沉沉的血液变得充满生机。

---

1　斯图尔特·奥尔金（Stuart Orkin）是一位美国内科医生、干细胞生物学家与儿童血液肿瘤学家。大卫·威廉斯（David Williams）是一位美国医生，担任波士顿儿童医院血液 / 肿瘤科主任。

在 2021 年报道的一项试验中，一位患有镰状细胞贫血的 33 岁女性接受了这种治疗策略。[17] 在接下来的 15 个月里，她血液中的血红蛋白水平几乎增加了一倍。在接受治疗前的两年里，她每年都会经历七到九次严重的疼痛危象。在接受治疗后的一年半里，她没有再经历过这种情况。到目前为止，这项研究中还没有关于白血病的报道。现在判断是否会随着时间推移出现不良影响还为时过早，但这位女性的镰状细胞贫血很可能已经被治愈。在斯坦福大学，由马特·波蒂厄斯领导的另一个团队正在使用基因编辑来重写与矫正血红蛋白 β 中的致病突变（胎儿血红蛋白没有被激活，而是致病突变被基因编辑）。[18] 波蒂厄斯的策略也在试验中，并且初步结果令人鼓舞。[19]

我不知道威廉·凯是否会选择接受这些新型疗法中的任何一种进行治疗。我不再是他的医生。但是我们已经亲密相处了十年，我了解他拥有的那种冒险精神，以及疼痛危象的可怕频率与对阿片类药物成瘾的极度恐惧，我推测他很可能正在排队参加其中一项试验。

当他接受移植手术时，也将跨越一道边界。他将成为一种全新的人类，由他自己的细胞重构而成。他将成为全新部分构建的全新整体。

# 致谢

我要感谢无数人为这本书的诞生所做的贡献。首先，要感谢我的众多读者：萨拉·施、苏乔伊·巴塔查里亚、拉努·巴塔查里亚、内尔·布雷耶、莉拉·穆克吉·施、阿丽雅·穆克吉·施与丽莎·尤斯塔维奇。

以下各位为本书增添了大量的科学内容：肖恩·莫里森（干细胞），科丽·巴格曼（发育），尼克·莱恩与马丁·坎普（进化），马克·弗拉约莱（大脑），巴里·科勒（血小板），劳拉·奥蒂斯（历史），保罗·纳斯（细胞周期），欧文·韦斯曼（免疫学），海伦·梅伯格（神经学），汤姆·怀特黑德、卡尔·朱恩、布鲁斯·莱文与斯蒂芬·格鲁普（CAR-T疗法），哈罗德·瓦慕斯（癌症），罗恩·利维（抗体疗法），以及弗雷德里克·阿佩尔鲍姆（移植）。与劳拉·奥蒂斯、保罗·格林加德、恩佐–塞伦多洛与弗朗西斯科·马蒂的对话不可或缺。弗雷德·哈钦森癌症研究中心的护士们对移植手术的早期历史提供了最感人的描述。

我要对斯克里布纳出版公司的编辑南·格雷厄姆、博德利·黑德出版公司的斯图尔特·威廉斯与企鹅兰登书屋的梅鲁·戈卡莱表示深深的谢意。拉纳·达斯古普塔与我在威利代理公司的经纪人萨拉·查尔方特提供了至关重要的支持。杰瑞·马歇尔与亚历山德拉·特鲁伊特认真准备了精美的插图。

　　萨布丽娜·平恩严格把控了出版进度，雷切尔·罗吉在整理注释与参考文献方面做得非常出色。菲利普·巴什在编辑工作中展现了高超的技巧，关注到了每一个标点与脚注。

　　我还要感谢慷慨提供了本书中最迷人的"细胞"图片的奇奇·史密斯：非常感谢，非常感谢，非常感谢。

# 译者注记

  细胞作为生命的基本单元，与人类社会有着密不可分的关系。这种关系不仅体现在生物学层面，还延伸到社会、文化与哲学领域。而个体作为社会的基本单元，是各种细胞协同发展的产物。细胞与个体的关系不仅展示了自然界的精妙设计，还为人类社会的组织与运行提供了重要的启示。从细胞的分工合作、沟通协调、自我修复与适应进化等特性中，我们可以汲取用以构建和谐、稳定与公平社会体系的智慧。

  《细胞传》是穆克吉医生继《癌症传》与《基因传》之后的又一部力作，其丝丝入扣的叙事结构延续了前两部畅销作品的一贯风格。除此之外，穆克吉医生还兼顾了前沿领域的学科进展，许多章节都是对既往重点内容的有益补充。如果读者想要获取更多生命科学领域的知识，那么《细胞传》将会解答人们心中思索已久的疑惑。

  正如穆克吉医生所完成的上述三部曲一样，我与他的交集也可以用三个关键词来表述：癌症、基因与细胞。我们研究的对象都是癌症，我们关注的靶点都是基因，我们使用的材料都是细胞。除此之外，我们还在临床一线经历了各种摸爬滚打，与很多顽强拼搏的肿瘤患者朝夕相处过。与其说是翻译穆克吉医生的作品，倒不如说是在回溯自己的经历。

  其实作为外科医生，我坚信自己的主场应该在手术室，从来没想过要跟细胞打什么交道。然而当时整个医学界的学术氛围已经悄然开始转型，许多在国内外接受过研究生教育的医生逐渐走向前台。他们给传统的临床型机构注入了新鲜血液，带领朝气蓬勃的后浪向研究型机构迈进。总而言之，新时代的医生不仅要医术精湛，还必须具备充足的科学人文素养，其中就包括良好的沟通能力、敏锐的科研思维、出色的写作技巧，以及持续的国际交流。

我曾经以为自己早已远离了这些陈年往事，然而穆克吉医生的三部曲让我穿越回去。我记得实验室位于科研楼七层西侧，面积比原址足足大了一倍。除此之外，还有一间装有超净台的单间用于细胞培养。院长把从国外带回的设备与耗材留在实验室，他把数十种抗体的名称记录在 A4 纸上，然后将其塞进一个 16 开的黄色信封里。虽然我刚开始对于这些晦涩的英文名称一无所知，但很快就了解到它们遍及细胞生长发育的全过程。有些影响细胞周期，有些调控细胞凋亡，有些导致细胞恶变。这些抗体的名称就像是打开众妙之门的密钥，我非常渴望用它去检测手术切除的癌症标本，用分子生物学的魔法让此类隐形的顽疾现身，接着可以顺藤摸瓜找到某种辨别癌症的标记物，甚至以后还能发现治疗相应疾病的灵丹妙药。似乎这些形态各异的细胞承载着一位年轻医生的梦想。

做科研不同于做手术，我需要把思维强行切换到另一条赛道。即便是一丝不苟地按照教科书上的实验步骤操作，我在进入实验室的第一个月里依然是颗粒无收，以至于我在每周例行的实验室会议上总是非常尴尬。理论上来讲，那些抗体可以与细胞上的配体相结合，然后通过化学发光试剂盒在胶片上显影，而留下的那些黑色条带就是我的目标。如果运气好的话，你可以在暗室中裸眼看到那串闪烁的荧光。它们仿佛一簇簇跳动的火焰，在你疲惫不堪时焕发出激情。

2001 年初春，院长告诉我来了一位外国研究生，并且叮嘱我在实验室要多关照他。起初，我并没有把这件事放在心上。等到周一早晨来到实验室后，我才发现林博士已经提前到了。经过一番攀谈后我才明白，原来林博士自幼跟随家人移民美国，目前正就读于哈佛大学医学院。彼时学校有为期一年的交换生计划，于是他循着祖先的足迹来到了中国。为了方便与大家交流，他给自己起了一个意味深长的中文名林志谦，而实验室的同事们也都亲切地称他为林。

尽管林博士在这里人生地不熟，但是他很快就融入了新环境。我只是把正在进行的项目做个简介，他就能迅速整理出一份工作计划，就连院长看过后都不由得连连称道。林博士的性格就像他的名字一样谦卑。除了一起探讨学术问题之外，林博士还给我讲述了在大洋彼岸的生活，其中就有他父亲与叔叔共同经营的杂货店。我则跟他聊到那些惊悚的动作电影，非常好奇为何有这么多的银行劫案。估计林博士当时也觉得十分可笑，然后告诉我这些是好莱坞的噱头。林博士的到来给我提供了学习英文的好机会，同时我也可以教他尽快掌握中文的日常用语。两个月后的某天，林博士一脸无奈地对我说，自己停在商场附近的自行车不见了。他告诉我不是心疼自行车而是心疼那把锁，因为这把名为氪石（Kryptonite，仅存在于超人等故事中的化学元素，超人若接近此元素即丧失超常能力）的锁花了二十多美元。

作为世界著名学府的研究生，林博士的治学态度严谨求实，他在工作中具有独立的见解。相比之下，我的研究方向显得比较凌乱，甚至还处在摇摆不定的阶段。他没有在我的实验结果上止步，而是根据自己的想法做出了计划。当我还停留在口头汇报的时候，他已经在用PPT的形式展现了。尽管林博士不会盲从权威的言行，但是他非常懂得人情世故。他在正式场合会打上领带，他在业余时间会穿得休闲。为了破解隐藏在癌细胞中的秘密，我们曾一起照护这些生活在培养皿中的精灵，我们会共同推着小车穿过马路更换气体钢瓶，我们也相伴端着装有试剂的塑料盆去暗室显影，原本枯燥乏味的实验室生活从此变得其乐融融。可惜一年的时间稍纵即逝，林博士也准备启程回国继续完成学业。我问他是否要做外科医生，他摇摇头对我说这太难了。接着他给我拿出了全年级的名单，然后从上到下圈出了十来个名字，估计能进入外科系统的人不到 1/10。林博士说自己准备从事消化科或感染科的工作，二十年后他果然已经成为这个领域的专家。临近分别时，我们在一家名为不见不散的餐厅给他送行，也许此处更适合让我们彼此珍重这份记忆。席间林博士对于大家的性格特征都进行了一番总结，而在多年之后我的眼前还能浮现出他神采奕奕的目光。

许多人不理解我为什么脱去白大衣，其实我只是换了一种方式传播知识，并且依然尽己所能去帮助更多的人。我放下的是一把刀，拿起的是一支笔。行医之时善待患者，做书之时尊重读者。无论我走到哪里，这份初心没有改变。文字是我们与世界沟通的桥梁，它承载着人类思想、情感与文化的精髓。对于文字的热爱是一种生活态度，它始终在激励着我不断超越自己。虽然这条道路未必会带来名利，但是只要矢志不渝地坚持下去，它一定会给人生带来激情与乐趣，而这将使你能够克服一切障碍。任何文学作品中的灵感秘密就在于，拨动那根超越时空的共情之弦的能力。

写作可以被视为一种信仰与灵性的成长之旅，其面临的困难与考验与《天路历程》的故事相似。我曾经以为《癌症传》重新翻译完成后就是这段旅程的终点，毕竟耗费八年时间去精心打磨一部普利策奖作品实属奢侈，仿佛冥冥中注定用岁月去期待一个未知生命的悄然降生。然而，我相信一切都是最好的安排，没有任何努力会徒劳无功。有一位朋友曾经对我说过，做书理应是一种十分享受的过程。但我想对大家表白的是，做书其实是一件非常痛苦的事情。从选题、落笔、编辑到出版，每一个环节都需要经过反复推敲。尤其是对于翻译书籍而言，要保持原作的精神和风格，同时让读者流畅地阅读理解，是一项极具挑战性的任务。从某种意义上来说，医学与语言都是不完美的艺术，我们应该本着实事求是的态度，理性面对读者的各种质疑。翻译可以被视为一种无限递归的过程，需要不断对译文进行思考、调整与优化。我把每一部作品都当作自己的孩子，它们的身上必然存在着各种优缺点。在其成长的过程中，我会努力为它们提供各种必备条件，但我始终在提醒自己它们都有缺憾。这些问题一方面来自我本身，另一方面源于环境的局限性。没有尽善尽美的作品，只有追求卓越的决心。不可否认，技术的进步尤其是 AI 的发展，正在颠覆整个社会的生态。我们要学会利用其优势弥补自身不足，同时还要保持人类独有的情感与创造力。

在本书即将与读者见面之际，我怀着深深的感激之情，向所有在这段旅程中给予我支持与帮助的人们表达最诚挚的谢意。首先，感谢赐予我生命的父亲与母亲，我的一切均源于你们的细胞神奇相融；感谢共同追逐梦想的妻子与女儿，你们的陪伴谱写出生活中的美丽乐章。其次，感谢工作中遇到的各位老师与同道，你们的呵护是我持续发展的坚强后盾；感谢那些不离不弃的患者与家属，你们的信任让我此生感到无比荣耀；感谢本书的首位品鉴人沈影老师，你以独有的敏锐做出了客观的评价；感谢时常给予我鼓励的姝霖老师，你的宽容大度是我认真学习的榜样。此外，我要感谢中信出版集团见识城邦的编辑团队。没有你们的敬业精神与不懈努力，本书不会如此完美地呈现在读者面前。最后，我要感谢每一位默默支持我的读者，你们的厚爱是我永远奔跑的不竭动力。希望这部作品能够为你们带来收获与启示，也希望你们能从中感受到我的热爱与坚持。

# 尾注

**文前**

[1] Wallace Stevens, "On the Road Home," in *Selected Poems: A New Collection*, ed. John N. Serio (New York: Alfred A. Knopf, 2009), 119.

[2] Friedrich Nietzsche, "Rhythmische Untersuchungen," in *Friedrich Nietzsche, Werke, Kristiche Gesamstaube,* vol. 2.3, ed. Fritz Bornmann and Mario Carpitella (Vorlesungsaufzeuchnungen [SS 1870-SS 1871]; Berlin: de Gruyter, 1993), 322.

**序言 "生物体的基本粒子"**

[1] Arthur Conan Doyle, *The Adventures of Sherlock Holmes* (Hertfordshire: Wordsworth, 1996), 378.

[2] 施旺对那次晚餐的回忆记录在他于 1878 年发表的一篇演讲中，他还在其著作《动植物结构和生长一致性的显微研究》中记录了那个时刻。Theodor Schwann, *Microscopical Researches into the Accordance in the Structure and Growth of Animals and Plants, trans.* Henry Smith (London: Sydenham Society, 1847), xiv. Laura Otis, *Müller's Lab* (New York: Oxford University Press, 2007), 62–64; Marcel Florkin, *Naissance et dêviation de la théorie cellulaire dans l'oeuvre de Théodore Schwann* (Paris: Hermann, 1960), 62。

[3] Ulrich Charpa, "Matthias Jakob Schleiden (1804–1881): The History of Jewish Interest in Science and the Methodology of Microscopic Botany," in *Aleph: Historical Studies in Science and Judaism*, vol. 3 (Bloomington: Indiana University Press, 2003), 213–45.

[4] 有关其收藏的详情请参见 Matthias Jakob Schleiden, "Beiträge zur Phytogenesis," *Archiv für Anatomie, Physiologie und Wissenschaftliche Medicin* (1838): 137–76。

[5] Matthias Jakob Schleiden, "Contributions to Our Knowledge of Phytogenesis," in *Scientific Memoirs, Selected from the Transactions of Foreign Academies of Science and Learned Societies and from Foreign Journals*, vol. 2, ed. Richard Taylor, trans. William Francis (London: Richard and John E. Taylor, 1841), 281.

[6] 施旺对细胞作为动植物构建单元统一性的兴趣也源于该观点，即如果动植物由自主、独立

的生命单元所构成，那么就不需要诉诸一种特殊的"活力"液来解释生命或细胞的诞生，而这是约翰内斯·米勒顽固坚持的观点。米勒的学生施莱登相信活力论，但他也有自己关于细胞起源的理论。施莱登认为这个过程与晶体的形成类似，不过该理论后来被证明是完全错误的。具有讽刺意味的是，细胞理论的诞生并不是起源错误的故事，而是起源被误解的故事。施莱登与施旺在动植物组织中所看到的共性，例如所有生物都是由细胞组成的，确实存在，但正如我们很快就会看到的那样，施莱登关于这些细胞如何产生的理论（尽管对此持怀疑态度，然而施旺还是接受了）将被证明是错误的，其中最突出的反对意见来自鲁道夫·菲尔绍。

很难确定在与施旺交谈之前，施莱登是否已经推断出所有植物组织都由细胞单元所构成，或者这次交谈是否促使他检查（或重新检查）其样本，并且以一种新的视角来观察它们细胞结构的普遍性。因此，我使用了"回到他的植物标本"这一说法，来对施莱登在与施旺共进晚餐之前得出了多少结论，以及之后立即得出了多少结论持谨慎态度。然而，晚餐的时间（1837年）、施莱登随后不久（1838年）发表的论文，以及有据可查的访问施旺实验室以观察动植物细胞之间的相似性，都表明与施旺的互动是施莱登思考细胞理论的基本原理和普遍性的重要催化剂。此外，施莱登和施旺都欣然接受彼此作为现代细胞理论起源的共同创始人，而不是竞争对手的角色，这也表明他们之间的互动，例如在晚餐时的交谈，至少在某种程度上加强了施莱登的信念，即所有植物组织都是由细胞构成的。与施莱登不同，施旺更清楚地意识到了1837年那次晚间交谈的重要性：它改变了其研究的基本方向。施旺在之前注释中提到的1878年的演讲中坦然承认，施莱登关于植物发育的观察对他随后发现动物组织也是由细胞构成的事实至关重要。

[7] Florkin, *Naissance et déviation de la théorie cellulaire*, 45.

[8] Schleiden, "Beiträge zur Phytogenesis," 137–76.

[9] Schwann, *Microscopical Researches*, 2.

[10] Ibid., ix.

[11] Sara Parker, "Matthias Jacob Schleiden (1804–1881)," Embryo Project Encyclopedia, last modified May 29, 2017, https://embryo.asu.edu/pages/matthias-jacob-schleiden-1804-1881.

[12] Otis, *Müller's Lab*, 65.

[13] Siddhartha Mukherjee, "The Promise and Price of Cellular Therapies," *New Yorker* online, last modified July 15, 2019; "Cancer's Invasion Equation," *New Yorker* online, last modified September 4, 2017; "How Does the Coronavirus Behave Inside a Patient?," *New Yorker* online, last modified March 26, 2020.

[14] Roy Porter, *The Greatest Benefit to Mankind: A Medical History of Humanity from Antiquity to the Present* (London: HarperCollins, 1999).

[15] Henry Harris, *The Birth of the Cell* (New Haven, CT: Yale University Press, 2000).

**引言 "我们终将回到细胞"**

[1] Rudolf Virchow, *Disease, Life and Man: Selected Essays*, trans. Lelland J. Rather (Stanford, CA: Stanford University Press, 1958), 81.

[2] 关于山姆·皮的案例细节源于2016年与山姆·皮及其医生的交流。为保护隐私，已对姓名与识别细节进行更改。

[3] 摘自Mukherjee, "Promise and Price of Cellular Therapies"。关于埃米莉·怀特黑德的案例细节源于2019年与埃米莉·怀特黑德、她的父母及医生的个人交流。

[4] Antonie van Leeuwenhoeck, "Observations, Communicated to the Publisher by Mr. Antony Van Leeuwenhoek, in a Dutch Letter of the 9th Octob. 1676. Here English'd: Concerning Little Animals by Him Observed in Rain-Well-Sea- and Snow Water; as Also in Water Wherein Pepper Had Lain Infused," *Philosophical Transactions of the Royal Society* 12, no. 133 (March 25, 1677): 821–32.

[5] "CAR T-cell Therapy," National Cancer Institute Dictionary online, accessed December 2021, https://www.cancer.gov/publications/dictionaries/cancer-terms/def/car-t-cell-therapy.

[6] Serhiy A. Tsokolov, "Why Is the Definition of Life So Elusive? Epistemological Considerations," *Astrobiology* 9, no. 4 (2009): 401–12.

[7] 需要明确的是，这些"涌现"性质并不是生命的定义特征。相反，它们是多细胞生物从活细胞系统中进化而来的性质。

[8] 并非所有细胞都具备所有特性。例如，在复杂生物体中，细胞特化使得某些细胞负责储存营养物质，而其他细胞则负责排放废物。像酵母与细菌这样的单细胞生物可能拥有实现这些功能的特化亚细胞结构，但多细胞生物，例如人类，已经进化出了具有特化细胞的特化器官来实现这些功能。

[9] 出自本书作者 2020 年 2 月对岩崎明子的访谈。另见 "SARS-CoV-2 Variant Classifications and Definitions," Centers for Disease Control and Prevention online, last modified December 1, 2021, https://www.cdc.gov/coronavirus/2019-ncov/variants/variant-classifications.html。另见 "Severe Acute Respiratory Syndrome (SARS)," World Health Organization online, accessed December 2021, https://www.who.int/health-topics/severe-acute-respiratory-syndrome#tab=tab_1。

[10] Ibid. 另见 John Simmons, *The Scientific 100: A Ranking of the Most Influential Scientists, Past and Present* (New York: Kensington, 2000), 88–92。另见 George A. Silver, "Virchow, The Heroic Model in Medicine: Health Policy by Accolade," *American Journal of Public Health* 77, no. 1 (1987): 82–88。

[11] Virchow, *Disease, Life and Man*, 81.

## 第一部分　发现

### 第一章　原始的细胞：隐形的世界

[1] Rudolf Virchow, "Letters of 1842," in *Letters to His Parents, 1839–1864,* ed. Marie Rable, trans. Lelland J. Rather (USA: Science History Publications, 1990), 28–29.

[2] Elliot Weisenberg, "Rudolf Virchow, Pathologist, Anthropologist, and Social Thinker," *Hektoen International* 1, no. 2 (Winter 2009): https://hekint.org/2017/01/29/rudolf-virchow-pathologist-anthropologist-and-6social-thinker/.

[3] C. D. O'Malley, *Andreas Vesalius of Brussels 1514–1564* (Berkeley: University of California Press, 1964). 另见 David Schneider, *The Invention of Surgery: A History of Modern Medicine—from the Renaissance to the Implant Revolution* (New York: Pegasus Books, 2020), 68–98。

[4] Andreas Vesalius, *De Humani Corporis Fabrica* (*The Fabric of the Human Body*), vol. 1, bk. 1, *The Bones and Cartilages*, trans. William Frank Richardson and John Burd Carman (San Francisco: Norman, 1998), li–lii.

[5] Andreas Vesalius, *The Illustrations from the Works of Andreas Vesalius of Brussels*, ed. Charles O'Malley and J. B. Saunders (New York: Dover, 2013).

[6] Vesalius, *Fabric of the Human Body*, 7 vols.

[7] Nicolaus Copernicus, *On the Revolutions of Heavenly Spheres*, trans. Charles Glenn Wallis (New York: Prometheus Books, 1995).

[8] Ignaz Semmelweis, *The Etiology, Concept, and Prophylaxis of Childbed Fever*, ed. and trans. K. Codell Carter (Madison: University of Wisconsin Press, 1983).

[9] Izet Masic, "The Most Influential Scientists in the Development of Public Health (2): Rudolf Ludwig Virchow (1821–1902)," *Materia Socio-medica* 31, no. 2 (June 2019): 151–52, doi:10.5455/msm.2019.31.151-152.

[10] Rudolf Virchow, *Der Briefwechsel mit den Eltern 1839–1864: zum ersten Mal vollständig in historisch-kritischer Edition (The Correspondence with the Parents, 1839–1864: For the First Time Complete in a Historical-Critical Edition)* (Germany: Blackwell Wissenschafts, 2001), 32.

[11] Ibid., 19.

[12] Rudolf Virchow, *Der Briefwechsel mit den Eltern,* 246, letter of July 4, 1844.

[13] Manfred Stürzbecher, "Die Prosektur der Berliner Charité im Briefwechsel zwischen Robert Froriep und Rudolf Virchow," *Beiträge zur Berliner Medizingeschichte,* 186, letter of Virchow to Froriep, March 2, 1847.

## 第二章　可见的细胞："关于小动物的虚构故事"

[1] Gregor Mendel, "Experiments in Plant Hybridization," trans. Daniel J. Fairbanks and Scott Abbott, *Genetics* 204, no. 2 (2016): 407–22.

[2] Nicolai Vavilov, "The Origin, Variation, Immunity and Breeding of Cultivated Plants," trans. K. Starr Chester, *Chronica Botanica* 13, no. 1/6 (1951).

[3] Charles Darwin, *On the Origin of Species*, ed. Gillian Beer (Oxford, UK: Oxford University Press, 2008).

[4] "Lens Crafters Circa 1590: Invention of the Microscope," This Month in Physics History, *APS Physics* 13, no. 3 (March 2004): 2, https://www.aps.org/publications/apsnews/200403/history.cfm.

[5] "Hans Lipperhey," in *Oxford Dictionary of Scientists* online, Oxford Reference, accessed December 2021, https://www.oxfordreference.com/view/10.1093/oi/authority.20110803100108176.

[6] Donald J. Harreld, "The Dutch Economy in the Golden Age (16th–17th Centuries)," EH.Net Encyclopedia of Economic and Business History, ed. Robert Whaples, last modified August 12, 2004, http://eh.net/encyclopedia/the-dutch-economy-in-the-golden-age-16th-17th-centuries/. 另见 Charles Wilson, "Cloth Production and International Competition in the Seventeenth Century," *Economic History Review* 13, no. 2 (1960): 209–21。

[7] Leeuwenhoek, "Observations, Communicated to the Publisher by Mr. Antony Van Leeuwenhoek, in a Dutch Letter of the 9th Octob. 1676. Here English'd: Concerning Little Animals by Him Observed in Rain-Well-Sea- and Snow Water; as Also in Water Wherein Pepper Had Lain Infused," 821–31. 另见 J. R. Porter, "Antony van Leeuwenhoek: Tercentenary of His Discovery of Bacteria," *Bacteriological Reviews* 40, no. 2 (1976): 260–69。

[8] Leeuwenhoek, "Observations, Communicated to the Publisher . . . ," 821–31.

[9] Ibid.

[10] Ibid.

[11] M. Karamanou et al., "Anton van Leeuwenhoek (1632–1723): Father of Micromorphology and Discoverer of Spermatozoa," *Revista Argentina de Microbiologia* 42, no. 4 (2010): 311–14. 另见 S. S. Howards, "Antonie van Leeuwenhoek and the Discovery of Sperm," *Fertility and Sterility* 67, no. 1 (1997): 16–17。

[12] Lisa Yount, *Antoni van Leeuwenhoek: Genius Discoverer of Microscopic Life* (Berkeley, CA: Enslow, 2015), 62.

[13] Nick Lane, "The Unseen World: Reflections on Leeuwenhoek (1677) 'Concerning Little Animals,' " *Philosophical Transactions of the Royal Society B* 370, no. 1666 (April 19, 2015), https://doi.org/10.1098/rstb.2014.0344.

[14] Steven Shapin, *A Social History of Truth: Civility and Science in the Seventeenth Century* (Chicago: University of Chicago Press, 2011), 307. 另见 Robert Hooke to Antoni van Leeuwenhoek, December 1, 1677, 引自 Antony van Leeuwenhoek, *Antony van Leeuwenhoek and His Little Animals: Being Some Account of the Father of Protozoology & Bacteriology and His Multifarious Discoveries in These Disciplines*, comp., ed., trans. Clifford Dobell (1932; New York: Russell and Russell, 1958), 183。

[15] Lane, "The Unseen World."

[16] Leeuwenhoek to unknown, June 12, 1763, quoted in Carl C. Gaither and Alma E. Cavazos-Gaither, eds., *Gaither's Dictionary of Scientific Quotations* (New York: Springer, 2008), 734.

[17] Allan Chapman, *England's Leonardo: Robert Hooke and the Seventeenth-Century Scientific Revolution* (Bristol, UK: Institute of Physics, 2005).

[18] Ben Johnson, "The Great Fire of London," Historic UK: The History and Heritage Accommodation Guide, accessed December 2021, https://www.historic-uk.com/HistoryUK/HistoryofEngland/The-Great-Fire-of-London/.

[19] Robert Hooke, preface, in *Microphagia: Or Some Physiological Descriptions of Minute Bodies Made by Magnifying Glasses with Observations and Inquiries Thereupon* (London: Royal Society, 1665).

[20] Samuel Pepys, *The Diary of Samuel Pepys*, ed. Henry B. Wheatley, trans. Mynors Bright (London: George Bell and Sons, 1893), available at Project Gutenberg, https://www.gutenberg.org/files/4200/4200-h/4200-h.htm.

[21] Martin Kemp, "Hooke's Housefly," *Nature* 393 (June 25, 1998): 745, https://doi.org/10.1038/31608.

[22] Hooke, *Microphagia*.

[23] Ibid., 204.

[24] Ibid., 110.

[25] Ibid.

[26] Thomas Birch, ed., *The History of the Royal Society of London, for Improving the Knowledge, from its First Rise* (London: A. Millar, 1757), 352.

[27] Antonie van Leeuwenhoek, "To Robert Hooke." 12 November 1680. Letter 33 of *Alle de brieven: 1679–1683*. Vol. 3. De Digitale Bibliotheek voor de Nederlandse Letteren (DBNL), 333.

[28] Antonie van Leeuwenhoek, *The Select Works of Antony van Leeuwenhoek, Containing His Microscopal Discoveries in Many of the Works of Nature*, ed. and trans. Samuel Hoole (London:

G. Sidney, 1800), iv.

[29] Harris, *Birth of the Cell*, 2.

[30] Ibid., 7.

[31] Isaac Newton, *The Principia: Mathematical Principles of Natural Philosophy*, trans. I. Bernard Cohen and Anne Whitman (Oakland: University of California Press, 1999).

[32] 这并非胡克与牛顿之间首次发生冲突。在 17 世纪 70 年代，牛顿向英国皇家学会展示了一项实验，证明白光通过棱镜后会分解成连续且类似于彩虹的单色光谱。将这些光谱通过另一个棱镜重新组合，则能重新构成白光。当时作为皇家学会实验管理员的胡克对此表示反对，并撰写了一篇尖刻的评论文章，这使得本就对公开自己工作感到忧虑的牛顿陷入了狂怒。这两位 17 世纪的英国天才个性都极其自负，他们在接下来的几十年里继续争论不休，最终以胡克坚持认为万有引力定律应归功于自己达到高潮。

[33] 2019 年，得克萨斯州的一位生物学教授拉里·格里芬博士研究了一幅由玛丽·比尔大约在 1680 年绘制的未知名科学家画像。格里芬博士认为这幅画是胡克的肖像，见 "Portraits," RobertHooke.org, accessed December 2021, http://roberthooke.org.uk/?page_id=227。

## 第三章　万能的细胞："这个小世界中最小的粒子"

[1] Hooke, *Microphagia*, 111.

[2] Schwann, *Microscopical Researches*, x.

[3] Leslie Clarence Dunn, *A Short History of Genetics: The Development of Some of the Main Lines of Thought, 1864–1939* (Ames: Iowa State University Press, 1991), 15.

[4] Leonard Fabian Hirst, *The Conquest of Plague: A Study of the Evolution of Epidemiology* (Oxford, UK: Clarendon Press, 1953), 82.

[5] Ibid., 81.

[6] Xavier Bichat, *Traité Des Membranes en Général et De Diverses Membranes en Particulier* (Paris: Chez Richard, Caille et Ravier, 1816). 另见 Harris, *Birth of the Cell*, 18。

[7] Dora B. Weiner, *Raspail: Scientist and Reformer* (New York: Columbia University Press, 1968).

[8] Pierre Eloi Fouquier and Matthieu Joseph Bonaventure Orfila, *Procès et défense de F. V. Raspail poursuivi le 19 mai 1846, en exercice illégal de la medicine* (Paris: Schneider et Langrand, 1846), 21.

[9] 到了 19 世纪 40 年代中期，拉斯帕伊改变了他的学术追求，决定致力于研究防腐、卫生与社会医学，特别是针对囚犯与穷人群体。尽管拉斯帕伊从未将细菌视为传染病的元凶，但他坚信寄生虫和蠕虫是大多数疾病的根源。1843 年，他出版了《健康与疾病自然史》和《健康年鉴手册》［François-Vincent Raspail, *Histoire naturelle de la santé et de la maladie chez les végétaux et chez les animaux en général, et en particulier chez l'homme* (Paris: Elibron Classics, 2006), and *Manuel-annuaire* de la santé pour 1864, ou médecine et pharmacie domestiques (Paris: Simon Bacon, 1854)］。这两本书都取得了巨大的成功，它们主要讨论了个人卫生和清洁问题，包括提出了关于饮食、运动、精神活动以及新鲜空气益处的建议。晚年时，拉斯帕伊转向政治领域，并被选为众议员，在那里他继续为囚犯与穷人的医疗改革以及城市卫生条件的改善而奔走呼吁，这与伦敦的公共卫生斗士约翰·斯诺的努力相呼应。这位几乎在医学文献中销声匿迹之人的永恒形象，或许可以在文森特·梵高的画作《静物：一盘洋葱》中找到，画中展示了拉斯帕伊的《健康年鉴手册》一书放在桌上，旁边是一盘洋葱。梵高是一位疑病症患者，他很可能是在街上买的这本书，但将一个刻薄之人的不朽作品与一盘催人泪下的蔬菜并置，似乎有着某种莫名的契合感。

[10] Weiner, *Raspail*. 更多细节, 另见 Dora Weiner, "François-Vincent Raspail: Doctor and Champion of the Poor," *French Historical Studies* 1, no. 2 (1959): 149–71。

[11] Detailed in Harris, *Birth of the Cell*, 33.

[12] Samuel Taylor Coleridge, "The Eolian Harp," in *The Poetical Works of Samuel Taylor Coleridge*, ed. William B. Scott (London: George Routledge and Sons, 1873), 132.

[13] Matthias Jakob Schleiden, "Contributions to Our Knowledge of Phytogenesis," trans. William Francis, in *Scientific Memoirs, Selected from the Transactions of Foreign Academies of Science and Learned Societies and from Foreign Journals*, vol. 2, ed. Richard Taylor (London: Richard and John E. Taylor, 1841), 281. Raphaële Andrault, "Nicolas Hartsoeker, Essai de dioptrique, 1694," in Raphaële Andrault et al., eds., Médecine et philosophie de la nature humaine de l'âge classique aux Lumières: Anthologie (Paris: Classiques Garnier, 2014).

[14] Schleiden, "Beiträge zur Phytogenesis," 137–76.

[15] Schwann, *Microscopical Researches*, 6.

[16] Ibid., 1.

[17] 出自本书作者 2022 年对劳拉·奥蒂斯及其父母、医生的访谈。

[18] Schwann, *Microscopical Researches*, 212.

[19] Ibid., 215.

[20] J. Müller, *Elements of Physiology*, ed. John Bell, trans. W. M. Baly (Philadelphia: Lea and Blanchard, 1843), 15.

[21] Harris, *Birth of the Cell*, 102.

[22] Rudolf Virchow, "Weisses Blut, 1845," in *Gesammelte Abhandlungen zur Wissenschaftlichen Medicin*, ed. Rudolf Virchow (Frankfurt: Meidinger Sohn, 1856), 149–54; Virchow, "Die Leukämie," in ibid., 190–212.

[23] John Hughes Bennett, "Case of Hypertrophy of the Spleen and Liver, Which Death Took Place from Suppuration of the Blood," *Edinburgh Medical and Surgical Journal* 64 (1845): 413–23.

[24] John Hughes Bennett, "On the Discovery of Leucocythemia," *Monthly Journal of Medical Science* 10, no. 58 (1854): 374–81.

[25] Byron A. Boyd, *Rudolf Virchow: The Scientist as Citizen* (New York: Garland, 1991).

[26] Rudolf Virchow, "Erinnerungsblätter," in *Archiv für Pathologische Anatomie und Physiologie und für Klinische Medicin* 4, no. 4 (1852): 541–48. 另见 Theodore M. Brown and Elizabeth Fee, "Rudolf Carl Virchow: Medical Scientist, Social Reformer, Role Model," *American Journal of Public Health* 96, no. 12 (December 2006): 2104–5, doi:10.2105/AJPH.2005.078436。

[27] Kurd Schulz, *Rudolf Virchow und die Oberschlesische Typhusepidemie von 1848. Jahrbuch der Schlesischen Friedrich-Wilhelms Universität zu Breslau*. Vol. 19. Ed. (Göttingen Working Group, 1978).

[28] Rudolf Virchow, quoted in Weisenberg, "Rudolf Virchow, Pathologist, Anthropologist, and Social Thinker."

[29] François Raspail, "Classification Generalé des Graminées," in *Annales des Sciences Naturelles*, vol. 6, comp. Jean Victor Audouin, A. D. Brongniart, and Jean-Baptiste Dumas (Paris: Libraire de L'Académie Royale de Médecine, 1825), 287–92. 另见 Silver, "Virchow, the Heroic Model in Medicine," 82–88。

[30] 引自 Lelland J. Rather, *A Commentary on the Medical Writings of Rudolf Virchow: Based on*

*Schwalbe's Virchow-Bibliographie, 1843–1901* (San Francisco: Norman, 1990), 53。

[31] Rudolf Virchow, *Cellular Pathology: As Based upon Physiological and Pathological Histology: Twenty Lectures Delivered in the Pathological Institute of Berlin During the Months of February, March, and April, 1858* (London: John Churchill, 1858).

[32] 引自 Rather, *Commentary on the Medical Writings of Rudolf Virchow*, 19。

[33] 菲尔绍对种族主义的回应的细节，参见 Rudolf Virchow, "Descendenz und Pathologie," *Archiv für Pathologische Anatomie und Physiologie und für Klinische Medicin* 103, no. 3 (1886): 413–36。

[34] 引自 Rather, *Commentary on the Medical Writings of Rudolf Virchow*, 4。

[35] 引自 ibid., 101. 另见 "Eine Antwort an Herrn Spiess," *Virch. Arch. XIII*, 481. A Reply to Mr. Spiess. VA 13 (1858): 481–90。

[36] 关于 M. K. 的案例细节来自我与其在 2002 年的个人交流。为了保护隐私，已对姓名与识别细节进行更改。

[37] "Severe Combined Immunodeficiency (SCID)," National Institute of Allergy and Infectious Diseases (NIAID) online, last modified April 4, 2019, https://www.niaid.nih.gov/diseases-conditions/severe-combined-immunodeficiency-scid#:~:text=Severe%20combined%20immunodeficiency%20(SCID)%20is,highly%20susceptible%20to%20severe%20infections.

[38] Rudolf Virchow, "Lecture I," *Cellular Pathology as Based upon Physiological and Pathological Histology: Twenty Lectures Delivered in the Pathological Institute of Berlin During the Months of February, March, and April, 1858,* trans. Frank Chance (London: John Churchill, 1860), 1–23.

## 第四章　致病的细胞：微生物、感染与抗生素革命

[1] Elizabeth Pennisi, "The Power of Many," *Science* 360, no. 6396 (June 29, 2018): 1388–91, doi:10.1126/science.360.6396.1388.

[2] Francesco Redi, *Experiments on the Generation of Insects,* trans. Mab Bigelow (Chicago: Open Court, 1909).

[3] Ibid. 另见 Paul Nurse, "The Incredible Life and Times of Biological Cells," *Science* 289, no. 5485 (September 8, 2000): 1711–16, doi:10.1126/science.289.5485.1711。

[4] René Vallery-Radot, *The Life of Pasteur,* vol. 1., trans. R. L. Devonshire (New York: Doubleday, Page, 1920), 141.

[5] Thomas D. Brock, *Robert Koch: A Life in Medicine and Bacteriology* (Madison, WI: Science Tech, 1988), 32.

[6] Robert Koch, "The Etiology of Anthrax, Founded on the Course of Development of Bacillus Anthracis" (1876), in *Essays of Robert Koch.,* ed. and trans. K. Codell Carter (New York: Greenwood Press, 1987), 1–18.

[7] 引自 Thomas Goetz, *The Remedy: Robert Koch, Arthur Conan Doyle, and the Quest to Cure Tuberculosis* (New York: Gotham Books, 2014), 74。另见 Steve M. Blevins and Michael S. Bronze, "Robert Koch and the 'Golden Age' of Bacteriology," *International Journal of Infectious Diseases* 14, no. 9 (September 2010): e744–e51。

[8] 引自 Robert Koch, "Über die Milzbrandimpfung. Eine Entgegnung auf den von Pasteur in Genf gehaltenen Vortrag," in *Gesammelte Werke von Robert Koch*, ed. J. Schwalbe, G. Gaffky, and E. Pfuhl (Leipzig, Ger.: Verlag von Georg Thieme, 1912), 207–31。

[9] Ibid. 另见 Robert Koch, "On the Anthrax Inoculation," in *Essays of Robert Koch*, 97–107。

[10] Agnes Ullmann, "Pasteur-Koch: Distinctive Ways of Thinking About Infectious Diseases," *Microbe* 2, no. 8 (August 2007): 383–87, http://www.antimicrobe.org/h04c.files/history/Microbe%202007%20Pasteur-Koch.pdf. 另见 Richard M. Swiderski, *Anthrax: A History* (Jefferson, NC: McFarland, 2004), 60。

[11] Semmelweis, *Childbed Fever*.

[12] Ibid., 81.

[13] Ibid., 19.

[14] John Snow, *On the Mode of Communication of Cholera* (London: John Churchill, 1849).

[15] John Snow, "The Cholera Near Golden-Square, and at Deptford," *Medical Times and Gazette* 9 (September 23, 1854): 321–22.

[16] Snow, *On the Mode of Communication of Cholera*, 15.

[17] Dennis Pitt and Jean-Michel Aubin, "Joseph Lister: Father of Modern Surgery," *Canadian Journal of Surgery* 55, no. 5 (October 2012): e8–e9, doi:10.1503/cjs.007112.

[18] Felix Bosch and Laia Rosich, "The Contributions of Paul Ehrlich to Pharmacology: A Tribute on the Occasion of the Centenary of His Nobel Prize," *Pharmacology* 82, no. 3 (October 2008): 171–79, doi:10.1159/000149583.

[19] Siang Yong Tan and Yvonne Tatsumura, "Alexander Fleming (1881–1955): Discoverer of Penicillin," *Singapore Medical Journal* 56, no. 7 (2015): 366–67, doi:10.11622/smedj.2015105.

[20] H. Boyd Woodruff, "Selman A. Waksman, Winner of the 1952 Nobel Prize for Physiology or Medicine," *Applied and Environmental Microbiology* 80, no. 1 (January 2014): 2–8, doi:10.1128/AEM.01143-13.

[21] Ed Yong, *I Contain Multitudes: The Microbes Within Us and a Grander View of Life* (New York: Ecco, 2016).

[22] 出自本书作者 2018 年 2 月对弗朗西斯科·马蒂（Francisco Marty）的访谈。

[23] Carl R. Woese and G. E. Fox. "Phylogenetic Structure of the Prokaryotic Domain: The Primary Kingdoms," *Proceedings of the National Academy of Sciences of the United States of America* 74, no. 11 (November 1977): 5088–90, https://doi.org/10.1073/pnas.74.11.5088.

[24] Carl R. Woese, O. Kandler, and M. L. Wheelis, "Towards a Natural System of Organisms: Proposal for the Domains Archaea, Bacteria, and Eucarya," *Proceedings of the National Academy of Sciences of the United States of America* 87, no. 12 (June 1990): 4576–79, doi:10.1073/pnas.87.12.4576.

[25] Ernst Mayr, "Two Empires or Three?," *Proceedings of the National Academy of Sciences of the United States of America* 95, no. 17 (August 18, 1998): 9720–23, https://doi.org/10.1073/pnas.95.17.9720.

[26] Virginia Morell, "Microbiology's Scarred Revolutionary," *Science* 276, no. 5313 (May 2, 1997): 699–702, doi:10.1126/science.276.5313.699.

[27] Nick Lane, *The Vital Question: Energy, Evolution, and the Origins of Complex Life* (New York: W. W. Norton, 2015), 8.

[28] Jack Szostak, David Bartel, and P. Luigi Luisi, "Synthesizing Life," *Nature* 409 (January 2001): 387–90, https://doi.org/10.1038/35053176.

[29] Ting F. Zhu and Jack W. Szostak, "Coupled Growth and Division of Model Protocell

Membranes," *Journal of the American Chemical Society* 131, no. 15 (April 2009): 5705–13.

[30] Lane, *The Vital Question*, 2.

[31] James T. Staley and Gustavo Caetano-Anollés, "Archaea-First and the Co-Evolutionary Diversification of Domains of Life," *BioEssays* 40, no. 8 (August 2018): e1800036, doi:10.1002/bies.201800036.另见 "BioEsssays: Archaea-First and the Co-Evolutionary Diversification of the Domains of Life," YouTube, 8:52, WBLifeSciences, https://www.youtube.com/watch?v=9yVWn_Q9faY&ab_channel=CrashCourse。

[32] Lane, *The Vital Question*, 1.

## 第二部分　一与多

### 第五章　有序的细胞：细胞的内部结构

[1] François-Vincent Raspail，引自Lewis Wolpert, *How We Live and Why We Die: The Secret Lives of Cells* (New York: W. W. Norton, 2009), 14。

[2] George Palade, banquet speech at the Nobel Banquet, December 10, 1974, Nobel Prize online, http://nobelprize.org/nobel_prizes/medicine/laureates/1974/palade-speech.html.

[3] Rather, *Commentary on the Medical Writings of Rudolf Virchow,* 38.

[4] Ernest Overton, *Über die osmotischen Eigenschaften der lebenden Pflanzen-und Tierzelle* (Zurich: Fäsi & Beer, 1895), 159–84. 另见 Overton, *Über die allgemeinen osmotischen Eigenschaften der Zelle, ihre vermutlichen Ursachen und ihre Bedeutung für die Physiologie* (Zurich: Fäsi & Beer, 1899)。另见 Overton, "The Probable Origin and Physiological Significance of Cellular Osmotic Properties," *in Papers on Biological Membrane Structure*, ed. Daniel Branton and Roderic B. Park (Boston: Little, Brown, 1968), 45–52。另见Jonathan Lombard, "Once upon a Time the Cell Membranes: 175 Years of Cell Boundary Research," *Biology Direct* 9, no. 32 (December 19, 2014), https://doi.org/10.1186/s13062-014-0032-7。

[5] Evert Gorter and François Grendel, "On Bimolecular Layers of Lipoids on the Chromocytes of the Blood," *Journal of Experimental Medicine* 41, no. 4 (March 31, 1925): 439–43, doi:10.1084/jem.41.4.439.

[6] Seymour Singer and Garth Nicolson, "The Fluid Mosaic Model of the Structure of Cell Membranes," *Science* 175, no. 4023 (February 18, 1972): 720–31, doi:10.1126/science.175.4023.720.

[7] Orion D. Weiner et al., "Spatial Control of Actin Polymerization During Neutrophil Chemotaxis," *Nature Cell Biology* 1, no. 2 (June 1999): 75–81, https://doi.org/10.1038/10042.

[8] James D. Jamieson, "A Tribute to George E. Palade," *Journal of Clinical Investigation* 118, no. 11 (November 3, 2008): 3517–18, doi:10.1172/JCI37749.

[9] Richard Altmann, *Die Elementarorganismen und ihre Beziehungen zu den Zellen* (Leipzig, Ger.: Verlag von Veit, 1890), 125.

[10] Lynn Sagan, "On the Origin of Mitosing Cells," *Journal of Theoretical Biology* 14, no. 3 (March 1967): 225–74, doi:10.1016/0022-5193(67)90079-3.

[11] Lane, *Vital Question*, 5.

[12] Eugene I. Rabinowitch, "Photosynthesis—Historical Development of Scientific Interpretation

and Significance of the Process," in *The Physical and Economic Foundation of Natural Resources: I. Photosynthesis—Basic Features of the Process* (Washington, DC: Interior and Insular Affairs Committee, House of Representatives, United States Congress, 1952), 7–10.

[13] George Palade, 引自 Andrew Pollack, "George Palade, Nobel Winner for Work Inspiring Modern Cell Biology, Dies at 95," *New York Times*, October 8, 2008, B19。

[14] 保罗·格林加德与本书作者的交流，2019 年 2 月。

[15] Ibid. 另见 George Palade, "Intracellular Aspects of the Process of Protein Secretion" (Nobel Lecture, Stockholm, December 12, 1974)。

[16] G. E. Palade, "Keith Roberts Porter and the Development of Contemporary Cell Biology," *Journal of Cell Biology* 75, no. 1 (November 1977): D3–D10, https://doi.org/10.1083/jcb.75.1.D1.

[17] 遗憾的是，克劳德于 1949 年离开了洛克菲勒研究所，返回了他的祖国比利时。1974 年，他与帕拉德和另一位细胞生物学家克里斯蒂安·德·迪夫共同获得了诺贝尔奖。Palade, "Keith Roberts Porter and the Development of Contemporary Cell Biology," D3–D18.

[18] Palade, "Intracellular Aspects of the Process of Protein Secretion," Nobel Lecture.

[19] George E. Palade, "Intracellular Aspects of the Process of Protein Synthesis," *Science* 189, no. 4200 (August 1, 1975): 347–58, doi:10.1126/science.1096303.

[20] David D. Sabatini and Milton Adesnik, "Christian de Duve: Explorer of the Cell Who Discovered New Organelles by Using a Centrifuge," *Proceedings of the National Academy of Sciences of the United States of America* 110, no. 33 (August 13, 2013): 13234–35, doi:10.1073/pnas.1312084110.

[21] Barry Starr, "A Long and Winding DNA," KQED online, last modified on February 2, 2009, https://www.kqed.org/quest/1219/a-long-and-winding-dna.

[22] Thoru Pederson, "The Nucleus Introduced," *Cold Spring Harbor Perspectives in Biology* 3, no. 5 (May 1, 2011): a000521, doi:10.1101/cshperspect.a000521.

[23] Claude Bernard, *Lectures on the Phenomena of Life Common to Animals and Plants*, trans. Hebbel E. Hoff, Roger Guillemin, and Lucienne Guillemin (Springfield, IL: Charles C. Thomas, 1974).

[24] Valerie Byrne Rudisill, *Born with a Bomb: Suddenly Blind from Leber's Hereditary Optic Neuropathy*, ed. Margie Sabol and Leslie Byrne (Bloomington, IN: AuthorHouse, 2012).

[25] 有关莱伯遗传性视神经病变（LHON）的更多详细信息请参见 "Leber Hereditary Optic Neuropathy (Sudden Vision Loss)," Cleveland Clinic online, last modified February 26, 2021。

[26] D. C. Wallace et al., "Mitochondrial DNA Mutation Associated with Leber's Hereditary Optic Neuropathy," *Science* 242, no. 4884 (December 9, 1988): 1427–30, doi:10.1126/science.3201231.

[27] Jared, quoted in Rudisill, *Born with a Bomb*.

[28] Ibid.

[29] Byron Lam et al., "Trial End Points and Natural History in Patients with G11778A Leber Hereditary Optic Neuropathy," *JAMA Ophthalmology* 132, no. 4 (April 1, 2014): 428–36, doi:10.1001/jamaophthalmol.2013.7971.

[30] Shuo Yang et al., "Long-term Outcomes of Gene Therapy for the Treatment of Leber's Hereditary Optic Neuropathy," *eBioMedicine* (August 10, 2016): 258–68, doi:10.1016/j.ebiom.2016.07.002.

[31] Nancy J. Newman et al., "Efficacy and Safety of Intravitreal Gene Therapy for Leber Hereditary Optic Neuropathy Treated Within 6 Months of Disease Onset," *Ophthalmology* 128, no. 5 (May 2021): 649–60, doi: 10.1016/j.ophtha.2020.12.012.

### 第六章 分裂的细胞：细胞繁殖与体外受精诞生

[1] Andrew Solomon, *Far from the Tree: Parents, Children and the Search for Identity* (New York: Scribner, 2013), 1.

[2] 引自 Jacques Monod, *Chance and Necessity: An Essay on the Natural Philosophy of Modern Biology* (New York: Alfred A. Knopf, 1971), 20。

[3] Neidhard Paweletz, "Walther Flemming: Pioneer of Mitosis Research," *Nature Reviews Molecular Cell Biology* 2, no. 1 (January 1, 2001): 72–75, https://doi.org/10.1038/35048077.

[4] Walther Flemming, "Contributions to the Knowledge of the Cell and Its Vital Processes: Part 2," *Journal of Cell Biology* 25, no. 1 (April 1, 1965): 1–69, https://www.ncbi.nlm.nih.gov/pmc/articles/PMC2106612/.

[5] Ibid., 1–9.

[6] Walter Sutton, "The Chromosomes in Heredity," *Biological Bulletin* 4, no. 5 (April 1903): 231–51, https://doi.org/1535741; Theodor Boveri, *Ergebnisse über die Konstitution der chromatischen Substanz des Zellkerns* (Jena, Ger.: Verlag von Gustav Fischer, 1904).

[7] "The p53 Tumor Suppressor Protein," in *Genes and Disease* (Bethesda, MD: National Center for Biotechnology Information, last modified January 31, 2021), 215–16, available online at https://www.ncbi.nlm.nih.gov/books/NBK22268/.

[8] 出自本书作者 2017 年 3 月对保罗·纳斯的访谈。"Sir Paul Nurse: I Looked at My Birth Certificate. That Was Not My Mother's Name," *Guardian* (International edition) online, last modified August 9, 2014, https://www.theguardian.com/culture/2014/aug/09/paul-nurse-birth-certificate-not-mothers-name。

[9] Tim Hunt, "Biographical," Nobel Prize online, accessed February 20, 2022, https://www.nobelprize.org/prizes/medicine/2001/hunt/biographical/.

[10] Tim Hunt, "Protein Synthesis, Proteolysis, and Cell Cycle Transitions" (Nobel Lecture, Stockholm, December 9, 2001).

[11] 出自本书作者 2017 年 3 月对纳斯的访谈。

[12] Stuart Lavietes, "Dr. L. B. Shettles, 93, Pioneer in Human Fertility," *New York Times*, February 16, 2003, 1041.

[13] 有关德勒姆·谢特尔斯实验的详细信息请参见 Tabitha M. Powledge, "A Report from the Del Zio Trial," *Hastings Center Report* 8, no. 5 (October 1978): 15–17, https://www.jstor.org/stable/3561442。

[14] 引自 "Test Tube Babies: Landrum Shettles," PBS *American Experience* online, accessed March 14, 2022, https://www.pbs.org/wgbh/americanexperience/features/babies-bio-shettles/。

[15] 罗伯特·爱德华兹与帕特里克·斯特普托工作的细节，可参见 Martin H. Johnson, "Robert Edwards: The Path to IVF," *Reproductive Biomedicine Online* 23, no. 2 (August 23, 2011): 245–62, doi:10.1016/j.rbmo.2011.04.010。另见 James Le Fanu, *The Rise and Fall of Modern Medicine* (New York: Carroll & Graf, 2000), 157–76。

[16] Robert Geoffrey Edwards and Patrick Christopher Steptoe, *A Matter of Life: The Story of a*

*Medical Breakthrough* (New York: William Morrow, 1980), 17.

[17]　John Rock and Miriam F. Menkin, "In Vitro Fertilization and Cleavage of Human Ovarian Eggs," *Science* 100, no. 2588 (August 4, 1944): 105–7, doi:10.1126/science.100.2588.105.

[18]　M. C. Chang, "Fertilizing Capacity of Spermatozoa Deposited into the Fallopian Tubes," *Nature* 168, no. 4277 (October 20, 1951): 697–98, doi:10.1038/168697b0.

[19]　Edwards and Steptoe, *A Matter of Life*, 43.

[20]　Ibid., 44.

[21]　Ibid., 45.

[22]　Ibid.

[23]　Ibid., 62.

[24]　Quoted in "Recipient of the 2019 IETS Pioneer Award: Dr. Barry Bavister," *Reproduction, Fertility and Development* 31, no. 3 (2019): vii–viii, https://doi.org/10.1071/RDv31n3_PA.

[25]　Jean Purdy, quoted in ibid.

[26]　Robert G. Edwards, Barry D. Bavister, and Patrick C. Steptoe, "Early Stages of Fertilization *In Vitro* of Human Oocytes Matured *In Vitro*," *Nature* 221, no. 5181 (February 15, 1969): 632–35, https://doi.org/10.1038/221632a0.

[27]　Johnson, "Robert Edwards: The Path to IVF," 245–62.

[28]　Martin H. Johnson et al., "Why the Medical Research Council Refused Robert Edwards and Patrick Steptoe Support for Research on Human Conception in 1971," *Human Reproduction* 25, no. 9 (September 2010): 2157–74, doi: 10.1093/humrep/deq155.

[29]　Robin Marantz Henig, Pandora's Baby: How the First Test Tube Babies Sparked the Reproductive Revolution (Boston: Houghton Mifflin, 2004).

[30]　Martin Hutchinson, "I Helped Deliver Louise," BBC News online, last modified July 24, 2003, http://news.bbc.co.uk/2/hi/health/3077913.stm.

[31]　Ibid.

[32]　Victoria Derbyshire, "First IVF Birth: 'It Makes Me Feel Really Special,'" BBC News Two online, last modified July 23, 2015, https://www.bbc.co.uk/programmes/p02xv7jc.

[33]　引自 Ciara Nugent, "What It Was Like to Grow Up as the World's First 'Test-Tube Baby,'" *Time* online, last modified July 25, 2018, https://time.com/5344145/louise-brown-test-tube-baby/。

[34]　Cover image, *Time*, July 31, 1978, available online at http://content.time.com/time/magazine/0,9263,7601780731,00.html.

[35]　Derbyshire, "First IVF Birth." 另见 Elaine Woo and *Los Angeles Times*, "Lesley Brown, British Mother of First In Vitro Baby, Dies at 64," Health & Science, *Washington Post* on-line, June 25, 2012, https://www.washingtonpost.com/national/health-science/lesley-brown-british-mother-of-first-in-vitro-baby-dies-at-64/2012/06/25/gJQAkavb2V_story.html。

[36]　Robert G. Edwards, "Meiosis in Ovarian Oocytes of Adult Mammals," *Nature* 196 (November 3, 1962): 446–50, https://doi.org/10.1038/196446a0.

[37]　Deepak Adhikari et al., "Inhibitory Phosphorylation of Cdk1 Mediates Prolonged Prophase I Arrest in Female Germ Cells and Is Essential for Female Reproductive Lifespan," *Cell Research* 26 (2016): 1212–25, https://doi.org/10.1038/cr.2016.119.

[38]　Krysta Conger, "Earlier, More Accurate Prediction of Embryo Survival Enabled by Research,"

Stanford Medicine News Center, last modified October 2, 2010, https://med.stanford.edu/news/all-news/2010/10/earlier-more-accurate-prediction-of-embryo-survival-enabled-by-research.html.

[39] Ibid.

## 第七章　篡改的细胞：露露、娜娜与背信弃义

[1] Jon Cohen, "The Untold Story of the 'Circle of Trust' Behind the World's First Gene-Edited Baby," Asia/Pacific News, *Science* online, last modified August 1, 2019, https://www.science.org/content/article/untold-story-circle-trust-behind-world-s-first-gene-edited-babies.

[2] Ibid.

[3] Richard Gardner and Robert Edwards, "Control of the Sex Ratio at Full Term in the Rabbit by Transferring Sexed Blastocysts," *Nature* 218 (April 27, 1968): 346–48, https://doi.org/10.1038/218346a0.

[4] Ibid.

[5] https://www.broadinstitute.org/what-broad/areas-focus/project-spotlight/crispr-timeline.

[6] L. Meyer et al., "Early Protective Effect of CCR-5 Delta 32 Heterozygosity on HIV-1 Disease Progression: Relationship with Viral Load. The SEROCO Study Group," *AIDS* 11, no. 11 (September 1997): F73–F78, doi:10.1097/00002030-199711000-00001.

[7] "28 Nov 2018—International Summit on Human Genome Editing—He Jiankui Presentation and Q&A," YouTube, 1:04.28, WCSethics, https://www.youtube.com/watch?v=tLZufCrjrN0.

[8] Pam Belluck, "Gene-Edited Babies: What a Chinese Scientist Told an American Mentor," *New York Times*, April 14, 2019, A1.

[9] Cohen, "Untold Story of the 'Circle of Trust.' "

[10] Ibid.

[11] Robin Lovell-Badge, introduction, "28 Nov 2018—International Summit on Human Genome Editing—He Jiankui Presentation and Q&A," YouTube.

[12] David Cyranoski, "First CRISPR Babies: Six Questions That Remain," News, *Nature* online, last modified November 30, 2018, https://www.nature.com/articles/d41586-018-07607-3.

[13] Mark Terry, "Reviewers of Chinese CRISPR Research: 'Ludicrous' and 'Dubious at Best,' " BioSpace, last modified December 5, 2019, https://www.biospace.com/article/peer-review-of-china-crispr-scandal-research-shows-deep-flaws-and-questionable-results/.

[14] Badge, introduction, "28 Nov 2018—International Summit on Human Genome Editing—He Jiankui Presentation and Q&A," YouTube. 另见 US National Academy of Sciences and US National Academy of Medicine, the Royal Society of the United Kingdom, and the Academy of Sciences of Hong Kong, *Second International Summit on Human Genome Editing: Continuing the Global Discussion, November, 27–29, University of Hong Kong, China* (Washington, DC: National Academies Press, 2018)。

[15] Cohen, "Untold Story of the 'Circle of Trust.' "

[16] David Cyranoski, "CRISPR-baby Scientist Fails to Satisfy Critics," News, *Nature* online, last modified November 30, 2018, https://www.nature.com/articles/d41586-018-07573-w.

[17] David Cyranoski, "Russian 'CRISPR baby' Scientist Has Started Editing Genes in Human Eggs with Goal of Altering Deaf Gene," News, *Nature* online, last modified October 18, 2019, https://

www.nature.com/articles/d41586-019-03018-0.

[18] 出自本书作者 2022 年 1 月对尼克·莱恩的访谈。

[19] László Nagy, 引自 Pennisi, "The Power of Many," 1388–91。

[20] Richard K. Grosberg and Richard R. Strathmann, "The Evolution of Multicellularity: A Minor Major Transition?," *Annual Review of Ecology, Evolution, and Systematics* 38 (December 2007): 621–54, doi/10.1146/annurev.ecolsys.36.102403.114735.

[21] Ibid.

[22] William C. Ratcliff et al., "Experimental Evolution of Multicellularity," *Proceedings of the National Academy of Sciences of the United States of America* 109, no. 5 (2012): 1595–600, https://doi.org/10.1073/pnas.1115323109.

[23] 出自本书作者 2021 年 12 月对威廉·拉特克利夫的访谈。

[24] Ibid.

[25] Elizabeth Pennisi, "Evolutionary Time Travel," *Science* 334, no. 6058 (November 18, 2011): 893–95, doi:10.1126/science.334.6058.893.

[26] Enrico Sandro Colizzi, Renske M. A. Vroomans, and Roeland M. H. Merks, "Evolution of Multicellularity by Collective Integration of Spatial Information," *eLife* 9 (October 16, 2020): e56349, doi:10.7554/eLife.56349.另见 Matthew D. Herron et al., "*De Novo* Origins of Multicellularity in Response to Predation," *Scientific Reports* 9 (February 20, 2019), https://doi.org/10.1038/s41598-019-39558-8。

## 第八章　发育的细胞：细胞成为生物体

[1] Ignaz Döllinger, 引自 Janina Wellmann, *The Form of Becoming: Embryology and the Epistemology of Rhythm, 1760–1830*, trans. Kate Sturge (New York: Zone Books, 2017), 13。

[2] Caspar Friedrich Wolff, "Theoria Generationis" (dissertation, U Halle, 1759. Halle: U H, 1759).

[3] Johann Wolfgang von Goethe, "Letter to Frau von Stein," *The Metamorphosis of Plants* (Cambridge, MA: MIT Press, 2009), 15.

[4] Joseph Needham, *History of Embryology* (Cambridge, UK: University of Cambridge Press, 1934).

[5] Martin Knöfler et al., "Human Placenta and Trophoblast Development: Key Molecular Mechanisms and Model Systems," *Cellular and Molecular Life Sciences* 76, no. 18 (September 2019): 3479–96, doi: 10.1007/s00018-019-03104-6.

[6] Lewis Thomas, *The Medusa and the Snail: More Notes of a Biology Watcher* (New York: Penguin Books, 1995), 131.

[7] Edward M. De Robertis, "Spemann's Organizer and Self-Regulation in Amphibian Embryos," *Nature Reviews Molecular Cell Biology* 7, no. 4 (April 2006): 296–302, doi:10.1038/nrm1855.

[8] Scott F. Gilbert, *Development Biology,* vol. 2 (Sunderland, UK: Sinauer Associates, 2010), 241–86. 另见 Richard Harland, "Induction into the Hall of Fame: Tracing the Lineage of Spemann's Organizer," *Development* 135, no. 20 (October 15, 2008): 3321–23, fig. 1, https://doi.org/10.1242/dev.021196.另见 Robert C. King, William D. Stansfield, and Pamela K. Mulligan, "Heteroplastic Transplantation," in *A Dictionary of Genetics,* 7th ed. (New York: Oxford University Press, 2007), 205。另见 "Hans Spemann, the Nobel Prize in Physiology or Medicine 1935," the Nobel Prize online, accessed February 4, 2022, https://www.nobelprize.org/prizes/

medicine/1935/spemann/facts/。另见 Samuel Philbrick and Erica O'Neil, "Spemann-Mangold Organizer," The Embryo Project Encyclopedia, last modified January 12, 2012, http://embryo. asu.edu/pages/spemann-mangold-organizer。另见 Hans Spemann and Hilde Mangold, "Induction of Embryonic Primordia by Implantation of Organizers from a Different Species," *International Journal of Developmental Biology* 45, no. 1 (2001): 13–38。

[9] Katie Thomas, "The Story of Thalidomide in the U.S., Told Through Documents," *New York Times*, March 23, 2020. 另见 James H. Kim and Anthony R. Scialli, "Thalidomide: The Tragedy of Birth Defects and the Effective Treatment of Disease," *Toxicological Sciences* 122, no. (2011): 1–6。

[10] *Interagency Coordination in Drug Research and Regulations: Hearings Before the Subcommittee on Reorganization and International Organizations of the Committee on Government Operations*, US Senate, 87th Congress. 93 (1961) (letter from Frances O. Kelsey).

[11] Ibid.

[12] Thomas, "Story of Thalidomide in the U.S."

[13] Ibid.

[14] Tomoko Asatsuma-Okumura, Takumi Ito, and Hiroshi Handa, "Molecular Mechanisms of the Teratogenic Effects of Thalidomide," *Pharmaceuticals* 13, no. 5 (2020): 95.

[15] Robert D. McFadden, "Frances Oldham Kelsey, Who Saved U.S. Babies from Thalidomide, Dies at 101," *New York Times*, August 7, 2015.

## 第三部分    血液

### 第九章    躁动的细胞：血液循环过程

[1] Maureen A. O'Malley and Staffan Müller-Wille, "The Cell as Nexus: Connections Between the History, Philosophy and Science of Cell Biology," *Studies in History and Philosophy of Science Part C: Studies in History and Philosophy of Biological and Biomedical Sciences* 41, no. 3 (September 2010): 169–71, doi:10.1016/j.shpsc.2010.07.005.

[2] Rudolf Virchow, "Letters of 1842," 26 January 1843, *Letters to his Parents, 1839 to 1864*, ed. Marie Rable, trans. Lelland J. Rather (United States of America: Science History, 1990), 29.

[3] Rachel Hajar, "The Air of History: Early Medicine to Galen (Part 1)," *Heart Views* 13, no. 3 (July–September 2012): 120–28, doi:10.4103/1995-705X.102164.

[4] William Harvey, *On the Motion of the Heart and Blood in Animals*, ed. Alexander Bowie, trans. Robert Willis (London: George Bell and Sons, 1889).

[5] Ibid., 48.

[6] William Harvey, "An Anatomical Study on the Motion of the Heart and the Blood in Animals," in *Medicine and Western Civilisation*, ed. David J. Rothman, Steven Marcus, and Stephanie A. Kiceluk (New Brunswick, NJ: Rutgers University Press, 1995), 68–78.

[7] Antonie van Leeuwenhoek, "Mr. H. Oldenburg." 14 August 1675. Letter 18 of *Alle de brieven: 1673–1676*. De Digitale Bibliotheek voor de Nederlandse Letteren (DBNL). 301.

[8] Marcello Malpighi, "De Polypo Cordis Dissertatio," Italy, 1666.

[9]　William Hewson, "On the Figure and Composition of the Red Particles of the Blood, Commonly Called Red Globules," *Philosophical Transactions of the Royal Society of London* 63 (1773): 303–23.

[10]　Friedrich Hünefeld, *Der Chemismus in der thierischen Organisation: Physiologisch-chemische Untersuchungen der materiellen Veränderungen oder des Bildungslebens im thierischen Organismus, insbesondere des Blutbildungsprocesses, der Natur der Blut körperchenund und ihrer Kenrchen: Ein Beitrag zur Physiologie und Heilmittellehre* (Leipzig, Ger.: Brockhaus, 1840).

[11]　Peter Sahlins, "The Beast Within: Animals in the First Xenotransfusion Experiments in France, ca. 1667–68," *Representations* 129, no. 1 (2015): 25–55, https://doi.org/10.1525/rep.2015.129.1.25.

[12]　Karl Landsteiner, "On Individual Differences in Human Blood" (Nobel Lecture, Stockholm, December 11, 1930).

[13]　Ibid.

[14]　Reuben Ottenberg and David J. Kaliski, "Accidents in Transfusion: Their Prevention by Preliminary Blood Examination— Based on an Experience of One Hundred Twenty-eight Transfusions," *Journal of the American Medical Association* (*JAMA*) 61, no. 24 (December 13, 1913): 2138–40, doi:10.1001/jama.1913.04350250024007.

[15]　Geoffrey Keynes, *Blood Transfusion* (Oxford, UK: Oxford Medical, 1922), 17.

[16]　Ennio C. Rossi and Toby L. Simon, "Transfusions in the New Millennium," in *Rossi's Principles of Transfusion Medicine*, ed. Toby L. Simon et al. (Oxford, UK: Wiley Blackwell, 2016), 8.

[17]　A. C. Taylor to Bruce Robertson, letter, August 14, 1917, L. Bruce Robertson Fonds, Archives of Ontario, Toronto.

[18]　"History of Blood Transfusion," American Red Cross Blood Services online, accessed March 15, 2022, https://www.redcrossblood.org/donate-blood/blood-donation-process/what-happens-to-donated-blood/blood-transfusions/history-blood-transfusion.html.

[19]　"Blood Program in World War II," *Annals of Internal Meicine* 62, no. 5 (May 1, 1965): 1102, https://doi.org/10.7326/0003-4819-62-5-1102_1.

## 第十章　治愈的细胞：血小板、血栓与"现代流行病"

[1]　William Shakespeare, *Hamlet*, ed. David Bevington (New York: Bantam Books, 1980), 5.1: 213–16.

[2]　Douglas B. Brewer, "Max Schultze (1865), G. Bizzozero (1882) and the Discovery of the Platelet," *British Journal of Haematology* 133, no. 3 (May 2006): 251–58, https://doi.org/10.1111/j.1365-2141.2006.06036.x.

[3]　Max Schultze, "Ein heizbarer Objecttisch und seine Verwendung bei Untersuchungen des Blutes," Archiv für mikroskopische Anatomie 1 (December 1865): 1–14, https://doi.org/10.1007/BF02961404.

[4]　Ibid.

[5]　Giulio Bizzozero, "Su di un nuovo elemento morfologico del sangue dei mammiferi e sulla sua importanza nella trombosi e nella coagulazione," *Osservatore Gazetta delle Cliniche* 17 (1881): 785–87.

[6]　Ibid.

[7]  I. M. Nilsson, "The History of von Willebrand Disease," *Haemophilia* 5, supp. no. 2 (May 2002): 7–11, doi: 10.1046/j.1365-2516.1999.0050s2007.x.

[8]  William Osler, *The Principles and Practice of Medicine* (New York: D. Appleton, 1899). 另见 William Osler, "Lecture III: Abstracts of the Cartwright Lectures: On Certain Problems in the Physiology of the Blood Corpuscles" (lecture, Association of the Alumni of the College of Physicians and Surgeons, New York, March 23, 1886), 917–19。

[9]  Joseph L. Goldstein et al., "Heterozygous Familial Hypercholesterolemia: Failure of Normal Allele to Compensate for Mutant Allele at a Regulated Genetic Locus," *Cell* 9, no. 2 (October 1, 1976): 195–203, https://doi.org/10.1016/0092-8674(76)90110-0.

[10]  James Le Fanu, *The Rise and Fall of Modern Medicine* (London: Abacus, 2000), 322.

[11]  G. Tsoucalas, M. Karamanou, and G. Androutsos, "Travelling Through Time with Aspirin, a Healing Companion," *European Journal of Inflammation* 9, no. 1 (January 1, 2011): 13–16, https://doi.org/10.1177/1721727X1100900102.

[12]  Lawrence L. Craven, "Coronary Thrombosis Can Be Prevented," *Journal of Insurance Medicine* 5, no. 4 (1950): 47–48.

[13]  Marc S. Sabatine and Eugene Braunwald, "Thrombolysis in Myocardial Infarction (TIMI) Study Group: JACC Focus Seminar 2/8," *Journal of the American Journal of Cardiology* 77, no. 22 (2021): 2822–45, doi: 10.1016/j.jacc.2021.01.060. 另见 X. R. Xu et al., "The Impact of Different Doses of Atorvastatin on Plasma Endothelin and Platelet Function in Acute ST-segment Elevation Myocardial Infarction After Emergency Percutaneous Coronary Intervention," *Zhonghua nei ke za zhi* 55, no. 12 (2016): 932–36, doi: 10.3760/cma.j.issn.0578-1426.2016.12.005。

### 第十一章　守护的细胞：中性粒细胞及其对抗病原体的战斗

[1]  Benjamin Franklin, *Autobiography of Benjamin Franklin* (New York: John B. Alden, 1892), 96.

[2]  Gabriel Andral, *Essai D'Hematologie Pathologique* (Paris: Fortin, Masson et Cie Libraires, 1843).

[3]  William Addison, Experimental and Practical Researches on Inflammation and on the Origin and Nature of Tubercles of the Lung (London: J. Churchill, 1843), 10.

[4]  Ibid., 62.

[5]  Ibid., 57.

[6]  Ibid., 61.

[7]  Siddhartha Mukherjee, "Before Virus, After Virus: A Reckoning," *Cell* 183 (October 15, 2020): 308–14, doi: 10.1016/j.cell.2020.09.042.

[8]  Ilya Mechnikov, "On the Present State of the Question of Immunity in Infectious Diseases" (Nobel Lecture, Stockholm, December 11, 1908).

[9]  Ibid.

[10]  Elias Metchnikoff, "Über eine Sprosspilzkrankheit der Daphnien: Beitrag zur Lehre über den Kampf der Phagocyten gegen Krankheitserreger," *Archiv für Pathologische Anatomie und Physiologie und für Klinische Medicin* 96 (1884): 177–95.

[11]  Mechnikov, "Present State of the Question of Immunity."

[12]  Katia D. Filippo and Sara M. Rankin, "The Secretive Life of Neutrophils Revealed by Intravital Microscopy," *Frontiers in Cell and Developmental Biology* 8, no. 1236 (November 10, 2020), https://doi.org/10.3389/fcell.2020.603230. 另见 Pei Xiong Liew and Paul Kubes, "The

Neutrophil's Role During Health and Disease," *Physiological Reviews* 99, no. 2 (February 2019): 1223–48, doi:10.1152/physrev.00012.2018。

[13] Paul R. Ehrlich, *The Collected Papers of Paul Ehrlich*, ed. F. Himmelweit, Henry Hallett Dale, and Martha Marquardt (London: Elsevier Science & Technology, 1956), 3.

[14] 引自 O. P. Jaggi, *Medicine in India* (Oxford, UK: Oxford University Press, 2000), 138。

[15] Arthur Boylston, "The Origins of Inoculation," *Journal of the Royal Society of Medicine* 105, no. 7 (July 2012): 309–13, doi:10.1258/jrsm.2012.12k044.

[16] Wee Kek Koon, "Powdered Pus up the Nose and Other Chinese Precursors to Vaccinations," Opinion, *South China Morning Post* online, April 6, 2020, https://www.scmp.com/magazines/post-magazine/short-reads/article/3078436/powdered-pus-nose-and-other-chinese-precursors.

[17] Ahmed Bayoumi, "The History and Traditional Treatment of Smallpox in the Sudan," *Journal of Eastern African Research & Development* 6, no. 1 (1976): 1–10, https://www.jstor.org/stable/43661421.

[18] Lady Mary Wortley Montagu, Letters of the Right Honourable Lady M———y W———y M———u: Written During Her Travels in Europe, Asia, and Africa, to Persons of Distinction, Men of Letters, &c. in Different Parts of Europe (London: S. Payne, A. Cook, and H. Hill, 1767), 137–40.

[19] Anne Marie Moulin, *Le dernier langage de la médecine: Histoire de l'immunologie de Pasteur au Sida* (Paris: Presses universitaires de France, 1991), 23.

[20] Stefan Riedel, "Edward Jenner and the History of Smallpox and Vaccination," *Baylor University Medical Center Proceedings* 18, no. 1 (2005): 21–25, https://doi.org/10.1080/08998280.2005.11928028. 另见 Susan Brink, "What's the Real Story About the Milkmaid and the Smallpox Vaccine?," History, National Public Radio (NPR) online, February 1, 2018。

[21] Edward Jenner, "An Inquiry into the Causes and Effects of the Variole Vaccine, or Cow-pox, 1798," in *The Three Original Publications on Vaccination Against Smallpox by Edward Jenner*, Louisiana State University, Law Center, https://biotech.law.lsu.edu/cphl/history/articles/jenner.htm#top.

[22] James F. Hammarsten, William Tattersall, and James E. Hammarsten, "Who Discovered Smallpox Vaccination? Edward Jenner or Benjamin Jesty?," *Transactions of the American Clinical and Climatological Association* 90 (1979): 44–55, https://www.ncbi.nlm.nih.gov/pmc/articles/PMC2279376/pdf/tacca00099-0087.pdf.

[23] Mar Naranjo-Gomez et al., "Neutrophils Are Essential for Induction of Vaccine-like Effects by Antiviral Monoclonal Antibody Immunotherapies," *JCI Insight* 3, no. 9 (May 3, 2018): e97339, published online May 3, 2018, doi:10.1172/jci.insight.97339. 另见 Jean Louis Palgen et al., "Prime and Boost Vaccination Elicit a Distinct Innate Myeloid Cell Immune Response," *Scientific Reports* 8, no. 3087 (2018): https://doi.org/10.1038/s41598-018-21222-2。

## 第十二章　防御的细胞：当人们彼此相遇

[1] Robert Burns, "Comin Thro' the Rye" (1782), in James Johnson, ed., *The Scottish Musical Museum; Consisting of Upwards of Six Hundred Songs, with Proper Basses for the Pianoforte*, vol. 5 (Edinburgh: William Blackwood and Sons, 1839), 430–31.

[2] Cay-Rüdiger Prüll, "Part of a Scientific Master Plan? Paul Ehrlich and the Origins of his Receptor Concept," *Medical History* 47, no. 3 (July 2003): 332–56, https://www.ncbi.nlm.nih.gov/pmc/

articles/PMC1044632/.

[3] Paul Ehrlich, "Ehrlich, P. (1891), Experimentelle Untersuchungen über Immunität. I. Über Ricin," *DMW—Deutsche Medizinische Wochenschrift* 17, no. 32 (1891): 976–79.

[4] Emil von Behring and Shibasaburo Kitasato, "Über das Zustandekommen der Diphtherie-Immunität und der Tetanus-Immunität bei Thieren," *Deutschen Medicinischen Wochenschrift* 49 (1890): 1113–14, https://doi.org/10.17192/eb2013.0164.

[5] J. Lindenmann, "Origin of the Terms 'Antibody' and 'Antigen,' " *Scandinavian Journal of Immunology* 19, no. 4 (April 1984): 281–85, doi:10.1111/j.1365-3083.1984.tb00931.x.

[6] Emil von Behring, "Untersuchungen über das Zustandekommen der Diphtherie-Immunität bei Thieren," *Deutschen Medicinischen Wochenschrift* 50 (1890): 1145–48. 另见 William Bulloch, *The History of Bacteriology* (London: Oxford University Press, 1938)。另见 L. Brieger, S. Kitasato, and A. Wassermann, "Über Immunität und Giftfestigung," *Zeitschrift für Hygiene und Infektionskrankheiten* 12 (1892): 254–55。另见 L. Deutsch, "Contribution à l'étude de l'origine des anticorps typhiques," *Annales de l'Institut Pasteur* 13 (1899), 689–727。另见 Paul Ehrlich, "Experimentelle Untersuchungen über Immunität. II. Ueber Abrin," *Deutsche Medizinische Wochenschrift* 17 (1891): 1218–19; and "Über Immunität durch Vererbung und Säugung," *Zeitschrift für Hygiene und Infektionskrankheiten, medizinische Mikrobiologie, Immunologie und Virologie* 12 (1892): 183–203。

[7] Lindenmann, "Origin of the Terms 'Antibody' and 'Antigen,' " 281–85.

[8] Rodney R. Porter, "Structural Studies of Immunoglobulins" (Nobel Lecture, Stockholm, December 12, 1972).

[9] Gerald M. Edelman, "Antibody Structure and Molecular Immunology" (Nobel Lecture, Stockholm, December 12, 1972).

[10] Linus Pauling, "A Theory of the Structure and Process of Formation of Antibodies," *Journal of the American Chemical Society* 62, no. 10 (1940): 2643–57.

[11] Joshua Lederberg, "Genes and Antibodies," *Science* 129, no. 3364 (1959): 1649–53.

[12] Frank Macfarlane Burnet, "A Modification of Jerne's Theory of Antibody Production Using the Concept of Clonal Selection," *CA: A Cancer Journal for Clinicians* 26, no. 2 (March–April 1976): 119–21. 另见 Burnet, "Immunological Recognition of Self" (Nobel Lecture, Stockholm, December 12, 1960)。

[13] Lewis Thomas, *The Lives of a Cell: Notes of a Biology Watcher* (New York: Penguin Books, 1978), 91–102.

[14] Susumu Tonegawa, "Somatic Generation of Antibody Diversity," *Nature* 302 (1983): 575–81.

[15] Georges Köhler and Cesar Milstein, "Continuous Cultures of Fused Cells Secreting Antibody of Predefined Specificity," *Nature* 256 (August 7, 1975): 495–97, https://doi.org/10.1038/256495a0.

[16] Lee Nadler et al., "Serotherapy of a Patient with a Monoclonal Antibody Directed Against a Human Lymphoma Associated Antigen," *Cancer Research* 40, no. 9 (September 1980): 3147–54, PMID: 7427932.

[17] 出自本书作者 2021 年 12 月对罗恩·利维的访谈。

## 第十三章　识别的细胞：T 细胞的微妙智慧

[1] Jacques Miller, "Revisiting Thymus Function," *Frontiers in Immunology* 5 (August 28, 2014):

411, https://doi.org/10.3389/fimmu.2014.00411.

[2] Jacques F. Miller, "Discovering the Origins of Immunological Competence," *Annual Review of Immunology* 17 (1999): 1–17, doi:10.1146/annurev.immunol.17.1.1.

[3] Ibid.

[4] Margo H. Furman and Hidde L. Ploegh, "Lessons from Viral Manipulation of Protein Disposal Pathways," *Journal of Clinical Investigation* 110, no. 7 (2002): 875–79, https://doi.org/10.1172/JCI16831.

[5] Alain Townsend, "Vincenzo Cerundolo 1959–2020," *Nature Immunology* 21, no. 3 (March 2020): 243, doi: 10.1038/s41590-020-0617-5.

[6] Rolf M. Zinkernagel and Peter C. Doherty, "Immunological Surveillance Against Altered Self Components by Sensitised T Lymphocytes in Lymphocytes Choriomeningitis," *Nature* 251, no. 5475 (October 11, 1974): 547–48, doi: 10.1038/251547a0.

[7] 出自本书作者 2019 年对阿兰·汤森的访谈。

[8] Pam Bjorkman and P. Parham, "Structure, Function, and Diversity of Class I Major Histocompatibility Complex Molecules," *Annual Review of Biochemistry* 59 (1990): 253–88, doi:10.1146/annurev.bi.59.070190.001345.

[9] Alain Townsend and Andrew Mc-Michael, "MHC Protein Structure: Those Images That Yet Fresh Images Beget," *Nature* 329, no. 6139 (October 8–14, 1987): 482–83, doi:10.1038/329482a0.

[10] William Butler Yeats, "Byzantium," in *The Collected Poems of W. B. Yeats* (Hertfordshire, UK: Wordsworth Editions, 1994), 210–11.

[11] James Allison, B. W. McIntyre, and D. Bloch, "Tumor-Specific Antigen of Murine T-Lymphoma Defined with Monoclonal Antibody," *Journal of Immunology* 129, no. 5 (November 1982): 2293–300, PMID: 6181166. 另见 Yusuke Yanagi et al., "A Human T cell–Specific cDNA Clone Encodes a Protein Having Extensive Homology to Immunoglobulin Chains," *Nature* 308 (March 8, 1984): 145–49, https://doi.org/10.1038/308145a0。另见 Stephen M. Hedrick et al., "Isolation of cDNA Clones Encoding T cell–Specific Membrane-Associated Proteins," *Nature* 308 (March 8, 1984): 149–53, https://doi.org/10.1038/308149a0。

[12] Javier A. Carrero and Emil R. Unanue, "Lymphocyte Apoptosis as an Immune Subversion Strategy of Microbial Pathogens," *Trends in Immunology* 27, no. 11 (November 2006): 497–503, https://doi.org/10.1016/j.it.2006.09.005.

[13] Charles A. Janeway et al., *Immunobiology: The Immune System in Health and Disease,* 5th ed. (New York: Garland Science, 2001): 114–30, https://www.ncbi.nlm.nih.gov/books/NBK27098/.

[14] Lewis Thomas, *A Long Line of Cells: Collected Essays* (New York: Book of the Month Club, 1990), 71.

[15] Philip D. Greenberg, "Ralph M. Steinman: A Man, a Microscope, a Cell, and So Much More," *Proceedings of the National Academy of Sciences of the United States of America* 108, no. 52 (December 8, 2011): 20871–72, https://doi.org/10.1073/pnas.1119293109.

[16] Mirko D. Grmek, *History of AIDS: Emergence and Origin of a Modern Pandemic*, trans. Russell C. Maulitz and Jacalyn Duffin (Princeton, NJ: Princeton University Press, 1993), 3.

[17] Ibid., 5.

[18] Robert D. McFadden, "Frances Oldham Kelsey, Who Saved U.S. Babies from Thalidomide, Dies at 101," *New York Times*, August 8, 2015, A1.

[19] *"Pneumocystis* Pneumonia—Los Angeles," US Centers for Disease Control *Morbidity and Mortality Weekly Report* (*MMWR*) 30, no. 21 (June 5, 1981): 1–3, https://stacks.cdc.gov/view/cdc/1261.

[20] Ibid.

[21] Ibid.

[22] Kenneth B. Hymes et al., "Kaposi's Sarcoma in Homosexual Men—A Report of Eight Cases," *Lancet* 318, no. 8247 (September 19, 1981): 598–600, doi:10.1016/s0140-6736(81)92740-9.

[23] Robert O. Brennan and David T. Durack, "Gay Compromise Syndrome," Letters to the Editor, *Lancet* 318, no. 8259 December 12, 1981): 1338–39, https://doi.org/10.1016/S0140-6736(81)91352-0.

[24] Grmek, *History of AIDS*, 6–12.

[25] "Acquired Immuno-Deficiency Syndrome—AIDS," US Centers for Disease Control *Morbidity and Mortality Weekly Report* (*MMWR*), 31, no. 37 (September 24, 1982): 507, 513–14, available at https://stacks.cdc.gov/view/cdc/35049.

[26] M. S. Gottlieb et al., "Pneumocystis Carinii Pneumonia and Mucosal Candidiasis in Previously Healthy Homosexual Men: Evidence of a New Acquired Cellular Immunodeficiency," *New England Journal of Medicine* 305, no. 24 (December 10, 1981): 1425–31, doi:10.1056/NEJM198112103052401.另见 H. Masur et al., "An Outbreak of Community-Acquired Pneumocystis Carinii Pneumonia: Initial Manifestation of Cellular Immune Dysfunction," *New England Journal of Medicine* 305, no. 24 (December 10, 1981): 1431–38, doi:10.1056/NEJM198112103052402. 另见 F. P. Siegal et al., "Severe Acquired Immunodeficiency in Male Homosexuals, Manifested by Chronic Perianal Ulcerative Herpes Simplex Lesions," *New England Journal of Medicine* 305, no. 24 (December 10, 1981): 1439–44, doi:10.1056/NEJM198112103052403。

[27] Jonathan M. Kagan et al., "A Brief Chronicle of CD4 as a Biomarker for HIV/AIDS: A Tribute to the Memory of John L. Fahey," *Forum on Immunopathological Diseases and Therapeutics* 6, no. 1/2 (2015): 55–64, doi:10.1615/ForumImmunDisTher.2016014169.

[28] Françoise Barré-Sinoussi et al., "Isolation of a T-Lymphotropic Retrovirus from a Patient at Risk for Acquired Immune Deficiency Syndrome (AIDS)," *Science* 220, no. 4599 (May 20, 1983): 868–71, doi:10.1126/science.6189183.

[29] J. Schüpbach et al., "Serological Analysis of a Subgroup of Human T-Lymphotropic Retroviruses (HTLV-III) Associated with AIDS," *Science* 224, no. 4648 (May 4, 1984): 503–5, doi:10.1126/science.6200937; Robert C. Gallo et al., "Frequent Detection and Isolation of Cytopathic Retroviruses (HTLV-III) from Patients with AIDS and at Risk for AIDS," *Science* 224, no. 4648 (May 4, 1984): 500–503, doi: 10.1126/science.6200936; M. G. Sarngadharan et al., "Antibodies Reactive with Human T-Lymphotropic Retroviruses (HTLV-III) in the Serum of Patients with AIDS," *Science* 224, no. 4648 (May 4, 1984): 506–8, doi:10.1126/science.6324345; and M. Popovic et al., "Detection, Isolation, and Continuous Production of Cytopathic Retroviruses (HTLV-III) from Patients with AIDS and Pre-AIDS," *Science* 224, no. 4648 (May 4, 1984): 497–500, doi: 10.1126/science.6200935.

[30] Robert C. Gallo, "The Early Years of HIV/AIDS," *Science* 298, no. 5599 (November 29, 2002): 1728–30, doi: 10.1126/science.1078050.

[31] 有关该领域所有重要论文的完整集合，请参见：Ruth Kulstad, ed., *AIDS: Papers from Science, 1982–1985* (Washington DC: American Association for the Advancement of Science, 1986).

[32] Salman Rushdie, *Midnight's Children* (Toronto: Alfred A. Knopf, 2010).

[33] L. Gyuay et al., "Intrapartum and Neonatal Single-Dose Nevirapine Compared with Zidovudine for Prevention of Mother-to-Child Transmission of HIV-1 in Kampala, Uganda: HIVNET 012 Randomised Trial," *Lancet* 354, no. 9181 (September 4, 1999): 795–802, https://doi.org/10.1016/S0140-6736(99)80008-7 (https://www.sciencedirect.com/science/article/pii/S0140673699800087).

[34] Timothy Ray Brown, "I Am the Berlin Patient: A Personal Reflection," *AIDS Research and Human Retroviruses* 31, no. 1 (January 1, 2015): 2–3, doi:10.1089/aid.2014.0224.另见 Sabin Russell, "Timothy Ray Brown, Who Inspired Millions Living with HIV, Dies of Leukemia," Hutch News Stories, Fred Hutchinson Cancer Research Center online, last modified September 30, 2020, https://www.fredhutch.org/en/news/center-news/2020/09/timothy-ray-brown-obit.html。

[35] Brown, "I Am the Berlin Patient," 2–3.

## 第十四章　耐受的细胞：自我、恐怖自体中毒与免疫疗法

[1] Walt Whitman, "Song of Myself," in *Leaves of Grass: Comprising All the Poems Written by Walt Whitman* (New York: Modern Library, 1892), 24.

[2] Lewis Carroll, *Alice in Wonderland* (Auckland, NZ: Floating Press, 2009), 35.

[3] Elda Gaino, Giorgio Bavestrello, and Giuseppe Magnino, "Self/Non-Self Recognition in Sponges," *Italian Journal of Zoology* 66, no. 4 (1999): 299–315, doi:10.1080/11250009909356270.

[4] Aristotle, *De Anima,* trans. R. D. Hicks (New York: Cosimo Classics, 2008).

[5] Brian Black, *The Character of the Self in Ancient India: Priests, Kings, and Women in the Early Upanishads* (Albany: State University of New York Press, 2007).

[6] Marios Loukas et al., "Anatomy in Ancient India: A Focus on Susruta Samhita," *Journal of Anatomy* 217, no. 6 (December 2010): 646–50, doi:10.1111/j.1469-7580.2010.01294.x.

[7] James F. George and Laura J. Pinderski, "Peter Medawar and the Science of Transplantation: A Parable," *Journal of Heart and Lung Transplantation* 29, no. 9 (September 1, 2001), 927, https//:doi.org/10.1016/S1053-2498)01)00345-X.

[8] Ibid.

[9] George D. Snell, "Studies in Histocompatibility" (Nobel Lecture, Stockholm, December 8, 1980).

[10] Ray D. Owen, "Immunogenetic Consequences of Vascular Anastomoses Between Bovine Twins," *Science* 102, no. 2651 (October 19, 1945): 400–401, doi: 10.1126/science.102.2651.400.

[11] Macfarlane Burnet, *Self and Not Self* (London: Cambridge University Press, 1969), 25.

[12] J. W. Kappler, M. Roehm, and P. Marrack, "T Cell Tolerance by Clonal Elimination in the Thymus," *Cell* 49, no. 2 (April 24, 1987): 273–80, doi:10.1016/0092-8674(87)90568-x.

[13] Carolin Daniel, Jens Nolting, and Harald von Boehmer, "Mechanisms of Self-Nonself Discrimination and Possible Clinical Relevance," *Immunotherapy* 1, no. 4 (July 2009): 631–44, doi:10.2217/imt.09.29.

[14] Paul Ehrlich, *Collected Studies on Immunity* (New York: John Wiley & Sons, 1906), 388.

[15] William Shakespeare, "When Icicles Hang by the Wall," *Love's Labour's Lost, London Sunday*

*Times* online, last modified December 30, 2012, https://www.thetimes.co.uk/article/when-icicles-hang-by-the-wall-by-william-shakespeare-1564-1616-5kgxk93bnwc.

[16] William B. Coley, "The Treatment of Inoperable Sarcoma with the Mixed Toxins of Erysipelas and Bacillus Prodigiosus: Immediate and Final Results in One Hundred Forty Cases," *Journal of the American Medical Association (JAMA)* 31, no. 9 (August 27, 1898): 456–65, doi:10.1001/jama.1898.92450090022001g; William B. Coley "The Treatment of Malignant Tumors by Repeated Inoculation of Erysipelas," *Journal of the American Medical Association (JAMA)* 20, no. 22 (June 3, 1893): 615–16, doi:10.1001/jama.1893.02420490019007; and William B. Coley "II. Contribution to the Knowledge of Sarcoma," *Annals of Surgery* 14, no. 3 (September 1891): 199–200, doi:10.1097/00000658-189112000-00015.

[17] Steven A. Rosenberg and Nicholas P. Restifo, "Adoptive Cell Transfer as Personalized Immunotherapy for Human Cancer," *Science* 348, no. 6230 (April 2015): 62–68, doi:10.1126/science.aaa4967.

[18] James P. Allison, "Immune Checkpoint Blockade in Cancer Therapy" (Nobel Lecture, Stockholm, December 7, 2018).

[19] Tasuku Honjo, "Serendipities of Acquired Immunity" (Nobel Lecture, Stockholm, December 7, 2018).

[20] Julie R. Brahmer et al., "Safety and Activity of anti-PD-L1 Antibody in Patients with Advanced Cancer," *New England Journal of Medicine* 366, no. 26 (June 28, 2012): 2455–65, doi:10.1056/NEJMoa1200694. 另见 Omid Hamid et al., "Safety and Tumor Responses with Lambrolizumab (anti-PD-1) in Melanoma," *New England Journal of Medicine* 369, no. 2 (July 11, 2013): 134–44, doi:10.1056/NEJMoa1305133。

## 第四部分　知识

### 第十五章　大流行

[1] Giovanni Boccaccio, *The Decameron of Giovanni Boccaccio*, trans. John Payne (Frankfurt, Ger.: Outlook Verlag, 2020), 5.

[2] Mechelle L. Holshue et al., "First Case of 2019 Novel Coronavirus in the United States," *New England Journal of Medicine* 382, no. 10 (2020): 929–36, doi: 10.1056/NEJMoa2001191.

[3] The Wire and Murad Banaji, "As Delta Tore Through India, Deaths Skyrocketed in Eastern UP, Analysis Finds," *The Wire*, February 11, 2022, https://science.thewire.in/health/covid-19-excess-deaths-eastern-uttar-pradesh-cjp-investigation/.

[4] Aggarwal, Mayank Aggarwal, "Indian Journalist Live-Tweeting Wait for Hospital Bed Dies from Covid," *Asia, India. Independent*, April 21, 2021, https://www.independent.co.uk/asia/india/india-journalist-tweet-covid-death-b1834362.html.

[5] 出自本书作者 2020 年 4 月对岩崎明子的访谈。

[6] Camilla Rothe et al., "Transmission of 2019-nCoV Infection from an Asymptomatic Contact in Germany," *New England Journal of Medicine* 328 (2020): 970–71, doi: 10.1056/NEJMc2001468.

[7] Caspar I. van der Made et al., "Presence of Genetic Variants Among Young Men with Severe COVID-19," *Journal of the American Medical Association (JAMA)* 324, no. 7 (2020): 663–73,

doi: 10.1001/jama.2020.13719.

[8] Daniel Blanco-Melo et al., "Imbalanced Host Response to SARS-CoV-2 Drives Development of COVID-19," *Cell* 181, no. 5 (2020): 1036–45, doi: 10.1016/j.cell.2020.04.026.

[9] 出自本书作者 2020 年 4 月对本·特诺弗的访谈。

[10] Qian Zhang et al., "Inborn Errors of Type I IFN Immunity in Patients with Life-Threatening COVID-19," *Science* 370, no. 6515 (2020): eabd4570, doi: 10.1126/science.abd4570.另见 Paul Bastard et al., "Autoantibodies Against Type I IFNs in Patients with Life-Threatening COVID-19," *Science* 370, no. 6515 (2020): eabd4585, doi: 10.1126/science.abd4585。

[11] James Somers, "How the Coronavirus Hacks the Immune System," *New Yorker* (November 2, 2020), https://www.newyorker.com/magazine/2020/11/09/how-the-coronavirus-hacks-the-immune-system.

[12] 出自本书作者 2020 年 4 月对岩崎明子的访谈。

[13] Zadie Smith, "Fascinated to Presume: In Defense of Fiction," *New York Review of Books*, October 24, 2019, https://www.nybooks.com/articles/2019/10/24/zadie-smith-in-defense-of-fiction/.

# 第五部分　器官

## 第十六章　协作的细胞：归属的优势

[1] Elias Canetti, *Crowds and Power*, trans. Carol Stewart (New York: Continuum, Farrar, Straus and Giroux, 1981), 16.

[2] William Harvey, *The Circulation of the Blood: Two Anatomical Essays,* trans. Kenneth J. Franklin (Oxford, UK: Blackwell Scientific Publications, 1958), 12.

[3] Siddhartha Mukherjee, "What the Coronavirus Crisis Reveals about American Medicine," *New Yorker* (April 27, 2020), https://www.newyorker.com/magazine/2020/05/04/what-the-coronavirus-crisis-reveals-about-american-medicine.

[4] Aristotle, *On the Soul, Parva Naturalia, On Breath,* trans. W. S. Hett (London: William Heinemann, 1964).

[5] Galen, *On the Usefulness of the Parts of the Body,* trans. Margaret Tallmadge May (New York: Cornell University Press, 1968), 292.

[6] Izet Masic, "Thousand-Year Anniversary of the Historical Book: "Kitab al-Qanun fit-Tibb" —The Canon of Medicine, Written by Abdullah ibn Sina," *Journal of Research in Medical Sciences* 17, no. 11 (2012): 993–1000, https://www.ncbi.nlm.nih.gov/pmc/articles/PMC3702097/.

[7] D'Arcy Power, *William Harvey: Masters of Medicine* (London: T. Fisher Unwin, 1897). 另见 W. C. Aird, "Discovery of the Cardiovascular System: From Galen to William Harvey," *Journal of Thrombosis and Hemostasis* 9, no. 1 (2011): 118–29, doi: 10.1111/j.1538-7836.2011.04312.x。

[8] Edgar F. Mauer, "Harvey in London," *Bulletin of the History of Medicine* 33, no. 1 (1959): 21–36, https://www.jstor.org/stable/44450586.

[9] William Harvey, *On the Motion of the Heart and Blood in Animals,* trans. Robert Willis, ed. Jarrett A. Carty (Eugene, OR: Resource Publications, 2016), 36.

[10] Hannah Landecker, *Culturing Life: How Cells Became Technologies* (Cambridge: Harvard

University Press, 2007), 75.

[11] Alexis Carrel, "On the Permanent Life of Tissue Outside of the Organism," *Journal of Experimental Medicine* 15, no. 5 (1912): 516–30, https://www.ncbi.nlm.nih.gov/pmc/articles/ PMC2124948/pdf/516.pdf.

[12] W. T. Porter, "Coordination of Heart Muscle Without Nerve Cells," *Journal of the Boston Society of Medical Sciences* 3, no. 2 (1898), https://pubmed.ncbi.nlm.nih.gov/19971205/.

[13] Carl J. Wiggers, "Some Significant Advances in Cardiac Physiology During the Nineteenth Century," *Bulletin of the History of Medicine* 34, no. 1 (1960): 1–15, https://www.jstor.org/ stable/44446654.

[14] Beáta Bugyi and Miklós Kellermayer, "The Discovery of Actin: 'To See What Everyone Else Has Seen, and to Think What Nobody Has Thought,' " *Journal of Muscle Research and Cell Motility* 41 (2020): 3–9, https://doi.org/10.1007/s10974-019-09515-z. 另见 Andrzej Grzybowski and Krzysztof Pietrzak, "Albert Szent Györrgi (1893–1986): The Scientist who Discovered Vitamin C," *Clinics in Dermatology* 31 (2013): 327–31, https://www.cidjournal.com/action/ showPdf?pii=S0738-081X%2812%2900171-X。另见 Albert Szent-Györgyi, "Contraction in the Heart Muscle Fibre," *Bulletin of the New York Academy of Medicine* 28, no. 1 (1952): 3–10, https://www.ncbi.nlm.nih.gov/pmc/articles/PMC1877124/pdf/bullnyacadmed00430-0012.pdf。

[15] Ibid.

## 第十七章 沉思的细胞：多能的神经元

[1] Emily Dickinson, "The Brain Is Wider than the Sky," 1862, *The Complete Poems of Emily Dickinson,* ed. Thomas H. Johnson (Boston: Little, Brown, 1960), 312–13.

[2] Camillo Golgi, "The Neuron Doctrine—Theory and Facts," Nobel Lecture. Sweden (December 11, 1906), https://www.nobelprize.org/uploads/2018/06/golgi-lecture.pdf.

[3] Ennio Pannese, "The Golgi Stain: Invention, Diffusion and Impact on Neurosciences," *Journal of the History of the Neurosciences* 8, no. 2 (1999): 132–40, doi: 10.1076/jhin.8.2.132.1847.

[4] Larry W. Swanson, Eric Newman, Alfonso Araque, and Janet M. Dubinsky, *The Beautiful Brain: The Drawings of Santiago Ramon y Cajal* (New York: Abrams, 2017), 12.

[5] Marina Bentivoglio, "Life and Discoveries of Santiago Ramón y Cajal," *Nobel Prize* (April 20, 1998), https://www.nobelprize.org/prizes/medicine/1906/cajal/article/. 另见 Luis Ramón y Cajal, "Cajal, as Seen by His Son," *Cajal Club* (1984), https://cajalclub.org/wp-content/uploads/ sites/9568/2019/08/Cajal-As-Seen-By-His-Son-by-Luis-Ram%C3%B3n-y-Cajal-p.-73.pdf, 以及 Santiago Ramón y Cajal, "The Structure and Connections of Neurons," Nobel Lecture, Sweden (December 12, 1906), https://www.nobelprize.org/uploads/2018/06/cajal-lecture.pdf。

[6] Santiago Ramón y Cajal, *Recollections of My Life,* trans. E. Horne Craigie, and Juan Cano (Cambridge: MIT Press, 1996), 36.

[7] "The Nobel Prize in Physiology or Medicine 1906," Nobel Prize, https://www.nobelprize.org/ prizes/medicine/1906/summary/.

[8] Pablo Garcia-Lopez, Virginia Garcia-Marin, and Miguel Freire, "The Histological Slides and Drawings of Cajal," *Frontiers in Neuroanatomy* 4, no. 9 (2010), doi: 10.3389/neuro.05.009.2010.

[9] Henry Schmidt, "Frogs and Animal Electricity," *Explore Whipple Collections, Whipple Museum of the History of Science* (University of Cambridge), https://www.whipplemuseum.cam.ac.uk/

explore-whipple-collections/frogs/frogs-and-animal-electricity.

[10] Christof J. Schwiening, "A Brief Historical Perspective: Hodgkin and Huxley," *Journal of Physiology* 590, no. 11 (2012): 2571–75, doi: 10.1113/jphysiol.2012.230458.

[11] Alan Hodgkin and Andrew Huxley, "Action Potentials Recorded from Inside a Nerve Fibre," *Nature* 144, no. 3651 (1939): 710–11, doi: 10.1038/144710a0.

[12] Kay Ryan, "Leaving Spaces," *The Best of It: New and Selected Poems* (New York: Grove Press, 2010), 38.

[13] J. F. Fulton, *Physiology of the Nervous System* (New York: Oxford University Press, 1949).

[14] Henry Dale, "Some Recent Extensions of the Chemical Transmission of the Effects of Nerve Impulses," Nobel Lecture (December 12, 1936), https://www.nobelprize.org/prizes/medicine/1936/dale/lecture/.

[15] Report of the Wellcome Research Laboratories at the Gordon Memorial College, Khartoum, vol. 3 (Khartoum: Wellcome Research Laboratories, 1908), 138.

[16] Otto Loewi, "The Chemical Transmission of Nerve Action," Nobel Lecture (December 12, 1936), https://www.nobelprize.org/prizes/medicine/1936/loewi/lecture/. 另见 Alli N. McCoy and Yong Siang Tan, "Otto Loewi (1873–1961): Dreamer and Nobel Laureate," *Singapore Medical Journal* 55, no. 1 (2014): 3–4, doi: 10.11622/smedj.2014002。

[17] Otto Loewi, "An Autobiographical Sketch," *Perspectives in Biology and Medicine* 4, no. 1 (1960): 3–25, https://muse.jhu.edu/article/404651/pdf.

[18] Don Todman, "Henry Dale and the Discovery of Chemical Synaptic Transmission," *European Neurology* 60 (2008): 162–64, https://doi.org/10.1159/000145336.

[19] Stephen G. Rayport and Eric R. Kandel, "Epileptogenic Agents Enhance Transmission at an Identified Weak Electrical Synapse in Aplysia," *Science* 213, no. 4506 (1981): 462–64, https://www.jstor.org/stable/1686531.

[20] Annapurna Uppala et al., "Impact of Neurotransmitters on Health through Emotions," *International Journal of Recent Scientific Research* 6, no. 10 (2015): 6632–36, doi: 10.1126/science.1089662.

[21] Edward O. Wilson, *Letters to a Young Scientist* (New York: Liveright, 2013), 46.

[22] Christopher S. von Bartheld, Jami Bahney, and Suzana Herculano-Houzel, "The Search for True Numbers of Neurons and Glial Cells in the Human Brain: A Review of 150 Years of Cell Counting," *Journal of Comparative Neurology* 524, no. 18 (2016): 3865–95, doi: 10.1002/cne.24040.

[23] Sarah Jäkel and Leda Dimou, "Glial Cells and Their Function in the Adult Brain: A Journey through the History of Their Ablation," *Frontiers in Cellular Neuroscience* 11 (2017), https://doi.org/10.3389/fncel.2017.00024.

[24] Dorothy P. Schafer et al., "Microglia Sculpt Postnatal Neural Circuits in an Activity and Complement Dependent Manner," *Neuron* 74, no. 4 (2012): 691–705, doi: 10.1016/j.neuron.2012.03.026.

[25] Carla J. Shatz, "The Developing Brain," *Scientific American* 267, no. 3 (1992): 60–67, https://www.jstor.org/stable/24939213.

[26] 出自本书作者 2015 年 10 月对汉斯·阿格拉沃尔（Hans Agrawal）的访谈。

[27] Beth Stevens et al., "The Classical Complement Cascade Mediates CNS Synapse Elimination,"

*Cell* 131, no. 6 (2007): 1164–78, https://doi.org/10.1016/j.cell.2007.10.036.

[28] 出自本书作者 2016 年 2 月对贝丝·史蒂文斯的访谈。

[29] Virginia Hughes, "Microglia: The Constant Gardeners," *Nature* 485 (2012): 570–72, https://doi.org/10.1038/485570a.

[30] Andrea Dietz, Steven A. Goldman, and Maiken Nedergaard, "Glial Cells in Schizophrenia: A Unified Hypothesis," *Lancet Psychiatry* 7, no. 3 (2019): 272–81, doi: 10.1016/S2215-0366(19)30302-5.

[31] Kenneth Koch, "One Train May Hide Another," *One Train* (New York: Alfred A. Knopf, 1994).

[32] William Styron, *Darkness Visible: A Memoir of Madness* (New York: Open Road, 2010), 10.

[33] 出自本书作者 2019 年 1 月对保罗·格林加德的访谈。

[34] Ibid. 另见 Jung-Hyuck Ahn et al., "The B" /PR72 Subunit Mediates Ca2+-dependent Dephosphorylation of DARPP-32 by Protein Phosphatase 2A," *Proceedings of the National Academy of Sciences* 104, no. 23 (2007): 9876–81, doi: 10.1073/pnas.0703589104。

[35] Carl Sandburg, "Fog," *Chicago Poems* (New York: Henry Holt, 1916), 71.

[36] Andrew Solomon, *The Noonday Demon: An Atlas of Depression* (New York: Scribner, 2001), 33.

[37] Robert A. Maxwell and Shohreh B. Eckhardt, *Drug Discovery: A Casebook and Analysis* (New York: Springer Science +Business Media, 1990), 143–54. 另见 Siddhartha Mukherjee, "Post-Prozac Nation," *New York Times Magazine* (April 19, 2012), https://www.nytimes.com/2012/04/22/magazine/the-science-and-history-of-treating-depression.html.，以及 Alexis Wnuk, "Rethinking Serotonin's Role in Depression," *BrainFacts* (March 8, 2019), https://www.sfn.org/sitecore/content/home/brainfacts2/diseases-and-disorders/mental-health/2019/rethinking-serotonins-role-in-depression-030819。

[38] "TB Milestone: Two New Drugs Give Real Hope of Defeating the Dread Disease," *Life* 32, no. 9 (1952): 20–21.

[39] Arvid Carlsson, "A Half-Century of Neurotransmitter Research: Impact on Neurology and Psychiatry," Nobel Lecture, Sweden (December 8, 2000), https://www.nobelprize.org/uploads/2018/06/carlsson-lecture.pdf.

[40] Elizabeth Wurtzel, *Prozac Nation* (New York: Houghton Mifflin, 1994), 203.

[41] Ibid., 454–55.

[42] Per Svenningsson et al., "P11 and Its Role in Depression and Therapeutic Responses to Antidepressants," *Nature Reviews Neuroscience* 14 (2013): 673–80, doi: 10.1038/nrn3564. 对于格林加德有关多巴胺信号传导的经典论文请参见 John W. Kebabian, Gary L. Petzold, and Paul Greengard, "Dopamine-Sensitive Adenylate Cyclase in Caudate Nucleus of Rat Brain, and Its Similarity to the 'Dopamine Receptor,' " *Proceedings of the National Academy of Science* 69, no. 8 (August 1972): 2145–49. doi:10.1073/pnas.69.8.2145。

[43] Helen S. Mayberg, "Targeted Electrode-Based Modulation of Neural Circuits for Depression," *Journal of Clinical Investigation* 119, no. 4 (2009): 717–25, doi: 10.1172/JCI38454.

[44] David Dobbs, "Why a 'Lifesaving' Depression Treatment Didn't Pass Clinical Trials," *Atlantic* (April 17, 2018), https://www.theatlantic.com/science/archive/2018/04/zapping-peoples-brains-didnt-cure-their-depression-until-it-did/558032/.

[45] 出自本书作者 2021 年 11 月对海伦·梅伯格的访谈。

[46] Helen S. Mayberg et al., "Deep Brain Stimulation for Treatment-Resistant Depression,"

*Neuron* 45 (2005): 651–60, doi: 10.1016/j.neuron.2005.02.014. 另见 H. Johansen-Berg et al., "Anatomical Connectivity of the Subgenual Cingulate Region Targeted with Deep Brain Stimulation for Treatment-Resistant Depression," *Cerebral Cortex* 18, no. 6 (2008): 1374–83, doi: 10.1093/cercor/bhm167。

[47] Dobbs, "Why a 'Lifesaving' Depression Treatment Didn't Pass Clinical Trials."

[48] Peter Tarr, " 'A Cloud Has Been Lifted' : What Deep-Brain Stimulation Tells Us About Depression and Depression Treatments," *Brain and Behavior Research Foundation* (September 17, 2018), https://www.bbrfoundation.org/content/cloud-has-been-lifted-what-deep-brain-stimulation-tells-us-about-depression-and-depression.

[49] "BROADEN Trial of DBS for Treatment-Resistant Depression Halted by the FDA," *The Neurocritic* (January 18, 2014), https://neurocritic.blogspot.com/2014/01/broaden-trial-of-dbs-for-treatment.html.

[50] Paul E. Holtzheimer et al., "Subcallosal Cingulate Deep Brain Stimulation for Treatment-Resistant Depression: A Multisite, Randomised, Sham-Controlled Trial," *Lancet Psychiatry* 4, no. 11 (2017): 839–49, doi: 10.1016/S2215-0366(17)30371-1.

## 第十八章　调控的细胞：稳态、恒定与平衡

[1] Rudolf Virchow, "Lecture I: Cells and the Cellular Theory," trans. Frank Chance, *Cellular Pathology as Based Upon Physiological and Pathological Histology: Twenty Lectures Delivered in the Pathological Institute of Berlin* (London: John Churchill, 1860), 1–23.

[2] Pablo Neruda, "Keeping Still," trans. Dan Bellum, *Literary Imagination* 8, no. 3 (2016): 512.

[3] Salvador Navarro, "A Brief History of the Anatomy and Physiology of a Mysterious and Hidden Gland Called the Pancreas," *Gastroenterología y hepatología* 37, no. 9 (2014): 527–34, doi: 10.1016/j.gastrohep.2014.06.007.

[4] John M. Howard and Walter Hess, *History of the Pancreas: Mysteries of a Hidden Organ* (New York: Springer Science+Business Media, 2002).

[5] Quoted in ibid., 6.

[6] Ibid., 12.

[7] Ibid., 15.

[8] Ibid., 16.

[9] Sanjay A. Pai, "Death and the Doctor," *Canadian Medical Association Journal* 167, no. 12 (2002): 1377–78, https://www.ncbi.nlm.nih.gov/pmc/articles/PMC138651/.

[10] Claude Bernard, "Sur L'usage du suc pancréatique," *Bulletin de la Société Philomatique* (1848): 34–36. 另见 Claude Bernard, *Mémoire sur le pancréas, et sur le role du suc pancréatique dans les phénomènes digestifs; particulièrement dans la digestion des matières grasses neutres* (Paris: Kessinger Publishing, 2010)。

[11] Michael Bliss, *Banting: A Biography* (Toronto: University of Toronto Press, 1992).

[12] Lars Rydén and Jan Lindsten, "The History of the Nobel Prize for the Discovery of Insulin," *Diabetes Research and Clinical Practice* 175 (2021), https://doi.org/10.1016/j.diabres.2021.108819.

[13] Ian Whitford, Sana Qureshi, and Alessandra L. Szulc, "The Discovery of Insulin: Is There Glory Enough for All?" *Einstein Journal of Biology and Medicine* 28, no. 1 (2016): 12–17, https://

einsteinmed.edu/uploadedFiles/Pulications/EJBM/28.1_12-17_Whitford.pdf.

[14] Siang Yong Tan and Jason Merchant, "Frederick Banting (1891–1941): Discoverer of Insulin," *Singapore Medical Journal* 58, no. 1 (2017): 2–3, doi: 10.11622/smedj.2017002.

[15] "Banting & Best: Progress and Uncertainty in the Lab," *Insulin 100: The Discovery and Development, Defining Moments Canada* (n.d.), https://definingmomentscanada.ca/insulin100/timeline/banting-best-progress-and-uncertainty-in-the-lab/.

[16] Michael Bliss, *The Discovery of Insulin* (Toronto: McClelland & Stewart, 2021), 67–72.

[17] Justin M. Gregory, Daniel Jensen Moore, and Jill H. Simmons, "Type 1 Diabetes Mellitus," *Pediatrics in Review* 34, no. 5 (2013): 203–15, doi: 10.1542/pir.34-5-203.

[18] Douglas Melton, "The Promise of Stem Cell-Derived Islet Replacement Therapy," *Diabetologia* 64 (2021): 1030–36, https://doi.org/10.1007/s00125-020-05367-2.

[19] David Ewing Duncan, "Doug Melton: Crossing Boundaries," *Discover* (June 5, 2005), https://www.discovermagazine.com/health/doug-melton-crossing-boundaries.

[20] Karen Weintraub, "The Quest to Cure Diabetes: From Insulin to the Body's Own Cells," *The Price of Health,* WBUR (June 27, 2019), https://www.wbur.org/news/2019/06/27/future-innovation-diabetes-drugs.

[21] Gina Kolata, "A Cure for Type 1 Diabetes? For One Man, It Seems to Have Worked," *New York Times* (November 27, 2021), https://www.nytimes.com/2021/11/27/health/diabetes-cure-stem-cells.html.

[22] Felicia W. Pagliuca et al., "Generation of Functional Human Pancreatic β Cells in Vitro," *Cell* 159, no. 2 (2014): 428–39, doi: 10.1016/j.cell.2014.09.040.

[23] Kolata, "A Cure for Type 1 Diabetes?"

[24] John Y. L. Chiang, "Liver Physiology: Metabolism and Detoxification," *Pathobiology of Human Disease,* ed. Linda M. McManus and Richard N. Mitchell (San Diego: Elsevier, 2014), 1770–82, doi: 10.1016/B978-0-12-386456-7.04202-7.

[25] Carl Zimmer, *Life's Edge: The Search for What It Means to Be Alive* (New York: Penguin Random House, 2021), 128–37.

第六部分　重生

[1] Philip Roth, *Everyman* (London: Penguin Random House, 2016), 133.

### 第十九章　再生的细胞：干细胞与移植的诞生

[1] Rachel Kushner, *The Hard Crowd* (New York: Scribner, 2021), 229.

[2] Joe Sornberger, *Dreams and Due Diligence: Till and McCulloch's Stem Cell Discovery and Legacy* (Toronto: University of Toronto Press, 2011), 30–31.

[3] Jessie Kratz, "Little Boy: The First Atomic Bomb," *Pieces of History, National Archives* (August 6, 2020), https://prologue.blogs.archives.gov/2020/08/06/little-boy-the-first-atomic-bomb/. 另见 Katie Serena, "See the Eerie Shadows of Hiroshima That Were Burned into the Ground by the Atomic Bomb," *All That's Interesting* (March 19, 2018), https://allthatsinteresting.com/hiroshima-shadows。

[4] George R. Caron and Charlotte E. Meares, *Fire of a Thousand Suns: The George R. "Bob" Caron Story: Tail Gunner of the Enola Gay* (Littleton, CO: Web Publishing, 1995).

[5] Robert Jay Lifton, "On Death and Death Symbolism," *American Scholar* 34, no. 2 (1965): 257–72, https://www.jstor.org/stable/41209276.

[6] Irving L. Weissman and Judith A. Shizuru, "The Origins of the Identification and Isolation of Hematopoietic Stem Cells, and Their Capability to Induce Donor-Specific Transplantation Tolerance and Treat Autoimmune Diseases," *Blood* 112, no. 9 (2008): 3543–53, doi: 10.1182/blood-2008-08-078220.

[7] Cynthia Ozick, *Metaphor and Memory* (London: Atlantic Books, 2017), 109.

[8] Ernst Haeckel, *Natürliche Schöpfungsgeschichte Gemeinverständliche wissenschaftliche Vorträge über die Entwickelungslehre im Allgemeinen und diejenige von Darwin, Göthe und Lamarck im Besonderen, über die Anwendung derselben auf den Ursprung des Menschen und andern damit zusammenhängende Gründfragen der Naturwissenschaft. Mit Tafeln, Holzschnitten, systematischen und genealogischen Tabellen* (Berlin: Berlag von Georg Reimer, 1868). 另见 Miguel Ramalho-Santos and Holger Willenbring, "On the Origin of the Term 'Stem Cell,'" *Cell* 1, no. 1 (2007): 35–38, https://doi.org/10.1016/j.stem.2007.05.013。

[9] Valentin Hacker, "Die Kerntheilungsvorgänge bei der Mesoderm-und Entodermbildung von Cyclops," *Archiv für mikroskopische Anatomie* (1892): 556–81, https://www.biodiversitylibrary.org/item/49530#page/7/mode/1up.

[10] Artur Pappenheim, "Ueber Entwickelung und Ausbildung der Erythroblasten," *Archiv für mikroskopische Anatomie* (1896): 587–643, https://doi.org/10.1007/BF0196990.

[11] Edmund Wilson, *The Cell in Development and Inheritance* (New York: Macmillan, 1897).

[12] Wojciech Zakrzewski et al., "Stem Cells: Past, Present and Future," *Stem Cell Research and Therapy* 10, no. 68 (2019), https://doi.org/10.1186/s13287-019-1165-5.

[13] 欧内斯特·麦卡洛克与詹姆斯·蒂尔的生活和实验请参见：Lawrence K. Altman, "Ernest McCulloch, Crucial Figure in Stem Cell Research, Dies at 84," *New York Times* (February 1, 2011), https://www.nytimes.com/2011/02/01/health/research/01mcculloch.html.

[14] Joe Sornberger, *Dreams and Due Diligence: Till and McCulloch's Stem Cell Discovery and Legacy* (Toronto: University of Toronto Press, 2011). 另见 Edward Shorter, *Partnership for Excellence: Medicine at the University of Toronto and Academic Hospitals* (Toronto: University of Toronto Press, 2013), 107–14。

[15] James E. Till Ernest McCulloch, "A Direct Measurement of the Radiation Sensitivity of Normal Mouse Bone Marrow Cells," *Radiation Research* 14, no. 2 (1961): 213–22, https://tspace.library.utoronto.ca/retrieve/4606/RadRes_1961_14_213.pdf.

[16] Sornberger, *Dreams and Due Diligence*, 33.

[17] Ibid.

[18] Ibid., 38.

[19] 出自本书作者 2019 年对欧文·韦斯曼的访谈。

[20] Gerald J. Spangrude, Shelly Heimfeld, and Irving L. Weissman, "Purification and Characterization of Mouse Hematopoietic Stem Cells," *Science* 241, no. 4861 (1988): 58–62, doi: 10.1126/science.2898810.另见 Hideo Ema et al., "Quantification of Self-Renewal Capacity in Single Hematopoietic Stem Cells from Normal and Lnk-Deficient Mice," *Developmental Cell*

8, no. 6 (2006): 907–14, https://doi.org/10.1016/j.devcel.2005.03.019。

[21] Spangrude, Heimfeld, and Weissman, "Purification and Characterization of Mouse Hematopoietic Stem Cells," 58–62, doi: 10.1126/science.2898810. 另见 C. M. Baum et al., "Isolation of a Candidate Human Hematopoietic Stem-Cell Population," *Proceedings of the National Academy of Sciences of the United States of America* 89, no. 7 (1992): 2804–08, doi: 10.1073/pnas.89.7.2804，以及B. Péault, Irving Weissman, and C. Baum, "Analysis of Candidate Human Blood Stem Cells in "Humanized" Immune-Deficiency SCID Mice," *Leukemia* 7, suppl. 2 (1993): S98–101, https://pubmed.ncbi.nlm.nih.gov/7689676/。

[22] W. Robinson, Donald Metcalf, and T. R. Bradley, "Stimulation by Normal and Leukemic Mouse Sera of Colony Formation *in Vitro* by Mouse Bone Marrow Cells," *Journal of Cellular Therapy* 69, no. 1 (1967): 83–91, https://doi.org/10.1002/jcp.1040690111. 另见 E. R. Stanley and Donald Metcalf, "Partial Purification and Some Properties of the Factor in Normal and Leukaemic Human Urine Stimulating Mouse Bone Marrow Colony Growth in Vitro," *Australian Journal of Experimental Biology and Medical Science* 47, no. 4 (1969): 467–83, doi: 10.1038/icb.1969.51。

[23] Carrie Madren, "First Successful Bone Marrow Transplant Patient Surviving and Thriving at 60," *American Association for the Advancement of Science* (October 2, 2014), https://www.aaas. org/first-successful-bone-marrow-transplant-patient-surviving-and-thriving-60. 另见 Siddhartha Mukherjee, "The Promise and Price of Cellular Therapies," Annals of Medicine, *New Yorker* (July 15, 2019), https://www.newyorker.com/magazine/2019/07/22/the-promise-and-price-of-cellular-therapies。

[24] Frederick R. Appelbaum, "Edward Donnall Thomas (1920–2012)," *The Hematologist* 10, no. 1 (January 1, 2013), https://doi.org/10.1182/hem.V10.1.1088.

[25] Israel Henig and Tsila Zuckerman, "Hematopoietic Stem Cell Transplantation—50 Years of Evolution and Future Perspectives," *Rambam Maimonides Medical Journal* 5, no. 4 (2014), doi: 10.5041/RMMJ.10162.

[26] Geoff Watts, "Georges Mathé," *Lancet* 376, no. 9753 (2010): 1640, https://doi.org/10.1016/S0140-6736(10)62088-0. 另见 Douglas Martin, "Dr. Georges Mathé, Transplant Pioneer, Dies at 88," *New York Times* (October 20, 2010), https://www.nytimes.com/2010/10/21/health/research/21mathe.html。

[27] Sandi Doughton, "Dr. Alex Fefer, 72, Whose Research Led to First Cancer Vaccine, Dies," *Seattle Times* (October 29, 2010), https://www.seattletimes.com/seattle-news/obituaries/dr-alex-fefer-72-whose-research-led-to-first-cancer-vaccine-dies/. 另见 Gabriel Campanario, "At 79, Noted Scientist Still Rows to Work and for Play," *Seattle Times* (August 15, 2014), https://www.seattletimes.com/seattle-news/at-79-noted-scientist-still-rows-to-work-and-for-play/，以及 Susan Keown, "Inspiring a New Generation of Researchers: Beverly Torok-Storb, Transplant Biologist and Mentor," *Spotlight on Beverly Torok-Storb, Fred Hutch,* Fred Hutchinson Cancer Research Center (July 7, 2014), https://www.fredhutch.org/en/faculty-lab-directory/torok-storb-beverly/torok-storb-spotlight.html?&link=btn。

[28] Marco Mielcarek et al., "CD34 Cell Dose and Chronic Graft-Versus-Host Disease after Human Leukocyte Antigen-Matched Sibling Hematopoietic Stem Cell Transplantation," *Leukemia & Lymphoma* 45, no. 1 (2004): 27–34, doi: 10.1080/1042819031000151103.

[29] Frederick R. Appelbaum, "Haematopoietic Cell Transplantation as Immunotherapy," *Nature* 411

(2001): 385–89, doi: https://doi.org/10.1038/35077251.

[30] 出自本书作者 2019 年 6 月对弗雷德里克·阿佩尔鲍姆的访谈。

[31] "Anatoly Grishchenko, Pilot at Chernobyl, 53," *New York Times* (July 4, 1990), https://www.nytimes.com/1990/07/04/obituaries/anatoly-grishchenko-pilot-at-chernobyl-53.html. 另见 Tim Klass, "Chernobyl Helicopter Pilot Getting Bone-Marrow Transplant in Seattle," *AP News* (April 13, 1990), https://apnews.com/article/5b6c22bda9eba11ec767dffa5bbb665b。

[32] Avichai Shimoni et al., "Long-Term Survival and Late Events after Allogeneic Stem Cell Transplantation from HLA-Matched Siblings for Acute Myeloid Leukemia with Myeloablative Compared to Reduced-Intensity Conditioning: A Report on Behalf of the Acute Leukemia Working Party of European Group for Blood and Marrow Transplantation," *Journal of Hematology & Oncology* 9 (2016), https://doi.org/10.1186/s13045-016-0347-1. 另见 "Acute Myeloid Leukemia (AML)—Adult," *Transplant Indications and Outcomes, Disease-Specific Indications and Outcomes. Be the Match.* National Marrow Donor Program, https://bethematchclinical.org/transplant-indications-and-outcomes/disease-specific-indications-and-outcomes/aml---adult/。

[33] Gina Kolata, "Man Who Helped Start Stem Cell War May End It," *New York Times* (November 22, 2007), https://www.nytimes.com/2007/11/22/science/22stem.html.

[34] Sophie M. Morgani et al., "Totipotent Embryonic Stem Cells Arise in Ground-State Culture Conditions," *Cell Reports* 3, no. 6 (2013): 1945–57, doi: 10.1016/j.celrep.2013.04.034.

[35] James A. Thomson et al., "Embryonic Stem Cell Lines Derived from Human Blastocysts," *Science* 282, no. 5391 (1998): 1145–47, doi: 10.1126/science.282.5391.1145.

[36] David Cyranoski, "How Human Embryonic Stem Cells Sparked a Revolution," *Nature* (March 20, 2018), https://www.nature.com/articles/d41586-018-03268-4.

[37] Varnee Murugan, "Embryonic Stem Cell Research: A Decade of Debate from Bush to Obama," *Yale Journal of Biology and Medicine* 82, no. 3 (2009): 101–3, https://www.ncbi.nlm.nih.gov/pmc/articles/PMC2744932/#:~:text=On%20August%209%2C%202001%2C%20U.S.,still%20be%20eligible%20for%20funding.

[38] Kazutoshi Takahashi and Shinya Yamanaka, "Induction of Pluripotent Stem Cells from Mouse Embryonic and Adult Fibroblast Cultures by Defined Factors," *Cell* 126, no. 4 (2006): 663–76, doi: 10.1016/j.cell.2006.07.024. 另见 Shinya Yamanaka, "The Winding Road to Pluripotency," Nobel Lecture, Sweden, (December 7, 2012), https://www.nobelprize.org/uploads/2018/06/yamanaka-lecture.pdf。

[39] Megan Scudellari, "A Decade of iPS Cells," *Nature* 534 (2016): 310–12, doi: 10.1038/534310a.

[40] M. J. Evans and M. H. Kaufman, "Establishment in Culture of Pluripotential Cells from Mouse Embryos," *Nature* 292 (1981): 154–56, https://doi.org/10.1038/292154a0.

[41] Kazutoshi Takahashi et al., "Induction of Pluripotent Stem Cells from Adult Human Fibroblasts by Defined Factors," *Cell* 131, no. 5 (2007): 861–72, https://doi.org/10.1016/j.cell.2007.11.019.

## 第二十章　修复的细胞：损伤、衰退与恒定

[1] Ryan, "Tenderness and Rot," *The Best of It*, 232.

[2] Robert Service, "Bonehead Bill," *Canadian Poets*, Best Poems Encyclopedia, https://www.best-poems.net/robert_w_service/bonehead_bill.html.

[3] Sarah C. Moser and Bram C. J. van der Eerden, "Osteocalcin—A Versatile Bone-Derived Hormone," *Frontiers in Endocrinology* 9 (January 2019): 794, https://doi.org/10.3389/fendo.2018.00794. 另见 Cassandra R. Diegel et al., "An 5Osteocalcin-Deficient Mouse Strain Without Endocrine Abnormalities," *PLoS Genetics* 16, no. 5 (2020): e1008361, https://doi.org/10.1371/journal.pgen.1008361,以及 T. Moriishi et al., "Osteocalcin Is Necessary for the Alignment of Apatite Crystallites, but Not Glucose Metabolism, Testosterone Synthesis, or Muscle Mass," *PLoS Genetics* 16, no. 5 (2020): e1008586, https://doi.org/10.1371/journal.pgen.1008586。

[4] Li Ding et al., "Clonal Evolution in Relapsed Acute Myeloid Leukaemia Revealed by Whole-Genome Sequencing," *Nature* 481 (2012): 506–10, https://doi.org/10.1038/nature10738. 另见 Lei Ding and Sean J. Morrison, "Haematopoietic Stem Cells and Early Lymphoid Progenitors Occupy Distinct Bone Marrow Niches," *Nature* 495, no. 7440 (2013): 231–35, doi: 10.1038/nature11885,以及 L. M. Calvi et al., "Osteoblastic Cells Regulate the Haematopoietic Stem Cell Niche," *Nature* 425, no. 6960 (2003): 841–46, doi: 10.1038/nature02040。

[5] Daniel L. Worthley et al., "Gremlin 1 Identifies a Skeletal Stem Cell with Bone, Cartilage, and Reticular Stromal Potential," *Cell* 160, no. 1–2 (2015): 269–84, doi: 10.1016/j.cell.2014.11.042.

[6] Charles K. F. Chan et al., "Identification of the Human Skeletal Stem Cell," *Cell* 175, no. 1 (2018): 43–56.e21, doi: 10.1016/j.cell.2018.07.029.

[7] Bo O. Zhou et al., "Leptin-Receptor-Expressing Mesenchymal Stromal Cells Represent the Main Source of Bone Formed by Adult Bone Marrow," *Cell Stem Cell* 15, no. 2 (August 2014): 154–68, doi: 10.1016/j.stem.2014.06.008.

[8] Albrecht Fölsing, *Albert Einstein: A Biography,* trans. Ewald Osers (New York: Penguin Books, 1998), 219.

[9] Ng Jia, Toghrul Jafarov, and Siddhartha Mukherjee unpublished data.

[10] Koji Mizuhashi et al., "Resting Zone of the Growth Plate Houses a Unique Class of Skeletal Stem Cells," *Nature* 563 (2018): 254–58, https://doi.org/10.1038/s41586-018-0662-5.

[11] Philip Larkin, "The Old Fools," *High Windows* (London: Faber & Faber, 2012).

## 第二十一章　自私的细胞：生态方程与癌症

[1] William H. Woglom, "General Review of Cancer Therapy," *Approaches to Tumor Chemotherapy,* ed. F. R. Moulton (Washington, DC: American Association for the Advancement of Sciences, 1947), 1–10.

[2] 有关癌症的一般性综述请参见：Vincent DeVita, Samuel Hellman, and Steven Rosenberg, *Cancer: Principles & Practice of Oncology,* 2nd ed., ed. Ramaswamy Govindan (Philadelphia: Lippincott Williams & Wilkins, 2012). 另见 Siddhartha Mukherjee, *The Emperor of All Maladies: A Biography of Cancer* (London: Harper Collins, 2011)。

[3] 有关"驱动"与"乘客"细胞突变的综述请参见：K. Anderson et al., "Genetic Variegation of Clonal Architecture and Propagating Cells in Leukaemia," *Nature* 469 (2011): 356–61, https://doi.org/10.1038/nature09650. 另见 Noemi Andor et al., "Pan-Cancer Analysis of the Extent and Consequences of Intratumor Heterogeneity," *Nature Medicine* 22 (2016): 105–13, https://doi.org/10.1038/nm.3984,以及 Fabio Vandin, "Computational Methods for Characterizing Cancer Mutational Heterogeneity," *Frontiers in Genetics* 8, no. 83 (2017), doi: 10.3389/

fgene.2017.00083。

[4] Andrei V. Krivstov et al., "Transformation from Committed Progenitor to Leukaemia Stem Cell Initiated by MLL-AF9," *Nature* 442, no. 7104 (2006): 818–22, doi: 10.1038/nature04980.

[5] Robert M. Bachoo et al., "Epidermal Growth Factor Receptor and Ink4a/Arf: Convergent Mechanisms Governing Terminal Differentiation and Transformation Along the Neural Stem Cell to Astrocyte Axis," *Cancer Cell* 1, no. 3 (2002): 269–77, doi: 10.1016/s1535-6108(02)00046-6. 另见 E. C. Holland, "Gliomagenesis: Genetic Alterations and Mouse Models," *Nature Reviews Genetics* 2, no. 2 (2001): 120–29, doi: 10.1038/35052535。

[6] John E. Dick and Tsvee Lapidot, "Biology of Normal and Acute Myeloid Leukemia Stem Cells," *International Journal of Hematology* 82, no. 5 (2005): 389–96, doi: 10.1532/IJH97.05144.

[7] Elsa Quintana et al., "Efficient Tumor Formation by Single Human Melanoma Cells," *Nature* 456 (2008): 593–98, doi: https://doi.org/10.1038/nature07567.

[8] Ian Collins and Paul Workman, "New Approaches to Molecular Cancer Therapeutics," *Nature Chemical Biology* 2 (2006): 689–700, doi: https://doi.org/10.1038/nchembio840.

[9] Jay J. H. Park et al., "An Overview of Precision Oncology Basket and Umbrella Trials for Clinicians," *CA: A Cancer Journal for Clinicians* 70, no. 2 (2020): 125–37, https://doi.org/10.3322/caac.21600.

[10] David M. Hyman et al., "Vemurafenib in Multiple Nonmelanoma Cancers with BRAF V600 Mutations," *New England Journal of Medicine* 373 (2015): 726–36, doi: 10.1056/NEJMoa1502309.

[11] Chul Kim and Giuseppe Giaccone, "Lessons Learned from BATTLE-2 in the War on Cancer: The Use of Bayesian Method in Clinical Trial Design," *Annals of Translational Medicine* 4, no. 23 (2016): 466, doi: 10.21037/atm.2016.11.48.

[12] Sawsan Rashdan and David E. Gerber, "Going into BATTLE: Umbrella and Basket Clinical Trials to Accelerate the Study of Biomarker-Based Therapies," *Annals of Translational Medicine* 4, no. 24 (2016): 529, doi: 10.21037/atm.2016.12.57.

[13] Michael B. Yaffe, "The Scientific Drunk and the Lamppost: Massive Sequencing Efforts in Cancer Discovery and Treatment," *Science Signaling* 6, no. 269 (2013): pe13, doi: 10.1126/scisignal.2003684.

[14] D. W. Smithers and M. D. Cantab, "Cancer: An Attack on Cytologism," *Lancet* 279, no. 7228 (1962): 493–99, https://doi.org/10.1016/S0140-6736(62)91475-7.

[15] Otto Warburg, K. Posener, and E. Negelein, "The Metabolism of Cancer Cells," *Biochemische Zeitschrift* 152 (1924): 319–44.

[16] Ralph J. DeBerardinis and Navdeep S. Chandel, "We Need to Talk About the Warburg Effect," *Nature Metabolism* 2, no. 2 (2020): 127–29, doi: 10.1038/s42255-020-0172-2.

## 第二十二章　细胞之歌

[1] Wallace Stevens, "Thirteen Ways of Looking at a Blackbird," *The Collected Poems of Wallace Stevens* (New York: Alfred A. Knopf, 1971), 92–95.

[2] Amitav Ghosh, *The Nutmeg's Curse: Parables for a Planet in Crisis* (Chicago: University of Chicago Press, 2021), 96.

[3] Barbara McClintock, "The Significance of Responses of the Genome to Challenge," Nobel

Lecture, Sweden (December 8, 1983), https://www.nobelprize.org/uploads/2018/06/mcclintock-lecture.pdf.

[4] Carl Ludwig Schleich, *Those Were Good Days: Reminiscences,* trans. Bernard Miall (London: George Allen & Unwin, 1935), 151.

### 后记 "更好版本的自我"

[1] Ryan, "The Test We Set Ourselves," *The Best of It*, 66.

[2] Walter Shrank, *Battle Cries of Every Size* (Blurb, 2021), 45.

[3] 出自本书作者 2019 年 2 月对保罗·格林加德的访谈。

[4] Kazuo Ishiguro, *Never Let Me Go* (London: Faber & Faber, 2009).

[5] Ibid., 171–72.

[6] Ibid., 171.

[7] Louis Menand, "Something About Kathy," *New Yorker* (March 28, 2005).

[8] Doris A. Taylor et al., "Building a Total Bioartificial Heart: Harnessing Nature to Overcome the Current Hurdles," *Artificial Organs* 42, no. 10 (2018): 970–82, doi: 10.1111/aor.13336.

[9] Michael J. Sandel, "The Case Against Perfection," *Atlantic* (April 2004), https://www.theatlantic.com/magazine/archive/2004/04/the-case-against-perfection/302927/.

[10] Quoted in ibid.

[11] William Saletan, "Tinkering with Humans," *New York Times* (July 8, 2007), https://www.nytimes.com/2007/07/08/books/review/Saletan.html.

[12] Luke Darby, "Silicon Valley Doofs Are Spending $8,000 to Inject Themselves with the Blood of Young People," *GQ* (February 20, 2019), https://www.gq.com/story/silicon-valley-young-blood.

[13] Sandel, "The Case Against Perfection."

[14] Ornob Alam, "Sickle-Cell Anemia Gene Therapy," *Nature Genetics* 53, no. 8 (2021): 1119, doi: 10.1038/s41588-021-00918-8. 另见 Arthur Bank, "On the Road to Gene Therapy for Beta-Thalassemia and Sickle Cell Anemia," *Pediatric Hematology and Oncology* 25, no. 1 (2008): 1–4, doi: 10.1080/08880010701773829. G. Lucarelli et al., "Allogeneic Cellular Gene Therapy in Hemoglobinopathies—Evaluation of Hematopoietic SCT in Sickle Cell Anemia," *Bone Marrow Transplantation* 47, no. 2 (2012): 227–30, doi: 10.1038/bmt.2011.79. R. Alami et al., "Anti-Beta S-Ribozyme Reduces Beta S mRNA Levels in Transgenic Mice: Potential Application to the Gene Therapy of Sickle Cell Anemia," *Blood Cells, Molecules and Diseases* 25, no. 2 (1999): 110–19, doi: 10.1006/bcmd.1999.0235. A. Larochelle et al., "Engraftment of Immune-Deficient Mice with Primitive Hematopoietic Cells from Beta-Thalassemia and Sickle Cell Anemia Patients: Implications for Evaluating Human Gene Therapy Protocols," *Human Molecular Genetics* 4, no. 2 (1995): 163–72, doi: 10.1093/hmg/4.2.163. W. Misaki, "Bone Marrow Transplantation (BMT) and Gene Replacement Therapy (GRT) in Sickle Cell Anemia," *Nigerian Journal of Medicine* 17, no. 3 (2008): 251–56, doi: 10.4314/njm.v17i3.37390.另见 Julie Kanter et al., "Biologic and Clinical Efficacy of LentiGlobin for Sickle Cell Disease," *New England Journal of Medicine* 10, no. 1056 (2021), https://www.nejm.org/doi/full/10.1056/NEJMoa2117175。

[15] Sunita Goyal et al., "Acute Myeloid Leukemia Case after Gene Therapy for Sickle Cell Disease," *New England Journal of Medicine* (2022), https://www.nejm.org/doi/full/10.1056/

NEJMoa2109167. 另见 Nick Paul Taylor, "Bluebird Stops Gene Therapy Trials after 2 Sickle Cell Patients Develop Cancer," *Fierce Biotech* (February 16, 2021), https://www.fiercebiotech.com/biotech/bluebird-stops-gene-therapy-trials-after-2-sickle-cell-patients-develop-cancer。

[16] Christian Brendel et al., "Lineage-Specific BCL11A Knockdown Circumvents Toxicities and Reverses Sickle Phenotype," *Journal of Clinical Investigation* 126, no. 10 (2016): 3868–78, doi: 10.1172/JCI87885.

[17] Erica B. Esrick et al., "Post-Transcriptional Genetic Silencing of BCL11A to Treat Sickle Cell Disease," *New England Journal of Medicine* 384 (2021): 205–15, doi: 10.1056/NEJMoa2029392.

[18] Adam C. Wilkinson et al., "Cas9-AAV6 Gene Correction of Beta-Globin in Autologous HSCs Improves Sickle Cell Disease Erythropoiesis in Mice," *Nature Communications* 12, no. 1 (2021): 686, doi: 10.1038/s41467-021-20909-x.

[19] Michael Eisenstein, "Graphite Bio: Gene Editing Blood Stem Cells for Sickle Cell Disease," *Nature* (July 7, 2021), https://www.nature.com/articles/d41587-021-00010-w.

# 参考文献

Ackerknecht, Erwin Heinz. *Rudolf Virchow: Doctor, Statesman, Anthropologist.* Madison: University of Wisconsin Press, 1953.

Ackerman, Margaret E., and Falk Nimmerjahn. *Antibody Fc: Linking Adaptive and Innate Immunity.* Amsterdam: Elsevier, 2014.

Addison, William. *Experimental and Practical Researches on Inflammation and on the Origin and Nature of Tubercles of the Lung.* London: J. Churchill, 1843.

Aktipis, Athena. *The Cheating Cell: How Evolution Helps Us Understand and Treat Cancer.* Princeton, NJ: Princeton University Press, 2020.

Alberts, B., A. Johnson, J. Lewis, M. Raff, and K. Roberts. *Molecular Biology of the Cell.* 5th ed. New York: Garland Science, 2002.

Alberts, B., D. Bray, K. Hopkin, A. D. Johnson, J. Lewis, M. Raff, K. Roberts, and P. Walter. *Essential Cell Biology.* 4th ed. New York: Garland Science, 2013.

Appelbaum, Frederick R. *E. Donnall Thomas, 1920–2012.* Biographical Memoirs. National Academy of Sciences online, 2021, http://www.nasonline.org/publications/biographical-memoirs/memoir-pdfs/thomas-e-donnall.pdf.

Aristotle. *De Anima.* Translated by R. D. Hicks. New York: Cosimo Classics, 2008.

———. *On the Soul, Parva Naturalia, On Breath.* Translated by W. S. Hett. London: William Heinemann, 1964. First published 1691.

Aubrey, John. *Aubrey's Brief Lives.* London: Penguin Random House UK, 2016.

Barton, Hazel B., and Rachel J. Whitaker, eds. *Women in Microbiology.* Washington, DC: American Society for Microbiology Press, 2018.

Bazell, Robert. *Her-2: The Making of Herceptin, a Revolutionary Treatment for Breast Cancer.* New York: Random House, 1998.

Biss, Eula. *On Immunity: An Inoculation.* Minneapolis: Graywolf Press, 2014.

Black, Brian. *The Character of the Self in Ancient India: Priests, Kings, and Women in the Early*

*Upanishads.* Albany: State University of New York Press, 2007.

Bliss, Michael. *Banting: A Biography.* Toronto: University of Toronto Press, 1992.

———. *The Discovery of Insulin.* Toronto: McClelland & Stewart, 2021.

Boccaccio, Giovanni. *The Decameron of Giovanni Boccaccio.* Translated by John Payne. Frankfurt, Ger.: Outlook Verlag GmbH, 2020.

Boyd, Byron A. *Rudolf Virchow: The Scientist as Citizen.* New York: Garland, 1991.

Bradbury, S. *The Evolution of the Microscope.* Oxford, UK: Pergamon Press, 1967.

Brasier, Martin. *Secret Chambers: The Inside Story of Cells and Complex Life.* Oxford, UK: Oxford University Press, 2012.

Brivanlou, Ali H., ed. *Human Embryonic Stem Cells in Development.* Cambridge, MA: Academic Press, 2018.

Burnet, Macfarlane. *Self and Not-Self.* London: Cambridge University Press, 1969.

Cajal, Santiago Ramón y. *Recollections of My Life.* Translated by E. Horne Craigie and Juan Cano. Cambridge, MA: MIT Press, 1996.

Camara, Niels Olsen Saraiva, and Tárcio Teodoro Braga, eds. *Macrophages in the Human Body: A Tissue Level Approach.* London: Elsevier Science, 2022.

Campbell, Alisa M. *Monoclonal Antibody Technology: The Production and Characterization of Rodent and Human Hybridomas.* Amsterdam: Elsevier, 1984.

Canetti, Elias. *Crowds and Power.* Translated by Carol Stewart. New York: Continuum, Farrar, Straus and Giroux, 1981.

Carey, Nessa. *The Epigenetics Revolution: How Modern Biology Is Rewriting Our Understanding of Genetics, Disease and Inheritance.* London: Icon Books, 2011.

Caron, George R., and Charlotte E. Meares. *Fire of a Thousand Suns: The George R. "Bob" Caron Story: Tail Gunner of the* Enola Gay. Westminster, CO: Web, 1995.

Carroll, Lewis. *Alice in Wonderland.* London: Penguin Books, 1998.

Chapman, Allan. *England's Leonardo: Robert Hooke and the Seventeenth-Century Scientific Revolution.* Bristol, UK: Institute of Physics Publishing, 2005.

Conner, Clifford D. *A People's History of Science: Miners, Midwives, and "Low Mechanicks."* New York: Nation Books, 2005.

Copernicus, Nicolaus. *On the Revolutions of Heavenly Spheres.* Translated by Charles Glenn Wallis. New York: Prometheus Books, 1995.

Crawford, Dorothy H. *The Invisible Enemy: A Natural History of Viruses.* Oxford, UK: Oxford University Press, 2002.

Danquah, Michael K., and Ram I. Mahato, eds. *Emerging Trends in Cell and Gene Therapy.* New York: Springer, 2013.

Darwin, Charles. *On the Origin of Species.* Edited by Gillian Beer. Oxford, UK: Oxford University Press, 2008.

Davis, Daniel Michael. *The Compatibility Gene: How Our Bodies Fight Disease, Attract Others, and Define Our Selves.* Oxford, UK: Oxford University Press, 2014.

Dawkins, Richard. *The Selfish Gene.* Oxford, UK: Oxford University Press, 1989.

Dettmer, Philipp. *Immune: A Journey into the Mysterious System That Keeps You Alive.* New York: Random House, 2021.

DeVita, Vincent, Samuel Hellman, and Steven Rosenberg. *Cancer: Principles & Practice of Oncology.* 2nd ed. Edited by Ramaswamy Govindan. Philadelphia: Lippincott Williams & Wilkins, 1985.

Dickinson, Emily. *The Complete Poems of Emily Dickinson.* Edited by Thomas H. Johnson. Boston: Little, Brown, 1960.

Dobson, Mary. *The Story of Medicine: From Leeches to Gene Therapy.* New York: Quercus, 2013.

Döllinger, Ignaz. *Was ist Absonderung und wie geschieht sie?: Eine akademische Abhandlung von Dr. Ignaz Döllinger.* Würzburg, Ger.: Nitribitt, 1819.

Doyle, Arthur Conan. *The Adventures of Sherlock Holmes.* Hertfordshire, UK: Wordsworth, 1996.

Dunn, Leslie. *Rudolf Virchow: Four Lives in One.* Self-published, 2016.

Dunn, Leslie Clarence. *A Short History of Genetics: The Development of Some of the Main Lines of Thought, 1864–1939.* Ames: Iowa State University Press, 1991.

Dyer, Betsey Dexter, and Robert Allan Obar. *Tracing the History of Eukaryotic Cells: The Enigmatic Smile.* New York: Columbia University Press, 1994.

Edwards, Robert Geoffrey, and Patrick Christopher Steptoe. *A Matter of Life: The Story of a Medical Breakthrough.* New York: William Morrow, 1980.

Ehrlich, Paul R. *The Collected Papers of Paul Ehrlich.* Edited by F. Himmelweit, Henry Hallett Dale, and Martha Marquardt. London: Elsevier Science & Technology, 1956.

———. *Collected Studies on Immunity.* New York: John Wiley & Sons, 1906.

Florkin, Marcel. *Papers About Theodor Schwann.* Paris: Liège, 1957.

Frank, Lone. *The Pleasure Shock: The Rise of Deep Brain Stimulation and Its Forgotten Inventor.* New York: Penguin Random House, 2018.

Friedman, Meyer, and Gerald W. Friedland. *Medicine's 10 Greatest Discoveries.* New Haven, CT: Yale University Press, 1998.

Galen. *On the Usefulness of the Parts of the Body.* Translated by Margaret Tallmadge May. Ithaca, NY: Cornell University Press, 1968.

Geison, Gerald L. *The Private Science of Louis Pasteur.* Princeton, NJ: Princeton University Press, 1995.

Ghosh, Amitav. *The Nutmeg's Curse: Parables for a Planet in Crisis.* Chicago: University of Chicago Press, 2021.

Glover, Jonathan. *Choosing Children: Genes, Disability, and Design.* Oxford, UK: Oxford University Press, 2006.

Godfrey, E. L. B. *Dr. Edward Jenner's Discovery of Vaccination.* Philadelphia: Hoeflich & Senseman, 1881.

Goetz, Thomas. *The Remedy: Robert Koch, Arthur Conan Doyle, and the Quest to Cure Tuberculosis.* New York: Gotham Books, 2014.

Goodsell, David S. *The Machinery of Life.* New York: Springer, 2009.

Greely, Henry T. *CRISPR People: The Science and Ethics of Editing Humans.* Cambridge, MA: MIT Press, 2022.

Grmek, Mirko D. *History of AIDS: Emergence and Origin of a Modern Pandemic.* Translated by Russell C. Maulitz and Jacalyn Duffin. Princeton, NJ: Princeton University Press, 1993.

Gupta, Anil. *Understanding Insulin and Insulin Resistance.* Oxford, UK: Elsevier, 2022.

Hakim, Nadey S., and Vassilios E. Papalois, eds. *History of Organ and Cell Transplantation.* London:

Imperial College Press, 2003.

Harold, Franklin M. *In Search of Cell History: The Evolution of Life's Building Blocks.* Chicago: University of Chicago Press, 2014.

Harris, Henry. *The Birth of the Cell.* New Haven, CT: Yale University Press, 2000.

Harvey, William. *On the Motion of the Heart and Blood in Animals.* Edited by Jarrett A. Carty. Translated by Robert Willis. Eugene, OR: Resource, 2016.

———. *The Circulation of the Blood: Two Anatomical Essays.* Translated by Kenneth J. Franklin. Oxford, UK: Blackwell Scientific, 1958.

Henig, Robin Marantz. *Pandora's Baby: How the First Test Tube Babies Sparked the Reproductive Revolution.* Cold Spring Harbor, NY: Cold Spring Harbor Laboratory Press, 2006.

Hirst, Leonard Fabian. *The Conquest of Plague: A Study of the Evolution of Epidemiology.* Oxford, UK: Clarendon Press, 1953.

Ho, Anthony D., and Richard E. Champlin, eds. *Hematopoietic Stem Cell Transplantation.* New York: Marcel Dekker, 2000.

Ho, Mae-Wan. *The Rainbow and the Worm: The Physics of Organisms.* 3rd ed. Hackensack, NJ: World Scientific, 2008.

Hofer, Erhard, and Jürgen Hescheler, eds. *Adult and Pluripotent Stem Cells: Potential for Regenerative Medicine of the Cardiovascular System.* Dordrecht, Neth.: Springer, 2014.

Hooke, Robert. *Microphagia: Or Some Physiological Description of Minute Bodies Made by Magnifying Glasses with Observations and Inquiries Thereupon.* London: Royal Society, 1665.

Howard, John M., and Walter Hess. *History of the Pancreas: Mysteries of a Hidden Organ.* New York: Springer Science+Business Media, 2002.

Ishiguro, Kazuo. *Never Let Me Go.* London: Faber & Faber, 2009.

Jaggi, O. P. *Medicine in India: Modern Period.* Oxford, UK: Oxford University Press, 2000.

Janeway, Charles A., et al. *Immunobiology: The Immune System in Health and Disease.* 5th ed. New York: Garland Science, 2001.

Jauhar, Sandeep. *Heart: A History.* New York: Farrar, Straus and Giroux, 2018.

Jenner, Edward. *On the Origin of the Vaccine Inoculation.* London: G. Elsick, 1863.

Joffe, Stephen N. *Andreas Vesalius: The Making, the Madman, and the Myth.* Bloomington, IN: AuthorHouse, 2014.

Kaufmann, Stefan H. E., Barry T. Rouse, and David Lawrence Sacks, eds. *The Immune Response to Infection.* Washington, DC: ASM Press, 2011.

Kemp, Walter L., Dennis K. Burns, and Travis G. Brown. *The Big Picture: Pathology.* New York: McGraw-Hill, 2008.

Kenny, Anthony. *Ancient Philosophy.* Oxford, UK: Clarendon Press, 2006.

Kettenmann, Helmut, and Bruce R. Ransom, eds. *Neuroglia.* 3rd ed. Oxford, UK: Oxford University Press, 2013.

Kirksey, Eben. *The Mutant Project: Inside the Global Race to Genetically Modify Humans.* Bristol, UK: Bristol University Press, 2021.

Kitamura, Daisuke, ed. *How the Immune System Recognizes Self and Nonself: Immunoreceptors and Their Signaling.* Tokyo: Springer, 2008.

Kitta, Andrea. *Vaccinations and Public Concern in History: Legend, Rumor and Risk Perception.* New

York: Routledge, 2012.

Koch, Kenneth. *One Train*. New York: Alfred A. Knopf, 1994.

Koch, Robert. *Essays of Robert Koch*. Edited and translated by Ed. K. Codell Carter. New York: Greenwood Press, 1987.

Kulstad, Ruth. *AIDS: Papers from Science, 1982–1985*. New York: Avalon Books, 1986.

Kushner, Rachel. *The Hard Crowd: Essays, 2000–2020*. New York: Scribner, 2021.

Lagerkvist, Ulf. *Pioneers of Microbiology and the Nobel Prize*. Singapore: World Scientific, 2003.

Lal, Pranay. *Invisible Empire: The Natural History of Viruses*. Haryana, Ind.: Penguin/Viking, 2021.

Landecker, Hannah. *Culturing Life: How Cells Became Technologies*. Cambridge, MA: Harvard University Press, 2007.

Lane, Nick. *Power, Sex, Suicide: Mitochondria and the Meaning of Life*. Oxford, UK: Oxford University Press, 2005.

———. *The Vital Question: Energy, Evolution, and the Origins of Complex Life*. New York: W. W. Norton, 2015.

Lee, Daniel W., and Nirali N. Shah, eds. *Chimeric Antigen Receptor T-Cell Therapies for Cancer*. Amsterdam: Elsevier, 2020.

Le Fanu, James. *The Rise and Fall of Modern Medicine*. London: Abacus, 2000.

Lewis, Jessica L., ed. *Gene Therapy and Cancer Research Progress*. New York: Nova Biomedical, 2008.

Lostroh, Phoebe. *Molecular and Cellular Biology of Viruses*. New York: Garland Science, 2019.

Lyons, Sherrie L. *From Cells to Organisms: Re-Envisioning Cell Theory*. Toronto: University of Toronto Press, 2020.

Marquardt, Martha. *Paul Ehrlich*. New York: Schuman, 1951.

Maxwell, Robert A., and Shohreh B. Eckhardt. *Drug Discovery: A Casebook and Analysis*. New York: Springer Science+Business Media, 1990.

McCulloch, Ernest A. *The Ontario Cancer Institute: Successes and Reverses at Sherbourne Street*. Montreal: McGill-Queen's University Press, 2003.

McMahon, Lynne, and Averill Curdy, eds. *The Longman Anthology of Poetry*. New York: Pearson/Longman, 2006.

Mickle, Shelley Fraser. *Borrowing Life: How Scientists, Surgeons, and a War Hero Made the First Successful Organ Transplant*. Watertown, MA: Imagine, 2020.

Milo, Ron, and Rob Philips. *Cell Biology by the Numbers*. New York: Taylor & Francis, 2016.

Monod, Jacques. *Chance and Necessity: An Essay on the Natural Philosophy of Modern Biology*. New York: Alfred A. Knopf, 1971.

Morris, Thomas. *The Matter of the Heart: A History of the Heart in Eleven Operations*. London: Bodley Head, 2017.

Mukherjee, Siddhartha. *The Emperor of All Maladies: A Biography of Cancer*. New York: Scribner, 2011.

———. *The Gene: An Intimate History*. New York: Scribner, 2016.

Needham, Joseph. *History of Embryology*. Cambridge, UK: University of Cambridge Press, 1934.

Neel, James V., and William J. Schull, eds. *The Children of Atomic Bomb Survivors: A Genetic Study*. Washington, DC: National Academy Press, 1991.

Newton, Isaac. *The Principia: Mathematical Principles of Natural Philosophy.* Translated by I. Bernard Cohen and Anne Whitman. Oakland: University of California Press, 1999.

Nuland, Sherwin B. *Doctors: The Biography of Medicine.* New York: Random House, 2011.

Nurse, Paul. *What Is Life? Understand Biology in Five Steps.* London: David Fickling Books, 2020.

O'Malley, C. D. *Andreas Vesalius of Brussels, 1514–1564.* Berkeley: University of California Press, 1964.

O'Malley, Charles, and J. B. Saunders, eds. *The Illustrations from the Works of Andreas Vesalius of Brussels.* New York: Dover, 2013.

Ogawa, Yōko. *The Memory Police.* Translated by Stephen Snyder. New York: Pantheon Books, 2019.

Otis, Laura. *Müller's Lab.* Oxford, UK: Oxford University Press, 2007.

Oughterson, Ashley W., and Shields Warren. *Medical Effects of the Atomic Bomb in Japan.* New York: McGraw-Hill, 1956.

Ozick, Cynthia. *Metaphor & Memory.* New York: Random House, 1991.

Perin, Emerson C., et al., eds. *Stem Cell and Gene Therapy for Cardiovascular Disease.* Amsterdam: Elsevier, 2016.

Pelayo, Rosana, ed. *Advances in Hematopoietic Stem Cell Research.* London: Intech Open, 2012.

Pepys, Samuel. *The Diary of Samuel Pepys.* Edited by Henry B. Wheatley. Translated by Mynors Bright. London: George Bell and Sons, 1893. Available at Project Gutenberg, https://www.gutenberg.org/files/4200/4200-h/4200-h.htm.

Pfennig, David W., ed. *Phenotypic Plasticity and Evolution: Causes, Consequences, Controversies.* Boca Raton, FL: CRC Press, 2021.

Playfair, John, and Gregory Bancroft. *Infection and Immunity.* Oxford, UK: Oxford University Press, 2013.

Ponder, B. A. J., and M. J. Waring. *The Genetics of Cancer.* Amsterdam: Springer Science+Business Media, 1995.

Porter, Roy, ed. *The Cambridge History of Medicine.* Cambridge, UK: Cambridge University Press, 2006.

———. *Greatest Benefit to Mankind. A Medical History of Humanity from Antiquity to the Present.* London: HarperCollins, 1999.

Power, D'Arcy. *William Harvey: Masters of Medicine.* London: T. Fisher Unwin, 1897.

Prakash, S., ed. *Artificial Cells, Cell Engineering and Therapy.* Boca Raton, FL: CRC Press, 2007.

Rasko, John, and Carl Power. *Flesh Made New: The Unnatural History and Broken Promise of Stem Cells.* California: ABC Books, 2021.

Raza, Azra. *The First Cell: And the Human Costs of Pursuing Cancer to the Last.* New York: Basic Books, 2019.

Reaven, Gerald, and Ami Laws, eds. *Insulin Resistance: The Metabolic Syndrome X.* Totowa, NJ: Humana Press, 1999.

Redi, Francesco. *Experiments on the Generation of Insects.* Translated by Mab Bigelow. Chicago: Open Court, 1909.

Rees, Anthony R. *The Antibody Molecule: From Antitoxins to Therapeutic Antibodies.* Oxford, UK: Oxford University Press, 2015.

Reynolds, Andrew S. *The Third Lens: Metaphor and the Creation of Modern Cell Biology.* Chicago:

University of Chicago Press, 2018.

Ridley, Matt. *Genome: The Autobiography of a Species in 23 Chapters*. London: HarperCollins, 2017.

Robbin, Irving. *Giants of Medicine*. New York: Grosset & Dunlap, 1962.

Robbins, Louise E. *Louis Pasteur: And the Hidden World of Microbes*. New York: Oxford University Press, 2001.

Rogers, Kara, ed. *Blood: Physiology and Circulation*. New York: Britannica Educational, 2011.

Rose, Hilary, and Steven Rose. *Genes, Cells and Brains: The Promethean Promise of the New Biology*. London: Verso, 2014.

Roth, Philip. *Everyman*. London: Penguin Random House, 2016.

Rudisill, Valerie Byrne. *Born with a Bomb: Suddenly Blind from Leber's Hereditary Optic Neuropathy*. Edited by Margie Sabol and Leslie Byrne. Bloomington, IN: AuthorHouse, 2012.

Rushdie, Salman. *Midnight's Children*. Toronto: Alfred A. Knopf, 2010.

Ryan, Kay. *The Best of It: New and Selected Poems*. New York: Grove Press, 2010.

Sandburg, Carl. *Chicago Poems*. New York: Henry Holt, 1916.

Sandel, Michael J. *The Case Against Perfection: Ethics in the Age of Genetic Engineering*. Cambridge, MA: Harvard University Press, 2007.

Schneider, David. *The Invention of Surgery*. New York: Pegasus Books, 2020.

Schwann, Theodor. *Microscopical Researches into the Accordance in the Structure and Growth of Animals and Plants*. Translated by Henry Smith. London: Sydenham Society, 1847.

Sell, Stewart, and Ralph Reisfeld, eds. *Monoclonal Antibodies in Cancer*. Clifton, NJ: Humana Press, 1985.

Semmelweis, Ignaz. *The Etiology, Concept, and Prophylaxis of Childbed Fever*. Edited and translated by K. Codell Carter. Madison: University of Wisconsin Press, 1983.

Shah, Sonia. *Pandemic: Tracking Contagions, from Cholera to Coronaviruses and Beyond*. New York: Sarah Crichton Books, 2016.

Shapin, Steven. *The Scientific Revolution*. Chicago: University of Chicago Press, 2018.

————. *A Social History of Truth: Civility and Science in the Seventeenth Century*. Chicago: University of Chicago Press, 2011.

Shorter, Edward. *Partnership for Excellence: Medicine at the University of Toronto and Academic Hospitals*. Toronto: University of Toronto Press, 2013.

Simmons, John Galbraith. *Doctors & Discoveries: Lives That Created Today's Medicine*. Boston: Houghton Mifflin, 2002.

————. *The Scientific 100: A Ranking of the Most Influential Scientists, Past and Present*. New York: Kensington, 2000.

Skloot, Rebecca. *The Immortal Life of Henrietta Lacks*. London: Macmillan, 2010.

Snow, John. *On the Mode of Communication of Cholera*. London: John Churchill, 1849.

Solomon, Andrew. *Far from the Tree: Parents, Children and the Search for Identity*. New York: Scribner, 2013.

————. *The Noonday Demon: An Atlas of Depression*. New York: Scribner, 2001.

Sornberger, Joe. *Dreams and Due Diligence: Till and McCulloch's Stem Cell Discovery and Legacy*. Toronto: University of Toronto Press, 2011.

Spiegelhalter, David, and Anthony Masters. *Covid by Numbers: Making Sense of the Pandemic with*

*Data*. London: Penguin Books, 2022.

Stephens, Trent, and Rock Brynner. *Dark Remedy: The Impact of Thalidomide and Its Revival as a Vital Medicine*. New York: Basic Books, 2009.

Stevens, Wallace. *Selected Poems: A New Collection*. Edited by John N. Serio. New York: Alfred A. Knopf, 2009.

Styron, William. *Darkness Visible: A Memoir of Madness*. New York: Open Road, 2010.

Swanson, Larry W., et al. *The Beautiful Brain: The Drawings of Santiago Ramón y Cajal*. New York: Abrams, 2017.

Tesarik, Jan, ed. *40 Years After In Vitro Fertilisation: State of the Art and New Challenges*. Newcastle, UK: Cambridge Scholars, 2019.

Thomas, Lewis. *A Long Line of Cells: Collected Essays*. New York: Book of the Month Club, 1990.

———. *The Medusa and the Snail: More Notes of a Biology Watcher*. New York: Penguin Books, 1995.

Vallery-Radot, René. *The Life of Pasteur*. Vol. 1. Translated by R. L. Devonshire. New York: Doubleday, Page, 1920.

Van den Tweel, Jan G., ed. *Pioneers in Pathology*. New York: Springer, 2017.

Vesalius, Andreas. *The Fabric of the Human Body*. 7 Vols. Vol. 1. Book I. *The Bones and Cartilages*. Translated by William Frank Richardson and John Burd Carman. San Francisco: Norman, 1998.

Virchow, Rudolf. *Cellular Pathology as Based upon Physiological and Pathological Histology: Twenty Lectures Delivered in the Pathological Institute of Berlin During the Months of February, March, and April, 1858*. Translated by Frank Chance. London: John Churchill, 1860.

———. *Disease, Life and Man: Selected Essays*. Translated by Lelland J. Rather. Stanford, CA: Stanford University Press, 1938.

Wadman, Meredith. *The Vaccine Race: How Scientists Used Human Cells to Combat Killer Viruses*. London: Black Swan, 2017.

Wapner, Jessica. *The Philadelphia Chromosome: A Genetic Mystery, a Lethal Cancer, and the Improbable Invention of Life-Saving Treatment*. New York: The Experiment, 2014.

Wassenaar, Trudy M. *Bacteria: The Benign, the Bad, and the Beautiful*. Hoboken, NJ: Wiley-Blackwell, 2012.

Watson, James D., Andrew Berry, and Kevin Davies. *DNA: The Secret of Life*. London: Arrow Books, 2017.

Watson, Ronald Ross, and Sherma Zibadi, eds. *Lifestyle in Heart Health and Disease*. London: Elsevier, 2018.

Wellmann, Janina. *The Form of Becoming: Embryology and the Epistemology of Rhythm, 1760–1830*. Translated by Kate Sturge. New York: Zone Books, 2017.

Whitman, Walt. *Leaves of Grass: Comprising All the Poems Written by Walt Whitman*. New York: Modern Library, 1892.

Wiestler, Otmar D., Bernhard Haendler, and D. Mumberg, eds. *Cancer Stem Cells: Novel Concepts and Prospects for Tumor Therapy*. New York: Springer, 2007.

Wilson, Edmund. *The Cell in Development and Inheritance*. New York: Macmillan, 1897.

Wilson, Edward O. *Letters to a Young Scientist*. New York: Liveright, 2013.

Wolpert, Lewis. *How We Live and Why We Die: The Secret Lives of Cells*. London: Faber and Faber,

2009.

Wurtzel, Elizabeth. *Prozac Nation.* New York: Houghton Mifflin, 1994.

Yong, Ed. *I Contain Multitudes: The Microbes Within Us and a Grander View of Life.* London: Bodley Head, 2016.

Yount, Lisa. *Antoni van Leeuwenhoek: Genius Discoverer of Microscopic Life.* Berkeley, CA: Enslow, 2015.

Zernicka-Goetz, Magdalena, and Roger Highfield. *The Dance of Life: Symmetry, Cells and How We Become Human.* London: Penguin Books, 2020.

Zhe-Sheng Chen, et al., eds. *Targeted Cancer Therapies, from Small Molecules to Antibodies.* Lausanne, Switz.: Frontiers Media, 2020.

Zimmer, Carl. *Life's Edge: The Search for What It Means to Be Alive.* New York: Penguin Random House, 2021.

———. *A Planet of Viruses.* Chicago: University of Chicago Press, 2015.

Žižek, Slavoj. *Pandemic! COVID-19 Shakes the World.* London: Polity Books, 2020.

# 图片来源

内文

第 158 页："Experimental Evolution of Multicellularity," William C. Ratcliff, R. Ford Denison, Mark Borrello, Michael Travisano, *Proceedings of the National Academy of Sciences* 109, no. 5 (January 2012): 1595–1600; DOI: 10.1073/pnas.1115323109. Courtesy of Michael Travisano, PhD

第 167 页：作者供图

第 191 页：Julius Bizzozero, "Ueber einen neuen Formbestandtheil des Blutes und dessen Rolle bei der Thrombose und der Blutgerinnung," *Archiv für pathologische Anatomie und Physiologie und für klinische Medicin* 90, no. 2 (1882): 261–332.

第 215 页，图（a）：Proceedings of the Royal Society of London. Wellcome Collection. Attribution 4.0 International (CC BY 4.0)

第 215 页，图（b）：作者供图

第 298 页：*Exercitatio anatomica de motu cordis et sanguinis in animalibus*, by Guilielmi Harvei. Wellcome Collection. Public Domain Mark

第 312 页：Courtesy of Instituto Cajal del Consejo Superior de Investigaciones Científicas, Madrid, © 2022 CSIC

第 329 页：Example of Deep Brain Stimulation Lead Location and Patient-Specific Volume of Tissue Activated (VTA) Used for Tractography Maps from K. S. Choi, P. Rivia-Posse, R. E. Gross et al., "Mapping the 'Depression Switch' During Intraoperative Testing of Subcallosal Cingulate Deep Brain Stimulation," *JAMA Neurology* 72, no. 11 (2015):1252–60. Courtesy of Dr. Ki Sueng Choi

第 337 页：Ed Reschke/Getty Images

第 387 页：作者供图

## 插页

1. Emily Whitehead Foundation
2. National Library of Medicine
3. Rijksmuseum http://hdl.handle.net/10934/RM0001.COLLECT.46995
4. GL Archive/Alamy Stock Photo
5. Photo by ADN/picture alliance via Getty Images
6. Courtesy of The Rockefeller Archive Center
7. Photo by Central Press/Hulton Archive/Getty Images
8. Photo by Anthony Wallace/AFP via Getty Images
9. Science Source
10. Leonard Mccombe/The LIFE Picture Collection/Shutterstock
11. AP Photo/Bob Schutz
12. National Archives (111-SC-192575-S)
13. Portrait of Paul Ehrlich and Sahachiro Hata. Wellcome Collection. Attribution 4.0 International (CC BY 4.0)
14. Photo by Gerard Julien/AFP via Getty Images
15. Courtesy of Instituto Cajal del Consejo Superior de Investigaciones Científicas, Madrid, © 2022 CSIC

16. The Thomas Fisher Rare Book Library, University of Toronto
17. Peter Foley/EPA/Shutterstock
18. REUTERS/Anthony P. Bolante/Alamy Stock Photo